U0211115

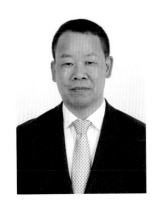

邓清华 主任医师，浙江大学医学院附属杭州市肿瘤医院副院长，杭州市肿瘤诊疗质控中心主任。毕业于中南大学湘雅医学院（原湖南医科大学）临床医学专业。主要从事胸、腹部肿瘤以放射治疗为主的多学科综合治疗工作。

兼任浙江省医学会放射肿瘤治疗学分会副主任委员、浙江省抗癌协会肿瘤放射治疗专业委员会副主任委员、浙江省医师协会放射肿瘤治疗医师分会副会长、浙江省抗癌协会抗癌药物专业委员会副主任委员、浙江省抗癌协会肿瘤靶向及细胞治疗专业委员会常务委员、浙江省医师协会肿瘤 MDT 专业委员会常务委员、杭州市抗癌协会常务副理事长、中国抗癌协会癌症康复与姑息治疗专业委员会委员、中国抗癌协会肿瘤放射治疗专业委员会胃癌学组委员。

发表学术论文 60 余篇，其中 SCI 收录 20 篇，主编或编写学术专著 5 部。

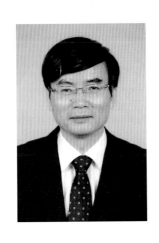

马胜林 主任医师，教授，博士生导师。浙江大学癌症研究院肺癌研究团队首席专家，浙江大学医学院附属杭州市肿瘤医院首席专家，浙江省卫生领军人才。毕业于浙江大学医学院临床医学专业。

兼任中国抗癌协会抗癌药物专业委员会主任委员、中国抗癌协会肺癌专业委员会副主任委员、中国临床肿瘤学会肿瘤热疗专业委员会主任委员、亚洲肿瘤热疗学会主席、浙江省抗癌协会肺癌专业委员会主任委员、浙江省医师协会放射肿瘤治疗医师分会会长、浙江省医学会肿瘤学分会主任委员、杭州市抗癌协会理事长。

近年来主持国家 863 计划子课题、国家"重大新药创制"科技重大专项项目、国家自然科学基金面上项目、国家卫健委科研基金项目、浙江省自然科学基金重点项目、浙江省中医药科技计划重点项目等 10 余项，成果多次获浙江省科学技术进步奖二、三等奖，杭州市科学技术进步奖一等奖等。发表学术论文 200 余篇，其中 SCI 收录 130 余篇，主编学术专著 10 部，获国家发明专利 7 项。

转移性肿瘤放射治疗

Radiation Therapy for Metastatic Tumors

邓清华　马胜林　编

浙江大学出版社

·杭州·

图书在版编目(CIP)数据

转移性肿瘤放射治疗 / 邓清华，马胜林编. —杭
州：浙江大学出版社，2022.8
ISBN 978-7-308-22786-5

Ⅰ. ①转… Ⅱ. ①邓… ②马… Ⅲ. ①肿瘤—放射治
疗学 Ⅳ. ①R730.55

中国版本图书馆 CIP 数据核字(2022)第 111602 号

转移性肿瘤放射治疗

邓清华　马胜林　编

责任编辑	冯其华(zupfqh@zju.edu.cn)
责任校对	沈国明
封面设计	周　灵
出版发行	浙江大学出版社
	（杭州市天目山路148号　邮政编码310007）
	（网址：http://www.zjupress.com）
排　　版	杭州朝曦图文设计有限公司
印　　刷	杭州钱江彩色印务有限公司
开　　本	787mm×1092mm　1/16
印　　张	25.25
彩　　插	2
字　　数	580 千
版 印 次	2022 年 8 月第 1 版　2022 年 8 月第 1 次印刷
书　　号	ISBN 978-7-308-22786-5
定　　价	158.00 元

浙江大学出版社市场运营中心联系方式：0571-88925591；https://zjdxcbs.tmall.com

前　言

1895年,德国科学家伦琴(Wilhelm Conrad Röntgen)发现了X射线。不到两个月,埃米尔·格鲁伯(Emil Grubbé)在美国芝加哥就利用X射线治疗了一例乳腺癌伴癌性溃疡患者,从而宣告了临床放射治疗学的诞生。经过一个多世纪的发展,放射治疗学已经从最初的X射线实验性应用,发展到今天成为恶性肿瘤的尖端治疗手段之一。多年以来,肿瘤放射治疗与肿瘤外科治疗和肿瘤内科治疗共同组成了恶性肿瘤传统治疗的三大支柱,护佑着千千万万的肿瘤患者。而放射治疗是目前临床上使用频率最高的肿瘤局部治疗手段,也是效价比最高的肿瘤治疗手段。

临床上,60%～70%的恶性肿瘤患者在病程中的不同阶段需要接受放射治疗。第一,对早期或局部进展期实体瘤患者而言,放射治疗与外科治疗一样,是主要的根治性治疗手段之一。来自世界卫生组织的资料表明,大约40%的癌症治愈贡献来自放射治疗。以非小细胞肺癌为例,近年来早期非小细胞肺癌治愈率的提高主要归功于立体定向放射治疗的广泛应用。对于因医学原因不可手术或拒绝手术的早期非小细胞肺癌患者,立体定向放射治疗的局部控制率超过90%,5年生存率超过50%;甚至对于可手术的早期非小细胞肺癌患者,立体定向放射治疗的效果也不劣于根治性手术治疗。第二,对于部分局部进展期实体瘤患者,术前新辅助放射治疗不仅可提高手术切除率和器官功能保全率,还能改善总体预后。例如,对于局部进展期直肠癌患者,多项前瞻性随机对照临床研究结果表明,术前长程放化疗或术前短程放射治疗都可提高手术切除率和肛门括约肌保全率,并能降低局部复发风险,改善无病生存时间和总生存时间,甚至15%～25%的患者因此而获得病理或临床完全缓解,从而可免予根治性手术。第三,对于部分局部进展期实体瘤患者,外科手术或内科治疗后辅助性放射治疗可提高局部区域控制,并降低远处转移风险,改善总生存时间。例如,早期乳腺癌试验者协作组的荟萃分析结果表明,对于腋窝淋巴结阳性的早期乳腺癌根治术后患者,术后辅助放射治疗可以使乳腺癌患者的死亡风险降低 16％,20 年乳腺癌病死率绝对值降低 8.1％,任何形式的复发率绝对值降低 10.6％。第四,对于经其他治疗后局部区域进展以及对其他治疗抗拒或不能耐受的恶性肿瘤患者,放射治疗往往是首选的挽救性治疗手段。例如,对于根治性手术后发生生化复发的前列腺癌患者,配对分析结果表明,挽救性放射治疗可以使生化复发的前列腺癌患者远处转移风险降低 67％,死亡风险降低 36％。第五,部分复发转移风险高的恶性肿瘤患者可以从预防性放射治疗中获益。如小细胞肺癌好发脑转移,生存 2 年以上的局限期小细胞肺癌患者,累积脑转移发生风险在 60％～80％。荟萃分析结果表明,全脑预防性放射治疗可以使局限期小细胞肺癌患者颅内转移风险降低 56％,死亡风险降低 16％,3 年生存率绝对值提高 5.4％。第六,对于晚期肿瘤患者所伴发的疼痛、癌性出血、梗阻、颅内高压、脊髓压迫、神经根压迫等症状,放射治疗是重要的姑息减症治疗手段。晚期肿瘤患者所伴发的上述症状严重影响患者的生存质量,也是人们谈癌色变的主要原因。综合文献资料表明,姑息放射治疗对晚期肿瘤患者所伴发的疼痛、癌性出血、梗阻、颅内高压、脊髓压迫、神经根压迫等症状的总体缓解率为 60％～80％,大大改善了晚期肿瘤患者的生存质量。第七,部分炎症性疾病、功能性疾病、增生性疾病或退行性变等良性疾病患者也能从放射治疗中获益。有证据表明,仅在德国,每年就有超过 5 万例的良性疾病患者接受放射治疗,甚至有研究发现,低剂量全肺放射治疗可有效缓解重症肺炎患者的相关症状,包括重症新冠肺炎患者,而立体定向心律失常放射消融(stereotactic arrhythmia radioablation,STAR)可用于治疗难治性的室性心动过速。

尽管任何类型、任何期别的恶性肿瘤患者都可能从放射治疗中获益,但对放疗科医师而言,他们更愿意对早期或局部进展期的肿瘤患者实施根治性放射治疗,原因很单纯,根治性放射治疗能使放疗科医师获得更多的成就感。但现实情况是,在放疗科医师的日常工作中,至少有一半的精力用于转移性肿瘤患者的治疗,如仅应对骨转移性肿瘤就占用了放疗科医师 10％～15％的精力。当然,这也从一个侧面反映了放射治疗在转移性肿瘤患者治疗中的应用价值,但即便如此,临床上放射治疗在转移性肿瘤患者治疗中的实际使用率还是远低于其理想的利用率,应用价值也往往被严重低估。

毫无疑问,对转移性肿瘤患者而言,放射治疗的价值绝不局限于姑息减症或缓解肿瘤急诊症状。事实上,在规范的系统治疗的基础上,放射治疗适时参与还能改善转移性肿瘤患者的总生存时间,并可增强系统治疗的抗肿瘤效应,包括传统的细胞毒药物治疗、分子靶向治疗和免疫治疗等。尤其在免疫治疗时代,放射治疗与现代免疫治疗互为影响,具有明确的协同效应,因此放射治疗与免疫治疗被认为是一对绝佳的"伴侣"。此外,对于寡转移性肿瘤患者,寡转移病灶(包括原发肿瘤病灶)消融剂量的放射治疗可望取得持久的局部肿瘤控制,消融剂量的放射治疗联合或不联合系统治疗是寡转移性肿瘤患者潜在的根治性手段。

基于此,我们分别对放射治疗在寡转移性肿瘤、脑转移性肿瘤、骨转移性肿瘤患者中的应用价值,以及放射治疗联合免疫治疗的潜在机制、临床应用现状和所面临的挑战等进行了详尽的综述,并汇编成《转移性肿瘤放射治疗》一书,旨在使更多的转移性肿瘤患者从放射治疗中获益,使现代精准放射治疗更好地服务于转移性肿瘤患者;同时,也希望肿瘤科医师尤其是非放射治疗专业的肿瘤科医师能对放射治疗在转移性肿瘤患者中的应用价值有更深入的了解和认识,并能拓展肿瘤科医师及肿瘤基础研究人员的科研思路。

无论是寡转移性肿瘤、脑转移性肿瘤、骨转移性肿瘤,还是放射治疗联合免疫治疗,都是当今临床上转移性肿瘤领域的热门话题,也都是肿瘤科医师每天需要面临的问题。因此,我们相信(更是希望)本书能给读者带来些许裨益。本书适合所有专业的肿瘤从业人员阅读,尤其适合低年资肿瘤专科医师、肿瘤专业在读研究生、肿瘤专业进修医师及肿瘤基础研究人员阅读。

在本书编撰过程中,我们得到了众多领导、同道、朋友、家人的关怀和支持,浙江大学医学院附属杭州市肿瘤医院"放射治疗联合免疫治疗研究小组"成员张珂、张红芳、余倩倩、李嘉威、应含悦、尹子豪等,以及浙江省肿瘤医院放疗科卢珂主任为本书的校正做了大量工作,爱子邓子恒为本书的编写查阅了大量文献资料;此外,本书的出版还得到了浙江省临床肿瘤药理与毒理学研究重点实验室的支持与浙江大学癌症研究院肺癌研究团队的指导和帮助,在此一并表示感谢!

由于时间仓促,专业能力有限,加之循证医学证据具有时效性,书中难免存在不妥甚至错误之处,敬请读者和同道批评、指正,以便在再版时更正、补遗。

浙江大学医学院附属杭州市肿瘤医院

2022 年 5 月 20 日

目录 CONTENTS

第1章　肿瘤寡转移及寡转移性肿瘤的放射治疗

第1节　肿瘤转移与肿瘤转移假说

浸润与转移是恶性肿瘤最早被认识的十大标志性特征之一,转移能力是恶性肿瘤之所以为"恶性"的最主要的生物学标志。远处转移是恶性肿瘤患者最主要的致死因素,临床上70%～90%的肿瘤相关死亡源于远处转移,而非原发肿瘤局部区域复发或未控。早在1829年,法国妇科医师 Joseph Récamier 就发现恶性肿瘤可以从原发部位播散到身体其他部位,并由希腊语"methistemi"(移位)派生出"metastasis"一词,意为"换位"或"转移"。肿瘤转移即是肿瘤细胞离开原发生长部位,通过各种转运途径,在机体远隔部位的组织或器官内继续生长,形成继发性肿瘤的过程。肿瘤转移途径主要包括淋巴道转移、血行转移和直接播散等,上皮源性肿瘤主要通过淋巴途径转移,或先发生区域淋巴结转移再继发血行转移。事实上,在伴有系统转移的上皮源性肿瘤患者中,约80%的系统转移继发于淋巴网络的有序发展模式,20%的系统转移则绕过淋巴网络直接发生。间叶源性肿瘤主要通过血行转移,淋巴结转移的概率总体不超过3%;且在临床分期与预后方面,淋巴结转移相当于远处脏器转移。而直接播散则主要见于卵巢癌和原发性腹膜恶性肿瘤。此外,空腔脏器肿瘤也好发直接播散,尤其是胃肠道恶性肿瘤。

几乎所有类型的恶性肿瘤都可发生远处转移,而机体内任何部位都是恶性肿瘤潜在的转移靶器官,但不同类型的原发肿瘤各有其好发的转移部位,且好发的转移靶器官还与患者的年龄和性别相关。2018年,Matias 等人对14种常见恶性肿瘤的12个特异性转移部位进行了以人群为基础的研究。根据瑞典家庭癌症数据库(Swedish Family-Cancer Database,FCD)1987—2012年的资料,共计179581例淋巴结外转移(extranodal metastasis)的恶性肿瘤患者,中位年龄68.3岁,其中116424例患者仅伴有一处转移部位,41545例患者伴有两处转移部位,21612例患者伴有三处或三处以上转移部位。在男性人群中,最常见的原发肿瘤分别为前列腺癌(31%)、结直肠癌(18%)和肺癌(15%);在女性人群中,最常见的原发肿瘤分别为乳腺癌(29%)、结直肠癌(17%)和肺癌(13%)。结果显示,在男性人群中,骨骼(42%)是恶性肿瘤最常见的转移靶器官,其次为肝脏(35%)和肺(21%);骨转移性肿瘤主要来自前列腺癌和膀胱癌,肺转移性肿瘤主要来自上呼吸消化道肿瘤和肾细胞癌,肝转移性肿瘤主要来自胃癌、结直肠癌、原发性肝癌和胰腺癌,中枢神经系统转移性肿瘤主要来自支气管肺癌和恶性黑色素瘤。在女性人群中,最常见的转移靶器官是肝脏,其次为骨骼和肺;但与男性共有的原发性肿瘤其好发的转移部位相似,如在转移性乳腺癌患者中,55%的患者伴有骨转移,36%的患者伴有肝转移,30%的患者伴有肺转移,其他女性生殖器肿瘤主要转移至肺(36%)和腹膜(26%),卵巢癌主要局限于腹膜种植转移,腹膜种植转移率达62%。在男性转移性肿瘤患者中,肺、腹膜和肝脏转移性肿瘤主要来自结直肠癌,胸膜与中枢神经系统转移性肿瘤主要来自支气管肺癌,且随着年龄增加,胸膜与中枢神经系统转移率有所升高;任何年龄段的前列腺癌均主要转移至骨骼,且年龄越大,前列腺癌骨转移的风险就越高。在女性人群中,除腹膜外,所有转移部位在年轻的乳腺癌患者中均好发,卵巢癌最易发生腹膜转移,支气管肺癌取代乳腺癌成为60岁以上女性中枢神经系统转移性肿瘤的主要来源,女性结直肠癌的肝转移率也高于乳腺癌的肝转移率。

尽管距初始发现肿瘤远处转移现象已有近200年的历史,肿瘤转移也是临床上司空见惯的肿瘤并发症,但有关肿瘤转移的确切生物学机制至今仍未完全阐明。为了解释肿瘤转移现象,100多年来肿瘤学界提出了若干肿瘤转移学说(或假说),其中由 Stephen Paget 教授于1889年提出的"种子与土壤学说"(Seed and Soil Theory)被认为是肿瘤转移理论的一个里程碑。时至今日,"种子与土壤学说"依然是研究肿瘤转移的基础。"种子与土壤学说"认为,肿瘤转移并非偶然现象,循环肿瘤细胞就是发生远处转移的"种子","种子"能否生根发芽乃至茁壮成长,不仅取决于"种子"本身,还取决于是否有适宜的"土壤",即转移靶器官,而肿瘤转移就是肿瘤细胞("种子")在适宜靶器官("土壤")中继续生长和发展的过程。之后,在"种子与土壤学说"的基础上又提出了多种肿瘤转移假说,其中的杰出代表有肿瘤转移连续假说、肿瘤转移系统假说和肿瘤转移频谱假说。尽管这三大肿瘤转移假说在生物学层面均未被随机对照临床研究所证实,但其在很大程度上分别左右了不同时期的肿瘤治疗模式,并极大地促进了临床肿瘤治疗学的发展。

一、肿瘤转移连续假说

早在19世纪中叶,英国外科医师 De Morgan 教授就提出,肿瘤是一种有序性的疾病,它起自局部,然后以连续的方式由原发部位经淋巴系统向远处组织器官转移。其后这一理论被 Halsted 教授接受并推广应用到乳腺癌的外科手术治疗中,且在此基础上提出了"肿瘤转移连续假说"(Contiguous Theory)。Halsted 教授认为,乳腺癌转移是一个渐进性的、连续播种的解剖学过程。因此,肿瘤转移连续假说的核心思想就是肿瘤是一种有序性的疾病,肿瘤转移也是有序的、连续的过程,局限性的原发肿瘤经由淋巴管到达区域淋巴结,再从区域淋巴结转移至远处脏器;而肿瘤转移过程受机体的解剖屏障所束缚,如筋膜与区域淋巴结就是肿瘤转移过程中的"过滤器"或"陷阱",并认为只要能够将原发肿瘤连同其转移路径最大限度切除,就可以治愈肿瘤。

肿瘤转移连续假说倡导局部治疗优先的肿瘤治疗原则,认为只要是肿瘤分期足够早的实体瘤患者,都可以被根治性的局部治疗所治愈。因此,在肿瘤治疗史上,肿瘤转移连续假说最大的贡献在于它奠定了多种早期实体瘤的根治性治疗手段,包括根治性手术治疗与根治性放射治疗。将原发肿瘤病灶连同其所属区域淋巴结做连续整块切除的肿瘤外科治疗原则及将原发肿瘤连同其区域淋巴结一并照射的根治性放射治疗原则都源于该假说。在肿瘤转移连续假说的指导下,临床上相继确定了乳腺癌根治术(Halsted 术)、宫颈癌根治术、胃癌根治术、胰腺癌根治术等多种早期实体瘤的根治性手术式。

二、肿瘤转移系统假说

至 20 世纪 50 年代,人们渐渐发现,对恶性肿瘤患者而言,无论是根治性手术治疗还是根治性放射治疗,两者都存在一定的局限性,某些早期实体瘤(如早期乳腺癌)患者即使接受了根治性甚至扩大的根治性手术治疗,也会在短时间内出现广泛转移。因此,以 Keynes 教授为代表的学者们开始对肿瘤转移连续假说提出疑问,他们认为恶性肿瘤从一开始就是系统性疾病,所谓的"早期"肿瘤只不过是系统性疾病在局部的表现而已。于是,"肿瘤转移系统假说"(Systemic Theory)开始萌芽。客观地说,肿瘤转移系统假说兴起于 Keynes 教授,其后才由 Fisher 教授推广发展。肿瘤转移系统假说认为,无论在时间上,还是在空间上,肿瘤转移并不是一个有序的连续过程;区域淋巴结也并非肿瘤转移的"过滤器"或"屏障",尽管区域淋巴结内的免疫细胞具有破坏或杀死肿瘤细胞的功能,但区域淋巴结转移只不过是肿瘤发生远处脏器转移的风险标志而已;肿瘤转移的模式不仅取决于解剖结构,也取决于肿瘤细胞自身的内在因素及转移靶器官的理化特征。

与肿瘤转移连续假说的观点正好相左,肿瘤转移系统假说支持系统治疗优先的肿瘤治疗原则,并认为试图利用强化局部治疗手段来提高肿瘤的局部控制对肿瘤患者的总生存时间并不会有显著的影响,因为恶性肿瘤最主要的失败模式是远处转移,而远处转移是恶性肿瘤发生过程中的早期事件。在肿瘤治疗史上,肿瘤转移系统假说最大的贡献在于其促进了肿瘤系统治疗(systemic therapy)的发展,即现代肿瘤内科学的发展,尤其是传统的细胞毒药物治疗及激素依赖性肿瘤内分泌治疗的发展,并为可手术切除实体瘤患者术后辅助治疗或术前新辅助治疗奠定了理论基础。在肿瘤转移系统假说的引领下,无数种细胞毒药物被试用于各种类型的恶性肿瘤患者的治疗中,包括血液系统肿瘤与实体瘤患者,而在这个时期合成的大量细胞毒药物直到今天依然是肿瘤内科治疗的主力军,如抗代谢类的 5-氟尿嘧啶(5-fluorouracil,5-FU)、烷化剂类的环磷酰胺(cyclophosphamide,CTX)、蒽环类的多柔比星(doxorubicin,ADM)、杂类中的顺铂(cisplatin,CDDP)等。

三、肿瘤转移频谱假说

在临床上,无论是肿瘤转移连续假说,还是肿瘤转移系统假说,有时都难以自圆其说:如果肿瘤转移是有序的、连续的过程,那么为何临床上部分早期实体瘤患者并不能被根治性的局部治疗治愈,早期实体瘤患者根治性手术治疗后短期内发生远处脏器转移的现象并非罕见事件;如果肿瘤一开始就是系统性疾病,强化局部治疗对恶性肿瘤患者的总生存时间不会带来显著的影响,那么为何临床上大部分早期实体瘤可以被单纯的局部治疗所根治。事实上,对可根治性局部治疗的实体瘤患者而言,无论是辅助化疗还是新辅助化疗,两者所带来的生存获益均相当有限,早期实体瘤的治愈贡献主要来自局部根治性治疗,包括根治性外科手术治疗或者根治性放射治疗等。基于此,1994 年,以 Samuel Hellman 教授为代表的学者们提出了"肿瘤转移频谱假说"(Spectrum Theory)。与肿瘤转移连续假说和肿瘤转移系统假说一样,肿瘤转移频谱假说最初也是被用于描述乳腺癌的转移模式。肿瘤转移频谱假说认为,乳腺肿瘤具有高度的异质性,其异质性不仅体现在乳腺癌细胞的分裂、增殖能力等方面,也体现在乳腺癌的转移模式上。也就是说,肿瘤是一类异质性很强的疾病,肿瘤转移也存在明显的异质性,在初始呈现的局限性肿瘤包含多种转移潜能不尽相同的肿瘤亚型,犹如可见光由不同波长、不同频率的连续光谱组成,不同波长、不同频率的光谱穿透能力各不相同。在初始呈现的不同肿瘤,其转移潜能也完全不同,一种极端情形是部分肿瘤在整个病程中一直保持为局限性病灶,至死都不发生转移;另一种极端情形是部分肿瘤从一开始就呈现出高度侵袭性,表现为多脏器、多部位的广泛转移;而更多的肿瘤介于上述两种极端情形之间,包含有不同程度转移潜能的克隆进化。Samuel Hellman 教授等人将这种介于局限病变与广泛转移之间的中间状态定义为"寡转移状态"(oligometastases state),认为肿瘤转移是一个由局部病变向全身病变的发展过程,在由纯粹的局部病变向全身广泛转移之间存在一个有临床意义的中间状态,或称过渡状态,也就是寡转移状态。在此基础上,1995 年,Samuel Hellman 和 Ralph Weichselbaum 教授共同提出了肿瘤"寡转移"(oligometastases)这一开创性的医学术语。

一般认为,至少在一定程度上,肿瘤转移频谱假说综合了肿瘤转移连续假说和肿瘤转移系统假说。肿瘤转移频谱假说认为,肿瘤转移并非只是单一模式,而是具有明显的异质性,在临床确诊的恶性肿瘤患者中,部分患者仅表现为局部区域性病变,部分患者表现为广泛转移状况,还有部分患者则处于局部区域病灶与广泛转移的中间状态,即寡转移状态。处于寡转移状态的肿瘤患者不仅转移病灶的数目较少,转移靶器官也有限,处于这种状态或者这个时间窗口的肿瘤生物学行为较为温和。在肿瘤治疗学上,肿瘤转移频谱假说支持局部治疗与系统治疗并重的治疗原则,其最大的贡献在于为临床上表现为有限转移,但传统分期为"晚期"的恶性肿瘤患者的转移病灶实施根治性局部消融治疗提供了潜在的理论依据,重新定义了局部治疗在"晚期"肿瘤患者中的治疗价值,也大大促进了局部根治性治疗在"晚期"肿瘤患者中的应用,从而使部分传统分期意义上的"晚期"肿瘤患者获得长期生存甚至是治愈的可能。

第 2 节　肿瘤寡转移的概念

大部分实体瘤患者在早期往往缺乏特异的临床表现,而目前临床上对绝大多数实体瘤也缺少有效的筛查措施,因此多数临床确诊的恶性肿瘤患者已处于晚期。但同为传统分期意义上的"晚期"肿瘤患者,即便是相同类型的原发肿瘤,不同患者的临床表现、对治疗的反应与预后也可能截然不同。另外,不同的晚期肿瘤患者,转移部位、转移病灶数目与系统肿瘤负荷也是不同的。总体而言,临床上转移性肿瘤患者的表现形式不外乎以下三种情形:大部分转移性肿瘤患者一经发现就表现为多脏器、多部位的广泛转移,不仅转移病灶数目多,而且肿瘤负荷大,临床症状也往往较为严重;一部分患者初始被发现时仅表现为少数几个转移病灶,甚至仅仅表现为孤立性的转移病灶,但在治疗期间或治疗后很快就进展为全身广泛转移;还有一部分患者不仅初始发生转移时转移病灶数目有限,受累的脏器也不多,转移病灶症状不明显,或仅通过分期检查被偶然发现,而且即使治疗后出现疾病进展,也不会发展为全身广泛转移,甚至至死也不出现广泛转移,这种转移模式即为寡转移。

"寡"本义指男女丧偶,后专指女子丧偶,又引申为孤单、少、减少、舍弃、不吉利等,《说文解字》解释为"少也";在西方,"oligos-"出自希腊语,有稀少、缺乏或稀疏之意。因此,顾名思义,肿瘤寡转移(oligometastatic disease,OMD)就是转移病灶数目稀少或转移病灶数目有限的肿瘤转移。肿瘤寡转移是从肿瘤转移频谱假说中引申出来的一个医学术语,指在恶性肿瘤转移过程中存在的一种中间状态,处于这种状态的肿瘤生物学侵袭性较温和,介于纯粹的局限性原发肿瘤病灶与广泛性肿瘤转移的过渡阶段,其转移病灶数目及受累脏器均有限,肿瘤负荷也往往较低;在有效的系统治疗的基础上,适时给予以根治为目的的局部治疗,可望获得持久的局部控制,并因此而获得长期生存,甚至治愈。一般认为,寡转移来自微转移,转移的肿瘤细胞已具有亲器官特性或器官特异性,但尚不具备向全身播散的遗传学改变。不过,在临床上,肿瘤寡转移病灶仅指临床可见的肿瘤病灶,包括经体格检查或(和)影像学诊断技术所能发现的转移病灶,肿瘤寡转移的诊断与微转移存在与否并无关联,也就是说,循环肿瘤细胞(或循环肿瘤 DNA)检测阳性与否都不影响肿瘤寡转移的诊断。

按照 Hellman 教授等人最初设定的标准,肿瘤寡转移的诊断必须同时满足两个条件,缺一不可:一是转移病灶数目和受累脏器有限,临床可见的转移病灶数目应局限在 1～5 个;二是这些转移病灶及原发肿瘤病灶都可以安全地接受以根治为目的的局部治疗,原发肿瘤控制与否也不影响肿瘤寡转移的诊断。总之,在生物学层面,肿瘤寡转移指肿瘤的转移能力有限,其状态介于局限性原发肿瘤与广泛远处转移之间;就系统肿瘤负荷而言,肿瘤寡转移强调局限性的肿瘤负荷,近似于孤立性远处转移,无论是转移靶器官数目还是转移病灶累计数目,两者都有限;就治疗目的而言,肿瘤寡转移强调潜在的治愈性,每一个转移病灶包括原发肿瘤病灶(如果存在)都可以安全地接受以根治为目的的局部治疗。因此,根据肿瘤转移频谱假说,肿瘤寡转移状态决定了对传统分期意义上的"晚期"肿瘤患者实施局部根治性治疗的临床意义。

尽管目前所有的基础或临床研究均未能直接识别出寡转移肿瘤克隆或广泛转移肿瘤克隆的存在,甚至有人对肿瘤寡转移状态或肿瘤寡转移是否真正存在依然持怀疑态度,但肿瘤寡转移概念提出者之一的 Weichselbaum 教授在 2018 年美国临床肿瘤学会(American Society of Clinical Oncology,ASCO)年会上说,肿瘤寡转移真实而普遍存在于任何类型的实体瘤患者中,且临床上肿瘤寡转移的实际发生率被低估了。肿瘤寡转移并非偶然现象,而是相当常见的,仅在美国最常见的四大恶性肿瘤中,每年就有约 90000 例新发的寡转移性肿瘤患者,其中包括 50000 例肺癌寡转移患者,14000 例乳腺癌寡转移患者,14000 例结直肠癌寡转移患者和 10000 例前列腺癌寡转移患者。

目前临床上缺乏鉴别真正寡转移的生物标志物,肿瘤寡转移的诊断也仅仅是依靠影像学诊断技术,而所选择的影像学诊断技术的敏感性和特异性高低又会显著影响肿瘤寡转移的诊断。因此,在所有已发生远处脏器转移的实体瘤患者中,究竟有多少转移属于寡转移也就不得而知了。当然,目前临床上对肿瘤寡转移的诊断缺乏统一标准也是影响预测寡转移发生率的重要因素。此外,不同类型的实体瘤寡转移的发生率也可能不同。一般认为,结直肠癌、非小细胞肺癌、乳腺癌、肾细胞癌、恶性黑色素瘤及软组织肉瘤等实体瘤患者更好发肿瘤寡转移,而小细胞肺癌、胰腺癌等实体瘤患者寡转移的发生率则较低。大量回顾性临床研究结果表明,如果以不超过 5 个转移病灶作为肿瘤寡转移的诊断标准,那么在初始诊断的转移性非小细胞肺癌患者中,26%~50%的患者处于寡转移状态,属于寡转移性非小细胞肺癌。2014 年,来自哈佛医学院(Harvard Medical School)的数据显示,2002—2012 年,在诊断后 12 个月内登记在册的 725 例转移性非小细胞肺癌患者中,186 例患者符合上述寡转移的诊断标准,这类患者占全部转移性非小细胞肺癌病例的 26%。与初始诊断即为晚期的非小细胞肺癌患者相比,既往接受过根治性治疗(如根治性手术切除)的非小细胞肺癌患者,在其复发转移模式中,寡转移或寡复发所占的比例可能更高。2013 年,Tokujiro 等人的前瞻性观察研究发现,2007 年 10 月—2011 年 12 月,在 52 例被确诊为术后复发的非小细胞肺癌患者中,有 31 例患者仅表现为远处脏器转移而无原发肿瘤病灶复发,且在这 31 例仅有远处脏器转移而无原发肿瘤病灶复发的患者中,有 17 例患者表现为寡复发(即原发肿瘤得到控制的异时性寡转移,研究者以 1~3 个转移病灶作为寡复发的诊断标准),寡复发的发生率高达 55%。其中 5 例患者仅有肺转移,4 例患者仅有骨转移,4 例患者仅有颅脑转移,2 例患者同时伴有脑转移和肺转移,1 例患者仅有肾上腺转移,1 例患者仅有软组织转移。

肿瘤多学科综合治疗模式大大改善了早期乳腺癌患者的预后,但即便如此,依然有 20%~30%的早期乳腺癌患者出现疾病复发,另外在初始诊断的乳腺癌患者中,5%~10%的患者已经发生远处脏器转移,而在转移性乳腺癌患者中,部分患者也符合寡转移的诊断标准。在第 53 届美国放射肿瘤学会(American Society for Radiation Oncology,ASTRO)年会上报道的一项回顾性临床研究显示,来自芝加哥两家研究所共计 1869 例病理分期为 Ⅰ—Ⅲ 期的乳腺癌患者,在随访期间共发现 111 例(5.9%)患者最终因远处转移而导致治疗失败,其中 77 例患者符合这项研究的入选标准,而在这 77 例患者中,有 13 例(16.9%)患者属于寡转移(以不超过 5 个转移病灶作为寡转移的诊断标准),在这 13 例处于寡转移状态的乳腺癌患者中,平均转移病灶数目为 1.7 个;在伴有临床症状的转移性乳腺癌患者中,14.5%的患者属于寡转移,而在不伴临床症状被偶然发现或通过筛查发现的乳腺癌患者中,26.7%的患者属于寡转移($P=0.22$);寡转移组患者自初始诊断至寡转移发生的中位时间为 29.9 个月,比较自初始诊断至发生寡转移的中位时间与发生广泛转移的中位时间,差异无统计学意义($P=0.93$)。

另外,肺是软组织肉瘤最好发的转移部位。1993 年,Gadd 等人研究发现,在 716 例成人肢体软组织肉瘤患者中,135 例(19%)患者初次失败模式表现为孤立性肺转移,其中 78 例(58%)患者肺部转移病灶接受手术切除,约 83%的患者肺部转移病灶获得完全切除,肺部转移病灶完全切除、部分切除及未接受手术切除的患者中位生存时间分别为 19 个月、10 个月和 8 个月($P=0.005$),肺部转移病灶完全切除的患者 3 年生存率达 23%,而未接受手术切除的患者 3 年生存率仅为 2%(1/57)。

寡转移性肿瘤占全部转移性肿瘤的权重不仅与原发肿瘤类型、诊断技术的敏感性和特异性等因素密切相关,也与寡转移性肿瘤的诊断标准关系密切。遗憾的是,虽然肿瘤寡转移概念提出已有 20 多年,但当初 Hellman 教授等人提出的肿瘤寡转移诊断标准目前仍未被临床医师广泛接受。在已发表的文献中,有关肿瘤寡转移的定义、诊断标准、治疗目的、寡转移病灶是否需要获得组织病理学或细胞学证实及转移靶器官数目和转移病灶数目的限制等都没有一个统一的标准,甚至不同的原发肿瘤有其独自的寡转移诊断标准。例如,前列腺癌寡转移的诊断标准不同于肺癌寡转移的诊断标准,而即使是同一原发肿瘤的寡转移,不同的学术组织、不同的临床中心乃至不同的临床研究也有不同的定义与不同的诊断标准,如有人对肺癌寡转移相关的临床研究进行分析后发现,在所发布的临床研究中,对肺癌寡转移竟然有 17 种不同的定义和诊断标准。

为了便于比较与进行学术交流,也为了甄别出真正的寡转移性肿瘤患者,临床上统一恶性肿瘤寡转移的定义与诊断标准将具有十分重要的意义。近年来,临床上各相关学术团体或相关领域的专家也在不断努力,试图统一肿瘤寡转移的定义与诊断标准。

在 2018 年世界肺癌大会(World Conference on Lung Cancer,WCLC)上,欧洲癌症治疗研究组织(European Organization for Research and Treatment of Cancer,EORTC)肺癌学组对 444 位内科系统的专家进行了问卷调查,这篇报道的全文发表在 2019 年《欧洲癌症杂志》(*European Journal of Cancer*)上。在这些接受问卷调查的人员中,放射治疗科医师占 55%,肺科医师占 15%,肿瘤内科医师占 14%。该调查结果显示,有 82% 的被调查者认为肿瘤寡转移的治疗目的是治愈;19% 的被调查者认为肿瘤寡转移的诊断标准中转移病灶数目应不超过 2 个,42% 的被调查者认为转移病灶数目应不超过 3 个,4% 的被调查者认为转移病灶数目应不超过 4 个,另外有 17% 的被调查者认为转移病灶数目可以为 5 个甚至 5 个以上;79% 的被调查者认为转移靶器官数目对肿瘤寡转移的诊断很重要,80% 的被调查者认为寡转移性肿瘤患者转移的靶器官数目应少于 3 个(不包括原发病灶);71% 的被调查者认为寡转移病灶需要有组织病理学或细胞学证实;而在影像学诊断手段的选择上,91% 的被调查者认为对非小细胞肺癌同时性寡转移的诊断应包括颅脑增强磁共振检查,98% 的被调查者认为应行全身正电子发射计算机断层显像(positron emission tomography/computed tomography,PET/CT)检查。

而在 2018 年世界肺癌大会上,欧洲肿瘤多学科协作组(European Multidisciplinary Collaboration)就非小细胞肺癌同时性寡转移的定义在胸部肿瘤专家中也进行了问卷调查。该调查结果表明,对非小细胞肺癌同时性寡转移患者的治疗目的应该是根治性的,每一个转移病灶都可以安全地接受以根治为目的的局部治疗,并有望获得持久的局部肿瘤控制和长期生存;非小细胞肺癌同时性寡转移患者的转移病灶数目不超过 5 个,转移靶器官数目应不超过 3 个;非小细胞肺癌同时性寡转移的影像学诊断手段应包括全身 PET/CT 检查和颅脑增强磁共振检查,孤立性肝转移病灶也应接受肝脏增强磁共振检查,而对于怀疑孤立性胸膜转移的患者,应行胸腔镜检查或活检;至于对纵隔淋巴结的诊断,多数被调查者认为至少应行 PET/CT 检查,当纵隔淋巴结存在与否影响患者的治疗选择时,纵隔淋巴结最好能获得病理证实;除非风险过大,否则对非小细胞肺癌同时性寡转移患者的寡转移病灶都应获得病理证实,尤其对仅表现为单个转移病灶及可能影响治疗选择时,其寡转移病灶都应获得病理证实。

另外,根据 Hellman 教授等人最初设定的标准,肿瘤寡转移的诊断不仅是转移病灶数目与转移靶器官数目有限,而且每一个转移病灶(包括原发肿瘤病灶)均可以安全地接受以根治为目的的局部治疗。因此,临床上对非小细胞肺癌伴有弥漫性浆膜转移(如脑膜、心包膜、胸膜或腹膜等)或广泛骨髓侵犯的患者,不能诊断为寡转移,因为这些转移部位往往无法接受以根治为目的的局部治疗;对于肺内转移病灶,应遵循 UICC/JACC 第八版 TNM 分期标准,同一肺叶的肺内转移病灶(T_3)与同侧肺不同肺叶的转移病灶(T_4)都不能单独作为一个转移病灶对待,但对双肺多发转移患者是否符合寡转移的诊断标准则应按照转移病灶数目做出判断;区域淋巴结(N)不作为一个单独的转移病灶,而被认为是区域性肿瘤病变。

临床上,肿瘤寡转移也具有显著的异质性,因为不同的寡转移性肿瘤患者,肿瘤寡转移发生的时间、寡转移病灶数目、累及器官、原发肿瘤状况、既往治疗情况及预后等均不尽相同。早在 Hellman 和 Weichselbaum 教授最初提出寡转移概念时,他们就描述了两种截然不同的寡转移形式:第一种形式的寡转移处于肿瘤进展和转移的早期阶段,转移靶器官数目及转移病灶数目均有限;第二种形式的寡转移初始表现为广泛转移的肿瘤患者经有效的系统治疗后,大部分肿瘤病灶得到了控制,残余的肿瘤病灶表现为寡转移形式,包括转移靶器官数目及转移病灶数目均符合寡转移的诊断标准。这两种寡转移形式虽然影像学表现相似,但其临床特征、治疗选择与预后等均大不相同。全面了解不同形式的寡转移性肿瘤的临床特征,并对寡转移性肿瘤进行合理的分类,将有助于预测寡转移性肿瘤患者的预后,并指导选择合理的治疗措施,尤其选择合适的局部治疗,以免治疗不足或过度治疗。基于此,2020 年,欧洲放射治疗与肿瘤学学会(European Society for Radiotherapy and Oncology,ESTRO)和 EORTC 召集一批从事寡转移性肿瘤诊断与治疗的专家就寡转移性肿瘤的临床特征和分类制定了共识推荐。该共识推荐主要包括以下五个方面。

第一,根据本次寡转移在被确诊前是否存在有肿瘤广泛转移的病史,将寡转移性肿瘤分为真正的寡转移与诱导性寡转移。真正的寡转移(genuine oligometastatic disease)指该患者在被确诊为寡转移性肿瘤之前不存在肿瘤广泛转移的病史;而诱导性寡转移(induced oligometastatic disease)指该患者在被确诊为寡转移性肿瘤之前有过肿瘤广泛转移的病史。真正的寡转移是 Hellman 教授等人最初设定的理想的寡转移形式。总体而言,这类寡转移性肿瘤的转移潜能更低,根治性局部治疗的价值更为明确,预后自然就更好。根据 Hellman 和 Weichselbaum 教授的描述,诱导性寡转移性肿瘤初始表现为广泛转移,经过有效的系统治疗后,大部分转移病灶得到了完全控制,但残留有对系统治疗抗拒的肿瘤病灶,且残留的转移病灶无论是转移靶器官数目,还是转移病灶数目,都已符合传统意义上寡转移的诊断标准。因此,与真正的寡转移不同,诱导性寡转移并不一定是转移潜能有限的肿瘤转移,诱导性寡转移只是一种疾病状态,是既往确诊为广泛转移的肿瘤患者经系统治疗(联合或不联合局部治疗)后的结果。尽管现有的研究结果表明,对于诱导性寡转移性肿瘤患者,局部治疗也可能获益,但依据并不充分,且总体而言,相较于真正的寡转移性肿瘤患者,诱导性寡转移性肿瘤患者的预后更差,但目前这方面尚缺乏前瞻性随机对照临床研究结果证实。

第二,对于真正的寡转移性肿瘤患者,根据本次寡转移性肿瘤在被确诊前是否有寡转移性肿瘤的病史,将寡转移区分为首次(初始)寡转移和再发寡转移。初始寡转移(de-novo oligometastatic disease)指在本次被确诊为寡转移性肿瘤之前,既往不曾有寡转移性肿瘤的病史;再发寡转移(repeat oligometastatic diseas)指在本次被确诊为寡转移性肿瘤之前,曾有寡转移性肿瘤的病史,本次被确诊为肿瘤寡转移可以源于原先寡转移性肿瘤病灶进展或新发寡转移性肿瘤病灶。无论是初始寡转移,还是再发寡转移,两者都属于真正意义上的寡转移,但与再发寡转移不同,初始寡转移才是当初 Hellman 和 Weichselbaum 教授所描述的经典的寡转移。研究发现,既往确诊的寡转移性肿瘤患者一旦出现疾病进展,多数表现为广泛转移,但还是有 27%~75% 的患者依然表现为寡转移状态,即为再发寡转移。既往确诊的寡转移性肿瘤患者经治疗后出现疾病进展,相较于进展为广泛转移的肿瘤患者,进展后依然维持在寡转移状态(再发寡转移),则其生物学行为依然保持在较为温和的状态,转移潜能有限,预后自然好于进展为广泛转移的患者。

第三,对初始寡转移性肿瘤患者,根据寡转移被确诊的时间与原发肿瘤被确诊的时间间隔,将初始寡转移性肿瘤分为同时性寡转移(synchronous oligometastases)与异时性寡转移(metachronous oligometastases)。多数研究认为,相较于异时性寡转移,同时性寡转移的肿瘤生物学侵袭性更强,同时性寡转移患者的预后劣于异时性寡转移患者。例如,2014 年,Allison 等人的荟萃分析发现,非小细胞肺癌异时性寡转移组患者的 5 年生存率达 47.8%,同时性寡转移不伴区域淋巴结转移组患者的 5 年生存率降至 36.2%,而同时性寡转移又伴发区域淋巴结转移组患者的 5 年生存率仅为 13.8%。但到目前,区分同时性寡转移与异时性寡转移的时间间隔还没有一个统一的节点,在较早期的欧洲肿瘤内科学会(European Society for Medical Oncology,ESMO)有关寡转移性肿瘤临床指南的定义中,同时性寡转移是指在原发肿瘤被确诊的同时、在原发肿瘤被确诊前或在原发肿瘤被确诊后 1 个月内所确诊的寡转移;在上述 Allison 等人的荟萃分析中,异时性寡转移被定义为在原发肿瘤被确诊后 2 个月或以上所确诊的寡转移;ESTRO/EORTC 共识则认为,初始确诊为寡转移距离原发肿瘤被确诊的时间间隔在 6 个月以上作为区分同时性寡转移与异时性寡转移的标准更为合适,初始确诊为寡转移距离原发肿瘤被确诊的时间间隔在 6 个月及 6 个月以内的即为同时性寡转移,超过 6 个月的即为异时性寡转移。

第四,在异时性寡转移性肿瘤患者、再发寡转移性肿瘤患者或诱导性寡转移性肿瘤患者中,当疾病进展再次被确诊为寡转移性疾病时,患者正在接受系统治疗或处于治疗间期意义重大。将正在接受系统治疗的异时性寡转移性肿瘤患者、再发寡转移性肿瘤患者或诱导性寡转移性肿瘤患者寡病灶转移,分别称为异时性寡进展(metachronous oligo-progression)、再发寡进展(repeat oligometastatic diseas)和诱导性寡进展(induced oligometastatic disease)；将处于治疗间期的异时性寡转移性肿瘤患者、再发寡转移性肿瘤患者和诱导性寡转移性肿瘤患者再次出现寡转移病灶，分别称为异时性寡复发（metachronous oligorecurrence）、再发寡复发（repeat oligorecurrence）和诱导性寡复发（induced oligorecurrence）。异时性寡进展患者多见于长期接受内分泌治疗的乳腺癌和前列腺癌寡转移性肿瘤患者及长期接受分子靶向治疗的寡转移性非小细胞肺癌患者。与寡进展不同，经系统治疗或（和）局部治疗后取得临床缓解的异时性寡转移性肿瘤患者、再发寡转移性肿瘤患者与诱导性寡转移性肿瘤患者，在治疗间期（未继续接受系统治疗期间）再次出现寡转移性病灶，均称为寡复发（oligorecurrence）。这里所指的寡复发概念与最初由 Yuzuru 和 Kazushige 教授提出的寡复发概念有所不同。按照 2006 年 Niibe 教授等人提出的观点，寡复发的诊断应满足以下条件：①一个或数个（通常是一个）远处转移病灶或复发病灶局限在一个或数个（通常是一个）靶器官内；②原发肿瘤病灶处于被控制状态；③这些复发或转移病灶都可以接受以根治为目的的局部消融治疗。从 Niibe 教授等人提出的寡复发的诊断标准可以看出，寡复发与经典的寡转移概念唯一的区别就是寡复发患者的原发肿瘤病灶处于被完全控制状态。因此，Niibe 教授等人所指的寡复发实质就是原发肿瘤得到完全控制的异时性寡转移。

第五，对于正在接受系统治疗的再发寡转移或诱导性寡转移性肿瘤患者，根据当前影像学表现分为寡进展与寡残留。对于正在接受系统治疗的再发寡转移或诱导性寡转移性肿瘤患者，当前影像学表现为少数几个病灶进展或出现少数几个新的转移病灶，分别称为再发寡进展（repeat oligoprogression）或诱导性寡进展（induced oligoprogression）；对于正在接受系统治疗的再发寡转移或诱导性寡转移性肿瘤患者，当前影像学表现为疾病稳定（disease stability）或部分缓解（partial response），则分别称为再发寡残留（repeat oligopersistence）或诱导性寡残留（induced oligopersistence）。近年来，随着肿瘤系统治疗的快速发展及对肿瘤异质性认识的深入，临床上发现肿瘤治疗效果也存在异质性。正在接受系统治疗的恶性肿瘤患者，其不同转移病灶对同一系统治疗可表现出不同的反应性，我国学者吴一龙教授因此提出了"混合疗效"这一概念。诱导性寡进展或诱导性寡残留都可能再次出现疾病进展，对于诱导性寡进展或诱导性寡残留患者，目前尚不清楚在系统治疗期间给予局部治疗能否带来生存获益。但临床研究发现，对正在接受表皮生长因子受体酪氨酸激酶抑制剂（epidermal growth factor receptor tyrosine kinase inhibitors，EGFR-TKIs）治疗的晚期非小细胞肺癌发生局部进展的患者，局部治疗能够带来进一步的生存获益。对 EGFR 基因突变阳性的晚期非小细胞肺癌患者，EGFR-TKIs 长期治疗是目前的标准方案，但经 EGFR-TKIs 治疗后，绝大部分患者不可避免出现疾病进展。为了规范后续治疗方案，临床上将 EGFR-TKIs 治疗后出现疾病进展的非小细胞肺癌分为局部进展、缓慢进展和快速进展。对于仅表现为局部进展或局部残留的患者，目前的推荐方案是在继续原 EGFR-TKIs 治疗的基础上联合应用局部治疗。

第 3 节　肿瘤寡转移的生物学基础

浸润与转移是恶性肿瘤最早被认识的十大标志性特征之一,转移能力是恶性肿瘤之所以为"恶性"的最主要的生物学标志,如果不加以干预,那么几乎所有经确诊的恶性肿瘤都会发生转移。临床上,部分恶性肿瘤患者一经确诊即伴有远处脏器转移,或以远处转移病灶作为首发表现,如在初始诊断的非小细胞肺癌患者中,一半以上的患者已伴发远处脏器转移,新近诊断的胰腺癌患者中有 60% 已发生肝转移;部分恶性肿瘤患者在远处转移病灶被确诊后很长一段时间内未找到原发肿瘤病灶,甚至在尸检时也找不到原发肿瘤病灶,这部分肿瘤被称为原发灶不明转移性癌;还有一部分远处转移性肿瘤患者是由临床早期病变进展而来的,如初诊的乳腺癌患者中仅有 5%～10% 伴有远处转移,但早期乳腺癌患者经综合治疗后有 20%～30% 会复发转移,演变为晚期病例。

临床上,初始被确诊的伴远处脏器转移的恶性肿瘤患者远处转移的表现形式多种多样,但归纳起来一般不外乎以下几种形式:多数伴远处转移的恶性肿瘤患者一经发现即表现为多脏器、多部位的广泛转移,不仅转移病灶数目多,而且受累脏器也多,肿瘤负荷大,临床症状明显;部分伴远处转移的恶性肿瘤患者在初始被诊断为远处转移时转移病灶数目及受累脏器均有限,肿瘤负荷小,临床症状轻微甚至无任何临床症状,符合寡转移的诊断标准,但经治疗后甚至在治疗期间即快速进展为多脏器、多部位的广泛转移;还有一小部分伴远处转移的恶性肿瘤患者在初始诊断为远处转移时仅表现为有限的转移,转移部位及转移病灶数目少,临床症状轻微甚至无临床症状,符合寡转移的诊断标准,经积极治疗后可能取得完全缓解(complete response,CR)而长期生存,甚至治愈,即使治疗后再次出现疾病进展,部分患者进展速度依然较慢,并仍表现为寡病灶进展,而不发生广泛转移,甚至在尸检时都不存在广泛转移的肿瘤病灶;还有一部分初始广泛转移的患者经治疗后大部分肿瘤病灶得到完全控制,仅少数几个转移病灶残留,且符合寡转移的诊断标准,这就是诱导性寡转移。

同为远处脏器转移,不同远处转移的患者,好发转移部位、转移病灶数目、受累脏器数目、肿瘤负荷大小、临床表现及对治疗的反应与预后等各不相同,遗憾的是,目前肿瘤转移的异质性确切的生物学机制尚不明确。2013 年,Pienta 等人撰文将肿瘤转移形象地比喻为人类学意义上的移民,他们将从原发病灶转移出来的肿瘤细胞比作流散人口(diaspora),肿瘤寡转移犹如少数的流散人口被迫离开自己的居住地移居到他乡生活;而肿瘤广泛转移好比是帝国移民(imperial diaspora),强大的帝国在征服和占领一个弱小的国家或地区后,将本国大批国民迁徙到被征服的国家或地区生活。因此,相较于肿瘤广泛转移,肿瘤寡转移不仅规模小,还是被动的、不情愿的;而肿瘤广泛转移不仅规模巨大,而且是主动的、自愿的。

无论是寡转移还是广泛转移,两者都属于恶性肿瘤传统分期意义上的晚期肿瘤范畴;但同为晚期肿瘤患者,寡转移性肿瘤患者肯定不同于广泛转移性肿瘤患者,而且肿瘤寡转移与肿瘤广泛转移之间的差异也绝不仅仅是转移病灶数目或肿瘤负荷大小的差异，在生物学层面，肿瘤寡转移与肿瘤广泛转移必然存在尚未被阐明的本质差异。目前，临床上有关肿瘤寡转移的发生机制主要存在两大假说。一种寡转移假说认为，原发肿瘤并非单克隆亚群，而是包含多种高度异质性的克隆亚群，既有寡转移克隆亚群，也存在广泛转移的克隆亚群。事实上，肿瘤内存在的多种竞争性克隆亚群是导致肿瘤转移的直接原因，不同克隆亚群的肿瘤细胞不仅转移潜能不同，而且发生转移的时间窗口也不同，若寡转移克隆亚群处于活跃状态，而广泛转移克隆亚群处于相对休眠状况，则肿瘤转移表现为寡转移，反之则表现为广泛转移。因此，该寡转移假说认为，恶性肿瘤发生寡转移或广泛转移是由内在的遗传因素决定的。另一种寡转移假说则认为，肿瘤转移是一个连续的过程，所谓的寡转移只是广泛转移的早期表现而已，肿瘤寡转移只是发生广泛转移前一个短暂的过渡阶段，寡转移迟早都会发展为广泛转移。尽管多项实验肿瘤模型已证实原发肿瘤内存在着不同转移潜能的肿瘤细胞系，但到目前，相关研究并未鉴定出寡转移克隆亚群或者广泛转移克隆亚群的存在；另外，临床上也确实存在部分寡转移性肿瘤患者经系统治疗联合根治性局部治疗后可以获得长期生存，甚至治愈，至死也不进展为广泛转移。因此，这也是上述两种寡转移发生假说之所以仅仅是"假说"的主要原因，它们都不能令人信服地解释寡转移发生的确切机制。

尽管目前距离人们认识肿瘤可以转移已近 200 年，但如前所述，肿瘤转移的确切生物学机制依然未被完全阐明，完全阐明肿瘤寡转移的发生机制自然也就无从谈起。100 多年来，临床上形成了多种肿瘤转移假说或肿瘤转移模型，试图解释肿瘤远处转移的发生机制，但这些肿瘤转移假说或模型均难以与 Stephen Paget 教授提出的"种子与土壤学说"割裂开来。事实上，"种子与土壤学说"是有关恶性肿瘤远处转移理论的一个里程碑，是当今研究肿瘤远处转移的基础。1889 年，英国外科医师 Stephen Paget 教授在对 900 多例恶性肿瘤患者的尸检报告进行详细检查后，开创性地提出了肿瘤转移"种子与土壤学说"。在"种子与土壤学说"中，他将肿瘤细胞比作"种子"，"种子"能否生根发芽乃至茁壮成长不仅取决于"种子"本身，而且需要有适宜的"土壤"，即肿瘤转移的靶器官，也就是今天所说的肿瘤转移微环境。因此，在 Stephen Paget 教授看来，肿瘤转移是非随机的，更不是偶然的。当然，今天人们对"种子与土壤学说"又有了新的认识和见解，赋予了"种子与土壤学说"新的含义，使得"种子与土壤学说"更丰满、更完善。例如，目前人们认为，肿瘤转移具有器官特异性，这就意味着"种子"（肿瘤细胞）生长发育需要有合适的"土壤"（靶器官）；而研究发现，"种子"（肿瘤细胞）不仅可以主动地适应"土壤"（微环境），而且能改造"土壤"，甚至在"种子"播种至"土壤"前就会对拟定居的"土壤"进行改造，以便于"种子"适应新的"土壤"。

目前人们认为，肿瘤细胞本身与转移靶器官特有的微环境共同决定了肿瘤的转移模式。也就是说，肿瘤是发生寡转移还是发生广泛转移，不仅取决于肿瘤细胞自身的转移潜能，还与原发肿瘤微环境、肿瘤细胞在循环中的生存能力及转移靶器官微环境状况等因素密切相关，但归根结底，肿瘤究竟是发生寡转移还是发生广泛转移是由肿瘤的遗传学或表观遗传学因素决定的。

第一,肿瘤转移是多步骤、多阶段、多途径、涉及多基因改变的复杂过程,肿瘤转移级联的多步骤性是肿瘤发生寡转移还是广泛转移的一个重要决定因素。在一个原发肿瘤内,具有转移潜能的肿瘤细胞仅占极少数,而且肿瘤转移的效率十分低下,也十分复杂。有人将肿瘤转移行为的复杂生物学过程简化为各自独立又相互关联的六个步骤:①肿瘤细胞获得浸润表型及运动能力;②肿瘤细胞局部浸润并内渗入肿瘤血管中;③进入肿瘤血管中的肿瘤细胞随血液循环转运并在血液循环中存活;④血液循环中的肿瘤细胞移出血管并浸润至靶器官;⑤浸润至靶器官内的肿瘤细胞在靶器官内存活并潜伏;⑥潜伏的肿瘤细胞在靶器官内克隆性增殖并形成转移病灶。肿瘤细胞从原发病灶中转移出来并在靶器官内形成转移病灶,不仅需要获得黏附能力、侵袭能力、运动能力、血管生成能力、免疫逃逸能力,还需要在靶器官内拥有浸润能力、存活能力及定居繁殖能力等,而所有上述能力的获得或缺失,或者肿瘤转移级联中的任何一个限速过程出现异常,都可以决定肿瘤转移的表型究竟是寡转移表型还是广泛转移表型。

第二,肿瘤寡转移与广泛转移受肿瘤转移相关基因调控。肿瘤归根到底是基因改变性疾病,毫无疑问,肿瘤转移也受多基因调控。2006 年,Gupta 等人将与肿瘤转移相关的基因分为转移起始基因(metastasis initiation gene)、转移进展基因(metastasis progression gene)及转移毒力基因(metastasis virulence gene)三大类。其中,转移起始基因在原发肿瘤部位或转移病灶部位能够促使已转化的肿瘤细胞侵入至周围组织并吸引支持性间质促进肿瘤细胞分散,这些基因可促进肿瘤细胞上皮-间质转化(epithelial-mesenchymal transition,EMT),从而增强肿瘤细胞的活动能力,还可促进细胞外基质降解,并能动员骨髓原始细胞及促进血管内皮细胞增生,促进肿瘤新生血管生成。此外,上述基因还能帮助肿瘤细胞成功逃逸机体的免疫监视,增强肿瘤细胞的存活能力。转移进展基因主要是履行肿瘤克隆形成的限速过程;而转移毒力基因则可以帮助肿瘤细胞在转移靶器官内定居、繁殖,这类基因的表达决定了肿瘤转移的器官特异性。

由于肿瘤转移相关基因众多,功能各不相同,不同实体瘤调控肿瘤转移的相关基因也不尽相同。因此,目前还难以确定肿瘤寡转移究竟受哪些具体的基因调控。但现有的基础与临床研究结果业已证实,肿瘤的侵袭性与转移潜能确实受到多种基因调控。2005 年,Kosari 等人采用定量 RT-PCR 技术对肾透明细胞癌患者的基因表达谱进行分析后发现,侵袭性或转移性肾透明细胞癌患者与非侵袭性肾透明细胞癌患者的基因表达谱不同,在侵袭性或转移性肾透明细胞癌患者中,共发现 10 个候选基因的表达显著下调,而另有 3 个候选基因的表达显著上调。因此,他们认为,对原发肿瘤病灶的基因表达情况进行分析,可以准确判定肿瘤的侵袭能力和转移潜能。在晚期结直肠癌患者中,RAS(KRAS 或 NRAS)基因或 RAF 基因突变(主要为 BRAF V600E)不仅是晚期结直肠癌患者独立的预后不良因子,也是晚期结直肠癌患者能否从抗 EGFR 单克隆抗体治疗中获益的疗效预测因子。不仅如此,大量临床研究还发现,伴有 RAS 或 RAF 基因突变的晚期结直肠癌肝转移患者,肝内转移病灶完全切除的概率显著低于不伴 RAS 或 RAF 基因突变的患者,意味着伴有 RAS 或 RAF 基因突变的晚期结直肠癌患者更易发生广泛转移,而不是表现为寡转移,因为肝内转移病灶数目是影响结直肠癌肝转移患者肝内转移病灶无瘤切除的重要因素。DPC4 基因是一个重要的抑癌基因,50%以上的胰腺癌患者伴有 DPC4 基因缺失,这也是胰腺癌患者预后不良的原因之一。研究发现,DPC4 基因缺失的胰腺癌细胞系侵袭、转移能力明显强于 DPC4 基因正常表达的胰腺癌细胞系。另外,2009 年 Christine 等人通过对 76 例胰腺癌患者的尸检结果进行分析后发现,DPC4 基因缺失与否可以被用于预测胰腺癌患者的转移模式,相较于 DPC4 基因野生型胰腺癌患者,DPC4 基因缺失的胰腺癌患者更易发生广泛转移($P = 0.007$),他们甚至认为,伴有 DPC4 基因缺失的局部晚期胰腺癌患者可能无法从局部治疗(如放射治疗)中获益,因为这类患者在疾病早期即发生广泛转移,而 DPC4 基因未缺失的胰腺癌患者多表现为局部区域失败,即使发生远处转移,也主要表现为寡转移,较少患者进展为广泛转移。

第三,微核糖核酸(microRNA,miRNA)是调控肿瘤转移模式的重要生物标志物。miRNA 是一类细胞内源性的非编码小核糖核酸(ribonucleic acid,RNA)分子。miRNA 种类繁多,大部分 miRNA 的功能目前尚不明确,但一般认为,miRNA 可以在转录后水平调控基因表达,至少 30%的人类基因受 miRNA 调控。现有的生物学证据表明,miRNA 几乎参与了机体所有的生理及病理活动,miRNA 在肿瘤发生发展中具有重要的生物学意义,其不仅调控肿瘤细胞的增殖和凋亡,还与肿瘤的浸润和转移密切相关。研究发现,在肿瘤转移级联多步骤过程中,均有多种 miRNA 各自参与调控,分别调控肿瘤细胞上皮-间质转化、肿瘤浸润及内渗入血管、在转移靶器官内黏附并移出血管,以及在靶器官内增殖等。2011 年,Ralph Weichselbaum 等人通过对 63 例肺部寡转移(肺部转移病灶均不超过 5 个)手术标本及其术后复发模式进行分析后发现,相较于广泛转移性肿瘤患者,寡转移性肿瘤患者的生存时间更长($P < 0.0001$);此外,统计分析还发现,有 39 个 miRNA 在寡转移标本与广泛转移标本中呈现不同的表达水平,其中在寡转移标本中仅有 3 个 miRNA 净表达下调,而净表达上调的数个 miRNA 被证实具有抑制致癌基因、限制转移速度的作用;而寡转移标本中一旦出现 miRNA-200c 表达上调,就意味着寡转移性肿瘤患者将很快进展为广泛转移性肿瘤患者。

总之,肿瘤寡转移并不是偶然事件,其有待进一步阐明的分子生物学基础。现有证据表明,肿瘤寡转移主要取决于肿瘤自身的遗传学与表观遗传学改变,如肿瘤基因突变谱与 miRNA 表达谱等。在 2018 年欧洲乳腺癌年会(European Breast Cancer,EBCC)上,来自荷兰癌症中心(Netherlands Cancer Institute,NKI)的 Gabe Sonke 教授提出,恶性肿瘤寡转移的理想定义应该从以往转移病灶数目转变为基因突变谱、miRNA 表达谱等反映肿瘤生物学特性的指标并作为界定基准。由此可见,肿瘤寡转移的本质是由肿瘤的遗传学及表观遗传学改变决定的。

第4节 寡转移性肿瘤的治疗原则

临床上,分期治疗依然是恶性肿瘤治疗的基本原则。传统观念认为,肿瘤一旦发生远处转移,即为"晚期",甚至是"终末期",往往意味着不可治愈。除少数化疗敏感的肿瘤(如生殖细胞肿瘤)外,绝大多数晚期实体瘤患者的治疗目的是姑息减症,治疗手段主要依靠系统治疗,如传统的细胞毒药物治疗、内分泌治疗、分子靶向治疗、免疫治疗、抗血管生成治疗等,部分晚期肿瘤患者甚至选择替代疗法,如中医中药治疗,或者单纯接受最佳的支持对症治疗。除非患者伴有需要缓解的局部症状,如疼痛、梗阻、压迫、出血、穿孔等,否则不会给予局部治疗。而即使给予局部治疗,对转移性肿瘤患者而言,局部治疗的目的也仅仅是缓解局部症状,其临床价值也仅仅被定义为缓解症状、改善患者的生活质量,但局部治疗并不会延长患者的总生存时间。

临床上,晚期肿瘤患者的系统治疗选择取决于多种因素,包括患者的年龄、体力状况、伴发疾病、原发肿瘤类型及分子生物学特征、肿瘤负荷及对机体的影响、既往治疗情况、无病或疾病无进展生存时间、当前可供选择的治疗手段、预期疗效与毒性反应,以及患者的自身意愿等。相较于单纯的最佳支持对症治疗,姑息性系统治疗可以延长多数晚期实体瘤患者的生存时间,并改善晚期实体瘤患者的生活质量。因此,对于临床适合的晚期肿瘤患者,系统治疗已成为其标准的甚至唯一的治疗手段。近年来,随着分子靶向治疗与免疫治疗的临床应用,恶性肿瘤患者系统治疗“武器库”储备也日益丰富,而传统的系统治疗手段包括细胞毒药物治疗与内分泌治疗等亦取得了长足的进步,从而大大提高了晚期肿瘤患者的客观缓解率,延长了晚期肿瘤患者的疾病进展时间,并进一步改善了晚期肿瘤患者的生活质量,部分晚期肿瘤患者可以获得长期生存,从而使得部分晚期肿瘤成为名副其实的慢性病。但即便如此,对绝大多数晚期实体瘤患者而言,现有的系统治疗手段价值仍局限于姑息,单独采用系统治疗难以获得根治。

不可否认,现有的系统治疗手段可以很好地控制潜在的转移病灶或微转移病灶,但对临床可见病变的客观缓解率仍不够理想,经系统治疗后能获得完全缓解者更是寥寥。而临床研究发现,对于接受系统治疗后的晚期肿瘤患者,主要或首发的失败模式是原有肿瘤病灶(包括原发肿瘤病灶与转移病灶)复发,或者经系统治疗后未获得完全缓解的肿瘤病灶(残留病灶)再次进展,而不是出现新的转移病灶。例如,2009 年 Kyle 等人的研究发现,晚期非小细胞肺癌患者经一线系统治疗后,颅外病灶的复发模式主要是原有颅外病灶的局部进展(占 64%),仅 9% 的患者初始复发模式仅表现为出现新的转移病灶且不伴原有肿瘤病灶进展,其余 29% 的患者在疾病初始复发时既表现为原有肿瘤病灶进展,又伴发新的转移病灶。另外,在 2020 年 ASCO 年会上,Fei 等人的研究发现,143 例接受免疫治疗的晚期非小细胞肺癌患者,在 11 个月随访期间,97 例(68%)患者出现疾病进展,其中 67 例(69.1%)患者仅表现为原有的肿瘤病灶进展,仅 10 例(10.3%)患者疾病进展模式表现为出现新发肿瘤病灶且不伴原有肿瘤病灶进展,其余 20 例(20.6%)患者疾病进展模式是原有肿瘤病灶进展且出现新的肿瘤病灶。

总之,经系统治疗后,肿瘤细胞未被控制是晚期肿瘤患者复发的主要原因,同时未被控制的肿瘤病灶也是继发新的远处转移的根源。因此,对晚期肿瘤患者而言,在系统治疗的基础上,进一步提高对临床可见病灶的局部控制将具有重要的临床意义。在系统治疗的基础上联合应用局部治疗(如外科手术、放射治疗或热消融治疗等)是提高晚期肿瘤患者局部控制的重要措施。为了明确局部治疗是否能给晚期肿瘤患者带来生存获益,2019

年耶鲁大学医学院的 Johannes 等人对美国国家癌症数据库（National Cancer Database，NCDB）2010 年 1 月—2015 年 12 月的资料进行了分析，共计 34887 例经病理证实的Ⅳ期非小细胞肺癌患者，其中男性 19002 例（54.5%），全组患者的中位年龄 68 岁（60～75岁），835 例患者接受外科手术治疗联合系统治疗，9539 例患者接受外放射治疗/热消融治疗（包括冷冻消融、射频消融）联合系统治疗，24513 例患者仅接受系统治疗而不接受任何形式的局部治疗。采用多变量 Cox 比例风险回归模型和倾向性评分匹配法比较各治疗组患者之间的总生存率，并根据患者的临床病理特征预先进行亚组分析。结果表明，人口统计学和癌症特异性因子与治疗选择相关，寡转移性肿瘤患者接受外科手术治疗的概率更高，经多变量校正后，与外放射治疗/热消融治疗联合系统治疗组患者或单纯系统治疗组患者相比，外科手术治疗联合系统治疗组患者的中位生存时间更长，相比于外放射治疗/热消融治疗联合系统治疗组患者，HR＝0.62，95%CI 0.57～0.67，P＜0.001；相比于单纯系统治疗组患者，HR＝0.59，95%CI 0.55～0.64，P＜0.001。而相比于单纯系统治疗组患者，外放射治疗/热消融治疗联合系统治疗组患者的中位生存时间更长，HR＝0.95，95%CI 0.93～0.98，P＝0.002。在倾向性评分匹配队列中，外放射治疗/热消融治疗联合系统治疗组患者的中位生存时间也显著优于单纯系统治疗组患者，HR＝0.94，95%CI 0.91～0.97，P＜0.001。亚组分析发现，从外放射治疗/热消融治疗联合系统治疗中获益的主要是Ⅳ期鳞癌伴有限的原发肿瘤或区域淋巴结的患者及处于寡转移状态的患者，相比于单纯系统治疗组患者，外放射治疗/热消融治疗联合系统治疗 HR＝0.68，95%CI 0.57～0.80，P＜0.001。外放射治疗/热消融治疗联合系统治疗组患者与单纯系统治疗组患者的 1 年生存率分别为 60.4% 和 45.4%，2 年生存率分别为 32.6% 和 19.2%，3 年生存率分别为 20.2% 和 10.6%。总之，该回顾性临床研究结果表明，在系统治疗的基础上，联合应用外科手术治疗或放射治疗/热消融治疗等局部治疗手段可显著延长经选择的Ⅳ期非小细胞肺癌患者的总生存时间，而放射治疗/热消融治疗更适用于不宜外科手术治疗的晚期非小细胞肺癌患者。

毫无疑问，晚期肿瘤是系统性疾病，而近年来人们越来越重视局部区域治疗在晚期实体瘤患者中的临床价值。2007 年，Punglia 教授及其同事认为，局部治疗对恶性肿瘤患者总生存时间的贡献取决于该类恶性肿瘤对系统治疗的效应，并提出了局部肿瘤控制对恶性肿瘤患者生存时间的贡献与系统治疗疗效之间的"钟形曲线"关系（见图 1-4-1）。在 Punglia 教授的钟形曲线图中，纵坐标表示局部治疗疗效的改善，横坐标表示系统治疗疗效的改善，在 0 点至 A 点之间，随着系统治疗疗效的逐步提高，局部治疗对肿瘤患者总生存时间的贡献也将越来越显著，至 A 点时局部治疗对患者总生存时间的贡献达到最高峰；而随着系统治疗疗效的进一步提高（从 A 点到 B 点），局部治疗对恶性肿瘤患者总生存时间的贡献将会越来越不显著。而对绝大多数实体瘤患者而言，现有的系统治疗疗效多处于 0 至 A 点之间，系统治疗疗效接近或达到 B 点（意味着单纯系统治疗即可获得根治）的恶性肿瘤少之又少。因此，在目前的临床实践中，对绝大多数实体瘤患者而言，局部治疗可以带来生存获益，且局部治疗对生存获益的贡献随着系统治疗疗效的提高而提高。

2014 年，荷兰学者 Philip Poortmans 认为，Punglia 教授等人的"钟形曲线"图存在较为明显的局限性,那就是忽略了恶性肿瘤的转移潜能,因为在他看来,局部治疗对恶性肿瘤患者总生存时间的贡献不仅与肿瘤对系统治疗的反应相关,还取决于这类肿瘤的转移潜能。如图 1-4-2 所示,位于图 1-4-2 左侧部分的实体瘤不仅转移风险高,且系统治疗的疗效也较差,如胰腺癌等,对于这类肿瘤患者,无论是多么彻底的局部治疗,对总生存时间的影响均有限;而位于图 1-4-2 右侧部分的实体瘤的转移风险不高,且系统治疗的疗效好,如生殖细胞肿瘤等,高强度局部治疗的参与对这类肿瘤患者的总生存时间的贡献也不大,且随着系统治疗疗效的提高和肿瘤转移潜能的降低,局部治疗对这类肿瘤患者总生存时间的贡献将越来越小;而位于图 1-4-2 中间部分的实体瘤的转移潜能不是很高,现有的系统治疗疗效也较好,但单纯接受系统治疗又不足以完全控制肿瘤,合理的局部治疗对这类肿瘤患者总生存时间的贡献就更为明显,且随着系统治疗疗效的提高和肿瘤转移潜能的进一步降低,局部治疗对这类肿瘤患者总生存时间的贡献也将越来越显著。

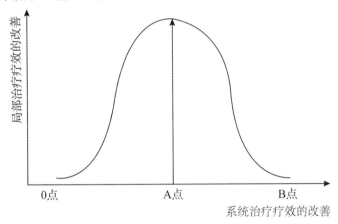

图 1-4-1　局部肿瘤控制对生存时间的改善与系统治疗的疗效关系

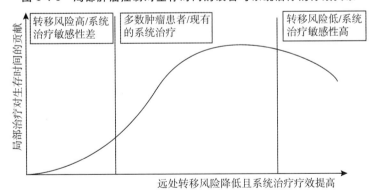

图 1-4-2　局部肿瘤控制对生存时间的影响取决于转移潜能和对系统治疗的敏感性

临床上,大部分实体瘤属于图 1-4-2 中间部分的肿瘤,而从寡转移性肿瘤的定义及寡转移性肿瘤的临床特征可以发现,寡转移性肿瘤也正好属于图 1-4-2 中间部分的肿瘤:一是因为寡转移性肿瘤本就是生物学侵袭性较温和而转移潜能有限的肿瘤;二是因为临床上常见的各类寡转移性肿瘤对现有的系统治疗相对较敏感,但单纯依靠系统治疗又难以完全控制这类肿瘤。因此,按照 Philip Poortmans 教授的观点,寡转移性肿瘤患者是最能在系统治疗的基础上从局部治疗中取得生存获益的人群,这也是局部消融治疗应参与到寡转移性肿瘤患者治疗中来的理论基础。

将寡转移与广泛转移一视同仁的传统肿瘤治疗观念忽视了肿瘤转移的异质性,从而低估了局部治疗在晚期肿瘤患者治疗中的临床价值。诚如前所述,肿瘤转移三大假说在很大程度上分别左右了不同时期的肿瘤治疗模式,并极大地促进了临床肿瘤治疗学的发展,其中肿瘤转移连续假说促进了肿瘤局部治疗(包括根治性手术治疗与根治性放射治疗)的发展,肿瘤转移系统假说则促进了肿瘤内科学的发展。但即便如此,肿瘤转移连续假说与肿瘤转移系统假说均存在各自的片面性与局限性,而肿瘤转移频谱假说从某种意义上综合了肿瘤转移连续假说与肿瘤转移系统假说。肿瘤转移频谱假说认为,在由局限性肿瘤向系统广泛转移之间存在一个有临床意义的过渡阶段,在这个过渡阶段仅存在有限的临床可见的局部转移病灶,处于这一时间窗口的肿瘤生物学侵袭性往往较为惰性,如果在有效的系统治疗的基础上,对这些有限的临床可见的肿瘤病灶实施以根治为目的的局部治疗,那么往往可以改变这类肿瘤患者的转归与临床结局。因此,从肿瘤转移频谱假说中引申出来的寡转移状态与寡转移性肿瘤概念决定了局部治疗在晚期肿瘤治疗中的临床意义。寡转移性肿瘤仍然属于传统分期意义上的晚期肿瘤,但这种寡转移状态下的"晚期"肿瘤应不同于传统意义上的"晚期"肿瘤。因此,在决定晚期肿瘤患者临床治疗策略时,应将处于寡转移状态的"晚期"肿瘤患者与已发生广泛转移的真正晚期的肿瘤患者区分开来,对肿瘤寡转移的认识的最大临床意义就在于改变这部分"晚期"肿瘤患者的传统治疗策略。

简而言之,对寡转移性肿瘤患者的治疗原则就是肿瘤转移频谱假说所推荐的系统治疗与局部治疗并重的肿瘤治疗原则。第一,寡转移状态的存在为寡转移性肿瘤患者接受以根治为目的的局部治疗提供了一个契机,一旦所有转移病灶均能接受以根治为目的的局部治疗,至少在理论上这些患者就有可能获得长期的疾病控制,并因此而获得长期生存甚至治愈。第二,寡转移来自微转移,因此其本质依然属于远处转移。在传统的临床分期中,寡转移性肿瘤仍被归类为"晚期"肿瘤的范畴,而且临床上多数初始诊断为寡转移的肿瘤迟早进展为广泛转移,并因继发为广泛转移而导致治疗失败。第三,尽管根治性局部治疗可能具有一定程度的系统性抗肿瘤效应,如放射治疗所带来的异位抗肿瘤效应,但局部治疗在多数情况下也仅仅是局部治疗而已,其价值也主要限于对局部肿瘤的控制,而对循环中的微转移性肿瘤病灶往往难有作为。因此,系统治疗毫无疑问也将是寡转移性实体瘤患者的重要治疗手段之一,甚至在绝大多数情况下,系统治疗是寡转移性肿瘤患者不可或缺的治疗手段。总之,寡转移状态的存在决定了局部治疗的临床意义,而且这种局部治疗不是被动地用于姑息减症,也不作为减瘤性治疗,而是主动的、积极的、毁损性的治疗,强调局部根治性,因为对寡转移性肿瘤病灶的局部治疗的目的就是获得持久的局部控制,使患者获得长时间甚至永久的无病生存,并因此而获得潜在治愈。但一般而言,与广泛转移性肿瘤患者不同,对于寡转移性肿瘤患者,多数情况下系统治疗是辅助性的,主要目的是控制微转移病灶,当然也是巩固或提高局部消融治疗的效果,而且原则上寡转移状态也不应该影响肿瘤患者对系统治疗方案的选择。

对寡转移性肿瘤患者的治疗应遵循局部治疗与系统治疗并重的治疗原则,因此在临床上,优化局部治疗与系统治疗是寡转移性肿瘤患者治疗取得成功的关键,这也是目前临床上寡转移性肿瘤患者治疗所面临的巨大挑战之一。不可否认,局部消融治疗是寡转移性肿瘤患者一种最重要的治疗手段,其在将寡转移性肿瘤患者从传统的"晚期"肿瘤患者中遴选出来方面具有较高的临床价值。局部消融治疗不仅可以大大提高寡转移病灶的局部控制,而且其所继发的异位肿瘤杀伤效应也有助于对微转移病灶的控制。另外,根治性局部治疗还可以推迟部分寡转移性肿瘤患者接受系统治疗的时间,从而推迟系统治疗带来的不良反应。在 2013 年 Ranck 等人的临床研究中,18 例肾细胞癌患者共 39 个转移病灶接受了立体定向放射治疗,其中 12 例患者所有转移病灶均接受了立体定向放射治疗,经中位时间 16.2 个月随访后发现,全组患者 2 年转移病灶控制率为 91.4%,2 年总生存率为 85%;所有转移病灶均接受立体定向放射治疗的患者 2 年转移病灶控制率达 100%,远处控制率为 35.7%;接受立体定向放射治疗后,50% 的患者接受了系统治疗,系统治疗距离立体定向放射治疗的中位时间为 15.6 个月,也就是说,根治性局部治疗使得晚期肾细胞癌患者接受系统治疗的时间推迟了 15.6 个月。

但是,这并不意味局部消融治疗可以完全替代系统治疗,事实是对寡转移性肿瘤病灶实施的局部消融治疗与系统治疗可以在时间和空间上发挥协同效应,局部治疗主要用于控制临床可见的原发肿瘤病灶与寡转移性肿瘤病灶,而系统治疗则主要用于控制亚临床病灶或微转移病灶,并提高局部治疗的效应。对寡转移性肿瘤患者而言,即使是转移病灶获得根治性切除的患者,依然可以从辅助性系统治疗中取得生存获益。2008 年,Mitry 等人对结直肠癌肝或(和)肺转移患者肝与肺转移病灶根治性手术切除术后辅助化疗的价值进行了汇总分析,该汇总分析包括两项随机对照 Ⅲ 期临床研究,即 FFCD9002 研究和 ENG 研究,共计 278 例结直肠癌肝或(和)肺转移患者,将转移性肿瘤病灶获得根治性切除术后的结直肠癌患者随机分为辅助化疗组($n=138$)或观察组(单纯手术治疗,$n=140$)。结果发现,辅助化疗组患者与观察组患者的中位无进展生存时间分别为 27.9 个月和 18.8 个月(HR=1.32,95%CI 1.00~1.76,$P=0.058$);中位总生存时间分别为 62.2 个月和 47.3 个月(HR=1.32,95%CI 0.95~1.82,$P=0.095$);多因素分析结果显示,辅助化疗的实施显著延长了转移病灶可被根治性切除的结直肠癌患者的疾病无进展生存时间(HR=1.39,95%CI 1.04~1.85,$P=0.026$)和总生存时间(HR=1.39,95%CI 1.00~1.93,$P=0.046$)。

在临床实践中,为了使局部治疗与系统治疗并重的寡转移性肿瘤治疗原则惠及更多的晚期肿瘤患者,既要避免过度治疗,又要防止治疗不足,在对寡转移性肿瘤患者实施治疗前,尤其在选择局部消融治疗前,应充分考虑以下因素:①甄别出真正属于寡转移的患者,即使符合寡转移的诊断,还需区分是孤立性寡转移还是多个病灶的寡转移,以及转移的靶器官类型与受累靶器官的数目。一般而言,肿瘤负荷越大、转移病灶数目越多或受累的靶器官数目越多,局部治疗的价值就越有限,甚至还可能导致过度治疗,增加患者的经济负担和治疗相关并发症。②重视原发肿瘤的解剖部位、病理类型、组织学分级和分子分型等因素,同为寡转移性肿瘤患者,非小细胞肺癌寡转移患者不同于乳腺癌寡转移患者;

而同为非小细胞肺癌寡转移患者,驱动基因阳性的患者又不同于驱动基因阴性的患者,因为不同类型的寡转移性肿瘤生物学行为、临床表现、对患者的影响、转移模式尤其系统治疗的选择及对系统治疗的反应性等均不尽相同。③区分是同时性寡转移、异时性寡转移、诱导性寡转移还是寡复发或寡进展等,无进展生存时间或无病生存时间长短可显著影响晚期肿瘤患者的预后,相比于同时性寡转移患者,异时性寡转移患者或寡复发患者的预后更好;另外,原发肿瘤存在与否、原发肿瘤的负荷大小及是否同时伴有区域淋巴结转移等因素不仅影响寡转移性肿瘤患者的预后,也影响寡转移性肿瘤患者对局部治疗的选择。④考虑到患者的体力状况、预期寿命、治疗意愿、伴发疾病、既往治疗情况及对既往治疗的反应性等因素。⑤关注治疗的安全性及患者对治疗的耐受性,局部治疗与系统治疗的毒副作用是否叠加,特别要关注新的系统治疗手段(如免疫治疗、分子靶向治疗、抗血管生成治疗等)与局部消融治疗联合应用时的安全性问题。⑥根据患者的体力状况、伴发疾病、受累靶器官的功能储备、技术条件等因素选择最理想的局部治疗手段,或将各种局部消融治疗手段进行合理的整合。⑦根据患者的肿瘤负荷、临床症状、体力状况、对治疗的耐受性、系统治疗手段及患者对系统治疗的敏感性等因素,使局部治疗在最合适的时机参与到寡转移性肿瘤患者的治疗中。一般而言,恶性肿瘤寡转移状态不会一直维持,或者寡转移时间窗口不会持续开放,如局部晚期非小细胞肺癌患者 2 年内将有 45% 出现转移,而接受传统细胞毒药物治疗的晚期非小细胞肺癌患者的中位生存时间仅为 10 个月左右,因此对于寡转移性肿瘤患者,选择一个最佳的时机将局部消融治疗参与进来需要个体化对待。

第 5 节　寡转移性肿瘤病灶的局部治疗

为了使寡转移性肿瘤病灶获得持久的局部控制,并最终转化为总生存时间上的获益,就应该对每一个寡转移性肿瘤病灶实施以根治为目的的局部治疗。根治性局部治疗是寡转移性肿瘤患者治疗取得成功的先决条件。临床上,将对寡转移性肿瘤病灶的根治性局部治疗手段统称为"局部消融治疗或局部毁损治疗"(local ablative treatment,LAT),其强调对局部病灶的完全控制,而不是姑息减症或减瘤治疗。寡转移性肿瘤病灶常用的局部消融治疗手段主要包括外科手术治疗、放射治疗及各种热消融治疗(如射频消融、冷冻消融、微波消融、超声聚焦消融等)等,其中外科手术切除与放射治疗(主要是立体定向放射治疗或立体定向放射外科治疗)是目前临床上寡转移性肿瘤病灶最主要的局部治疗手段;而各种热消融治疗手段在寡转移性肿瘤病灶的治疗中受限于肿瘤大小与肿瘤部位,因此其临床适用范围较小,主要适用于较小的肝内转移病灶、肺内转移病灶或软组织中转移病灶的治疗,病灶范围过大,热消融治疗的效果往往欠佳,而邻近大血管或邻近空腔脏器的转移病灶也不宜采用热消融治疗。

一、寡转移性肿瘤病灶外科手术治疗

早在缺乏有效系统治疗的年代,人们就在探究晚期肿瘤患者能不能被治愈的问题。

1968 年 5 月,Philip Rubin 教授在《美国医学会杂志》(*Journal of the American Medical Association*,JAMA)上发表了一篇述评。他认为,晚期肿瘤患者要想获得治愈,只能寄希望于以下三种情形:一是肿瘤自然消退(spontaneous regression);二是晚期肿瘤仅表现为孤立性转移,且转移病灶或(和)原发肿瘤病灶都可以被根治性切除;三是有赖于肿瘤的惰性生物学行为,患者的无病或无进展生存时间足够长,迟发转移或者在患者的有生之年不发生远处转移,即使发生了远处转移也不是死于肿瘤转移。肿瘤自然消退不是没有可能,但实在是可遇不可求,大约仅为八万分之一;迟发转移也只能是祈求,患者本人及当时的医疗措施均难以左右;只有对表现为孤立性转移的肿瘤患者的孤立性转移病灶实施根治性手术切除才是主动的、积极的方案,而且在当时确实发现有个别晚期肿瘤患者在对孤立性转移病灶实施根治性手术切除术后获得了长期生存,甚至治愈。当然,尽管在当时对孤立性转移病灶实施根治性手术切除并无相关理论依据作为指导,但从中可以发现,即使缺乏有效的系统治疗手段,部分转移性肿瘤患者依然可以被单纯根治性的局部治疗手段治愈,从而凸显出局部治疗在转移性恶性肿瘤患者中的治疗价值,为如今寡转移性肿瘤患者治疗模式的确立奠定了坚实的临床基础。

　　在既往的临床实践中,对转移性肿瘤病灶所实施的外科手术治疗,多数情况下是作为姑息减症或者在急症情况下使用的,如内科治疗不能控制的大出血、空腔脏器穿孔或内科治疗不能解除的梗阻、脏器受压而影响功能等,偶有转移病灶被切除的患者获得长期生存甚至治愈的报道。历史上,早在 1882 年就有成功实施肿瘤转移病灶手术切除的病案报道,而外科手术成功治愈转移性肿瘤则要追溯到 1939 年 Barney 报道的一例肾腺癌肺转移患者,该患者在接受肺转移病灶及肾原发肿瘤病灶根治性手术切除术后存活了 23 年,且在其有生之年未见肿瘤复发。

　　在立体定向放射治疗应用于临床前,对肿瘤转移病灶实施根治性手术切除是寡转移性肿瘤患者最主要的局部治疗手段。近年来,随着外科手术技术及围手术期管理的不断进步,尤其对肿瘤寡转移理念认识的日益深入,即使在立体定向放射治疗蓬勃发展的今天,临床上对寡转移性肿瘤患者寡转移性肿瘤病灶根治性手术切除的比例也在逐年上升。2015 年,Edmund 等人对美国住院患者中的结直肠癌、肺癌、乳腺癌和恶性黑色素瘤患者寡转移性肿瘤病灶外科手术切除的情况进行了分析。结果发现,2000—2011 年,临床上对上述四类肿瘤转移病灶根治性手术切除的比例均呈现逐年上升的趋势,包括对肝转移病灶、肺转移病灶、颅脑转移病灶、小肠转移病灶及肾上腺转移病灶的外科手术切除的比例都在逐年上升,其中结直肠癌患者转移病灶手术切除的比例最高,每年结直肠癌转移病灶手术切除的病例数的上升幅度也最大。在此期间,结直肠癌患者转移病灶手术切除的比例平均每年上升幅度达 6.83%(95%CI 5.7%～7.9%);此外,肺癌、乳腺癌和恶性黑色素瘤患者转移病灶手术切除率平均每年上升幅度分别为 5.8%(95%CI 5.1%～6.4%)、5.5%(95%CI 3.7%～7.3%)和 4.03%(95%CI 2.1%～6.0%)。

(一)肝脏寡转移性肿瘤病灶外科手术治疗

　　肝脏是恶性肿瘤最好发的转移靶器官之一,也是恶性肿瘤最常见的内脏转移部位。某癌症中心对 9700 份尸检结果进行分析后发现,在接受尸检的恶性肿瘤死亡患者中,

41.4％的患者伴有肝转移,而且肝转移的发生率高于肺转移(39.7％)、骨转移(35％)和肾上腺转移(20.3％)。在无肝硬化基础的患者中,转移性肝癌的发生率高于原发性肝癌,而在伴有肝硬化基础的患者中,原发性肝癌的发生率远高于转移性肝癌。几乎所有的恶性肿瘤均可发生肝转移,但临床上肝内转移病灶主要来自结直肠癌、乳腺癌和支气管肺癌。恶性肿瘤肝转移患者的预后差,如未经治疗的结直肠癌肝转移患者的中位生存时间仅为7.5个月,生存时间在5年以上的患者不到1％(0.9％),而其他实体瘤(如恶性黑色素瘤、乳腺癌)肝转移患者的预后更差。

正常肝组织具有强大的再生能力。因此,在所有内脏转移性肿瘤中,肝转移性肿瘤的手术切除率最高,而手术切除也是肝转移性肿瘤病灶最理想的局部治疗手段。结直肠癌不仅好发肝转移,且多数转移性结直肠癌患者的转移病灶仅限于肝脏内。因此,早在20世纪60年代,外科手术就被试用于治疗结直肠癌肝转移患者。尽管临床上从未开展结直肠癌肝转移性肿瘤外科手术切除对比单纯系统治疗的前瞻性随机对照临床研究,但根治性手术切除肝内转移病灶是结直肠癌肝转移患者获得长期生存的先决条件。因此,对于肝内转移病灶可获得根治性手术切除的结直肠癌肝转移患者,肝内转移病灶根治性手术切除已成为临床上约定俗成的治疗策略,同时也反映出可手术切除的结直肠癌肝转移患者肝转移病灶手术切除具有毋庸置疑的临床意义。

事实上,尽管现代系统治疗手段可以将结直肠癌肝转移患者的中位生存时间从7.5个月延长至20个月甚至更长,但单纯接受系统治疗的结直肠癌肝转移患者长期生存率依然不理想,而肝转移病灶获得根治性手术切除的结直肠癌肝转移患者的5年生存率可以有25％～47％。临床上,10％～30％的结直肠癌肝转移患者肝内转移病灶可以获得根治性手术切除。2012年,Kanas等人对1999—2010年发表的54项有关结直肠癌肝转移病灶手术切除的相关临床研究进行了系统回顾和荟萃分析,共计20745例结直肠癌肝转移患者接受肝转移病灶手术切除术。结果发现,肝内转移病灶能获得根治性手术切除的结直肠癌肝转移患者5年、10年生存率分别达38％(16％～74％)和26％(9％～69％),中位总生存时间长达3.6年(1.7～7.3年)。

当然,对结直肠癌肝转移患者而言,长期生存并不等同于治愈。文献资料显示,结直肠癌肝转移患者肝内转移病灶根治性手术切除后,观察到的治愈率为17.7％～20.0％。2018年,在美国纪念斯隆·凯特琳癌症中心(Memorial Sloan-Kettering Cancer Center)的一项研究中,1992—2004年,有1211例结直肠癌肝转移患者接受了肝内转移病灶根治性手术切除术,经11年随访后发现,全组患者的中位疾病特异性生存时间为4.9年(95％ CI 4.4～5.3年),10年实际生存率为24.4％(295/1211),观察到的治愈率(被定义为10年无复发生存或至少3年无切除复发生存)为20.6％(250/1121),其中192例(15.6％)患者获得10年无复发生存。总之,在临床实践中,对于任何结直肠癌肝转移患者,在实施治疗前均应进行肿瘤学可切除与外科学可切除的评估,只要有可能,治疗策略上就应尽可能选择完整切除肝内转移病灶联合或不联合原发肿瘤病灶根治性切除。

除结直肠癌外,部分乳腺癌、恶性黑色素瘤、软组织肉瘤、非小细胞肺癌等实体瘤肝脏寡转移患者也能从肝转移病灶根治性手术切除中取得生存获益。2011年,Bergenfeldt等人对 1999—2010 年乳腺癌肝转移患者肝转移病灶外科手术治疗或局部消融治疗共 32 项相关临床研究进行了系统回顾分析,其中 25 项临床研究主要涉及肝转移病灶的外科手术治疗。结果发现,乳腺癌肝转移患者肝内转移病灶手术切除术后的中位总生存时间为 20~67 个月,2 年、3 年和 5 年生存率分别为 58%~86%、35%~79%、21%~61%;其中规模最大的一项临床研究是 Adam 等人报道的多中心临床研究,共入组 454 例乳腺癌肝转移患者,在肝转移病灶接受手术切除后,该组患者的中位生存时间达 45 个月,5 年生存率为 41%。另外,即使是胰腺癌肝转移患者,临床上也在开展肝转移病灶手术切除的相关临床研究,其中由我国学者发起的 CSPAC-1 研究是一项正在进行中的多中心、前瞻性随机对照Ⅲ期临床研究,对于初诊时伴有肝内寡转移病灶的胰腺癌患者,经一线标准系统治疗后随机接受肝转移病灶与胰腺原发肿瘤病灶手术切除再接受术后辅助化疗,或仅接受标准一线化疗而不接受外科手术治疗,主要研究终点是总生存时间。该项研究预计在 2023 年完成入组,期待这项研究结果。

(二)肺部寡转移性肿瘤病灶外科手术治疗

除胃肠道外,机体所有脏器的静脉回流都进入肺部。因此,肺也是实体瘤最好发的转移靶器官之一,临床上恶性肿瘤肺转移的发生率仅次于肝脏。软组织肉瘤、非小细胞肺癌、乳腺癌、恶性黑色素瘤、头颈部鳞癌及结直肠癌(尤其是直肠癌)等均好发肺转移。临床上,1.8%~12% 的肺部转移病灶可以被根治性手术切除。与肝脏转移性肿瘤相似,肺部转移性肿瘤不仅手术切除率高,肺部转移病灶完全切除术后的患者也可取得理想的临床结局。

早在 1965 年 Thomford 等人就提出了肺部转移性肿瘤病灶外科手术切除的适应人群,该标准至今依然被临床采纳。肺部转移性肿瘤外科手术切除主要适用于肺部转移病灶技术上可以切除、患者能够耐受手术且能保留足够的功能肺、原发肿瘤得到控制、无肺外转移病灶存在的患者。恶性肿瘤患者肺部转移病灶手术切除术后的预后受多种因素的影响,包括原发肿瘤类型、无病生存时间长短、肺部转移病灶数目、是否伴有胸腔内淋巴结转移及是否存在肺外转移等。原发肿瘤类型是影响肺转移性肿瘤患者肺部转移病灶手术切除术后生存时间最重要的因素。综合文献资料表明,肾细胞癌患者肺部转移病灶手术切除术后的 5 年生存率为 35.5%~47.0%,结直肠癌患者肺部转移病灶手术切除术后的 5 年生存率为 39.1%~67.8%,软组织肉瘤患者肺部转移病灶手术切除术后的 5 年生存率为 29%~52%,骨肉瘤患者肺部转移病灶手术切除术后的 5 年生存率为 38.0%~49.7%,而非精原细胞生殖细胞肿瘤患者肺部转移病灶手术切除术后的 5 年生存率则为 79%~94%。

尽管缺乏前瞻性随机对照临床研究证实,但毫无疑问,1997 年由 Pastorino 等人报道的临床研究是临床上肺部转移性肿瘤外科手术切除的一座里程碑。来自国际肺转移登记处(The International Registry of Lung Metastases)的 5206 例肺部转移性肿瘤患者接受肺部转移病灶手术切除,其中 2383 例患者肺部转移病灶数目为单个,2726 例患者肺部转移病灶数目超过 1 个;43%(2260/5206)的患者肺部转移病灶来自上皮源性肿瘤,42%(2173/5206)源自间叶源性肿瘤,另有 363 例来自生殖细胞肿瘤,其余 328 例来自恶性黑色素瘤;2199 例患者在肺部转移病灶接受外科手术切除前的无病生存时间≤11 个月,1857 例为 12~35 个月,其余 1620 例已经超过 36 个月。结果表明,有 88%(4572/5206)的患者肺部转移病灶获得了完全切除,全组患者肺部转移病灶手术切除术后 30 天内病死率为 1.8%;中位随访时间为 46 个月,在肺部转移病灶获得完全切除的患者中,5 年、10 年和 15 年实际生存率分别为 36%、26%、22%,中位生存时间为 35 个月;在肺部转移病灶未获得完全切除的患者中,5 年和 10 年实际生存率分别为 13%、7%,中位生存时间为 15 个月;在肺部转移病灶完全切除的患者中,肺部转移病灶手术切除前的无病生存时间越长的患者,5 年生存率就越高,无病生存时间≤11 个月的患者,5 年生存率为 33%,无病生存时间≥36 个月的患者,5 年生存率高达 45%;单个肺部转移病灶的患者肺部转移病灶手术切除术后 5 年生存率为 43%,4 个或 4 个以上肺部转移病灶的患者手术切除术后 5 年生存率降低至 27%;经多因素分析发现,生殖细胞肿瘤肺转移患者、肺部转移病灶手术切除前无病生存时间≥36 个月的患者、仅有单个肺部转移病灶的患者总生存时间更长,其中单个肺部转移病灶且在肺部转移病灶手术切除前无病生存时间≥36 个月的患者,10 年生存率高达 34%。因此,该大型回顾性临床研究结果证实,肺部转移病灶外科手术切除不仅安全,而且是肺转移性肿瘤患者潜在的治愈性治疗手段之一,肺部转移病灶能否完整切除、肺部转移病灶手术切除前无病生存时间长短及肺部转移病灶数目等因素显著影响可手术切除的肺转移性肿瘤患者的总生存时间。

目前肺转移性肿瘤外科手术切除缺乏前瞻性随机对照临床研究结果证实,而上述 Pastorino 等人的研究虽然病例数较大,但这些病例分别来自全球 18 个不同的胸部外科中心,所入选的患者异质性也较高。相比于多中心的回顾性临床研究,单中心大宗病例的回顾性临床研究能够最大限度保证所入选病例的同质性。在 2011 年 Monica 等人报道的单中心回顾性临床研究中,1998—2008 年,575 例肺转移性肿瘤患者共计 708 个肺部转移病灶接受外科手术切除术,其中 372 例患者为上皮性肿瘤肺转移,80 例患者为软组织肉瘤肺转移,27 例患者为恶性黑色素瘤肺转移,11 例患者为生殖细胞肿瘤肺转移,所有患者的中位无病生存时间为 46.6 个月,490 例(85%)患者肺部转移病灶获得完全切除,353 例患者还接受了淋巴结清扫术。经中位 34 个月随访后发现,247 例(43%)患者已发生死亡事件,肺部转移病灶完全切除的患者 2 年生存率达 74%,5 年生存率为 46%;多因素分析结果显示,肺部转移病灶完整切除($P<0.0001$)、生殖细胞肿瘤肺转移($P=0.04$)及距离肺转移病灶手术切除前的无病生存时间≥36 个月($P=0.01$)等是肺转移性肿瘤患者独立的预后良好因素。另外,在 2020 年 Jarosaw 等人报道的回顾性临床研究中,577 例肺转移性肿瘤患者共接受了 1058 次手术,切除了 1889 个肺部转移病灶,手术完全切除率为 90.4%,全组患者的中位生存时间达 47 个月;未获得根治性切除、肺部转移病灶直径>3cm 及病灶数目>1 个等均与不良的预后相关,而无病生存时间长及接受多次手术治疗的患者预后更好;手术并发症的发生率为 7.1%,共有 3 例患者在围手术期死亡。

此外,对恶性黑色素瘤肺转移患者而言,肺部转移病灶能否手术切除也是恶性黑色素瘤肺转移患者独立的预后因素,尤其在缺乏有效系统治疗的时代。在 2007 年 Petersen 等人的研究中,1720 例恶性黑色素瘤肺转移患者自发生肺转移后的中位生存时间为 7.3 个月,1 年、2 年和 5 年生存率分别为 34%、14%、6%;在 318 例肺部转移病灶接受手术切除的患者中,249 例(78%)患者肺部转移病灶获得了完全切除,肺部转移病灶数目越多的患者,其肺转移病灶手术完全切除率就越低,肺部转移病灶获得完全切除的患者中位生存时间为 19 个月,5 年生存率达 21%;肺部转移病灶未能获得完全切除的患者中位生存时间为 11 个月,5 年生存率为 13%;而肺部转移病灶未能接受手术切除的患者中位生存时间仅为 6 个月,5 年生存率为 3%($P<0.0001$);肺部转移病灶外科手术切除是恶性黑色素瘤肺转移患者一个独立的预后良好因素(HR=0.5,95%CI 0.4~0.6,$P<0.001$)。

(三)颅脑寡转移性肿瘤病灶外科手术治疗

中枢神经系统独特的血管结构和丰富的血流,使得中枢神经系统是恶性肿瘤好发的转移靶器官之一。几乎所有的恶性肿瘤均可发生脑转移,但临床上 67%~80% 的脑转移来自肺癌、乳腺癌和恶性黑色素瘤,其中肺癌脑转移患者占全部脑转移病例的 50% 左右。脑转移是恶性肿瘤患者的灾难性事件,不仅有很高的致残率,也有很高的致死率,1/3~1/2 的脑转移性肿瘤患者的直接致死因素就是脑转移,而未经治疗的脑转移性肿瘤患者的自然生存时间仅为 4~6 周。

脑转移性肿瘤的治疗包括针对颅内转移病灶的局部治疗及系统治疗,而局部治疗手段主要包括放射治疗与外科手术治疗。脑转移性肿瘤的外科手术治疗不仅可以迅速缓解颅内高压症状,消除颅内转移病灶对周围正常脑组织的刺激,以缓解局灶性神经功能缺失症状,预防或避免神经功能的快速恶化或脑疝综合征的发生,降低癫痫发生风险并快速减少糖皮质激素类药物的用量,对于经选择的部分孤立性脑转移性肿瘤患者,外科手术治疗还是潜在的治愈性治疗手段。但相比于放射治疗,脑转移性肿瘤外科手术治疗本身的风险更高,对患者的身心条件要求也更高。更关键的是,目前没有证据表明,在非急诊的情况下,对可手术切除的颅内转移性肿瘤外科手术治疗优于立体定向放射外科治疗。而一般而言,对颅内转移病灶的治疗,立体定向放射外科治疗的风险显著低于外科手术治疗。因此,在临床上,对脑转移性肿瘤实施手术干预应持十分谨慎的态度,尽可能避免外科手术对脑转移性肿瘤患者的过度干预。一般认为,颅内转移瘤外科手术干预主要适用于病理诊断不明、颅内转移病灶较大(病灶直径>4~5cm)、占位效应明显或伴有明显的神经症状且对皮质类固醇治疗抗拒的患者。

尽管脑转移性肿瘤外科手术治疗的历史可以追溯到 1926 年,并在 1930 年就首次报道了手术切除颅内转移病灶能使脑转移性肿瘤患者取得生存获益,但在临床上,真正奠定脑转移性肿瘤外科手术治疗地位的是 1990 年 Patchell 等人报道的随机对照临床研究。在这项前瞻性随机对照临床研究中,48 例颅内单发转移的脑转移性肿瘤患者随机接受单纯的全脑放射治疗($n=23$)或颅内转移病灶手术切除术后辅助性全脑放射治疗($n=25$),全脑放射治疗分割方式均为 36Gy/12f。结果表明,相比于单纯的全脑放射治疗,外科手术联合术后辅助性全脑放射治疗不仅显著提高了脑转移性肿瘤患者颅内转移病灶的局部控制率,也显著改善了脑转移性肿瘤患者的总生存时间,两组患者颅内肿瘤局部复发率分别为 52%(12/23)和 20%(5/25)($P<0.02$);外科手术治疗也延缓了颅内肿瘤局部复发时间,两组患者颅内肿瘤局部复发的中位时间分别为 26 周和 59 周($P<0.001$)。同时,外科

手术的参与也显著改善了脑转移性肿瘤患者的中位生存时间,两组患者的中位生存时间分别为 15 周和 40 周($P<0.01$)。其后,另外两项小型的随机对照临床研究再次证实了外科手术治疗在脑转移性肿瘤患者中的治疗价值。近年来,随着神经外科技术尤其神经导航技术的应用,使得脑转移性肿瘤外科手术治疗的适应人群已不再局限于单个或孤立性脑转移病灶的患者。

尽管目前缺乏大宗病例的前瞻性随机对照临床研究结果证实,但总体而言,颅内转移瘤手术切除术后症状改善率为 60%～90%,局部控制率为 60%～100%,颅内转移瘤外科手术切除术后的患者中位生存时间可达 1 年。但是,由于颅脑解剖与功能的特殊性,颅内转移瘤单纯手术切除术存在很大的局限性和较高的风险,事实上,颅内转移病灶手术切除术后,早期 MRI 检查发现超过 20% 的患者术腔内有肿瘤残留,即使是术后 MRI 检查证实肉眼完全切除的患者,术腔内局部复发率也接近 50%。因此,即使对孤立性脑转移性肿瘤患者,临床上也很少单独采用外科手术治疗,术后辅助放射治疗能进一步改善脑转移性肿瘤患者的颅内肿瘤控制,甚至延长总生存时间。早期的研究多采用术后辅助性全脑放射治疗,但由于辅助性全脑放射治疗所带来的神经认知功能损伤,且辅助性全脑放射治疗并不能显著改善脑转移性肿瘤患者的总生存时间,因此在其后的临床实践中,对手术切除术后的脑转移性肿瘤病灶多采用辅助性立体定向放射外科治疗替代辅助性全脑放射治疗;另外,由于外科手术可能导致医源性播散,从而继发脑膜转移,因此目前对可手术切除的脑转移性肿瘤病灶有采用术前新辅助立体定向放射外科治疗替代术后辅助性立体定向放射外科治疗的趋势。此外,术前新辅助立体定向放射外科治疗还能降低放射性脑坏死的发生风险。

(四)肾上腺寡转移性肿瘤病灶外科手术治疗

肾上腺血供丰富,因此肾上腺也是恶性肿瘤好发的转移靶器官之一,尤其肺癌与肾细胞癌更好发肾上腺转移。在晚期肿瘤患者的尸检报告中,肾上腺转移率为 13%～35%,而在肺癌患者的尸检报告中,肾上腺转移率为 18%～42%。尽管目前对肾上腺转移性肿瘤实施外科手术切除依然存在争议,但对于非小细胞肺癌孤立性肾上腺转移患者,多个临床指南将肾上腺转移病灶外科手术切除作为一级推荐。

在 2008 年 Tanvetyanon 等人的系统综述与汇总分析中,有 114 例非小细胞肺癌患者肾上腺转移病灶接受外科手术治疗,58% 的患者为异时性肾上腺转移,42% 的患者为同时性肾上腺转移。结果发现,肾上腺转移瘤外科手术切除术后,异时性肾上腺转移组患者与同时性肾上腺转移组患者的中位生存时间分别为 31 个月和 12 个月($P=0.02$),两组患者的 5 年生存率分别为 25% 和 26%。在 2013 年 Gina 等人的单中心回顾性临床研究中,有 62 例孤立性肾上腺转移患者接受肾上腺转移瘤手术切除术,其中 82%(51/62)的患者为异时性肾上腺转移,中位无病生存间期达 22 个月(6～217 个月),50% 的患者为非小细胞肺癌肾上腺转移。结果显示,肾上腺转移瘤外科手术切除术后患者的中位生存时间为 30 个月(1～145 个月),5 年生存率达 31%;相比于非非小细胞肺癌肾上腺转移患者,非小细胞肺癌肾上腺转移患者的预后更差,两组患者的中位生存时间分别为 47 个月和 17 个月,5 年生存率分别为 38% 和 27%($P=0.033$);相比于异时性肾上腺转移患者,同时性肾上腺转移患者的预后更差($P=0.028$),而相比于无病生存间期≥12 个月的患者,无病生存间期<12 个月的患者预后更差($P=0.038$)。

临床上,大多数肾上腺转移瘤缺乏症状,往往由分期检查或常规随访发现,且大部分肾上腺转移瘤局限在肾上腺腺体内。因此,肾上腺转移瘤整块切除的概率较高。另外,临床上腹腔镜手术已成为肾上腺良性肿瘤的标准手术方式,正因如此,近年来也有人尝试利用腹腔镜手术治疗肾上腺转移瘤。2020 年,Pablo 等人对来自英国、意大利、法国、德国、塞尔维亚和西班牙等国家的 30 个临床中心的数据进行了回顾性调查分析,共计 317 例经组织学证实的肾上腺转移瘤患者分别接受腹腔镜辅助下的肾上腺转移瘤切除术($n=146$)或常规开腹肾上腺转移瘤切除术($n=171$)。结果发现,腹腔镜手术组患者的中位生存时间达 45 个月(95％CI 22.6～67.4 个月),常规开腹手术组患者的中位生存时间为 24 个月(95％CI 21.4～26.6 个月)($P=0.008$),腹腔镜手术组患者的 1 年、2 年、3 年和 5 年生存率分别 88％、62％、52％、46％,常规开腹手术组患者的 1 年、2 年、3 年和 5 年生存率分别 68％、49％、35％、29％;在获得 R_0 切除的患者中,腹腔镜手术组患者与常规开腹手术组患者的中位生存时间分别为 46 个月和 27 个月($P=0.073$);肾细胞癌患者(HR＝0.42,95％CI 0.23～0.76,$P=0.005$)、原发肿瘤手术切除患者(HR＝0.33,95％CI 0.19～0.54)及接受化疗的患者(HR＝0.62,95％CI 0.43～0.88)预后更好,而相比于 R_0 切除的患者,R_1 或 R_2 切除的患者预后更差(HR＝2.29,95％CI 1.52～3.44,$P<0.001$)。因此,该研究结果表明,相比于常规的开腹手术,接受腹腔镜辅助下肾上腺转移瘤切除术的患者不仅手术创伤小,而且预后更好。

另外,文献资料显示,在经影像学诊断为肾上腺转移的患者中,2％～9％的患者并非真正的转移,而是良性肾上腺腺瘤。因此,对于实体瘤伴可疑孤立性肾上腺转移的患者,应考虑行手术筛查,对不能手术切除的肾上腺寡转移病灶,也应给予穿刺活检以获取病理证实。

(五)骨骼寡转移性肿瘤病灶外科手术治疗

骨骼是恶性肿瘤最好发转移的部位之一,仅次于肝脏和肺。几乎所有的恶性肿瘤均可发生骨转移,但临床上 80％的骨转移来自乳腺癌、前列腺癌、肺癌、肾细胞癌和甲状腺癌。虽然恶性肿瘤骨转移的直接致死率不高,但临床上有近一半的骨转移性肿瘤患者伴发骨骼疼痛,另有 46％～72.8％的患者伴发骨相关事件(skeletal related events,SREs),包括病理性骨折、脊髓压迫、恶性高钙血症等,严重影响骨转移性肿瘤患者的生活质量和自主生活能力,甚至危及生命。

放射治疗是治疗骨转移性肿瘤病灶最常采用的局部治疗手段,但对部分骨转移性肿瘤患者骨转移病灶需要采取外科手术干预。对骨转移性肿瘤患者而言,外科手术干预的主要目的是姑息减症,因此外科手术干预主要适用于已经发生的病理性骨折或将要发生的病理性骨折、其他治疗手段无效的顽固性疼痛、脊柱不稳、脊髓或神经根压迫等情况,但对部分骨寡转移性肿瘤患者,尤其是孤立性骨转移瘤患者,外科手术干预是潜在的治愈性治疗措施。骨转移瘤的手术技术范围可以是简单的微创手术到复杂的整块切除受累的骨骼,包括整个脊柱节段切除等。骨转移瘤整块切除更适合体力状况好、预期生存时间长的孤立性骨转移瘤患者。Tomita 等人自 1989 年至 2003 年治疗了 198 例脊柱转移瘤患者，其中 64 例患者接受了脊柱节段整块切除术，其 2 年生存率为 66.6%，5 年生存率达 46.6%。

二、寡转移性肿瘤病灶立体定向放射治疗

在早期的临床实践中，外科手术是寡转移性肿瘤病灶最主要的局部治疗形式，即使在今天，对于可手术切除的结直肠癌肝或（和）肺转移患者，肝或（和）肺转移病灶根治性手术切除依然是首选的局部治疗手段。而诚如上所述，近年来，对于多种实体瘤寡转移性肿瘤患者，寡转移性肿瘤病灶的手术切除率也在逐年上升。但不得不承认的是，对于寡转移性肿瘤病灶，外科手术治疗虽可取得理想的局部控制，但在临床实践中，外科手术治疗的适用范围十分有限，如对于结直肠癌肝转移患者，初始能够完全切除的患者仅占全部结直肠癌肝转移患者的 10%～15%，即使经转化或新辅助治疗，肝转移病灶能达到完全切除的患者也不超过全部结直肠癌肝转移患者的 30%。临床上寡转移性肿瘤患者寡转移病灶的手术切除率之所以不高，第一大原因是外科手术本身对患者的年龄、体力状况、伴发疾病、脏器功能（尤其心肺功能）等的要求较高；而且多数寡转移性肿瘤患者既往均接受过抗肿瘤治疗，甚至多程抗肿瘤治疗，患者的体力状况与脏器储备功能都有所下降，因此绝大多数寡转移性肿瘤患者可能因医学原因而非技术原因不能接受外科手术治疗。临床上因医学原因不能接受手术治疗的患者本就不在少数，即使是早期非小细胞肺癌患者，因医学原因不能接受根治性手术治疗的患者就接近 50%，更何况是寡转移性肿瘤患者。寡转移性肿瘤患者寡转移病灶手术切除率不高的第二大原因是仅少数寡转移性肿瘤患者表现为孤立性转移，而绝大多数寡转移性肿瘤患者往往伴发多个脏器、多个转移性肿瘤病灶，需要接受多个病灶、多个部位以根治为目的的局部治疗，因此其脏器的储备功能往往不允许患者接受同一个脏器多个转移病灶的根治性手术切除，往往也不允许患者同时接受多个部位多个转移病灶的根治性手术切除。寡转移性肿瘤患者寡转移病灶手术切除率不高的第三大原因是受传统观念的影响，多数寡转移性肿瘤患者，甚至肿瘤专科医师认为寡转移性肿瘤患者的疾病已处于晚期甚至终末期，不可能被治愈，因此固有的观念会认为手术切除转移病灶已失去意义，因而更多的寡转移性肿瘤患者会拒绝接受外科手术治疗，或未被建议接受外科手术治疗。

与外科手术一样，放射治疗也是恶性肿瘤的三大传统治疗手段之一。在肿瘤治疗史中，放射治疗在肿瘤治疗中的地位历经了最初的"跑龙套"，到后来的"当配角"，再到如今的"唱主角"的演变。今天，放射治疗已然成为使用频率最高的肿瘤局部治疗手段，也被认为是效价比最高的肿瘤治疗手段。从卫生经济学角度来看，2015 年，来自欧洲放射治疗与肿瘤学学会（ESTRO）的调查结果表明，在全部恶性肿瘤患者中，放射治疗最理想的利用率为 48.3%～53.4%。放射治疗不仅广泛用于早期和局部晚期实体瘤患者的根治性治疗中，也用于多种实体瘤患者的辅助与新辅助治疗中；而在晚期实体瘤患者中，放射治疗的价值也不再局限于姑息减症，其还可改善晚期肿瘤患者的生存时间。当然，对于寡转移性肿瘤患者，放射治疗是一种潜在的根治性治疗手段。

与外科手术不同的是,放射治疗一般不受患者的年龄限制,对患者的体力状况、伴发疾病、脏器储备功能等的要求也相对较低,而现代放射治疗技术也不受肿瘤的解剖部位限制,且可同时对多个部位、多个病变实施以根治为目的的精准治疗,因而放射治疗已成为寡转移性肿瘤病灶最常采用的局部治疗手段。历史上,尽管常规分割放射治疗或低分割放射治疗早就被用于晚期肿瘤患者的姑息减症治疗中,而且绝大多数晚期肿瘤患者可以从姑息减症放射治疗中获益,但在目前的临床实践中,常规分割方式的放射治疗很少被用于寡转移性肿瘤患者的治疗中。这是因为寡转移性肿瘤患者的治疗目的是根治,每一个转移病灶都应接受以根治为目的的局部治疗,而常规分割方式的放射治疗往往由于照射范围过大、照射剂量[生物有效剂量(biologically effective dose,BED)]过低、治疗周期长,加之寡转移性肿瘤患者往往需要同时照射多个部位、多个转移病灶,因此不仅难以保证有效保护正常的组织器官,也很难取得理想而持久的局部肿瘤控制。与常规分割方式的放射治疗不同,立体定向放射治疗具有高度适形、低分次、超高生物有效剂量的特征,目前已成为寡转移性肿瘤患者寡转移病灶最主要的局部治疗手段。

(一)立体定向放射治疗的物理学与生物学基础

放射肿瘤学是一门临床学科,也是一门交叉学科,其任何发展无不凝结着临床肿瘤学、放射物理学与放射生物学的进步。近 20 年来,放射治疗在肿瘤治疗领域取得了突破性的进步,而其进步更多得益于放射物理学的飞速发展。放射物理学的发展主要依赖于放射治疗设备的改进与放射治疗技术的提高,而放射治疗技术的提高又主要得益于计算机技术与医学影像学技术的进步,甚至有人说,现代放射治疗是建立在医学影像学技术与计算机技术之上的系统工程。也正是得益于计算机技术与医学影像学技术的飞速发展,不仅使得肿瘤靶区与正常组织结构的勾画更加精确,而且可安全地将高剂量放射线精准地投射到肿瘤区域,而照射野边缘的剂量快速跌落,使得放射治疗边界更为清晰,可以在提高肿瘤照射剂量的同时更好地保护肿瘤周围正常组织器官免受高剂量照射;另外,精准放射治疗的实施还能突破传统的常规分割放射治疗的束缚,大大提高了单次照射剂量,可使整个放射治疗计划单次或少数几次就能完成,极大地缩短了治疗周期,并显著提高了肿瘤的生物有效剂量,从而提高了肿瘤的局部控制,并可降低或不增加危及器官的放射损伤。这种放射治疗技术就是目前在临床上广为应用的立体定向放射治疗。

立体定向放射治疗(stereotactic body radiotherapy,SBRT)和立体定向放射外科治疗(stereotactic radiosurgery,SRS)技术均能实施高剂量放射治疗,当然前提必须是立体定向与影像引导,即应用精确的三维影像技术监控整个操作过程。立体定向放射外科治疗是指对一个确定的靶区一次性给予立体定向引导的高度适形的放射治疗;而立体定向放射治疗是体外放射治疗的一种,原本是指对一个确定的颅外病灶,在立体定向引导下,使用高精密放射治疗设备,分次实施的高度适形的放射治疗。按照美国放射肿瘤学会(ASTRO)的标准,立体定向放射治疗是指由影像学引导的、整个治疗周期不超过 5 次的高剂量毁损肿瘤的体外放射治疗,因此其也被称为立体定向消融放射治疗(stereotactic ablative radiotherapy,SABR)。立体定向放射外科治疗与立体定向放射治疗的共同特征是采用影像引导的立体定向技术,照射靶区小,分次剂量高,剂量梯度大;所不同的是,立体定向放射外科治疗常采用有创定位技术,单次分割照射的方式;而立体定向放射治疗则采用无创定位技术,分割次数通常为 2～5 次,一般不超过 8 次,而非单次照射。另外,临床上将分割次数超过 5 次的立体定向放射治疗称为高分次剂量的立体定向放射治疗,以区分于标准意义上的立体定向放射治疗。无论是立体定向放射外科治疗,还是立体定向放射治疗,抑或是高分次剂量的立体定向放射治疗,都属于图像引导低分割放射治疗(hypofractionated image-guided radiotherapy,HIGRT)范畴。立体定向放射外科治疗最初仅被用于颅内病灶的治疗,尤其是颅内良性疾病的治疗,包括动静脉畸形等,现在也被用于颅外疾病的治疗;而立体定向放射治疗原本仅局限于颅外病灶的放射治疗,现在也被用于颅内病灶的治疗,但总体趋势是颅内病灶更多采用立体定向放射外科治疗(如 γ 刀或 X 刀等),而颅外病灶则更多采用立体定向放射治疗。

立体定向放射治疗是传统低分割放射治疗(hypofractionated radiotherapy)的发展,与传统的低分割放射治疗相比,其分割次数更少,而分次剂量更高。立体定向放射治疗的目的是在进一步提高肿瘤局部控制的前提下,降低或不增加对邻近正常组织器官的放射损伤,缩短治疗周期。为了准确实施立体定向放射治疗,一是应该拥有精密的放射治疗设备。一般而言,γ 刀系统、改良的直线加速器(图像引导的放射治疗系统)、射波刀、螺旋断层放射治疗及质子治疗系统等装置均可用于立体定向放射外科治疗或立体定向放射治疗。二是照射靶区或放射治疗的体积能够在医学影像上清晰地勾画出来,而剂量限制器官(如视交叉、脊髓、空腔脏器等)应排除在靶区内,靶区尽可能小,形态尽可能规整,如靶区过大,则会使周围正常组织器官对高剂量照射的耐受性更差。三是拥有重复性良好的固定装置与立体定向系统。立体定向放射治疗或立体定向放射外科治疗尽管分割次数少,但每次治疗的时间远比传统放射治疗的时间长,因此患者的治疗体位应该更舒适,重复性应该更好。体位固定装置包括以体外标志物为参考的各种体部框架,而立体定向系统既包括传统的使用与内部结构相连的外部标志物来帮助内部靶区重新定位,也包括目前更常使用的各种影像学引导的放射治疗系统,如超声、千伏级 X 线平片及实时锥形束CT(cone beam CT,CBCT)扫描等。四是拥有良好的呼吸管控设施。在实施立体定向放射治疗或立体定向放射外科治疗时,对呼吸相关运动的处理至关重要,控制呼吸运动的方式主要包括主动呼吸控制、呼吸门控系统及实时追踪装置等。五是高度适形精准照射。为了达到靶区内密集的高剂量分布及靶区外围剂量的快速跌落,最大限度保护靶区周围正常组织器官免受高剂量照射,必须采用非共面多野照射技术或多弧照射技术。

立体定向放射治疗与立体定向放射外科治疗具有传统放射治疗技术无可比拟的物理学优势,而在放射生物学上,立体定向放射治疗与立体定向放射外科治疗最大的诱惑则在于非线性的放射治疗剂量与细胞毒性效应关系,也就是单次或数次(一般为 2～5 次)的高分次剂量照射比相同总剂量下的低分次或常规分次剂量照射的细胞致死效应更大。立体定向放射治疗的单次照射剂量是常规分割放射治疗的 2～10 倍,目前虽然尚无明确证据表明传统的放射生物学理论,如线性二次模型(L-Q 模型)与"5R"(放射损伤再修复、放射后细胞再群体化、细胞周期再分布、乏氧细胞再氧合、肿瘤内在的放射敏感性)放射生物学机制是否同样适用于立体定向放射治疗,但单次高剂量照射的放射损伤毫无疑问还存在其他可能的放射生物学机制,如继发于内皮细胞凋亡的抗血管生成效应及免疫原性死亡以增强抗肿瘤免疫反应等。放射线杀伤肿瘤细胞的机制除了引发有丝分裂过程中DNA分子单链或双链断裂而导致肿瘤细胞分裂死亡外,还可诱发内皮细胞凋亡,进而抑制肿瘤新生血管生成,阻断肿瘤血供而发挥抗肿瘤作用。因此,放射治疗是最原始的抗血管生成治疗手段。但研究表明,放射线的抗血管生成作用存在一个剂量阈值,当单次照射剂量<11Gy时,血管内皮细胞凋亡的比例可能不足10%,而当单次照射剂量≥11Gy时,血管内皮细胞凋亡的比例将显著提高,超过20%甚至在60%以上。由于立体定向放射治疗的单次照射剂量多在10Gy以上,因此与常规分割放射治疗相比,其可引起更多肿瘤血管损伤,影响肿瘤血供与灌注,这也是立体定向放射治疗重要的肿瘤杀伤效应之一。此外,临床研究也发现,经单次大剂量照射后,肿瘤局部往往出现更明显的坏死反应,影像学表现与抗血管生成药物治疗后的表现相当一致。

另外,目前业已明确,放射治疗对肿瘤微环境的免疫系统具有双重调节效应,既有免疫抑制作用,也有免疫增强效应。而放射治疗所导致的异位肿瘤杀伤效应与旁观者效应就是放射治疗激活机体抗肿瘤免疫反应的最好佐证。放射治疗激活机体抗肿瘤免疫反应的确切机制目前尚不明确,但可能与以下因素相关:一是放射治疗可增强肿瘤抗原交叉递呈能力。放射治疗导致肿瘤细胞免疫原性死亡,肿瘤新抗原释放增加,促进树突状细胞等抗原提呈细胞功能成熟与活化,增强抗原提呈细胞的抗原递呈能力,从而扩增效应T淋巴细胞数量,增强效应T淋巴细胞的功能。二是放射治疗可改变肿瘤细胞的免疫表型。放射治疗可上调肿瘤细胞表面MHC-1类分子、趋化因子、热激蛋白、细胞黏附分子、共刺激分子、死亡受体的表达,从而增加效应T淋巴细胞对肿瘤细胞的识别和杀伤效应。三是放射治疗可以调节肿瘤免疫抑制的微环境。放射治疗可通过抑制肿瘤新生血管生成,使得肿瘤微环境中残留的血管有序化,降低间质压力,增强微环境的灌注能力;此外,放射治疗还能增加细胞间黏附分子的表达,从而有利于效应T淋巴细胞转运、招募,以及在肿瘤微环境中的浸润;而放射治疗诱导的肿瘤血管有序化可以改善肿瘤微环境的氧合状况及酸性化的肿瘤微环境,有利于M_2型巨噬细胞向M_1型巨噬细胞转化,同时减少髓系来源的抑制细胞(myeloid-derived suppressor cells,MDSCs)和调节性T细胞的数目,从而使免疫抑制的肿瘤微环境向免疫支持的肿瘤微环境转化。近年来的研究还发现,放射治疗的免疫激活机制与干扰素(interferon,IFN)基因激活蛋白(stimulator of interferon genes,STING)信号传递系统的活化有关,而STING信号传递系统的活化又与单次照射剂量密切相关。尽管放射治疗激活免疫效应的最佳时间-剂量-分割方式目前仍不明确,但研究发现,8～18Gy的分次剂量能最高效地激活STING信号通路,当单次照射剂量<8Gy时,肿瘤细胞的双链断裂数目可能不够,对STING信号通路的激活不够强烈,而如果单次照射剂量>18Gy,那么可能激活机体的负反馈机制。由于8～18Gy的分次照射剂量是临床上立体定向放射治疗最常采用的分次照射剂量,因此相比于常规分割放射治疗,立体定向放射治疗的分次剂量是最有效激活机体抗肿瘤免疫反应的照射剂量。

(二)立体定向放射治疗在寡转移性肿瘤患者中的应用现状

正是得益于放射物理学的飞速发展,从而使得超高剂量的放射线可以精准而安全地投照到研究者感兴趣的区域(如寡转移病灶);而在放射生物学层面,采用单次或少数几次的大剂量放射治疗,突破了传统分割方式放射治疗的束缚,不仅极大地缩短了放射治疗周期,而且对肿瘤的杀伤效应也是传统的常规分割方式放射治疗所难以比拟的。因此,立体定向放射治疗在放射治疗史上是革命性的进步,它彻底改变了放射治疗在肿瘤治疗领域的地位与形象。在临床实践中,立体定向放射治疗已成为不可手术切除的早期非小细胞肺癌患者的标准治疗选择。现有的资料表明,对于早期不可手术切除的非小细胞肺癌患者,立体定向放射治疗的效果显著优于传统分割方式的放射治疗,也优于各种热消融治疗;即使对可以手术切除的早期非小细胞肺癌患者,立体定向放射治疗也不劣于标准的根治性外科手术治疗。此外,对于早期前列腺癌、肾细胞癌、胰腺癌及原发性肝癌患者,人们也在积极地开展立体定向放射治疗的相关临床研究。近年来,随着对肿瘤寡转移概念认识的日益深入,以及对寡转移性肿瘤病灶治疗目标的进一步明确,临床上立体定向放射治疗更多地被用于寡转移性肿瘤患者的治疗中,越来越多的放射治疗专家也愿意将立体定向放射治疗技术应用到寡转移性肿瘤患者的寡转移性肿瘤病灶的治疗中。

为了对立体定向放射治疗在颅外寡转移性肿瘤病灶中的应用现状有更为全面的了解,2017 年 Stephen 等人对全球 43 个国家共计 8703 位放射肿瘤学专家进行了问卷调查,结果有 1007 例(11.5%)被调查者给予了回应。综合被调查者的回应结果发现:

(1)61%的放射肿瘤学专家对 3 个及 3 个以内颅外寡转移病灶的患者实施过立体定向放射治疗,且实施立体定向放射治疗的放射肿瘤学专家正逐年增多;2005 年后,高达83%的放射肿瘤学专家对不超过 3 个颅外寡转移病灶的患者实施过立体定向放射治疗,但对超过 3 个以上颅外寡转移病灶的患者实施立体定向放射治疗的放射肿瘤学专家仅有 23%。

(2)之所以选择立体定向放射治疗用于寡转移性肿瘤病灶的治疗,绝大部分(超过80%)放射肿瘤学专家认为立体定向放射治疗可以获得更为持久的局部肿瘤控制,寡转移性肿瘤病灶不可手术切除是选择立体定向放射治疗的另一主要原因。此外,立体定向放射治疗技术可以很好地保护靶区周围正常组织器官免受高剂量照射,这也是放射肿瘤学专家选择立体定向放射治疗的原因之一;至于为何不选择立体定向放射治疗技术对颅外寡转移性肿瘤病灶进行治疗,有 48%的放射肿瘤学专家认为目前尚缺乏高质量的循证医学证据支持,有 34%的放射肿瘤学专家认为缺乏立体定向放射治疗所必须具备的设备,另有 21%的放射肿瘤学专家认为缺乏专业技术人员。

(3)几乎所有转移靶器官内的寡转移病灶都可以接受立体定向放射治疗,其中以肺部寡转移病灶接受立体定向放射治疗的比例最高,90%的放射肿瘤学专家对肺部寡转移病灶实施过立体定向放射治疗;另外,对椎体、肝脏、脊柱外骨骼和肾上腺寡转移病灶实施过立体定向放射治疗的放射治疗专家分别为 68%、63%、58%、39%,也有放射肿瘤学专家曾对淋巴结寡转移病灶实施立体定向放射治疗;而妨碍根治性大分割放射治疗实施的危及器官主要包括肺、小肠和心脏等,此外邻近中央气道、脑干、颅神经、大血管和食管的寡转移病灶也常被认为是实施立体定向放射治疗的限制因素。

(4)接受问卷调查的放射治疗专家对寡转移性肿瘤病灶实施立体定向放射治疗的分

割方式并无统一标准,其中 20.6％的放射治疗专家采用的分割方式是 50Gy/5f,19.4％的放射治疗专家采用的分割方式是 48Gy/4f,还有 9.4％的放射治疗专家采用的分割方式是 30Gy/5f;在接受问卷调查的放射肿瘤学专家中,有 86％认为,在对寡转移性肿瘤病灶实施立体定向放射治疗时,不超过 5 次的分割方式优于 10 次或 10 次以上的分割方式。

(5)在将来,寡转移性肿瘤患者接受立体定向放射治疗的比例会越来越高;在既往对寡转移性肿瘤患者实施过立体定向放射治疗的放射肿瘤学专家中,有 63％的专家将增加立体定向放射治疗在寡转移性肿瘤患者中的应用;而在尚未对寡转移性肿瘤患者实施立体定向放射治疗的放射肿瘤学专家中,有 59％的专家计划对寡转移性肿瘤患者实施立体定向放射治疗,其中 88％的放射肿瘤学专家计划在 1～3 年内对寡转移性肿瘤患者实施立体定向放射治疗。

另外,2016 年,Roi Dagan 等人对接受立体定向放射治疗的寡转移性肿瘤患者相关情况进行了详尽的调查分析。这项调查是在医科达国际寡转移协会(The Elekta International Oligometastasis Consortium)7 个成员单位中进行的,其中有 3 个成员单位来自美国的癌症中心,2 个成员单位来自欧洲的癌症中心,1 个成员单位来自加拿大的癌症中心,另外 1 个成员单位来自澳大利亚的癌症中心。这些癌症中心均隶属于不同的医学院校,每家癌症中心每年都对 50～100 个寡转移性肿瘤患者实施立体定向放射治疗。这项调查共包括 72 个问题,涉及对寡转移性肿瘤患者的选择、寡转移病灶立体定向放射治疗的适应证、放射治疗技术、疗效评估与随访等多个方面。在接受调查的全部 7 家癌症中心中,基于对同一问题的答案的一致性程度,分别定义为高度一致(6～7 家癌症中心的选择相同)、基本一致(4～5 家癌症中心的选择相同)、不太一致(2～3 家癌症中心的选择相同)及不一致。调查结果表明:

(1)在对拟接受立体定向放射治疗的寡转移性肿瘤患者的选择上,所有接受调查的癌症中心均认为年龄不是选择立体定向放射治疗的限制因素;但所有接受调查的癌症中心对接受立体定向放射治疗的寡转移性肿瘤患者的体力状况都有最低要求,其中 4 家癌症中心要求接受立体定向放射治疗的寡转移性肿瘤患者的体力状况 KPS 评分≥70 分,2 家癌症中心要求患者的体力状况 KPS 评分≥50 分,1 家癌症中心要求患者的体力状况 KPS 评分≥80 分;6 家癌症中心认为,除非进行临床研究,否则在立体定向放射治疗期间不同步实施化学药物治疗,但立体定向放射治疗与化学药物治疗之间的时间间隔并没有一致的意见,间隔时间长者高达 4 周,短者仅为 3～5 天;有 4 家癌症中心仅对无严重伴发疾病的寡转移性肿瘤患者的寡转移病灶实施立体定向放射治疗。

(2)在寡转移性肿瘤病灶接受立体定向放射治疗的适应证选择上,7 家癌症中心一致认为,所有临床可见的病灶均能接受根治性治疗的寡转移性肿瘤患者是立体定向放射治疗的合适人群;有 4 家癌症中心将立体定向放射治疗作为系统治疗后获得部分缓解的患者的巩固治疗;有 4 家癌症中心未将立体定向放射治疗作为减瘤性治疗手段;还有 5 家癌症中心不会因为放射治疗的异位效应而将立体定向放射治疗作为寡转移性肿瘤患者的治疗适应证。

(3)在原发肿瘤类型的选择上,7 家癌症中心高度一致地认为,非小细胞肺癌、结直肠癌和恶性黑色素瘤寡转移患者是立体定向放射治疗的主要适宜人群,分别有5家和4家癌症中心认为乳腺癌与肾细胞癌寡转移患者也是立体定向放射治疗的适宜人群,只有2家癌症中心将软组织肉瘤寡转移患者作为立体定向放射治疗的适宜人群;只要符合寡转移的诊断标准,所有癌症中心均未将颅脑寡转移患者排除在立体定向放射治疗适应证之外;在接受立体定向放射治疗的转移靶器官上,以肺部寡转移病灶采用立体定向放射治疗的比例最高,其次分别为椎体、肝脏、非椎体骨及肾上腺寡转移病灶等;但在接受立体定向放射治疗的寡转移病灶数目的阈值及寡转移病灶的体积限制方面,各癌症中心的选择差异较大,不过有多达5家癌症中心将接受立体定向放射治疗的转移病灶数目限制在5个及5个以下,同一转移靶器官内的转移病灶数目应不超过3个,多数癌症中心并未将所有寡转移病灶的累积体积作为选择立体定向放射治疗的标准;尽管所有癌症中心均认为单个转移病灶的体积会影响立体定向放射治疗的选择,但对单个寡转移病灶大小的阈值定义并不一致,其中3家癌症中心将接受立体定向放射治疗的单个寡转移病灶的最大径限制在5cm以内,2家癌症中心将接受立体定向放射治疗的单个寡转移病灶的最大径限制在6~7cm,另外2家癌症中心则是由治疗医师确定接受立体定向放射治疗的单个寡转移病灶的最大径。

(三)立体定向放射治疗对寡转移性肿瘤病灶的控制状况

虽同为局部治疗手段,但与外科手术不同,立体定向放射治疗是一种非侵入性治疗手段,对正常组织损伤更小,安全性更高,也大大缩短了术后恢复时间;立体定向放射治疗一般不受解剖部位的限制,可同时用于多个部位、多个病灶的治疗,且多数情况下可重复使用;此外,放射治疗尤其是立体定向放射治疗所诱发的异位抗肿瘤效应也有利于对照射野外病灶的控制,放射治疗还能增强系统治疗尤其是免疫治疗的抗肿瘤效应。因此,在近年来的临床实践中,立体定向放射治疗已取代外科手术成为寡转移性肿瘤病灶最主要的局部消融治疗手段。临床上,立体定向放射治疗除用于颅内病灶的治疗外,更广泛地用于颅外转移病灶的治疗,如肺部转移病灶、肝脏转移病灶、肾上腺转移病灶、椎体骨转移病灶、软组织及淋巴结转移病灶等多种类型的寡转移性肿瘤病灶的治疗。总体而言,对寡转移性肿瘤病灶实施立体定向放射治疗,2年局部控制率为70%~90%,20%以上的寡转移性肿瘤病灶可以获得理想而持久的控制。

1.肺部寡转移病灶立体定向放射治疗

鉴于在早期非小细胞肺癌治疗中所取得的巨大成功,立体定向放射治疗被广泛用于肺部寡转移性肿瘤病灶的治疗,目前立体定向放射治疗已成为肺部寡转移性肿瘤病灶最重要的局部消融治疗手段。2018年,Filippo等人根据PICO(Population,Intervention,Comparison and Outcomes)标准,对肺部寡转移性肿瘤病灶立体定向放射治疗的结果进行了文献综述。他们收集2007—2017年报道的17项相关临床研究,共计869例肺部寡转移性肿瘤患者,其中481例患者为结直肠癌肺转移,250例患者为肺癌肺转移;大部分临床研究所收集的病例肺部转移病灶数目局限在1~3个,总共1142个肺部寡转移病灶接受立体定向放射治疗,中位随访时间为15~43个月。结果发现,肺部寡转移性肿瘤病灶接受立体定向放射治疗后 1 年、2 年、3 年局部控制率分别为 62％～97％、79％～94％、74％～90％；肺部寡转移性肿瘤患者立体定向放射治疗后 1 年、2 年、3 年生存率分别为76％～98％、31％～76％、53％～73％；在最长随访时间达 3 年的研究中，肺部转移病灶经立体定向放射治疗后的患者 3 年无病生存率为 34.8％～53.7％；自初始治疗至肺部寡转移病灶接受立体定向放射治疗的时间间隔越长，患者的无病生存时间就越长，肺部寡转移病灶局部控制的时间也越长，而肺转移源自结直肠癌、肺部转移病灶体积越大以及立体定向放射治疗的生物有效剂量（BED）越低（BED＜100Gy），肺部寡转移病灶的局部复发风险就越高；肺部寡转移性肿瘤患者对寡转移病灶立体定向放射治疗的耐受性良好，3 级及3 级以上放射性肺炎的发生率为 3％，仅有一例患者死于与治疗相关的后期毒性反应，而该患者本就伴有慢性阻塞性肺疾病病史。

在上述 Filippo 等人收集的文献综述中，Joachim 等人的研究是仅有的一项比较肺部寡转移病灶外科手术切除与立体定向放射治疗的临床研究。2017 年，他们对该项研究进行了数据更新报道。在 2007—2010 年，共计 110 例连续收治的肺部寡转移性肿瘤患者，原发肿瘤主要为结直肠癌、软组织肉瘤、非小细胞肺癌和肾细胞癌等，其中 68 例患者肺部寡转移性肿瘤病灶接受外科手术切除，42 例患者接受立体定向放射治疗。相比于接受外科手术切除的患者，接受立体定向放射治疗的患者年龄更大，两组患者的中位年龄分别为61 岁和 70 岁（P＜0.001），立体定向放射治疗组患者的无转移间期也更短，两组患者的无转移间期分别为 12.7 个月和 18.0 个月（P＝0.045）。经中位时间 7.6 年（5.8～9.8 年）随访后发现，接受外科手术切除组患者与接受立体定向放射治疗组患者的 5 年生存率分别为 41％（95％CI 29％～53％）和 45％（95％CI 30％～59％），未校正的 HR＝1.11,95％CI 0.70～1.75，经倾向性评分校正后，HR＝0.76,95％CI 0.38～1.54；两组患者肺部寡转移病灶 5 年局部控制率分别为 81％和 83％，竞争风险分析局部复发的 HR＝0.80,95％CI 0.24～2.65；此外，无论是选择外科手术切除还是选择立体定向放射治疗，肺部寡转移病灶的大小既不影响局部控制（HR＝1.03,95％CI 0.73～1.45），也不影响肺部寡转移性肿瘤患者的总生存时间（HR＝0.85,95％CI 0.69～1.04）。总之，尽管该研究所入组的患者特征不利于立体定向放射治疗，但对于肺部寡转移性肿瘤患者，无论是局部控制还是长期生存，立体定向放射治疗均不劣于外科手术治疗。

2.肝脏寡转移病灶立体定向放射治疗

一般而言，肝内寡转移性肿瘤病灶首选外科手术切除，尤其是结直肠癌肝转移患者，但对技术上或医学上不能手术切除的肝内转移病灶，热消融治疗往往作为第二选择。对于既不适合外科手术切除，也不能选择热消融治疗的肝内寡转移性肿瘤病灶，立体定向放射治疗也是一种理想的局部消融治疗手段。但是，相比于肺部病灶经立体定向放射治疗后局部控制率稳定在 85％以上，肝内寡转移病灶经立体定向放射治疗后局部控制率的异质性很高，文献报道的肝内寡转移性肿瘤病灶经立体定向放射治疗后 1 年局部控制率为60％～100％,2 年局部控制率为 55％～90％。

为了进一步明确哪些因素影响立体定向放射治疗对肝内寡转移性肿瘤病灶的局部控制及肝脏寡转移性肿瘤患者经立体定向放射治疗后的生存情况，2018 年德国放射肿瘤学学会(The German Society for Radiation Oncology,DEGRO)对相关临床研究进行了汇总分析。在1997—2015年,来自德国和瑞士17个中心474例肝脏寡转移性肿瘤患者,共计623个肝内寡转移病灶接受了立体定向放射治疗,原发肿瘤主要包括结直肠癌(48.1%)、乳腺癌(13.3%)、非小细胞肺癌(6.1%)和胰腺癌(5.1%)。自确诊原发肿瘤至肝内转移病灶接受立体定向放射治疗的中位时间为27个月(0~392个月),369例患者肝内仅有一个转移病灶,75例患者肝内有2个转移病灶,15例患者肝内有3个转移病灶,9例患者肝内转移病灶数目多达4个,此外有4例患者因肝内出现新的转移病灶而再次接受了立体定向放射治疗。立体定向放射治疗的分割方式差异较大,中位分割次数为1次(1~13次),分次的中位照射剂量为18.5Gy(3~37.5Gy)。经中位时间15个月的随访后发现,在全部可评估的607个肝内转移病灶中,经立体定向放射治疗后肝内寡转移病灶的1年、2年和3年局部控制率分别为76.1%、63.8%、55.7%,当最大的等中心BED超过150Gy(EQD 2Gy)时,肝内寡转移病灶的1年和2年局部控制率分别提高到83%、70%;单因素分析发现,相比于未接受系统治疗的患者,肝内寡转移病灶接受立体定向放射治疗前接受过系统治疗的患者肝内寡转移病灶的局部控制率更低,相比于乳腺癌、非小细胞肺癌或其他类型的恶性肿瘤患者,结直肠癌肝内寡转移病灶经立体定向放射治疗后局部控制率更低,乳腺癌、非小细胞肺癌、其他类型恶性肿瘤与结直肠癌患者肝内转移病灶经立体定向放射治疗后1年局部控制率分别为91%、88%、80%、67%,相比于2003年前治疗的患者,2003年后治疗的患者肝内寡转移病灶经立体定向放射治疗后局部控制率更高。另外,先进的运动管理(包括门控或跟踪技术的应用)也显著改善了肝内寡转移病灶的局部控制;全组患者立体定向放射治疗后的中位生存时间为24个月,1年、3年和5年生存率分别为70%、29%、15%;单因素Cox回归分析发现,患者的体力状况评分好、乳腺癌和结直肠癌肝转移患者及肝内转移病灶大体肿瘤体积(gross tumor volume,GTV)较小的患者生存时间更长。有意思的是,肝内寡转移性肿瘤病灶在接受立体定向放射治疗前是否接受化疗、肝内转移病灶数目及肝外转移存在与否等均不影响肝脏寡转移性肿瘤患者的生存时间,肝内寡转移病灶的局部控制情况也不影响患者的总生存时间。但相比于异时性肝转移患者,同时性肝转移(原发肿瘤确诊后6个月内,肝内寡转移病灶接受立体定向放射治疗)患者的总生存时间更短。多因素Cox回归分析显示,仅有肿瘤体积、组织学类型(结直肠癌肝转移)及同时性肝转移等因素显著影响肝内寡转移性肿瘤病灶立体定向放射治疗后的患者的总生存时间。

相比于肝内原发性肿瘤,肝外实体瘤继发的肝内寡转移性肿瘤病灶血供、肿瘤微环境特征、放射敏感性等方面差异较大,因此经立体定向放射治疗后,局部控制也会不同。在2021年Nitin等人报道的研究中发现,立体定向放射治疗对肝内原发性肿瘤的局部控制不存在明显的剂量-效应关系,但肝内寡转移性肿瘤病灶的局部控制却存在明显的放射治疗剂量-效应关系。该项研究共纳入13项临床研究,累计431例肝内原发性肿瘤患者和290例肝内寡转移性肿瘤患者接受立体定向放射治疗。结果显示,肝内原发性肿瘤经立体定向放射治疗后,1年、2年和3年实际局部控制率分别为93%、89%、86%;肝内寡转移性肿瘤病灶经立体定向放射治疗后,1年、2年和3年实际局部控制率稍低,分别为

90％、79％、76％（$P=0.011$）；对于肝内原发性恶性肿瘤病灶，没有证据表明立体定向放射治疗在所选择的生物有效剂量范围内，生物有效剂量的高低与局部控制率存在相关性；但对于肝内寡转移性肿瘤病灶，立体定向放射治疗的生物有效剂量高低显著影响其局部控制，生物有效剂量＞100Gy 的病灶 3 年局部控制率达 93％，生物有效剂量≤100Gy 的病灶 3 年局部控制率仅为 65％（$P<0.001$）。因此，该项研究结果表明，为了取得理想的局部控制效果，对于肝内寡转移性肿瘤病灶，立体定向放射治疗的生物有效剂量应不低于 100Gy。

3. 骨骼寡转移病灶立体定向放射治疗

对于骨骼转移性肿瘤病灶，尽管常规姑息放射治疗可以有效缓解 60％～80％的骨骼疼痛症状，但对骨转移病灶的局部控制率低，且控制很难持久。对于骨转移性肿瘤病灶，相比于常规的姑息放射治疗，立体定向放射治疗对疼痛的缓解率更高、缓解时间更持久，对骨转移性肿瘤病灶的局部控制率也更高；而对于骨骼寡转移性肿瘤患者，立体定向放射治疗也是一种潜在的根治性治疗手段。综合文献资料表明，对于骨骼寡转移性肿瘤病灶，立体定向放射治疗后的局部控制率为 80％～95％。2011 年，William 等人对脊柱骨转移瘤立体定向放射外科治疗相关的临床研究进行了基于证据的综述，共计 1388 例脊柱骨转移瘤患者，1775 个脊柱骨转移病灶接受立体定向放射外科治疗，其中 888 个病灶在接受立体定向放射外科治疗前曾接受姑息放射治疗，中位随访时间为 15 个月。结果发现，立体定向放射外科治疗对脊柱骨转移瘤的疼痛缓解率达 79％，局部控制率为 90％，而立体定向放射外科治疗后放射性脊髓炎的发生率并不高，仅为 0.4％。因此，对于脊柱转移性肿瘤病灶，立体定向放射外科治疗不仅安全性高，而且能获得更理想的疼痛缓解率和更持久的局部控制，即使作为再程放射治疗也是安全可行的。

2018 年 Tseng 等人的研究是迄今脊柱转移性肿瘤立体定向放射治疗病例数最多的单中心临床研究，该项研究连续收治 145 例脊柱转移性肿瘤患者，共计 279 个未经治疗的脊柱转移病灶接受立体定向放射治疗，立体定向放射治疗的分割方式是 24Gy/2f，主要研究终点为总生存时间、局部复发率和累积的椎体压缩性骨折的发生风险。经中位时间 15 个月（0.1～71.6 个月）的随访后发现，脊柱转移瘤患者经立体定向放射治疗后，1 年生存率为 73.1％，2 年生存率为 60.7％，中位生存时间达 33.3 个月；经多因素分析发现，影响脊柱转移性肿瘤患者立体定向放射治疗后生存时间的因素主要包括存在硬膜外病变（$P<0.0001$）、原发肿瘤为肺癌（$P=0.0415$）或肾细胞癌（$P<0.0001$）及基线时转移病灶数目＞5 个（$P=0034$）等；脊柱转移瘤立体定向放射治疗后 1 年局部失败率为 9.7％，2 年局部失败率为 17.6％，中位至局部失败的时间为 9.2 个月（0.4～31.3 个月），存在硬膜外病变显著影响立体定向放射治疗对脊柱转移病灶的局部控制（$P<0.0001$）；脊柱转移性肿瘤经立体定向放射治疗后累积的 1 年、2 年椎体压缩性骨折发生率分别为 8.5％、13.8％，增加椎体压缩性骨折发生风险的因素包括溶骨性骨转移（$P=0.0143$）或混合性骨转移（$P=0.0214$）、脊柱排列不整齐（$P=0.0121$）及 90％的等剂量线所包含的计划靶体积（PTV D90）大小（$P=0.0085$）等。基于该研究结果，研究者认为，对于脊柱转移瘤患者，24Gy/2f 分割方式的立体定向放射治疗安全性高，局部控制好，尤其适合无硬膜外病

变及寡转移性肿瘤患者的治疗。在此基础上，加拿大正在开展 SC-24 随机对照临床研究。

立体定向放射治疗不仅用于脊柱骨转移瘤的治疗，也可安全地用于非脊柱骨骨转移病灶的治疗。2018 年，Darby 等人回顾性分析 2011—2014 年 81 例骨转移性肿瘤患者共计 106 个非脊柱骨骨转移病灶接受立体定向放射治疗的结果，其中 63% 的病例为寡转移，17.3% 的病例为寡进展，2.4% 的病例为再程治疗。中位随访时间为 13 个月（0.25～45.6 个月），全组患者中位年龄为 66.4 岁，男性占 60.5%，32% 的患者为前列腺癌骨转移，立体定向放射治疗的分割方式主要包括 30Gy/5f 和 35Gy/5f，41.5% 的骨转移病灶位于骨盆。立体定向放射治疗后累积的 6 个月、18 个月和 24 个月局部复发率分别为 4.7%、8.3%、13.3%，中位复发时间为 11.8 个月（3.9～23.4 个月），局部复发风险高低与放射治疗的计划靶体积（planning target volume，PTV）呈正相关（$P=0.02$）；照射范围内影像学证实的病理性骨折的发生率为 8.5%（9/106），至发生病理性骨折的中位时间为 8.4 个月（0.7～32.5 个月），溶骨性骨转移病变（$P=0.11$）与女性患者（$P=0.09$）病理性骨折的发生风险相对更高。总之，对于非脊柱骨骨转移病灶，立体定向放射治疗也可取得理想的局部肿瘤控制效果，且与放射治疗相关的病理性骨折的发生风险并不高。

正在开展的 STEREO-OS 研究是一项开放标签随机对照、优效性设计的多中心 Ⅲ 期临床研究，其目的是证实对仅限于骨转移且骨转移病灶数目 ≤3 个的寡转移性肿瘤患者，在标准治疗的基础上联合骨寡转移病灶以根治为目的的立体定向放射治疗，无进展生存时间优于单纯接受标准治疗的患者。该研究计划 4 年内招募 196 例患者，主要研究终点是 1 年无进展生存率，次要研究终点包括骨病灶无进展生存时间、局部控制率、癌症特异性生存时间、总生存时间及疼痛评分分析等。

4. 肾上腺寡转移病灶立体定向放射治疗

除外科手术外，立体定向放射治疗也是肾上腺寡转移性肿瘤病灶常用的局部消融治疗手段之一。为了向肾上腺寡转移性肿瘤患者推荐最为理想的局部治疗手段，2014 年 Ashray 等人对 1990—2012 年报道的 45 项相关临床研究进行了系统综述。在这 45 项临床研究中，共计 818 例患者肾上腺寡转移病灶接受外科手术切除，178 例患者肾上腺寡转移病灶接受立体定向放射治疗，还有 51 例患者肾上腺寡转移病灶接受热消融治疗。结果显示，肾上腺寡转移病灶接受外科手术切除的患者 2 年局部控制率和 2 年生存率分别为 84%、46%，接受立体定向放射治疗的患者 2 年局部控制率和 2 年生存率分别为 63%、19%。因此，基于该系统回顾分析结果，目前尚无足够的证据确定肾上腺寡转移病灶最佳的局部治疗选择，但对于适合手术切除的肾上腺孤立性转移患者，肾上腺转移瘤手术切除是合理的选择；而对于不适合手术切除或外科手术切除风险较高的患者，肾上腺寡转移病灶立体定向放射治疗是一种有效的替代治疗手段。

2015 年，Edy 等人对肾上腺寡转移病灶立体定向放射治疗的相关临床研究进行了系统回顾分析，纳入 1994 年 12 月至 2014 年 11 月 10 项临床研究。这 10 项研究均为单中心临床研究，每项临床研究所纳入的病例数为 7～48 例。肺癌是最常见的原发肿瘤，占全部肾上腺转移病例的 44.4%～100%，所有患者在肾上腺转移病灶立体定向放射治疗期间均未接受化疗。2 项研究中的患者肾上腺寡转移病灶接受立体定向放射外科治疗，中位照射剂量为 16～23Gy（BED10＝41.6～75.9Gy），其他临床研究中的患者接受分次的立体定向放射治疗，中位照射剂量 25～48Gy，分割次数为 3～18f，BED10＝22.4～132Gy。结果发现，肾上腺寡转移病灶经立体定向放射治疗后，1 年和 2 年局部控制率分别为 44%～100%、27%～100%，其中 60% 的临床研究肾上腺寡转移病灶的 1 年和 2 年局部控制率均在 70% 以上，而当 BED10＞85Gy 时，肾上腺寡转移病灶的 2 年局部控制率≥90%；全组患者 1 年和 2 年生存率分别为 39.7%～90%、13%～53%。总体而言，肾上腺寡转移性肿瘤患者进展为广泛转移，其预后往往更差，而肾上腺孤立性转移患者及异时性寡转移患者的预后较理想。

近年来的回顾性临床研究结果表明，对于肾上腺寡转移病灶，更高的生物有效剂量能获得更为理想的局部控制效果。2020 年，Laila 等人回顾性分析 28 例肾上腺寡转移性肿瘤患者，结果发现，肾上腺寡转移病灶经立体定向放射治疗后的客观缓解率为 86%，其中完全缓解率为 29%，部分缓解率为 57%，全组患者 2 年局部控制率达 84.8%，2 年无进展生存率为 26.3%，1 年和 2 年生存率分别为 46.6%、32.0%，接受更高的生物有效剂量（BED≥75Gy）照射的患者能获得更为理想的局部控制效果（$P＝0.101$）。但是，由于肾上腺邻近胃、小肠、肝脏、胰腺和肾脏，这些危及器官限制了高剂量放射治疗的实施，而肾上腺转移病灶剂量递增研究及先进的放射治疗技术的应用将为肾上腺寡转移性肿瘤病灶立体定向放射治疗的实施提供更高级别的循证医学依据。

5.淋巴结寡转移病灶立体定向放射治疗

临床上实体瘤淋巴结寡转移（包括寡复发和寡进展）并不少见，包括宫颈癌、前列腺癌、乳腺癌、非小细胞肺癌、头颈部鳞癌等实体瘤患者均可发生淋巴结寡转移，其中早期宫颈癌患者根治术后孤立性腹主动脉旁淋巴结转移为 1.7%～12%，早期乳腺癌患者保乳术后区域淋巴结复发率为 1%～5.4%。与肺或肝脏等内脏器官寡转移不同，实体瘤淋巴结寡转移病灶往往难以被手术根治性切除，尤其是腹盆腔内转移的淋巴结病灶。但目前与淋巴结寡转移病灶立体定向放射治疗相关的临床数据不多，且淋巴结寡转移病灶立体定向放射治疗的照射剂量与分割方式受转移淋巴结的大小、数目、部位及既往治疗等因素所制约。总体而言，临床上淋巴结寡转移病灶所接受的立体定向放射治疗的生物有效剂量往往低于肺或肝脏内寡转移病灶。

淋巴结寡转移性肿瘤病灶立体定向放射治疗的临床依据几乎都来自回顾性临床研究，较早期的临床证据则来自对妇科肿瘤患者孤立性腹主动脉旁淋巴结转移的挽救性治疗。2009 年，Chul 等人对 28 例宫颈癌和 2 例子宫内膜癌患者孤立性腹主动脉旁淋巴结转移病灶立体定向放射治疗的结果进行了回顾性分析。结果发现，孤立性腹主动脉旁淋巴结转移病灶经立体定向放射治疗后的患者中位生存时间尚未达到，4 年生存率为50.1%，相比于伴有临床症状的患者，不伴临床症状的患者生存时间更长（$P＝0.002$）；4 年实际局部控制率为 67.4%，放射治疗计划靶体积大小（≤17ml）显著影响腹主动脉旁转移淋巴结的局部控制率（$P＝0.009$）；4 年疾病无进展生存率为 45.0%，至疾病进展的中位时间为 32 个月，较小的计划靶体积是良好的预后因子（$P＝0.043$）；腹主动脉旁转移淋巴结立体定向放射治疗的安全性良好，仅 1 例患者在立体定向放射治疗后 20 个月时发生了需要住院治疗的 3～4 级并发症。因此,该研究结果表明,对于宫颈癌或子宫内膜癌孤立性腹主动脉旁淋巴结转移的患者,立体定向放射治疗是一种潜在的治愈性治疗手段。

2020 年,Makoto 等人的回顾性临床研究结果表明,恶性肿瘤患者腹盆腔淋巴结寡转移病灶可以接受高剂量的放射治疗,且高剂量的放射治疗可以改善腹盆腔淋巴结寡转移患者的局部控制和总生存时间。2008—2018 年,共计 113 例伴 1～5 枚腹盆腔淋巴结转移的恶性肿瘤患者接受立体定向放射治疗,原发肿瘤主要来自结直肠癌($n=28$)、宫颈癌($n=27$)、子宫内膜癌($n=15$)和卵巢癌($n=10$)等。经中位 17.8 个月($3.7～109.8$ 个月)的随访后发现,全组患者 2 年生存率为 63.1%(95%CI 52.1%～72.2%),2 年局部控制率为 59.7%(95%CI 48.%～69.0%),2 年疾病无进展生存率为 19.4%(95%CI 12.2%～27.8%);多因素分析显示,孤立性寡转移(HR$=0.48$,95%CI $0.27～0.87$,$P=0.02$)和无病间期长(HR$=0.59$,95%CI $0.39～0.90$,$P=0.01$)是独立的预后良好因素;此外,高剂量放射治疗(EQD2$=66.6$Gy,$60.4～101.4$Gy)显著改善了对腹盆腔转移淋巴结的局部控制效果(HR$=0.93$,95%CI $0.90～0.96$,$P<0.001$);尽管在全组患者中,高剂量放射治疗并未显著改善腹盆腔淋巴结寡转移患者的 2 年总生存时间,但亚组分析发现,在孤立性寡转移患者中,相比于接受较低剂量放射治疗(EQD2$=50.0$Gy,$40.3～59.8$Gy)的患者,接受较高剂量放射治疗的患者局部控制率更高,两组患者的 2 年局部控制率分别为 54.2% 和 83.2%;接受较高剂量放射治疗的患者 2 年总生存时间也更长,2 年生存率分别为 56.3% 和 88.8%($P=0.009$);腹盆腔淋巴结寡转移性肿瘤患者对高剂量立体定向放射治疗的耐受性良好,高剂量放射治疗组患者与低剂量放射治疗组患者 3 级及 3 级以上毒性反应的发生率无差异,两组患者均无 4 级及 4 级以上毒性反应发生。

此外,2021 年 Petr 等人对真实世界中淋巴结寡转移性肿瘤病灶接受立体定向放射治疗的患者进行了回顾性分析。连续收治的 90 例淋巴结寡转移性肿瘤患者,全组患者的中位年龄为 66 岁($25～80$ 岁),体力状况评分(KPS 评分)均不低于 70 分。40 例(44%)患者的转移淋巴结位于腹膜后,33 例(37%)患者的转移淋巴结位于纵隔内,其余 17 例(19%)患者的转移淋巴结位于盆腔内;60 例(67%)患者仅有一个部位的转移淋巴结接受立体定向放射治疗,21 例(23%)患者有 2 个部位的转移淋巴结接受立体定向放射治疗,7 例(8%)患者有 3 个部位的转移淋巴结接受立体定向放射治疗,4 例(4%)患者有 4 个部位的转移淋巴结接受立体定向放射治疗;中位 GTV 为 10.6cm³($0.4～110.2$cm³),中位 PTV 为 27.4cm³($3.3～218.4$cm³);35 例患者立体定向放射治疗的分割方式为 35Gy/5f,29 例患者为 30Gy/5f,11 例患者为 40Gy/5f,中位生物有效剂量(BED10)为 60Gy($48～114$Gy),仅 19 例(21%)患者在立体定向放射治疗结束后接受系统治疗。经中位 34.9 个月的随访后发现,全组患者转移性淋巴结经立体定向放射治疗后,3 年和 5 年局部控制率分别为 68.4%、56.3%,中位局部控制时间尚未达到;中位无广泛播散生存时间为 14.6 个月,5 年无广泛播散生存率为 33.7%;中位无进展生存时间为 9.4 个月,至启动系统治疗的中位时间为 14 个月,5 年无系统治疗的生存率为 23.5%;3 年和 5 年生存率分别为 61.8%、39.3%,中位生存时间为 53.1 个月;所有患者对淋巴结寡转移病灶立体定向放射治疗的耐受性良好,无 3—4 级毒性反应发生。总之,该真实世界研究结果表明,对于淋巴结寡转移性肿瘤患者,淋巴结寡转移病灶立体定向放射治疗不仅高效,而且低毒,还可以延缓系统治疗的实施,从而有利于维持淋巴结寡转移性肿瘤患者的生活质量。

尽管立体定向放射治疗已广泛用于临床中,甚至已成为部分恶性肿瘤患者的标准局部治疗选择,但在目前的临床实践中,无论是对早期实体瘤的根治性治疗,还是对寡转移性肿瘤病灶的局部消融治疗,其照射剂量与分割方式都没有一个广为接受的统一标准。多项立体定向放射治疗剂量递增试验结果表明,随着立体定向放射治疗生物有效剂量的提高,寡转移性肿瘤病灶的局部控制率也逐步提高。2011 年,在 Salama 等人的前瞻性临床研究中,研究者对 2004 年 11 月至 2009 年 11 月,61 例寡转移性肿瘤患者共计 113 个寡转移性肿瘤病灶进行了放射治疗剂量递增研究,最初的总剂量为 24Gy,分 3 次完成,逐步递增到 48Gy,分 3 次完成。研究结果发现,接受 24Gy/3 次分割方式的放射治疗,寡转移性肿瘤病灶的局部控制率仅为 45.7%,而接受 48Gy/3 次分割方式的放射治疗,寡转移性肿瘤病灶的局部控制率达 100%。不过尽管放射治疗的效应呈剂量(生物有效剂量)依赖性,但也并非生物有效剂量越大就越好,因为任何放射治疗实施的前提是保证周围正常组织器官的安全。早期非小细胞肺癌患者根治性立体定向放射治疗的经验告诉我们,不管采取何种分割方式的立体定向放射治疗,只要是生物有效剂量(EQD2)达到或超过 100Gy,都可取得理想的局部肿瘤控制和长期生存,而当生物有效剂量超过 140Gy 时,则不再进一步提高肿瘤的局部控制率,相反会增加正常组织器官的放射损伤。因此,在临床实践中,对寡转移性肿瘤病灶实施立体定向放射治疗,不论分次剂量与分割方式如何,只要生物有效剂量达到或超过 100Gy,都应被视作为消融治疗。

另外,不同原发瘤的放射敏感性不同,其寡转移性肿瘤病灶经相同生物有效剂量的立体定向放射治疗后,局部控制率也有差异。例如,同为肺转移,相比于其他实体瘤肺部寡转移性肿瘤病灶,相同生物有效剂量的立体定向放射治疗对结直肠癌肺部寡转移性肿瘤病灶的局部控制率更低。此外,2018 年 Xin 等人的匹配配对分析发现,相同生物有效剂量的立体定向放射治疗对结直肠癌肺部寡转移性肿瘤病灶的局部控制率也低于对早期非小细胞肺癌的控制率。在 Xin 等人的研究中,61 例患者共计 72 个肺部病灶接受立体定向放射治疗,放射治疗的分割方式为 48~60Gy/4~5f,其中 15 例为结直肠癌肺转移患者,共计 24 个肺部转移病灶接受立体定向放射治疗,46 例为早期原发性非小细胞肺癌患者,共计 48 个肺部原发肿瘤病灶接受立体定向放射治疗。中位随访时间为 30 个月,结果发现,经立体定向放射治疗后,结直肠癌肺部寡转移病灶的局部控制率显著低于早期原发性非小细胞肺癌原发肿瘤病灶的局部控制率($P=0.006$),两组患者 1 年无局部复发生存率分别为 80.6% 和 100%,3 年无局部复发生存率分别为 68.6% 和 97.2%,5 年无局部复发生存率分别为 68.5% 和 81.0%;单因素分析发现,对于结直肠癌肺部寡转移性肿瘤患者,立体定向放射治疗生物有效剂量高(BED10≥132Gy)的患者,肺部寡转移病灶的局部控制率高于生物有效剂量低(BED10≤105.6Gy)的患者($P=0.0022$),当 BED10≤105.6Gy 时,结直肠癌肺部寡转移性肿瘤患者 1 年和 3 年无局部复发生存率分别为 33.3%、0,而当 BED10≥132Gy 时,结直肠癌肺部寡转移性肿瘤患者 1 年和 3 年无局部复发生存率分别为 88.9%、81.5%。

总之,对寡转移性肿瘤患者寡转移性肿瘤病灶进行局部消融治疗的目的是获得持久的局部控制,而立体定向放射治疗是目前临床上寡转移性肿瘤病灶最主要的局部消融治疗手段。但不同原发肿瘤的寡转移性肿瘤病灶的放射敏感性不同,且寡转移性肿瘤病灶的数目、大小、所在部位及既往治疗情况等因素均显著影响立体定向放射治疗的效果,为此,临床上在对寡转移性肿瘤病灶实施立体定向放射治疗时,其照射剂量与分割方式都应个体化对待。

(四)寡转移性肿瘤患者立体定向放射治疗的初步结果

立体定向放射治疗是寡转移性肿瘤患者最重要的局部消融治疗策略,不过目前寡转移性肿瘤患者立体定向放射治疗的临床依据主要来自单中心的队列研究或者前瞻性随机对照Ⅱ期临床研究。但即便如此,现有的临床研究结果足以证实,立体定向放射治疗是寡转移性肿瘤患者潜在的根治性治疗手段,且安全性良好。

2019年,在Philip等人的前瞻性Ⅱ期临床研究中,2011—2017年,147例寡转移性肿瘤患者接受立体定向放射治疗,全组患者的中位年龄为66.4岁,其中原发性肺癌、结直肠癌、头颈部肿瘤、乳腺癌和前列腺癌患者分别占21.8%、21.1%、10.9%、8.8%、7.5%;所有患者原发肿瘤病灶均处于控制状态,累积转移病灶数目均不超过5个(1~5个),累积受累脏器数目均不超过3个,其中70.7%的患者仅有1个转移病灶,19.0%的患者伴2个转移病灶,6.8%的患者伴3个转移病灶,0.7%的患者伴4个转移病灶,2.7%的患者伴5个转移病灶;在全部218个转移病灶中,52.3%(114个)的转移病灶位于肺部,16.5%的转移病灶位于淋巴结,14.7%的转移病灶位于骨骼,6.9%的转移病灶位于肝脏。所有转移病灶均接受立体定向放射治疗,经中位41.3个月随访后发现,全组患者的中位生存时间为42.3个月(95%CI 27.4个月至未达到),1年生存率为84%,5年生存率为43%;中位局部无进展生存率尚未达到,1年和5年局部无进展生存率分别为91%、75%;中位无远处转移生存时间为8.7个月,1年和5年无远处转移生存率分别为44%、17%;立体定向放射治疗的安全性良好,急性2级及2级以上毒性反应的发生率为7.5%,急性3级及3级以上毒性反应的发生率为2.0%,远期2级及2级以上与3级及3级以上毒性反应的发生率均为1.4%;在立体定向放射治疗后6周、3个月和9个月时评估的患者生活质量无显著改变,而在立体定向放射治疗后6个月和12个月时评估的患者生活质量均有显著改善。

2019年报道的SABR-COMET研究是一项随机对照、开放标签的Ⅱ期临床研究,2012年2月10日至2016年8月30日,共纳入来自加拿大、荷兰、苏格兰和澳大利亚10家医学中心99例寡转移性肿瘤患者,其中33例患者随机接受标准的姑息性治疗,66例患者在标准的姑息性治疗的基础上,所有寡转移性肿瘤病灶均接受立体定向消融放射治疗。所有入组患者的原发肿瘤均处于控制状态,转移病灶数目均不超过5个,原发肿瘤分别来自乳腺癌(n=18)、肺癌(n=18)、结直肠癌(n=18)、前列腺癌(n=16)和其他类型的实体瘤,转移部位包括肾上腺、肺、肝脏、骨骼或其他部位。立体定向消融放射治疗的分割方式包括35Gy/5f、60Gy/8f或54Gy/3f。在接受立体定向消融放射治疗组的66例患者中,有8例(12%)患者在出现新的转移病灶时接受过挽救性立体定向消融放射治疗,另有1例患者肝内新发转移病灶接受过微波消融治疗,1例患者的局部进展病灶与新发转移病灶均接受了外科手术治疗。主要研究终点为总生存时间,采用随机Ⅱ期筛选设计,双侧 α 值为 0.20,也就是说,只要 $p < 0.20$,就被认为是阳性结果,即相比于单纯标准的姑息性治疗,立体定向消融放射治疗的参与能给寡转移性肿瘤患者带来额外的生存获益。单纯姑息治疗组患者的中位随访时间为 25 个月,姑息治疗联合立体定向消融放射治疗组患者的中位随访时间为 26 个月。结果发现,单纯姑息治疗组患者与姑息治疗联合立体定向消融放射治疗组患者任何原因的病死率分别为 48%(16/33)和 36%(24/66),中位总生存时间分别为 28 个月(95%CI 19～33 个月)和 41 个月(95%CI 26 个月至未达到),立体定向消融放射治疗的参与使寡转移性肿瘤患者的死亡风险降低了 43%(HR=0.57,95%CI 0.30～1.10,$P=0.090$),达到主要研究终点;共有 67 例患者出现疾病进展,单纯姑息治疗组患者与姑息治疗联合立体定向消融放射治疗组患者的疾病进展率分别为 85%(28 例)和 59%(39 例),姑息治疗联合立体定向消融放射治疗组患者疾病进展的主要原因是出现新的转移病灶,共有 31 例(79%)患者在疾病进展时仅表现为出现新的转移病灶,仅 1 例(3%)患者表现为单纯治疗病灶的进展而不伴发新的转移病灶出现,其余 7 例(18%)患者在疾病进展时同时出现原有转移病灶进展并伴发新的转移病灶出现;而在单纯姑息治疗组患者中,46%(13 例)的患者疾病进展模式是仅出现新的转移病灶,29%(8 例)的患者仅表现为原有转移病灶进展,其余 25%(7 例)的患者疾病进展时既有原有转移病灶进展又伴发新的转移病灶出现,两组患者的无进展生存时间分别为 12.0 个月(95%CI 6.9～30.4 个月)和 6.0 个月(95%CI 3.4～7.1 个月),立体定向消融放射治疗的参与使寡转移性肿瘤患者的疾病进展或死亡风险降低了 53%(HR=0.47,95%CI 0.30～0.76,$P=0.0012$);立体定向消融放射治疗的参与使 2 级及 2 级以上毒性反应的绝对值增加了 20%,两组患者 2 级及 2 级以上毒性反应的发生率分别为 9% 和 29%($P=0.026$),与治疗相关的病死率分别为 0 和 4.5%。

2020 年,SABR-COMET 研究进行了数据更新,将中位随访时间延长至 51 个月后发现,对于寡转移性肿瘤患者,立体定向消融放射治疗的效果持久,长期生存获益更为明显,单纯姑息治疗组患者与姑息治疗联合立体定向消融放射治疗组患者的 5 年生存率分别为 17.7%(95%CI 6%～34%)和 42.3%(95%CI 28%～56%)($P=0.006$),5 年疾病无进展生存率分别为 0 和 17.3%(95%CI 8%～30%)($P=0.001$),无新的 2—5 级毒性事件发生,两组患者生活质量无显著差异。总之,SABR-COMET 研究结果表明,立体定向消融放射治疗显著改善了寡转移性肿瘤患者的总生存时间和疾病无进展生存时间,接受立体定向消融放射治疗的寡转移性肿瘤患者长期生存获益更明显,但同时 4.5% 的死亡病例与治疗相关,因此立体定向消融放射治疗在寡转移性肿瘤患者中的治疗价值还需大宗病例的前瞻性随机对照Ⅲ期临床研究来进一步证实。

2020 年,Ian 等人对 2008 年 1 月至 2016 年 12 月共计 1033 例颅外寡转移病灶接受立体定向放射治疗的寡转移性肿瘤患者进行了回顾性分析,全组患者的中位年龄为 68.0 岁(18.0～94.3 岁),男性 601 例,所有患者颅外寡转移病灶数目均不超过 5 个,其中 596 例(57.7%)患者伴有 1 个寡转移病灶,245 例(23.7%)患者伴有 2 个寡转移病灶,105 例(10.2%)患者伴有 3 个寡转移病灶,55 例(5.3%)患者伴有 4 个寡转移病灶,另外 32 例

（3.1％）患者伴有 5 个寡转移病灶。这些患者分别来自加拿大多伦多大学 Sunnybrook Odette 癌症中心（The Sunnybrook Odette Cancer Centre of the University of Toronto）、美国佛罗里达大学（University of Florida）、美国约翰·霍普金斯大学（Johns Hopkins University）、澳大利亚昆士兰大学亚历山德拉公主医院（Princess Alexandra Hospital at the University of Queensland）、意大利都灵大学（University of Turin）和美国克利夫兰医学中心医院（The University Hospitals Cleveland Medical Center）。中位随访时间为 24.1 个月，主要观察终点包括总生存时间、无进展生存时间及至发生广泛播散（widespread progression，WSP）的中位时间等。结果发现，全组患者的中位生存时间为 44.2 个月（95％CI 39.8～48.8 个月），1 年、3 年和 5 年生存率分别为 84.1％（95％CI 81.7％～86.2％）、56.7％（95％CI 53.0％～60.2％）、35.2％（95％CI 30.1％～40.3％）；中位无进展生存时间为 12.9 个月（95％CI 11.6～14.2 个月），3 年和 5 年无进展生存率分别为 23.0％（95％CI 20.2％～25.9％）、14.8％（95％CI 11.9％～17.9％）；至发生广泛播散的中位时间为 42.5 个月（95％CI 36.8～53.5 个月），3 年和 5 年无广泛播散生存率分别为 45.2％（95％CI 41.4％～48.9％）、54.5％（95％CI 49.8％～59.2％），意味着寡转移性肿瘤患者寡转移性肿瘤病灶经局部消融治疗后，广泛播散并非早期进展模式，共有 446 例（43.2％）患者发生广泛播散，至发生广泛播散的中位时间为 10.8 个月；在首次疾病进展时，342 例（33.1％）患者表现为寡复发，230 例（22.3％）患者所有寡复发病灶接受了再次消融治疗；多因素分析发现，原发肿瘤类型、异时性寡转移性肿瘤患者自初始诊断至发生寡转移的时间间隔超过 24 个月、寡转移性肿瘤病灶局限于肺内及仅有淋巴结或软组织转移等均显著影响寡转移性肿瘤患者的总生存时间；寡转移性肿瘤患者对立体定向放射治疗的耐受性良好，全组患者 3 级及 3 级以上治疗相关的毒性事件发生率为 6.4％，包括 1 例死亡事件。总之，这项迄今规模最大的有关寡转移性肿瘤患者立体定向放射治疗的回顾性临床研究证实，立体定向消融放射治疗对寡转移性肿瘤病灶的局部控制率高，寡转移性肿瘤患者经立体定向消融放射治疗后可获得长期生存；多数寡转移性肿瘤患者在寡转移性肿瘤病灶接受立体定向消融放射治疗后不会早期进展为广泛播散；原发肿瘤类型、自初始诊断至寡转移发生的时间间隔、局限于肺内转移及仅限于淋巴结或软组织转移等因素显著影响接受立体定向消融放射治疗的寡转移性肿瘤患者的预后。

另外，2021 年，Eric 等人对寡转移性肿瘤患者立体定向消融放射治疗的安全性和生存率相关的临床研究进行了系统回顾与荟萃分析，共 21 项临床研究，943 例寡转移性肿瘤患者，累计 1290 个寡转移性肿瘤病灶接受立体定向消融放射治疗。所入组患者的中位年龄为 63.8 岁（59.6～66.1 岁），中位随访时间为 16.9 个月，最常见的原发肿瘤包括前列腺癌（22.9％）、结直肠癌（16.6％）、乳腺癌（13.1％）和非小细胞肺癌（12.8％）。结果发现，在随机效应模型下，寡转移性肿瘤病灶立体定向消融放射治疗导致的 3—5 级急性毒性事件的发生率为 1.2％（95％CI 0～3.8％），3—5 级远期毒性事件的发生率为 1.7％（95％CI 0.2％～4.6％）；随机效应评估的寡转移性肿瘤病灶 1 年局部控制率为 94.7％（95％CI 88.6％～98.6％），寡转移性肿瘤患者经立体定向消融放射治疗后 1 年总生存率达 85.4％（95％CI 77.1％～92.0％），1 年无进展生存率为 51.4％（95％CI 42.7％～

60.1%)。因此,该荟萃分析结果再次证明,应用立体定向消融放射治疗治疗寡转移性肿瘤患者的安全性良好,对寡转移性肿瘤病灶的局部控制率及寡转移性肿瘤患者的总生存时间临床均可接受。

但即便如此,目前肿瘤界对肿瘤寡转移状态及寡转移性肿瘤患者局部消融治疗的价值持怀疑态度的依然大有人在,他们将寡转移性肿瘤患者持久的局部控制和长期生存归功于系统治疗的作用或者源于肿瘤本身惰性的生物学行为,甚至选择偏倚所致,而不是得益于局部消融治疗潜在的根治性作用。之所以存在这种声音,主要是缺乏多中心前瞻性随机对照Ⅲ期临床研究结果证实。因此,即使研究者认为寡转移性肿瘤患者的治疗模式应有别于晚期肿瘤患者传统的治疗模式,但对寡转移性肿瘤患者实施根治性局部消融治疗,尤其是立体定向放射治疗,其价值迫切需要更高级别的循证医学证据支持,热切期盼诸如 CORE、SARON 和 NRGBR002 等随机对照Ⅲ期临床研究结果证实。

三、寡转移性肿瘤病灶的热消融治疗

图像引导的热消融治疗(thermal ablative therapy,TAT)是近年来介入肿瘤学领域新兴的又一重要的肿瘤微创治疗手段。热消融治疗的基本原理是使靶肿瘤内的温度在短时间内急剧上升(超过 60℃)或急剧下降(下降至－40～－20℃以下),从而导致肿瘤组织坏死与细胞死亡。当然,热消融治疗能够治疗恶性肿瘤还可能存在其他抗肿瘤机制,如在冷冻消融过程中形成的冰晶可能破坏肿瘤细胞膜的结构和功能,使细胞内的蛋白质变性,从而中断肿瘤细胞的新陈代谢;冷冻消融术能使血液凝固,阻断血液流向肿瘤组织,导致细胞脱水和缺血,促使肿瘤细胞凋亡和坏死;此外,目前认为,无论是射频消融术还是冷冻消融术,两者都具有潜在的免疫调节效应,热消融治疗可使肿瘤细胞免疫原性死亡,肿瘤新抗原产生增加,从而激活机体抗肿瘤免疫反应,增强对局部肿瘤和系统肿瘤的控制。

目前临床上寡转移性肿瘤病灶经皮热消融治疗技术主要包括冷冻消融(cryoablation,CA)、射频消融(radiofrequency ablation,RFA)、激光消融(laser ablation,LA)、微波消融(microwave ablation,MWA)及 MRI 引导下的聚焦超声(MRI-guided focused ultrasound,MR-FUS)消融等,其中射频消融与冷冻消融是临床上最常使用的热消融技术。各种热消融技术都有各自的优缺点,选择何种热消融技术取决于多种因素,包括肿瘤所在部位、肿瘤的形状与大小、热消融设备的可及性、操作者对该技术的掌握情况等。除了 MRI 引导的聚焦超声外,其他热消融技术是微侵入性的,需要经皮在靶病灶内放置 11～17G 的装置。相比于冷冻消融,微波消融与射频消融所需时间短,整个消融周期在 5～15 分钟,可快速形成消融区,出血风险小;而冷冻消融需要有一个典型的冻结—解冻—再冻结的处理过程,整个消融时间持续 20～25 分钟,然后再主动解冻 5～15 分钟才能安全地移除探针。对骨骼转移瘤实施热消融治疗,与射频消融相比,冷冻消融与微波消融在通过皮质骨或非常硬的骨骼时,在能量传递上具有优势,因此能形成一个更大的消融区,射频消融与微波消融一般仅限于对较小肿瘤的治疗,肿瘤直径的阈值一般在 3～5cm,而冷冻消融可产生最大的消融区,多个探针可放置在可变结构中形成符合靶病灶大小和形状的重叠消融区,但其代价是更高的费用和更长的消融时间。由于缺乏水分和相

关阻抗,射频消融治疗不适合极硬的骨转移病灶,但由于射频消融对完整骨质的低传导性,因此在用于脊柱转移瘤治疗时,对脊髓的保护作用更理想。

对于经选择的寡转移性肿瘤患者,热消融治疗也是潜在的根治性局部治疗策略,尤其是肝寡转移性肿瘤患者。例如,临床上对结直肠癌肝寡转移性肿瘤病灶,外科手术切除毫无疑问是首选的治疗手段,但对于不能手术切除或不能耐受手术的患者,热消融治疗往往是第二选择,对肝寡转移性肿瘤病灶的治疗,热消融治疗的价值甚至在立体定向放射治疗之上。早在2003年,Tito等人的时间检验方法就证实,98%的经皮射频消融治疗有效的结直肠癌肝转移病灶可以免于外科手术治疗。88例连续收治的结直肠癌患者,共计134个可潜在手术切除的肝转移病灶,其中49例(56%)患者仅有1个肝内转移病灶,32例(36%)患者肝内伴有2个转移病灶,另外7例(8%)患者伴有3个肝内转移病灶,肝内转移病灶平均直径为2.1cm(0.6~4.0cm),共进行了119次射频消融治疗。经中位33个月随访后发现,在全部88例患者134个肝内转移病灶中,经射频消融治疗后,53例(60%)患者85个(63%)肝内转移病灶完全坏死,而在这53例肝内转移病灶完全坏死的患者中,98%的患者肝内转移病灶可以免于外科手术切除。2018年,Martijn等人对结直肠癌肝转移患者肝转移病灶射频消融和微波消融治疗与化疗联合部分肝切除的相关临床研究进行了系统回顾和荟萃分析,结果发现,对于结直肠癌肝转移患者,肝转移病灶射频消融治疗联合系统化疗优于单纯化疗;部分肝切除术优于单纯射频消融治疗,但不优于射频消融治疗联合部分肝切除,也不优于微波消融治疗;相比于部分肝切除术,射频消融治疗的并发症发生风险更低,但微波消融治疗的并发症发生风险不低。目前临床上正在开展的COLLISION研究是一项单盲前瞻性随机对照Ⅲ期临床研究,其目的是明确对肝内转移病灶既可以手术切除又可以热消融治疗的结直肠癌患者,热消融治疗(射频消融或微波消融)是否可以取代外科手术,以避免外科手术所带来的围手术期并发症。

另外,热消融治疗也是肺部寡转移性肿瘤病灶的重要治疗手段之一,尤其是对不适合外科手术切除的肺部寡转移性肿瘤病灶。同样也缺乏前瞻性随机对照临床研究结果证实,因此对肺部寡转移性肿瘤病灶究竟是选择外科手术切除,还是选择热消融治疗,抑或是选择立体定向放射治疗,目前并无高级别循证医学依据。不过,2014年Roel等人的荟萃分析结果表明,对于结直肠癌肺转移患者,相比于外科手术切除,肺部转移病灶射频消融治疗的安全性更高,外科手术治疗和射频消融治疗相关的病死率分别为1.4%~2.4%、0。而在2020年Jim等人的单中心回顾性临床研究中,2008年1月至2014年12月,共计96例结直肠癌肺转移患者接受射频消融治疗,其中60例患者125个肺部转移病灶有病理证实,肺部转移病灶的平均直径为1.4cm(0.3~4.0cm)。经中位45.5个月随访后发现,全组患者(n=60)肺部转移病灶总体的局部肿瘤控制率为90%,6例(10%)患者出现局部肿瘤进展,中位至局部肿瘤进展的时间为18个月(10~26个月),1年、2年、3年和4年局部肿瘤进展率分别为3.3%、8.3%、10.0%、10.0%;中位无进展生存时间为19个月(95%CI 9.6~28.4个月),1年、3年、5年、7年和9年无进展生存率分别为66.7%、31.2%、25.9%、21.2%、5.9%;中位生存时间为52个月(95%CI 39.3~64.7个月),1年、3年、5年、7年和9年生存率分别为96.7%、74.7%、44.1%、27.5%、16.3%;肺部转移病灶射频消融治疗的安全性良好,射频消融治疗后 30 天内的病死率为 0,36 例 (60％)患者在射频消融治疗后发生气胸(1 级),其中 18 例患者需行闭式引流,2 例(3％) 患者在射频消融治疗后因为漏气需行胸腔镜辅助手术治疗。总之,该研究结果表明,对经 病理证实的结直肠癌肺转移病灶,射频消融治疗可以取得与外科手术相似的持久控制。

第 6 节　常见寡转移性肿瘤患者的治疗现状

寡转移状态可能存在于所有的实体瘤患者中,但临床上寡转移性肿瘤相关的基础研 究与临床研究主要集中在非小细胞肺癌、结直肠癌、恶性黑色素瘤、乳腺癌、肾细胞癌、前 列腺癌及软组织肉瘤等恶性肿瘤,尤其是非小细胞肺癌、结直肠癌和乳腺癌。由于不同解 剖部位的原发肿瘤,甚至是同一解剖部位、不同病理类型的原发肿瘤,其寡转移发生的频 率与寡转移好发的靶器官也不尽相同,所选择的局部或系统治疗手段及治疗效果等亦千 差万别。因此,临床上寡转移性肿瘤相关的临床研究所入选的病例及局部治疗手段的选 择也不尽相同。从原发肿瘤及转移靶器官而言,有些临床研究所入选的寡转移病例既不 区分原发肿瘤的类型,也不区分寡转移的靶器官;有些临床研究仅入选特定类型的原发肿 瘤(如非小细胞肺癌)的寡转移病例,而不限制转移靶器官;而有些临床研究仅入选特定转 移靶器官(如仅选择肺寡转移)的寡转移病例,对原发肿瘤的类型则不加限制;还有一些临 床研究对原发肿瘤的类型和寡转移靶器官均加以限制。在寡转移性肿瘤病灶的局部治疗 手段选择上,有些临床研究对所有入选的寡转移性肿瘤患者的局部治疗手段不加任何限 制,可以是外科手术治疗,也可以是放射治疗,或者是射频消融治疗或其他的局部治疗手 段,甚至允许多种局部治疗手段同时参与;而有些临床研究对所入选的寡转移病例的局部 治疗手段则加以严格限制,可能仅限接受同一种局部治疗手段,如立体定向放射治疗或外 科手术治疗等。从寡转移的形式而言,有些临床研究入组的寡转移病例仅包括同时性寡 转移患者,有些临床研究入组的寡转移病例仅包括异时性寡转移患者,有些临床研究入组 的寡转移病例仅包括诱导性寡转移患者,有些临床研究入组的寡转移病例仅包括寡复发 患者,还有一些临床研究对入组的寡转移病例并不限制其寡转移类型。无论是原发肿瘤 类型的不同,还是寡转移类型的差异,抑或是局部治疗手段的选择,都势必影响对寡转移 性肿瘤患者治疗效果的客观评判。为了减小原发肿瘤类型、寡转移类型及局部治疗手段 之间的异质性,更客观地评判寡转移性肿瘤患者的治疗效果,下面将以结直肠癌寡转移与 非小细胞肺癌寡转移为例,对寡转移性肿瘤患者的治疗现状做一综述。

一、结直肠癌寡转移患者的治疗现状

无论是结肠癌,还是直肠癌,远处脏器转移都是其主要的治疗失败模式。在初始诊断 的结直肠癌患者中,10％～25％的患者已经发生远处转移,初始诊断时未发生远处转移的 结直肠癌患者,20％～60％的患者在其病程中终将发生远处转移。在全部转移性结直肠 癌患者中,60％～71％的患者伴有肝转移,25％～40％的患者伴有肺转移,仅 5％～10％

的患者伴发骨骼转移，另有 3%～5% 的患者转移至卵巢，此外还分别有 1% 的患者转移至肾上腺或中枢神经系统。不接受任何治疗的晚期结直肠癌患者自然生存时间仅为 6.9 个月，几乎没有长期生存的可能。以 5-FU 为基础的联合化疗可使晚期结直肠癌患者的中位生存时间延长至 15～18 个月，在此基础上再联合应用表皮生长因子受体（EGFR）单克隆抗体或血管内皮生长因子（vascular endothelial growth factor，VEGF）单克隆抗体治疗，可进一步将晚期结直肠癌患者的中位生存时间延长至 24～30 个月。但对转移性结直肠癌患者而言，单纯系统治疗鲜有长期生存的，更谈不上治愈。而对于转移病灶可接受根治性局部治疗的结直肠癌患者，则可望获得长期生存，甚至治愈。

（一）结直肠癌肝寡转移患者的治疗

由于静脉回流及肝脏独特的微环境等因素，使得肝脏是结直肠癌患者最好发的转移部位。事实上，在转移性结直肠癌患者中，50% 的患者远处转移病灶仅局限于肝内，而在结直肠癌死亡病例中，20% 的患者仍然仅有肝转移而无其他脏器转移。外科手术切除是结直肠癌肝寡转移性肿瘤患者最主要也是首选的根治性治疗手段。对于可根治性手术切除的结直肠癌肝寡转移性肿瘤患者，肝内寡转移病灶根治性手术切除已成为约定俗成的标准治疗选择，实体瘤肝脏转移病灶根治性手术切除的临床经验大部分来自结直肠癌肝转移患者。在临床实践中，对于任何结直肠癌肝寡转移性肿瘤患者，都应评估肝内转移病灶外科可切除性与肿瘤可切除性，而且对以治愈为目的的结直肠癌肝寡转移性肿瘤患者，应力争做到"无瘤状态"（no evidence of disease，NED）。尽管如此，在临床上，对于肝内转移病灶可手术切除的结直肠癌肝转移患者，尚无外科手术切除与单纯系统治疗的前瞻性随机对照临床研究，估计将来也很难开展外科手术切除联合或不联合系统治疗与单纯系统治疗头对头比较的随机对照临床研究。原因很简单，对技术层面上可行根治性手术切除而无手术禁忌的结直肠癌肝寡转移性肿瘤患者而言，如果仅实施系统治疗而忽略根治性局部治疗，尤其是外科手术治疗，可能有悖于医学伦理。

早在 1963 年，Woodington 等人就报道，对经选择的结直肠癌肝转移患者，手术切除肝内转移病灶，其 5 年生存率可达 20%。尽管缺乏前瞻性随机对照临床研究结果证实，但综合文献资料表明，结直肠癌肝寡转移性肿瘤病灶根治性手术切除术后的患者，5 年无病生存率可达 20%，其中孤立性肝转移患者肝转移病灶根治性手术切除术后，5 年生存率高达 71%。在前文提及的 Kanas 等人的系统回顾与荟萃分析中，20745 例结直肠癌肝转移患者肝内转移病灶根治性手术切除术后，5 年生存率为 16%～74%，中位 5 年生存率为 38%，10 年生存率为 9%～69%，中位 10 年生存率为 26%，中位总生存时间达 3.6 年（1.7～7.3 年）；而美国纪念斯隆·凯特琳癌症中心的回顾性临床研究中，1211 例结直肠癌肝转移患者肝内转移病灶根治性手术切除术后，中位疾病特异性生存时间为 4.9 年（95% CI 4.4～5.3 年），10 年实际生存率为 24.4%，15.6% 的患者 10 年后肝内肿瘤依然处于无复发状态，均远优于历史报道的单纯系统治疗结果。

结直肠癌肝内转移病灶根治性手术切除虽无统一标准，并且手术切除标准一直处于变化中，但结直肠癌肝内转移病灶手术切除的基本原则是能够获得根治性切除，即 R_0 切除，不主张行以减瘤为目的的手术治疗，至于肝内转移病灶能否被根治性切除，应由多学科协作团队（multidisciplinary team，MDT）进行判定。《中国结直肠癌诊疗规范（2020版）》将结直肠癌肝转移病灶根治性手术切除的适应证定义为：①原发肿瘤病灶可以或已经根治性切除；②技术层面上肝内转移病灶可以切除，且能保留足够的肝脏功能；③患者的体力状况与脏器功能允许，无肝外转移，或仅伴发肺部结节性病灶。而肝转移病灶手术切除的禁忌证包括：①结直肠癌原发灶不能取得根治性切除；②出现不能切除的肝外转移病灶；③预计术后残余肝脏容积不足；④患者全身情况不能耐受手术。

但随着手术技术、辅助性系统治疗及围手术期管理的持续改进，近年来结直肠癌肝内转移性肿瘤病灶手术切除的适应证在不断扩大，患者的年龄大小、肝内转移病灶数目多少、转移病灶大小和所处部位及转移病灶的分布情况等不再是判定结直肠癌肝转移病灶能否被根治性手术切除的单一决定因素，肝内转移病灶根治性手术切除的切缘不再要求超过 1cm，区域淋巴结转移或肝外转移病灶如果能够被一并切除，也不再是结直肠癌肝转移病灶根治性手术切除的限制因素。一般认为，结直肠癌肝转移病灶扩大的根治性手术切除术的适应证应包括：能够保留足够的肝脏功能（同时性肝转移患者，残余肝容积应不小于 50%；异时性肝转移患者，残余肝容积应不小于 30%）；R_0 切除，切缘>1mm；可切除的肝门部转移淋巴结；可切除的肝外转移病灶，或仅伴有肺部结节性病灶，且不影响肝转移病灶手术切除决策的患者。

2021 年，Francesca 等人的单中心真实世界研究能够很好地反映近年来结直肠癌肝转移患者肝内转移病灶根治性手术切除的时代变迁。在 2005 年 1 月至 2020 年 3 月，意大利米兰圣拉斐尔医院肝胆外科（The Hepatobiliary Surgery Division of San Raffaele Hospital）共对 1212 例结直肠癌肝转移患者实施肝转移病灶手术切除术，将这些患者人为分为三个不同时期治疗的患者，分别为第一时期（2005—2009 年，$n=293$）、第二时期（2010—2014 年，$n=353$）和第三时期（2015—2020 年，$n=566$）治疗的患者。研究发现：

（1）从接受手术切除的结直肠癌肝转移患者的临床特征来看，在这三个时期，原发肿瘤部位、T 分期、肿瘤分级和淋巴结状况等没有发生显著的变化，80% 的患者在肝内转移病灶手术治疗前接受了新辅助化疗，44.3% 的患者接受了相关的生物靶向治疗，相比于第一时期治疗的患者，第三时期治疗的患者更多地接受了生物靶向治疗，分别为 34.5% 和 51.8%；446 例（36.8%）患者为同时性肝转移，766 例（63.2%）患者为异时性肝转移，相比于第一和第二时期治疗的患者，第三时期治疗的患者同时性肝转移病例所占比例更高，三个时期治疗的患者同时性肝转移患者所占比例分别为 33.1%、31.1% 和 42.0%（$P=0.04$）；相比于第一和第二时期治疗的患者，第三时期治疗的患者肝内多发转移病灶的病例所占比例更高，三个时期肝内多发转移病灶的病例分别为 44.7%、51.8% 和 65.1%（$P=0.02$）；第三时期治疗的患者肝内转移病灶再次手术的病例所占的比例更高，三个时期内肝内转移病灶再次手术率分别为 22.2%、29.7% 和 36.8%（$P=0.03$）；第三时期治疗的患者同时伴发肝外转移的病例所占的比例更高，三个时期伴肝外转移的病例分别为 4.8%、10.8% 和 14.3%（$P=0.03$）；第三时期治疗的患者肝转移病灶的临床复发风险评分（clinical risk score，CRS）也更高，三个时期肝内转移病灶的临床复发风险评分分别为 2 分、3 分和 4 分，与第一时期的患者相比，其差异有统计学意义（$P=0.03$）。

(2)在技术层面上,共 232 例(19.1%)患者接受了肝大部分切除,从时间趋势看,接受肝大部分切除术的患者所占比例呈逐年下降趋势,三个时期分别有 36.9%、15.9% 和 12.0%的患者接受了肝大部分切除术;在三个时期,诱导肝肥大技术没有发生显著变化,三个时期分别有 11.3%、7.6% 和 8.0%的患者接受了诱导肝肥大技术;保留肝实质手术技术的比例在逐年上升,三个时期分别有 17.7%、27.2% 和 22.4%的患者接受了保留肝实质手术技术($P=0.04$);共 33.8%的患者接受了腹腔镜手术,微创手术率在逐年上升,三个时期腹腔镜手术率分别为 7.8%、30.3% 和 58.7%($P=0.02$);221 例同时性肝转移患者接受了联合原发肿瘤切除术,三个时期联合原发肿瘤切除率无显著差异;相比于在第一时期治疗的患者,第二和第三时期治疗的患者接受肝外转移病灶切除的病例所占比例更高,三个时期肝外转移病灶切除率分别为 3.1%、4.8% 和 6.4%($P=0.05$);但在三个时期内,手术时长、出血量、肝蒂阻断的应用、术中输血、术后并发症发生率和围手术期病死率等均无显著差异。

(3)在治疗结果上,R_0 切除率达 92.1%,相比于第二和第三时期治疗的患者,第一时期治疗的患者中 R_1 切除所占的比例更低;全组患者的中位切缘宽度为 5mm,第三时期治疗的患者中位切缘宽度为 4mm,显著小于第一时期的 9mm 和第二时期的 8mm($P=0.03$);全组患者的中位生存时间为 58 个月(6~115 个月),中位无进展生存时间为 36 个月(6~115 个月);根据 CRS 分层,第三时期治疗的患者长期生存率有所改善,即相同 CRS 评分,第三时期治疗的患者比第一时期治疗的患者无病生存时间更长,但各个时期的结直肠癌肝转移患者肝转移病灶手术切除术后总生存时间无显著变化;多因素分析发现,CRS 评分、原发肿瘤部位、围手术期化疗及发生手术并发症等因素均显著影响各个时期治疗的结直肠癌肝转移患者肝转移病灶手术切除术后无进展生存时间。总之,该研究结果表明,随着对结直肠癌肝转移病灶手术切除价值认识的深入、外科技术的进一步成熟及多学科团队的整合,近年来结直肠癌肝转移患者肝内转移病灶外科手术切除的适应证在逐步安全地扩大,从而使得更多的结直肠癌肝转移患者因此获得潜在的治愈机会。

尽管结直肠癌肝寡转移性肿瘤患者肝内转移病灶根治性手术切除术后可取得较为理想的疗效,但临床上结直肠癌肝转移病灶根治性手术切除术后的复发率仍有 50%~75%,仅 20%~30%的患者可以获得根治。早在 1999 年,Yuman 等人通过对 1001 例结直肠癌肝转移患者肝内转移病灶根治性手术切除术后的生存情况进行分析后发现,负向影响结直肠癌肝转移患者肝转移病灶根治性手术切除术后生存时间的因素包括原发肿瘤伴区域淋巴结转移、原发肿瘤根治性手术切除术后至出现肝转移的中位时间间隔<12 个月、肝内转移病灶数目>1 个、肝内转移病灶最大直径>5cm 及肝内转移病灶手术治疗前血清癌胚抗原(carcinoembryonic antigen,CEA)浓度>200ng/ml 等。研究者利用上述 5 种危险因素构建了结直肠癌肝转移患者肝内转移病灶手术切除术后临床复发风险评分,结直肠癌肝转移患者伴发上述的危险因素越多,肝内转移病灶手术切除术后的复发风险就越大,仅伴有 1~2 种危险因素的患者长期生存率高,而具备上述所有危险因素的患者几乎没有获得长期生存的可能;对于伴发 3 种及 3 种以上危险因素的结直肠癌肝转移性肿瘤患者,研究者认为应尝试给予辅助性系统治疗。

　　为了进一步明确结直肠癌肝转移患者肝内转移性肿瘤病灶根治性切除术后的复发模式、影响复发的相关因素及肿瘤复发对患者生存时间的影响,2016 年 Hallet 等人对 2320例结直肠癌肝转移患者的术后复发情况进行了分析。经中位 27.2 个月随访后发现,共1099 例(47.4%)患者在肝内转移病灶根治性手术治疗后出现复发,其中 768 例(75.0%)患者仅伴单病灶复发,205 例(20.0%)患者伴有 2 个复发病灶,41 例(4.0%)患者伴有 3个复发病灶,10 例(1.0%)患者伴有 4 个复发病灶;473 例(46.2%)患者仅有肝内复发,326 例(31.8%)患者仅有肝外复发,另外 225 例(22.0%)患者既有肝内复发,又伴肝外复发;中位复发时间为 10.1 个月(0～88 个月),89.1%的复发发生在肝转移病灶手术后 3年内;肝内转移病灶手术后复发的患者 5 年生存率为 57.5%(95%CI 55.0%～60.0%),肝内转移病灶手术后未出现复发的患者 5 年生存率为 74.3%(95%CI 72.2%～76.4%),HR=3.08,95%CI 2.31～4.09;对临床病理变量进行校正后发现,原发肿瘤伴区域淋巴结转移(HR=1.27,95%CI 1.09～1.49)、肝内转移病灶数目超过 3 个(HR=1.27,95%CI 1.06～1.52)、肝内转移病灶直径超过 4cm(HR=1.19,95%CI 1.01～1.43)等因素均显著增加结直肠癌肝转移患者肝内转移病灶根治性手术后的复发风险。总之,结直肠癌肝寡转移性肿瘤患者肝内转移病灶手术切除术后复发是常见事件,尽管肝内转移病灶手术后复发会影响结直肠癌肝转移患者的总生存时间,但这种治疗模式依然可以使这类患者获得理想的治疗效果。

　　此外,尽管结直肠癌肝转移病灶外科手术切除的适应证在进一步扩大,但临床上依然有 70%～90%的结直肠癌肝转移患者肝内转移病灶不能被根治性切除,即使经过新辅助或转化性系统治疗,也仅有 10%～30%的患者可成功转化为可手术切除。对于技术层面上或医学原因不能手术切除的结直肠癌肝转移病灶,热消融治疗(如射频消融、冷冻消融、微波消融、高能超声聚焦消融治疗等)是除外科手术外的另一选择。但热消融治疗受肝内转移病灶的大小、数目及所处部位限制,一般而言,肝内转移病灶直径超过 3cm、邻近大血管或胆管或胆囊的转移病灶,以及位于膈顶的转移病灶均不是热消融治疗的理想选择。因此,结直肠癌肝内转移病灶热消融治疗的总体适用范围有限。

　　2012 年报道的 EORTC40004 研究原本是一项按照Ⅲ期临床研究设计的随机对照临床研究,但由于入组速度过慢,后降为Ⅱ期临床研究。该研究的目的是比较肝内转移病灶射频消融治疗联合系统治疗与单纯系统治疗,是否能给肝内转移病灶无法手术切除的结直肠癌肝转移性肿瘤患者带来额外的生存获益。2002 年 4 月至 2007 年 6 月,119 例肝内转移病灶不可手术切除的结直肠癌患者被随机分为单纯系统治疗组(n=59)和系统治疗联合肝内转移病灶射频消融治疗联合或不联合外科手术切除组(n=60)。所有入组的患者肝内转移病灶数目均少于 10 个,无肝外转移病灶存在,主要研究终点是总生存时间,研究目标是联合治疗组患者 30 个月生存率>38%。经中位随访 4.4 年后发现,相比于单纯系统治疗,系统治疗联合肝内转移病灶射频消融治疗显著改善了结直肠癌肝转移患者的无进展生存时间,两组患者的中位无进展生存时间分别为 9.9 个月(95%CI 9.3～13.7 个月)和 16.8 个月(95%CI 11.7～22.1 个月),肝内转移病灶射频消融治疗使结直肠癌肝转移患者的疾病进展或死亡风险降低了 37%(HR=0.63,95%CI 0.42～0.95,P=0.025);

系统治疗联合肝内转移病灶射频消融治疗组患者 30 个月生存率为 61.7%（95%CI 48.2%～73.9%），达到了主要研究目标，而单纯系统治疗组患者 30 个月生存率也达到 57.6%（95%CI 44.1%～70.4%），高于预期。

2017 年，研究者对 EORTC40004 研究进行了数据更新，将中位随访时间延长至 9.7 年后发现，相比于单纯系统治疗，系统治疗联合肝内转移病灶射频消融治疗使结直肠癌肝转移患者的死亡风险降低了 42%（HR=0.58，95%CI 0.38～0.88，P=0.01），两组患者的中位生存时间分别为 40.5 个月（95%CI 27.5～47.7 个月）和 45.6 个月（95%CI 30.3～67.8 个月），3 年生存率分别为 55.2%（95%CI 41.6%～66.9%）和 56.9%（95%CI 43.3%～68.5%），5 年生存率分别为 30.3%（95%CI 19.0%～42.4%）和 43.1%（95%CI 30.3%～55.3%），8 年生存率分别为 8.9%（95%CI 3.3%～18.1%）和 35.9%（95%CI 23.8%～48.2%）。总之，该研究结果表明，对于肝内转移病灶不可手术切除的结直肠癌肝转移患者，相比于单纯系统治疗，肝内转移病灶热消融治疗的参与能够改善结直肠癌肝转移患者的总生存时间。

放射治疗是除外科手术治疗与热消融治疗外结直肠癌肝内寡转移病灶另一重要的局部治疗选择，而常规的外放射治疗技术由于局部控制率低且对正常肝组织的损伤大，一般仅作为姑息减症治疗。与常规分割方式的外放射治疗不同，立体定向放射治疗是结直肠癌肝内寡转移病灶潜在的根治性局部治疗手段之一，早在 1995 年就被用于结直肠癌肝内转移性肿瘤病灶的根治性治疗中，但遗憾的是结直肠癌肝寡转移病灶立体定向放射治疗目前尚缺乏高级别的循证医学依据。2018 年，Fausto 等人对结直肠癌肝内寡转移病灶立体定向放射治疗的相关临床研究进行了系统综述，主要观察终点为总生存时间、无进展生存时间和局部控制情况等。共 18 项临床研究 656 例结直肠癌肝转移患者，多数患者肝内转移病灶数目为 1～2 个，肝内转移病灶直径为 0.7～11.6cm，大部分患者接受了系统化疗，中位随访时间为 2 年。结果显示，全部患者汇总的 1 年和 2 年生存率分别为 67.18%（95%CI 42.1%～92.2%）、56.5%（95%CI 36.7%～76.2%），中位无进展生存时间为 11.5 个月，中位总生存时间为 31.5 个月；汇总的 1 年和 2 年局部控制率分别为 67.0%（95%CI 43.8%～90.2%）、59.3%（95%CI 37.2%～81.5%）。相关分析显示，经立体定向放射治疗后肝内转移病灶的局部控制（P=0.001，R=0.47）和结直肠癌肝转移患者的总生存时间（P=0.001，R=0.29）与放射治疗生物有效剂量（BED10）呈线性关系；肝内寡转移病灶立体定向放射治疗所带来的轻至中度和严重的肝脏毒性反应发生率分别为 30.7%、8.7%。总之，该系统综述结果表明，对于结直肠癌肝内转移病灶，立体定向放射治疗也是一种有效的局部治疗选择；对于肝内转移病灶不可手术切除或不适合热消融治疗的结直肠癌肝转移患者，肝内转移病灶立体定向放射治疗也能带来持久的局部控制和理想的长期生存。

（二）结直肠癌肺寡转移患者的治疗

肺是结直肠癌患者第二好发的转移部位。相比于结肠癌患者，直肠癌患者更易发生肺转移，直肠癌患者肺转移发生率与肝转移发生率相当，而直肠癌患者肺转移发生率是结肠癌患者的 2～3 倍。历史资料显示，未经治疗的结直肠癌肺转移患者 3 年生存率为

6.9％,5 年生存率仅为 1.3％,尽管同样缺乏前瞻性随机对照临床研究结果证实,但根治性手术切除也是结直肠癌肺寡转移性肿瘤患者主要的、首选的根治性局部治疗手段。早在 1944 年就有结直肠癌肺转移患者接受肺部转移病灶手术切除的报道,20 世纪 90 年代后,肺部寡转移病灶根治性手术切除已成为结直肠癌肺寡转移性肿瘤患者的标准治疗选择。在目前的临床实践中,结直肠癌肺转移患者肺部转移病灶根治性手术切除术的适应证依然是参照 1965 年托姆福德(Thomford)提出的标准,即:①肺部转移病灶在技术层面上可获得根治性切除;②患者的体力状况和脏器功能能耐受肺切除术;③原发肿瘤处于控制状态或可以获得根治性切除;④无肺外转移,但不包括可根治性切除的肝转移。

早在 2007 年,《英国医学杂志》(*British Medical Journal*,*BMJ*)就倡议对结直肠癌肺转移性肿瘤患者肺部转移病灶根治性手术切除开展随机对照临床研究,并于 2010 年在英国成功启动了“结直肠癌肺转移病灶手术切除的随机对照Ⅲ期临床研究”,即 PulMiCC 研究,但由于入组速度太慢,该随机对照Ⅲ期临床研究被迫提前终止。2019 年,Tom 等人报道了 PulMiCC 研究结果,在 2010 年 12 月至 2016 年 12 月,仅入组了 65 例结直肠癌肺转移性肿瘤患者,其中 32 例患者接受肺部转移病灶根治性手术切除术,另外 33 例患者作为对照。结果显示,两组患者估计的 5 年生存率分别为 38％(23％～62％)和 29％(16％～52％)。由于病例数过少,该随机对照临床研究难以回答对结直肠癌肺寡转移性肿瘤患者肺部转移病灶根治性手术切除能否带来额外的生存获益。

尽管缺乏前瞻性随机对照临床研究的数据支持,但众多的回顾性或队列研究结果已经证实肺部转移病灶根治性手术切除术在结直肠癌肺转移患者中的临床价值。2013 年,Michel 等人分别对结直肠癌肺转移患者肺部转移病灶手术切除的临床意义及影响结直肠癌肺转移患者肺部转移病灶手术切除后的预后因素进行了系统综述与荟萃分析。25 项临床研究共包括 2925 例结直肠癌肺寡转移伴或不伴肝转移的患者,所有患者均接受了肺部转移病灶以根治为目的的手术切除术,肺部转移病灶手术切除的方式包括肺楔形切除术、肺叶切除术或全肺切除术等。分析结果表明,肺部寡转移性肿瘤病灶接受根治性手术切除的结直肠癌患者 5 年生存率为 27％～68％;其中在仅有肺部转移而不伴肝脏转移的 2625 例患者中,肺部寡转移性肿瘤病灶根治性手术切除术后 5 年生存率为 24％～68％,中位生存时间为 18～67 个月。其后,研究者对可能影响结直肠癌肺转移患者肺部转移病灶根治性手术切除术后预后的因素进行了分析,结果发现,原发肿瘤根治性手术后至肺转移病灶出现的时间间隔、肺部转移病灶数目、是否伴有纵隔或肺门淋巴结转移及肺转移病灶手术切除前血清 CEA 浓度等因素均显著影响结直肠癌肺转移患者肺部转移病灶根治性手术切除术后的生存时间,原发肿瘤根治性手术后无病生存时间长、仅伴单个肺部转移病灶、肺部转移病灶手术切除前血清 CEA 浓度正常及不伴肺门或纵隔淋巴结转移是结直肠癌肺转移患者肺转移病灶根治性手术切除术后预后良好的独立因素,HR 分别为 1.59(95％CI 1.27～1.98)、2.04(95％CI 1.72～2.41)、1.91(95％CI 1.57～2.32)、1.65(95％CI 1.35～2.02);而在肺部转移病灶手术切除前是否接受过肝内转移病灶根治性切除术并不影响结直肠癌肺转移患者肺部转移病灶手术切除术后的生存时间(HR＝1.22,95％CI 0.91～1.64)。

但是,2018 年 Jon 等人基于个体病例资料的荟萃分析发现,既往有肝转移病史会显著影响结直肠癌肺转移患者肺部转移病灶根治性手术切除术后的总生存时间。这项荟萃分析纳入 2007—2014 年 17 项临床研究,共计 3501 例结直肠癌肺转移患者接受肺部转移病灶根治性手术切除术。全组患者的中位生存时间为 43 个月,综合数据的荟萃分析结果表明,相比于无肝转移病史的结直肠癌肺转移患者,既往有肝转移病史的结直肠癌肺转移患者的死亡风险上升了 19%[HR=1.19,95%CI 0.90~1.47(低异质性,I^2=4.3%)];基于个体病例资料的荟萃分析结果表明,相比于无肝转移病史的结直肠癌肺转移患者,既往有肝转移病史导致结直肠癌肺转移患者的死亡风险上升 37%(HR=1.37,95%CI 1.14~1.64,$P<0.001$);多因素分析结果表明,胸内淋巴结转移($P<0.001$)、肺内转移病灶切除方式($P=0.005$)、手术切缘宽度($P<0.001$)、术前血清 CEA 浓度($P<0.001$)、肺内转移病灶数目($P<0.001$)及肺内转移病灶大小($P<0.001$)等因素均显著影响结直肠癌肺转移患者肺转移病灶手术切除术后的生存时间。

对结直肠癌肺部寡转移性肿瘤病灶的根治性局部治疗,立体定向放射治疗常作为继外科手术后的第二选择,主要适用于医学原因或技术原因不能手术切除或拒绝手术治疗及术后复发的患者。但相比于原发性非小细胞肺癌病灶或其他实体瘤肺转移病灶,结直肠癌肺转移病灶的放射敏感性更低,相同生物有效剂量的照射,对结直肠癌肺寡转移病灶的局部控制率更低。为了进一步明确结直肠癌肺寡转移性肿瘤病灶与其他实体瘤肺寡转移性肿瘤病灶经立体定向放射治疗后局部控制是否存在差异及提高立体定向放射治疗的生物有效剂量能否改善结直肠癌肺部寡转移病灶的局部控制,2018 年 Keiichi 等人对 18 项相关的回顾性临床研究进行了荟萃分析,共计 1920 例肺部寡转移性肿瘤患者肺部寡转移病灶接受立体定向放射治疗,其中 619 例患者为结直肠癌肺转移,1301 例患者为其他实体瘤肺转移。荟萃分析结果发现,相比于其他实体瘤肺部寡转移性肿瘤病灶,结直肠癌肺部寡转移性肿瘤病灶经立体定向放射治疗后的局部控制率更低(OR=3.17,95%CI 1.98~5.08,$P<0.00001$);在这项荟萃分析中,有 8 项临床研究共计 478 例结直肠癌肺部寡转移性肿瘤病灶接受了立体定向放射治疗剂量递增试验,相比于接受较低处方剂量(BED=87.5~124.8Gy)立体定向放射治疗的患者,接受较高处方剂量(BED=112.5~180Gy)立体定向放射治疗的患者肺部寡转移性肿瘤病灶的局部控制率更高(OR=0.16,95%CI 0.09~0.28,$P<0.00001$)。

无独有偶,2020 年 Takaya 等人的多中心回顾性临床研究结果也再次证实,结直肠癌肺内寡转移性肿瘤病灶经立体定向放射治疗后的局部控制率相对较低,提高肺内寡转移性肿瘤病灶的生物有效剂量可以改善结直肠癌肺内寡转移性肿瘤病灶的局部控制并延长结直肠癌肺寡转移性肿瘤患者的总生存时间。该回顾性临床研究共计 330 例结直肠癌患者,371 个肺内寡转移性肿瘤病灶接受立体定向放射治疗,在中位 25.0 个月随访期间,99 例患者出现局部复发,另有 111 起死亡事件发生,1 年和 3 年局部控制率分别为 86.1%(95%CI 81.9%~89.5%)、64.9%(95%CI 58.6%~70.6%),1 年和 3 年无进一步转移率分别为 60.4%(95%CI 54.7%~65.7%)、34.9%(95%CI 28.8%~41.1%),1 年和 3 年无复发生存率分别为 52.6%(95%CI 46.9%~58.1%)、24.9%(95%CI 19.7%~

30.5%),1 年和 3 年生存率分别为 94.4%(95%CI 91.1%～96.5%)、63.4%(95%CI 56.3%～69.7%);多因素分析显示,既往无寡转移性肿瘤病灶局部治疗史(P=0.01)、立体定向放射治疗不同步化疗(P<0.01)、B 类计算法(P<0.01)及接受更高的生物有效剂量照射(P=0.04)等因素均显著影响立体定向放射治疗对结直肠癌肺内寡转移性肿瘤病灶的局部控制率,其中相比于 BED10<115Gy 的患者,BED10≥115Gy 的患者肺内寡转移性肿瘤病灶的局部复发风险降低了 45%(HR=0.55,95%CI 0.30～0.98,P=0.04),患者的死亡风险降低了 52%(HR=0.48,95%CI 0.27～0.86,P=0.01)。总之,对于结直肠癌肺寡转移性肿瘤病灶,立体定向放射治疗也可取得理想的局部控制,提高立体定向放射治疗的生物有效剂量可以进一步改善结直肠癌肺转移患者肺部转移病灶的局部控制,延长其无复发生存时间和总生存时间。

二、非小细胞肺癌寡转移患者的治疗现状

对于晚期非小细胞肺癌患者,早在 20 世纪 90 年代中期就已明确,以铂类为基础的双药化疗优于单纯最佳支持对症治疗。近年来,基于驱动基因的分子靶向治疗、以免疫检查点抑制剂为代表的现代免疫治疗及抗新生血管生成治疗等的应用显著改善了晚期非小细胞肺癌患者的整体预后。但对于晚期非小细胞肺癌患者而言,无论是传统的细胞毒药物治疗,还是分子靶向治疗,抑或是免疫检查点抑制剂治疗和抗新生血管生成治疗等,都不是根治性的治疗手段。尽管对于经高度选择的人群,分子靶向药物治疗或免疫检查点抑制剂治疗的客观缓解率、无进展生存时间甚至总生存时间均优于传统的细胞毒药物治疗,但耐药现象迟早会出现,单纯接受系统治疗的晚期非小细胞肺癌患者能长期生存的依然寥寥。可喜的是,在系统治疗取得突破性进展的同时,人们也越来越重视局部治疗在晚期肺癌患者中的应用价值,譬如对广泛期小细胞肺癌患者胸部放射治疗的参与及寡转移性非小细胞肺癌患者寡转移病灶的局部消融治疗等。也正是得益于对晚期非小细胞肺癌患者系统治疗效果的改善,可以更好地控制微转移病灶或亚临床病灶,才能使局部消融治疗在晚期非小细胞肺癌患者的治疗中发挥更大的价值,尤其在寡转移性非小细胞肺癌患者的治疗中。

尽管寡转移性非小细胞肺癌患者经局部消融治疗后长期生存的并不罕见,但寡转移性非小细胞肺癌早期临床研究多为单中心回顾性临床研究或队列研究,入组标准不统一,对非小细胞肺癌患者的病理亚型和分子亚型也不加以区分,因此各研究结果差异较大。2013 年,Allison 等人对 49 项相关临床研究共计 2176 例非小细胞肺癌寡转移性肿瘤患者的局部消融治疗效果进行了系统综述。在全部符合入组标准的非小细胞肺癌寡转移性肿瘤患者中,82%的患者原发肿瘤处于控制状态,60%的患者仅伴颅内转移。结果显示,全组患者的总生存时间为 5.9～52 个月,中位生存时间为 14.8 个月,原发肿瘤处于控制状态的患者中位生存时间达 19 个月,1 年、2 年和 5 年生存率分别为 15%～100%、18%～90%、8.3%～86%;无进展生存时间为 4.5～23.7 个月,中位无进展生存时间为 12 个月;多因素分析发现,原发肿瘤接受根治性治疗、不伴区域淋巴结转移及无病间期至少 6～12 个月等因素均显著影响非小细胞肺癌寡转移患者的总生存时间。

近年来,晚期非小细胞肺癌患者个体化系统治疗取得了巨大突破,病理类型与分子亚型均显著影响非小细胞肺癌患者对系统治疗方案的选择。对于寡转移性非小细胞肺癌患者,尽管也缺乏大宗病例的前瞻性随机对照Ⅲ期临床研究数据支持,但多项高质量的回顾性临床研究或前瞻性Ⅱ期临床研究结果证实,在有效的系统治疗的基础上,合理地应用以根治为目的的局部消融治疗,极大地改变了寡转移性非小细胞肺癌患者的自然病程和临床结局,甚至改变了临床实践指南。

(一)驱动基因阳性寡转移性非小细胞肺癌患者的治疗

在目前的临床实践中,对于临床诊断的晚期非小细胞肺癌患者,除了要明确其病理类型外,还应检测是否伴有成药性的驱动基因突变,主要包括 EGFR 基因、ALK 融合基因、ROS1 融合基因、MET 基因扩增、NTRK 融合基因、ErbB2 基因及 BRAF 基因等。对于成药性驱动基因阳性的晚期非小细胞肺癌患者,小分子酪氨酸激酶抑制剂(tyrosine kinase inhibitors,TKIs)治疗已取代传统的细胞毒药物治疗成为新的标准一线治疗选择。对于 EGFR 基因敏感突变的晚期非小细胞肺癌患者,大量前瞻性随机对照临床研究结果表明,与传统的细胞毒药物治疗相比,无论是一代、二代,还是三代表皮生长因子受体小分子酪氨酸激酶抑制剂(EGFR-TKIs)治疗,均拥有更高的客观缓解率、更长的疾病控制时间、更好的生活质量甚至更长的总生存时间。但即便如此,以 EGFR-TKIs 为代表的分子靶向治疗也并非根治性治疗手段,耐药现象迟早会出现,包括原发耐药与获得性耐药。

传统上,对于治疗期间出现影像学进展的患者,通常的处理原则是立即停用正在进行的系统治疗策略,改后线治疗手段。但以 EGFR-TKIs 为代表的分子靶向治疗的临床研究结果表明,部分接受 EGFR-TKIs 治疗期间发生疾病进展的晚期非小细胞肺癌患者依然可以从原有的 EGFR-TKIs 继续治疗中取得生存获益;相反,部分接受 EGFR-TKIs 治疗期间发生疾病进展的患者,一旦立即停用 EGFR-TKIs,就可能导致肿瘤快速进展,即出现肿瘤"复燃"或"闪耀"现象;另外,部分接受 EGFR-TKIs 治疗期间发生疾病进展的患者还可以从局部治疗中取得生存获益,而不论是寡转移性肿瘤患者还是广泛转移性患者。临床上,对接受 EGFR-TKIs 治疗的晚期非小细胞肺癌患者应用局部治疗分为以下两种情形:一是作为 EGFR-TKIs 治疗局部失败后的挽救性治疗;二是作为 EGFR-TKIs 治疗的辅助手段,或称为局部巩固治疗,即用于 EGFR-TKIs 治疗后尚未发生疾病进展但又未能获得完全缓解的患者。

2012 年,我国学者吴一龙教授对接受 EGFR-TKIs 治疗的晚期非小细胞肺癌患者的失败模式进行了分析,他将晚期非小细胞肺癌患者经 EGFR-TKIs 治疗后的临床失败模式区分为缓慢进展、局部进展与快速进展,并创造性地提出,对接受 EGFR-TKIs 治疗期间表现为局部病灶进展的患者,应在继续原 EGFR-TKIs 治疗的基础上联合应用局部治疗,包括外科手术治疗或放射治疗等。其后这一观点被全球的学者及各学术组织广为接受,包括美国 NCCN 指南及欧洲 ESMO 指南等。直到今天,美国 NCCN 指南依然将局部治疗作为经 TKIs(包括 EGFR 和 ALK 小分子酪氨酸激酶抑制剂)治疗后仅表现为"有限"部位进展的晚期非小细胞肺癌患者的标准治疗选择之一,而不论患者接受的是一代、二代,还是三代 TKIs 治疗,也不论患者是否伴有临床症状。

　　吴一龙教授在该回顾性临床研究中将经 EGFR-TKIs 治疗后局部进展定义为疾病控制≥3 个月,颅外孤立病灶进展或局限于颅内病灶进展。但在其后的临床实践中,经 EGFR-TKIs 治疗后局部进展并不局限于颅外孤立病灶进展或局限于颅内病灶进展,NCCN 指南对局部进展也无定量标准,而是描述为"有限病灶"进展。其实,EGFR-TKIs 治疗后局部进展属于 2016 年由 Patrick 教授提出的"寡进展"。寡进展是指经系统治疗后取得疾病控制的晚期肿瘤患者,仅单个或少数几个病灶(包括或不包括原发肿瘤病灶)出现进展,而其他病灶处于稳定或持续缓解状态。在 2012 年美国科罗拉多大学癌症中心的一项临床研究中,65 例晚期非小细胞肺癌患者接受 EGFR-TKIs 或 ALK-TKIs 治疗,治疗期间 51 例患者出现疾病进展,其中 25 例患者表现为局部进展,进展病灶数目均不超过 3 个,所有局部进展的病灶均接受局部消融治疗,并继续原 TKIs 治疗,其中 24 例患者接受放射治疗,1 例患者接受外科手术治疗,结果发现,局部消融治疗联合原 TKIs 治疗的患者可再次获得 6.2 个月的无进展生存时间。在 2013 年美国纪念斯隆·凯特琳癌症中心的一项回顾性临床研究中,184 例晚期非小细胞肺癌患者接受 EGFR-TKIs 治疗后出现颅外病灶进展,其中 18 例患者接受了局部治疗,局部治疗手段包括外科手术治疗、射频消融治疗或放射治疗等,所有患者对局部治疗的耐受性良好,85% 的患者在局部治疗结束后 1 个月内可以继续原 EGFR-TKIs 治疗。结果发现,自局部治疗结束后至疾病再次进展的中位时间为 10 个月(95% CI 2～27 个月),中位至新的系统治疗时间为 22 个月(95% CI 6～30 个月),患者自局部治疗后的中位总生存时间达 41 个月(95% CI 26 个月至未达到)。

　　总体而言,对于驱动基因阳性的晚期非小细胞肺癌患者,基于驱动基因的分子靶向治疗可以取得 60%～80% 的客观缓解率和近 90% 的疾病控制率,但完全缓解者寥寥。TKIs 治疗后残留病灶不仅影响患者的生活质量,还是疾病再次进展的根源。因此,对接受 TKIs 治疗后未获得完全缓解的残留肿瘤病灶实施局部治疗不仅可以提高局部控制,而且能延缓疾病进展,降低继发新的转移的风险。对 TKIs 治疗后局部进展的患者所实施的局部治疗手段称为挽救性局部治疗,而对接受 TKIs 治疗后局部残留病灶实施的局部治疗手段称为巩固性局部治疗。挽救性局部治疗虽然已被各个临床指南推荐,但挽救性局部治疗策略是被动的,而对接受 TKIs 治疗后未达到完全缓解的病灶所实施的巩固性局部治疗策略则是主动的,更应该被临床推荐,这是因为相比于挽救性局部治疗,巩固性局部治疗病灶范围更有限,局部治疗对正常组织器官的损伤更小,患者对局部治疗的耐受性自然也会更好;另外,在 TKIs 治疗期间,局部治疗早期干预可以提早控制对 TKIs 耐药的肿瘤细胞亚群,或延缓 TKIs 耐药的发生,延长疾病进展时间。一般而言,TKIs 治疗后局部巩固治疗的理想人群应该是初始即符合寡转移定义的患者,但对于初始表现为广泛转移的患者,在经过 TKIs 治疗后,大部分病灶已获得完全缓解,仅有少数几个病灶残留时(即诱导性寡转移),这些患者也可能从局部巩固治疗中取得生存获益。至于在 TKIs 治疗期间何时介入巩固性局部治疗更为理想,目前尚无定论,但既往的经验告诉我们,单纯接受 TKIs 治疗的晚期非小细胞肺癌患者,一般在接受 TKIs 治疗 3 个月左右时肿瘤退缩达到最高峰,如果经 TKIs 治疗 3 个月后肿瘤仍无明显退缩或不再退缩,那么其后肿瘤再次出现退缩的可能性就相对较小。因此,对于接受 TKIs 治疗的晚期非小细胞肺癌患者,巩固性局部治疗较为理想的干预时间应该是在 TKIs 治疗后 3 个月左右。

2018 年,在上海胸科医院 Hu 等人的一项回顾性临床研究中,2010—2016 年共 231 例 EGFR 基因敏感突变的寡转移性非小细胞肺癌患者,其中 143 例患者在接受 EGFR-TKIs 治疗的同时联合应用局部巩固治疗,另外 88 例患者仅接受 EGFR-TKIs 治疗。结果发现,相比于单纯接受 EGFR-TKIs 治疗,在 EGFR-TKIs 治疗的基础上联合应用局部巩固治疗,可以使 EGFR 基因敏感突变的寡转移性非小细胞肺癌患者的疾病进展或死亡风险降低 39%,两组患者的中位无进展生存时间分别为 10 个月(95%CI 8.936～11.064 个月)和 15 个月(95%CI 13.611～16.389 个月)(HR=0.610,95%CI 0.461～0.807,P<0.001);同时,在 EGFR-TKIs 治疗的基础上联合应用局部巩固治疗使 EGFR 基因敏感突变的寡转移性非小细胞肺癌患者的死亡风险降低了 40%,两组患者的中位生存时间分别为 21 个月(95%CI 18.445～23.555 个月)和 34 个月(95%CI 27.889～40.111 个月)(HR=0.593,95%CI 0.430～0.817,P=0.001);而且局部巩固治疗所取得的生存获益与 EGFR 基因突变亚型(EGFR 19 号外显子缺失或 21 号外显子 L858R 点突变)及转移部位等均无相关性。

无独有偶,在 2018 年上海肺科医院的一项回顾性临床研究中,共计 145 例 EGFR 基因敏感突变伴同时性寡转移(在确诊后 2 个月内发现的转移且转移病灶数目不超过 5 个)的非小细胞肺癌患者,所有患者在一线治疗时均接受 EGFR-TKIs 治疗,其中 51 例(35.2%)患者在 EGFR-TKIs 治疗的基础上所有可见的肿瘤病灶(包括原发肿瘤病灶与寡转移性肿瘤病灶)均接受局部巩固治疗(包括放射治疗、外科手术治疗或放射治疗联合外科手术治疗等),55 例(37.9%)患者在 EGFR-TKIs 治疗的基础上部分肿瘤病灶(包括原发病灶与寡转移性肿瘤病灶)接受局部巩固治疗,其余 39 例(26.9%)患者仅接受 EGFR-TKIs 治疗而不接受任何形式的局部巩固治疗。结果发现,在 EGFR-TKIs 治疗的基础上,所有病灶均接受巩固性局部治疗组患者、部分病灶接受巩固性局部治疗组患者与单纯接受 EGFR-TKIs 治疗组患者的中位无进展生存时间分别为 20.6 个月、15.6 个月和 13.9 个月(P<0.001),所有病灶均接受巩固性局部治疗组患者和部分病灶接受巩固性局部治疗组患者与单纯接受 EGFR-TKIs 治疗组患者相比,无进展生存时间的差异均有统计学意义;三组患者的中位生存时间分别为 40.9 个月、34.1 个月和 30.8 个月(P<0.001);原发肿瘤病灶接受局部巩固治疗的患者与未接受局部巩固治疗的患者中位生存时间分别为 40.5 个月和 31.5 个月(P<0.001),颅内转移性病灶接受局部巩固治疗的患者与未接受局部巩固治疗的患者中位生存时间分别为 38.2 个月和 29.2 个月(P=0.002),肾上腺转移病灶接受局部巩固治疗的患者与未接受局部巩固治疗的患者中位生存时间分别为 37.1 个月和 29.2 个月(P=0.032);接受局部巩固治疗的患者 3 级及 3 级以上放射性肺炎发生率为 7.7%,3 级及 3 级以上放射性食管黏膜炎发生率为 16.9%。总之,对 EGFR 基因敏感突变的同时性寡转移性非小细胞肺癌患者,在 EGFR-TKIs 治疗的基础上联合应用局部巩固治疗可显著改善这类患者的预后。

不同于上述两项回顾性临床研究,2020 年 ASCO 年会上报道的 SINDAS 研究是我国学者发起的一项开放标签随机对照Ⅲ期临床研究,EGFR 基因敏感突变的寡转移性非小细胞肺癌患者随机接受标准的一代 EGFR-TKIs 治疗($n=68$),或在标准的一代 EGFR-TKIs 治疗的基础上联合应用局部放射治疗($n=68$),放射治疗分割方式为 $25\sim40Gy/5f$。主要研究终点为无进展生存时间,次要研究终点包括治疗的安全性与总生存时间。中期分析结果表明,单纯 EGFR-TKIs 治疗组患者与 EGFR-TKIs 联合局部放射治疗组患者的中位无进展生存时间分别为 12.5 个月和 20.20 个月($HR=0.6188$,95% CI $0.3949\sim0.9697$,$P<0.001$),中位总生存时间分别为 17.4 个月和 25.5 个月($HR=0.6824$,95% CI $0.4654\sim1.001$,$P<0.001$);放射治疗的参与并不显著增加治疗相关的并发症,两组患者 3—4 级不良事件(包括肺炎和食管黏膜炎)的发生风险均无显著差异,3—4 级肺炎的发生率分别为 2.9% 和 7.3%($P>0.05$),3—4 级食管黏膜炎的发生率分别为 3.0% 和 4.4%($P>0.05$),无治疗相关死亡事件发生。总之,该随机对照 Ⅲ 期临床研究结果再次证实,对于驱动基因阳性的寡转移性非小细胞肺癌患者,在 EGFR-TKIs 治疗的基础上,巩固性局部治疗能给患者带来显著的生存获益。

(二)驱动基因阴性寡转移性非小细胞肺癌患者的治疗

近 5 年来,以 PD-1/PD-L1 单抗为代表的现代免疫治疗从根本上改变了驱动基因阴性晚期非小细胞肺癌患者的治疗格局。在目前的临床实践指南中,对于驱动基因阴性的晚期非小细胞肺癌患者(包括肺鳞癌和非鳞癌患者),推荐检测肿瘤细胞表面 PD-L1 的表达水平,即肿瘤细胞阳性比例分数(tumor proportion score,TPS)。对于驱动基因阴性但 PD-L1 TPS≥50% 的晚期非小细胞肺癌患者,PD-1/PD-L1 单抗治疗可作为优选的一线治疗方案,也可选择 PD-1/PD-L1 单抗联合细胞毒药物治疗;对于 PD-L1 表达阳性但 TPS<50% 的患者,可选择 PD-1/PD-L1 单抗联合细胞毒药物治疗。研究表明,与传统的细胞毒药物(联合或不联合抗血管生成药物)治疗相比,接受以 PD-1/PD-L1 单抗为代表的现代免疫治疗(联合或不联合细胞毒药物治疗)的患者拥有更高的客观缓解率、更持久的缓解时间、更长的中位生存时间和更好的生活质量。

对于驱动基因阴性、预计不能从免疫治疗中获益的晚期非小细胞肺癌患者,传统的细胞毒药物治疗联合或不联合抗新生血管治疗依然是标准的治疗选择。与单纯的最佳支持对症治疗相比,细胞毒药物治疗延长了晚期非小细胞肺癌患者的生存时间,并改善了患者的生活质量。但传统的细胞毒药物治疗对晚期非小细胞肺癌患者的客观缓解率仅为 25%～35%,中位无进展生存时间为 3～6 个月,中位总生存时间为 8～11 个月,1 年生存率为 30%～40%,2 年生存率为 15%～20%,5 年生存率甚至不到 1%。

对于驱动基因阴性的晚期非小细胞肺癌患者,无论是现代免疫治疗,还是传统的细胞毒药物治疗,都不能让所有患者取得临床获益,原发耐药现象依然存在;而即使初始治疗后取得临床获益的患者也很少能获得持久的疾病缓解,获得性耐药现象迟早会出现。换言之,对于晚期非小细胞肺癌患者,现有的系统治疗措施包括分子靶向治疗、免疫治疗或细胞毒药物治疗等均不是根治性治疗措施,单纯接受系统治疗的患者鲜有长期生存的。尽管依然缺乏前瞻性随机对照临床研究结果证实,但现有的临床研究结果表明,对于寡转移性非小细胞肺癌患者,相比于单纯的系统治疗,在现有的系统治疗的基础上,联合应用以根治为目的的局部消融治疗可显著延缓寡转移性肿瘤患者的疾病进展时间、改善总生存时间并提高生活质量,部分患者因此而获得长期生存,甚至治愈。

2014 年,MD 安德森癌症中心的一项研究对寡转移性非小细胞肺癌患者综合性局部治疗的临床价值进行了倾向性评分匹配分析。在 1998—2012 年,共计 90 例转移病灶不超过3 个的非小细胞肺癌患者,在至少接受 2 个周期化疗后疾病无进展的患者中,联合应用综合性局部治疗。经中位 46.6 个月随访后发现,与单纯细胞毒药物治疗相比,在细胞毒药物治疗的基础上联合应用综合性局部治疗大大改善了寡转移性非小细胞肺癌患者的疾病无进展生存时间和总生存时间,化疗联合综合性局部治疗组患者的中位无疾病进展生存时间为11.3 个月(95%CI 8.9～12.9 个月),中位总生存时间为 27.1 个月(95%CI 19.8～52.0 个月),而单纯接受细胞毒药物治疗的患者中位无疾病进展生存时间为 8.0 个月(95%CI 4.3～12.2 个月),中位总生存时间为 13.1 个月(95%CI 5.6～19.7 个月);应用倾向性评分匹配分析发现,单纯细胞毒药物治疗与在接受细胞毒药物治疗的基础上联合应用综合性局部治疗相比,两者所取得的生存获益的差异具有统计学意义($P<0.01$);在校正后的亚组分析中发现,体力状况良好的患者在细胞毒药物治疗的基础上联合应用综合性局部治疗可使患者的死亡风险降低 57%($HR=0.43$,95%CI 0.22～0.84,$P=0.01$)。

同样在 2014 年,Allison 等人对来自欧洲、亚洲、美洲及大洋洲等地有完整个体病例资料的 757 例寡转移性非小细胞肺癌患者局部消融治疗结果进行了荟萃分析。全组患者的中位年龄为 61.1 岁,所有患者的体力状况评分良好,转移病灶数目均不超过 5 个,寡转移性肿瘤病灶主要分布在颅脑和肺部,分别占 35.5% 和 33.6%,其他转移部位包括肾上腺、骨骼、肝脏、淋巴结或其他部位。其中 88.2% 的患者仅伴有 1 个转移病灶,8.3% 的患者伴有 2 个转移病灶,1.6% 的患者伴有 3 个转移病灶,1.2% 的患者伴有 4 个转移病灶,0.7% 的患者伴有 5 个转移病灶。局部消融治疗手段主要是外科手术切除或放射治疗,其中 62.3% 的患者接受以根治性手术为基础的局部治疗(包括单纯手术或手术联合放射治疗等),37.7% 的患者接受以根治为目的的放射治疗,放射治疗方式包括立体定向放射治疗、常规外放射治疗或立体定向放射外科治疗等。主要研究终点为总生存时间,次要研究终点为无进展生存时间。荟萃分析结果显示,全组患者的中位生存时间达 26 个月,1 年、2 年、5 年和 8 年生存率分别为 70.2%、51.1%、29.4%、23.4%;中位疾病无进展生存时间为 11 个月,1 年、2 年和 5 年疾病无进展生存率分别为 45.7%、25.6%、13.1%;亚组分析发现,影响寡转移性非小细胞肺癌患者总生存时间的因素包括寡转移发生时间(同时性寡转移还是异时性寡转移)、是否伴有区域(肺门或纵隔)淋巴结转移及病理学类型(腺癌与非腺癌)等,其中异时性寡转移患者(低危组)的 5 年生存率高达 47.8%,同时性寡转移不伴区域淋巴结转移的患者(中危组)5 年生存率达 36.2%,同时性寡转移同时伴有区域淋巴结转移的患者(高危组)5 年生存率也达到 13.8%。

2016 年,Daniel 等人报道的多中心随机对照 II 期临床研究是非小细胞肺癌寡转移患者的第一项随机对照临床研究,也是迄今非小细胞肺癌寡转移领域中最重要的一项临床研究。这项临床研究由美国"癌症登月计划"(A Moon Shot of Cancer)项目资助,入组条件包括组织学证实的 IV 期非小细胞肺癌,经系统治疗后临床可见的肿瘤病灶不超过 3 个[包括原发肿瘤或(和)区域淋巴结病变],随机分组前均无疾病进展。总共 74 例符合入组条件的患者先接受一线系统治疗,系统治疗手段包括 4 个或 4 个以上周期的含铂双药化疗,EGFR 基因敏感突变或 ALK 融合基因阳性的患者接受 3 个月或 3 个月以上的 TKIs 治疗。最终 49 例经一线系统治疗后疾病无进展的患者被随机分为两组,25 例患者接受局部巩固治疗联合或不联合巩固性系统治疗,局部巩固治疗手段包括立体定向放射治疗或大分割放射治疗(48%)、外科手术联合放射治疗(24%)、放化疗联合治疗(8%)、大分割放射治疗联合化疗(12%)和单纯手术治疗(4%)等;24 例患者仅接受或不接受巩固性系统治疗,但不接受局部巩固治疗。主要研究终点为无疾病进展生存时间,采用治疗意向分析,假设接受局部巩固治疗能将患者的疾病无进展生存时间从 4 个月延长至 7 个月,则需要有 94 例患者进入随机分组,方具有统计学效应(HR=0.57)。在对入组的 49 例患者经中位 18.7 个月随访后发现,对于经一线系统治疗后疾病无进展的寡转移性非小细胞肺癌患者,接受局部巩固治疗显著改善了无疾病进展生存时间,两组患者的中位疾病无进展生存时间分别为 11.93 个月(90%CI 5.72～20.90 个月)和 3.90 个月(90%CI 2.30～6.64 个月)(HR=0.35,90%CI 0.18～0.66,P=0.005),意味着经一线系统治疗后疾病无进展的寡转移性非小细胞肺癌患者,局部巩固治疗可以使疾病进展或死亡风险降低 65%,两组患者的 1 年无疾病进展生存率分别为 48% 和 20%;亚组分析发现,在接受含铂双药化疗的寡转移性非小细胞肺癌患者中,化疗后接受局部巩固治疗可使患者的疾病进展或死亡风险降低 59%(HR=0.41,90%CI 0.21～0.79,P=0.022);在整个随访期间,共有 61% 的患者出现了疾病进展,其中在接受局部巩固治疗的患者中,有 13 例患者出现疾病进展,而在未接受局部巩固治疗的患者中,有 17 例患者出现疾病进展,接受局部巩固治疗组的患者至新病灶出现的中位时间长达 11.9 个月,而未接受局部巩固治疗组的患者至新病灶出现的中位时间仅为 5.7 个月(P=0.0497);另外,局部巩固治疗安全可行,其参与未显著增加严重不良事件的发生风险。正是因为局部巩固治疗所带来的巨大的疾病控制优势,在数据安全监控委员会的建议下,该研究被提前终止。

在 2018 年的 ASTRO 年会上,研究者对这项研究的更新数据进行了报道,将中位随访时间延长至 38.8 个月后发现,接受局部巩固治疗组的患者与未接受局部巩固治疗组的患者中位疾病无进展生存时间分别为 14.2 个月和 4.4 个月(P=0.014),中位总生存时间分别为 41.4 个月(95%CI 18.9 个月至未达到)和 17.0 个月(95%CI 10.1～39.8 个月)(P=0.017),意味着局部巩固治疗的参与不仅改善了寡转移性非小细胞肺癌患者的疾病无进展生存时间,而且疾病无进展生存时间的改善也可以转化为总生存时间的延长。总之,对于寡转移性非小细胞肺癌经一线系统治疗后处于疾病控制的患者,这是第一项对所有寡转移病灶(包括原发肿瘤病灶)均进行局部巩固治疗的随机对照临床研究。研究结果证实,对于经一线系统治疗后疾病无进展的寡转移性非小细胞肺癌患者,局部巩固治疗不仅可以延缓疾病进展,还显著改善了患者的总生存时间。研究者认为,对于寡转移性非小细胞肺癌患者,在系统治疗的基础上,局部巩固治疗可以改变寡转移性非小细胞肺癌患者的自然病程,可能的机制是局部巩固治疗不仅可以提高局部区域控制,还可以降低寡转移性非小细胞肺癌患者的转移速度;另外,局部巩固治疗还可以激活机体的系统抗肿瘤免疫反应(局部消融治疗的异位抗肿瘤效应),从而提高对远处亚临床肿瘤病灶或微转移病灶的控制。

对于晚期非小细胞肺癌患者,尤其是同时性寡转移性非小细胞肺癌患者,在强调对寡转移性肿瘤病灶的局部消融治疗的同时,也应重视对胸部原发肿瘤病灶的局部处理。根据肿瘤寡转移的定义和治疗原则,寡转移性肿瘤患者的局部消融治疗应包括对原发肿瘤病灶的根治性局部治疗。事实上,Nibbe 等人也认为,对寡转移性肿瘤患者而言,原发肿瘤状态是最重要的预后因素。一般而言,相比于单个转移病灶,胸部原发肿瘤病灶的异质性更强,系统治疗后完全缓解率更低,临床症状也更为明显,而且残留的原发肿瘤病灶是继发远处转移的根源。在广泛期小细胞肺癌患者中,荷兰 CHEST 研究结果表明,对于经系统治疗后胸部病灶未达到完全缓解的广泛期小细胞肺癌患者,辅助性胸部放射治疗不仅可以提高对胸部病灶的局部控制,还能改善广泛期小细胞肺癌患者的长期生存时间。对于晚期非小细胞肺癌患者尤其是寡转移性非小细胞肺癌患者,多项回顾性临床研究结果表明,给予经诱导治疗后临床获益的晚期非小细胞肺癌患者胸部病灶积极的局部治疗也可能带来生存获益。

为了进一步明确同时性寡转移性非小细胞肺癌患者胸部病灶积极的局部治疗能否给患者带来生存获益,2017 年我国学者 Li 等人对相关临床研究进行了荟萃分析。这项荟萃分析共收集 7 项发表于 1999—2015 年的回顾性或观察性队列研究,包括 668 例同时性寡转移性非小细胞肺癌患者,其中 227 例(34%)患者胸部病灶接受了积极的局部治疗,局部治疗手段包括外科手术、放射治疗或外科手术联合放射治疗等;就寡转移状态而言,5 项临床研究收集的病例仅有单个器官转移,其中 4 项临床研究所收集的病例仅包括伴发颅脑转移的患者。荟萃分析结果显示,对于同时性寡转移性非小细胞肺癌患者,相比于单纯接受系统治疗的患者,在系统治疗的基础上对胸部原发肿瘤病灶给予积极的局部治疗可以使患者的死亡风险降低 52%(HR=0.48,95%CI 0.39~0.60,$P<0.00001$);汇总分析结果显示,胸部原发肿瘤病灶接受积极的局部治疗组的患者 1 年、2 年、3 年和 4 年生存率分别为 74.9%、52.1%、23.0%、12.6%,而胸部原发肿瘤病灶未接受积极的局部治疗组的患者 1 年、2 年、3 年和 4 年生存率分别为 32.3%、13.7%、3.7%、2.0%;亚组分析结果表明,无论是单个器官还是多个器官转移,无论是孤立性脑转移还是多发性(2~4 个)脑转移,无论是原发肿瘤分期的早(Ⅰ、Ⅱ期)与晚(Ⅲ期),寡转移性非小细胞肺癌患者都能从胸部原发肿瘤病灶积极的局部治疗中取得生存获益。

第 7 节　寡转移性肿瘤患者的预后因素分析

同为寡转移性肿瘤患者,但预后却千差万别。如果可以提前预知寡转移性肿瘤患者的预后,那么不仅可以明确哪些寡转移性肿瘤患者更能从根治性局部治疗中获益,还能使预后不良的寡转移性肿瘤患者避免不必要的治疗。事实上,已知多种因素可以影响寡转移性肿瘤患者的预后,包括临床因素、病理因素和分子生物学因素等。譬如在 2014 年,T. de Vin 等人的回顾性临床研究发现,原发肿瘤的病理类型、寡转移发生时间、转移部位甚至患者性别等因素都显著影响寡转移性肿瘤患者的预后。在 2005—2011 年,共计 309 例转移病灶不超过 5 个的寡转移性肿瘤患者,中位年龄为 63 岁;原发肿瘤以结直肠癌和支气管肺癌为主,各占 33%,乳腺癌占 11%;73% 的患者病理类型为腺癌,非腺癌患者中大部分为鳞癌;37% 的患者为同时性寡转移,转移部位包括颅脑(35%)、淋巴结(29%)、肝脏(25%)、肺(18%)、骨骼(8%)和肾上腺(5%)等;107 例患者接受了颅内转移病灶立体定向放射治疗,209 例患者接受了颅外病灶立体定向放射治疗。结果发现,全组患者的中位生存时间为 24 个月,3 年、4 年、5 年生存率分别为 32%、25% 和 19%;非腺癌、同时性寡转移、颅内转移及男性等均为寡转移性肿瘤患者独立的不良预后因素,伴上述不良预后因素越多的寡转移性肿瘤患者,其预后就越差,其中 52 例不伴上述任何一项不良预后因素的患者中位生存时间达 40 个月(95% CI 24～63 个月),101 例伴有 1 项不良预后因素的患者中位生存时间缩短至 29 个月(95% CI 23～35 个月),95 例伴有 2 项不良预后因素的患者中位生存时间为 23 个月(95% CI 16～29 个月),42 例伴有 3 项不良预后因素的患者中位生存时间仅为 9 个月(95% CI 6～11 个月),而 6 例同时伴有上述所有 4 项不良预后因素的患者中位生存时间更是只有 4 个月(95% CI 1～7 个月)。另外,即使是原发肿瘤类型与寡转移部位均相同的寡转移性肿瘤患者,其预后也不尽相同。2013 年,Michel 等人的荟萃分析发现,同为结直肠癌肺寡转移性肿瘤患者,但无病生存时间长短(HR=1.59,95% CI 1.27～1.98)、肺部转移病灶数目多寡(HR=2.04,95% CI 1.72～2.41)、肺门或(和)纵隔淋巴结转移存在与否(HR=1.65,95% CI 1.35～2.02)及肺部转移病灶手术切除前血清 CEA 浓度高低(HR=1.91,95% CI 1.57～2.32)等因素均显著影响结直肠癌肺寡转移性肿瘤患者的生存时间。

尽管尚存在争议,但总体而言,以下因素都可能显著影响寡转移性肿瘤患者的预后。在临床实践中,对所有寡转移性肿瘤患者实施治疗前,尤其在实施局部消融治疗前,都应充分评估下列因素。

一、原发肿瘤部位

不同部位的原发肿瘤,其发病机制、肿瘤生物学行为、肿瘤微环境状况、临床表现、对机体的影响、系统治疗选择、对系统治疗的反应性等均不同,预后也就不同。而即使是同一临床分期的肿瘤患者,原发肿瘤部位不同,预后也相差巨大。来自美国的流行病学数据表明,同为转移性肿瘤患者,由于其原发肿瘤部位及病理类型不同,总体 5 年生存率最高的达 38%,5 年生存率最低的仅为 4%。同样的,同为寡转移性肿瘤患者,原发肿瘤部位不同,其预后也不同,如肺癌寡转移患者的预后不同于乳腺癌寡转移患者,乳腺癌寡转移患者的预后也不同于前列腺癌寡转移患者。2012 年,Michael 等人的前瞻性临床研究长期随访结果表明,乳腺癌寡转移患者的预后显著优于非乳腺癌寡转移患者,乳腺癌寡转移患者与非乳腺癌寡转移患者的 2 年无进展生存率分别为 36% 和 13%;另外,在全部 39 例乳腺癌寡转移性肿瘤患者中,中位随访时间为 4.5 年,2 年总生存率达 74%,2 年无广泛远处转移生存率为 52%,2 年、4 年和 6 年局部控制率均为 87%,6 年总生存率为 47%,6 年无广泛远处转移生存率为 36%;全部 82 例非乳腺癌寡转移性肿瘤患者(主要为结直肠癌和肺癌寡转移患者)的中位随访时间为1.7年,2年生存率为39%,2年无广泛远处转移生存率为28%,2年、4年和6年局部控制率分别为74%、68%、65%,6年总生存率为9%,6年无广泛远处转移生存率为13%。

2019年,Philip等人的前瞻性Ⅱ期临床研究也发现,原发肿瘤部位显著影响寡转移性肿瘤患者的预后,其中前列腺癌、乳腺癌寡转移患者的预后最好,5年生存率分别为100%和56%,结直肠癌、肺癌寡转移患者的中位生存时间分别为54.4个月和26.8个月,而头颈部鳞癌寡转移患者的预后最差,中位生存时间仅为17.6个月;同时,该研究还发现,寡转移性肿瘤患者经局部消融治疗后,远处失败风险也与原发肿瘤部位密切相关,肺癌寡转移患者经立体定向放射治疗后,中位无远处转移生存时间为5.7个月(95%CI 0~11.4个月),而头颈部鳞癌、结直肠癌、乳腺癌和前列腺癌寡转移患者的中位无远处转移生存时间分别为7.0个月(95%CI 3.5~10.5个月)、10.4个月(95%CI 3.2~17.6个月)、17.7个月(95%CI 6.3~29.1个月)和未达到。另外,即使是转移部位相同的寡转移性肿瘤患者,原发肿瘤部位不同,预后差异也巨大。在1997年国际肺转移登记处的5206例肺寡转移性肿瘤病灶接受手术切除的患者中,相比于其他部位的恶性肿瘤肺寡转移患者,生殖细胞肿瘤肺寡转移患者的预后最好(HR=0.373,95%CI 0.272~0.510),而恶性黑色素瘤肺寡转移患者的预后最差(HR=2.034,95%CI 1.728~2.394)。

二、原发肿瘤病理类型

同为寡转移性肿瘤患者,即使原发肿瘤部位相同,如果病理类型不同,那么预后也不同。一般而言,相比于其他病理类型的恶性肿瘤患者,腺癌患者的预后更好,在原发灶不明的转移性肿瘤患者中,相比于非腺癌患者,腺癌患者的预后更好;同样的,腺癌寡转移患者的预后也优于非腺癌寡转移患者。在上述T. de Vin等人的回顾性临床研究中,恶性黑色素瘤、小细胞肺癌和鳞癌寡转移性肿瘤患者的中位生存时间分别为6个月、9个月、13个月,而所有腺癌寡转移患者的中位生存时间则长达27个月。

即使是同一解剖部位的原发肿瘤寡转移患者,如果病理类型不同,那么预后也不同。例如,2014年Allison等人的荟萃分析发现,同为非小细胞肺癌寡转移患者,肺腺癌寡转移患者的预后显著优于非腺癌寡转移患者($P=0.036$);在验证组患者中,多因素分析发现,相比于肺腺癌寡转移患者,大细胞肺癌寡转移患者的死亡风险增加了2.39倍(HR=2.39,95%CI 1.26~4.51,$P=0.007$);肺鳞癌寡转移患者的死亡风险也增加了1.86倍(HR=1.86,95%CI 1.16~2.98,$P=0.01$);其他病理类型的肺癌寡转移患者的死亡风险更是增加了6.26倍(HR=6.26,95%CI 1.38~28.38,$P=0.017$)。

三、原发肿瘤状态

对原发肿瘤部位和原发肿瘤病理类型相同的寡转移性肿瘤患者而言,原发肿瘤(T)状态(即原发肿瘤是否得到控制)及原发肿瘤负荷大小等均是重要的预后因素,这也是促使Nibbe教授等人将寡复发从寡转移中独立出来的主要原因。按照自寡转移发生至原发肿瘤病灶确诊的时间间隔,可以将寡转移分为同时性寡转移与异时性寡转移,同时性寡转移患者的原发肿瘤病灶往往尚未得到控制甚至尚未接受任何治疗;而异时性寡转移患者的原发肿瘤病灶往往已接受治疗,但在被确诊发生寡转移时,原发肿瘤病灶可以处于控制状态,也可以处于未控制状态;根据 Nibbe 教授的定义,寡复发是寡转移的一种特殊类型,其实质是原发肿瘤病灶处于控制状态的异时性寡转移。相比于寡转移性肿瘤病灶的局部治疗,原发肿瘤病灶根治性局部治疗的难度往往更大,因为相比较而言,原发肿瘤病灶的异质性更强,肿瘤负荷更大,邻近脏器侵犯更明显,且多半伴有区域淋巴结转移。

总体而言,寡复发患者的预后优于原发肿瘤病灶未得到控制的异时性寡转移患者,而异时性寡转移患者的预后又优于同时性寡转移患者。2013 年,Allison 等人进行了一项系统综述,在所收集的 49 项研究中,有 40 项研究报道了寡转移性肿瘤患者的总生存时间数据,而在有详细生存数据的 1855 例寡转移性非小细胞肺癌患者中,大部分患者(1299 例,82%)肺部原发肿瘤病灶处于控制状态。全部患者的中位生存时间介于 5.9 个月至 52 个月,中位生存时间为 14.8 个月,标准差为 9.8 个月;而胸部原发肿瘤病灶处于控制状态的亚组患者中位生存时间介于 6.2 个月至 52 个月,中位生存时间为 19 个月,标准差为 9.7 个月。

除了原发肿瘤本身外,区域淋巴结(N)状况也影响寡转移性肿瘤患者的生存时间。在上述 Allison 等人的系统综述中发现,区域淋巴结转移存在与否是寡转移性非小细胞肺癌患者的一个独立预后因素,N_0 患者的预后优于 N_1 患者,而 N_1 患者的预后又优于 N_2/N_3 患者。另外,2014 年 Allison 等人的荟萃分析也证实,区域淋巴结状况显著影响寡转移性非小细胞肺癌患者的预后,同时性寡转移不伴区域淋巴结转移的非小细胞肺癌患者的 5 年生存率为 36.2%,而同时性寡转移伴区域淋巴结转移的非小细胞肺癌患者的 5 年生存率仅为 13.8%。

四、寡转移发生的时间

尽管同时性寡转移与异时性寡转移之间的时间间隔目前并无一个统一的标准,但一般而言,相同部位的原发肿瘤、相同病理类型的寡转移性肿瘤患者,同时性寡转移患者的预后劣于异时性寡转移患者。2014 年,Allison 等人的荟萃分析表明,异时性寡转移非小细胞肺癌患者的预后显著优于同时性寡转移性非小细胞肺癌患者($P<0.001$)。在该荟萃分析的试验组患者中,多因素分析发现,相比于异时性寡转移,同时性寡转移患者的死亡风险增加了 1.96 倍(HR=1.96,95% CI 1.37~2.79,$P<0.001$);在验证组患者中,多因素分析显示,相比于异时性寡转移患者,同时性寡转移患者的死亡风险增加了 3.02 倍(HR=3.02,95% CI 1.74~5.26,$P<0.001$)。而在 T. de Vin 等人的回顾性临床研究中,115 例患者为同时性寡转移,194 例患者为异时性寡转移,同时性寡转移患者与异时性寡转移患者的中位生存时间分别为 18 个月和 26 个月(HR=1.49,95% CI 1.113~1.996,$P=0.007$)。另外,2013 年 Michel 等人的荟萃分析也发现,同为结直肠癌肺寡转移且肺部寡转移病灶均接受手术切除的患者,自结直肠癌原发肿瘤根治性手术切除至肺部寡转移病灶发生之间的时间间隔越短,其预后就越差(HR=1.59,95% CI 1.27~1.98,$P=0.0109$)。

五、寡转移病灶数目

目前在恶性肿瘤寡转移诊断标准中,转移病灶数目的上限并无一个统一的标准,而多数临床研究将寡转移的诊断标准确定为转移靶器官数目不超过 3 个,累计的转移病灶数目不超过 5 个,但对寡转移性肿瘤患者而言,转移病灶数目与转移病灶负荷大小均显著影响预后。在 2013 年 Michel 等人的结直肠癌肺转移病灶手术切除的系统综述与荟萃分析中,全部 25 项研究中有 20 项研究报道了肺部转移病灶数目与结直肠癌肺转移患者预后之间的关系,多因素分析发现,与孤立性肺转移患者相比,伴多个肺部转移病灶的结直肠癌患者的死亡风险增加了 2.04 倍(HR＝2.04,95％CI 1.72～2.41)。另外,2019 年 Philip 等人的前瞻性Ⅱ期临床研究也发现,与转移病灶不超过 2 个的寡转移性肿瘤患者相比,转移病灶 3 个或 3 个以上的寡转移性肿瘤患者的死亡风险增加了 6.66 倍(HR＝6.66,95％CI 2.52～17.56,P＝0.0001)。

六、寡转移病灶体积

除了转移病灶数目外,转移病灶体积大小或者所有转移病灶累积体积大小也显著影响寡转移性肿瘤患者的预后。在选择立体定向放射治疗的患者中,转移病灶直径大小与肿瘤的局部控制率呈负相关。Rusthoven 等人的研究发现,直径＜3cm 的肝内转移病灶经立体定向放射治疗后 2 年局部控制率高达 100％,而直径≥3cm 的肝内转移病灶经立体定向放射治疗后 2 年局部控制率降至 77％。而在 2012 年 Michael 等人的前瞻性临床研究中,单因素分析结果表明,在非乳腺癌寡转移性肿瘤患者中,接受立体定向放射治疗的寡转移性肿瘤病灶大体肿瘤体积(GTV)总和与寡转移性肿瘤病灶的局部控制率呈负相关,所有转移病灶 GTV 总和与寡转移性肿瘤患者的总生存时间也呈负相关(HR＝1.11,95％CI 1.06～1.15,P＜0.0001)。

七、寡转移发生部位

肿瘤转移具有器官特异性,肿瘤寡转移同样也具有器官特异性,而转移部位不同,患者预后也不同。一般而言,中枢神经系统转移的患者预后最差,尤其是伴发软脑膜转移的患者预后更差。当然,弥漫性的软脑膜转移及弥漫性的胸膜或腹膜转移均不属于寡转移范畴,因为对于弥漫性的软脑膜转移及弥漫性的胸膜或腹膜转移病灶,往往无法实施以根治为目的的局部治疗。中枢神经系统转移的患者之所以预后更差,是因为中枢神经系统转移多继发于其他部位转移(主要是肺转移),伴中枢神经系统转移的患者往往处于病程中的更晚期;另外,颅内肿瘤受颅骨所限,发展空间有限,因而患者的临床症状更重,尤其是威胁生命的症状更为明显,加之受血脑屏障的保护,颅内转移病灶对局部治疗与系统治疗的敏感性更差。2011 年,Sanghavi 等人对 10 个临床中心共计 502 例接受立体定向放射外科治疗的颅内寡转移性肿瘤患者进行了汇总分析,结果显示,全组患者的中位总生存时间仅为 10.7 个月。2014 年,T. de Vin 等人的回顾性临床研究也得出了相似的结果。在这项回顾性临床研究中,35％(107 例)的患者伴有颅内寡转移病灶,伴有颅内寡转移病灶的患者接受立体定向放射治疗后,中位生存时间仅为 11 个月,而不伴颅内转移的寡转移性肿瘤患者中位生存时间则长达 28 个月。

除中枢神经系统转移外,伴肾上腺转移的寡转移性肿瘤患者预后也较差。2008 年,Milano 等人的前瞻性试验性临床研究发现,伴肾上腺转移与不伴肾上腺转移的寡转移性肿瘤患者中位生存时间分别为 5 个月和 24 个月,无论是单因素分析还是多因素分析,P 值均小于 0.0001。另外,同一转移部位,原发肿瘤不同,其预后也不同。例如,同为肝寡转移患者,乳腺癌肝寡转移患者的预后差,而结直肠癌肝寡转移患者的预后就相对较好。转移部位之所以与寡转移性肿瘤患者的预后相关,除了原发肿瘤与继发肿瘤自身的生物学因素外,治疗因素也影响预后。例如,同为骨转移,椎体骨转移的局部控制率就低于骨盆骨转移的局部控制率,因为采用常规放射治疗技术时,脊髓限制了高剂量放射治疗的给予,而骨盆骨可以接受更高生物有效剂量的照射,因而局部控制率更高。但近年来,部分椎体骨转移患者椎体骨转移病灶接受立体定向放射治疗也可取得持久的局部肿瘤控制。

八、局部治疗情况

恶性肿瘤寡转移状态决定了寡转移性肿瘤病灶局部根治性治疗的临床价值,临床上将寡转移性肿瘤病灶的根治性局部治疗手段统称为局部消融治疗(local ablative therapy,LAT),以区别于对晚期肿瘤患者的转移病灶以姑息减症为目的的局部治疗。常用的局部消融治疗手段包括外科手术治疗、放射治疗(主要是立体定向放射治疗/立体定向放射外科)及各种热消融治疗,如射频消融、激光消融、微波消融、冷冻消融与高能超声聚焦消融等。在早期实体瘤的治疗中,往往会对各种局部治疗手段进行前瞻性随机对照临床研究,以比较相互之间的疗效差异,如早期非小细胞肺癌患者外科手术治疗与立体定向放射治疗的比较、早期肝细胞癌患者外科手术治疗与热消融治疗的比较等。总体而言,对于早期实体瘤,各种局部消融治疗手段的局部控制率差异往往不明显,早期实体瘤患者经不同手段的局部根治性治疗后,其生存率也无显著差异。但在对寡转移性肿瘤病灶的局部治疗选择上,有关局部消融治疗手段的直接比较的相关临床研究并不多。2013 年,Joachim 等人的回顾性临床研究发现,肺部寡转移性肿瘤病灶根治性手术切除与立体定向放射治疗相比并无优势,外科手术与立体定向放射治疗对肺部寡转移病灶的 2 年局部控制率分别为 90% 和 94%。但对于寡转移性肿瘤患者的寡转移性肿瘤病灶,选择最理想的局部消融治疗手段尚需前瞻性随机对照临床研究证实。

在目前的临床实践中,立体定向放射治疗是寡转移性肿瘤病灶最常采用的局部消融治疗手段,但同为立体定向放射治疗,不同的机构、不同的临床研究所采取的时间-剂量-分割方式差异较大,而不同的时间-剂量-分割方式与寡转移性肿瘤病灶的局部控制率必然相关。2011 年,Michelle 等人对立体定向放射治疗的单分次等效剂量(single fraction equivalent dose,SFED)对肾细胞癌与恶性黑色素瘤寡转移病灶局部控制率的影响进行了分析,共入组 17 例转移性恶性黑色素瘤患者(累计转移病灶数目 28 个)和 13 例转移性肾细胞癌患者(累计转移病灶数目 25 个),立体定向放射治疗的分割方式为 40~50Gy/5f 或 42~60Gy/3f,其中肺部转移病灶 39 个,肝内转移病灶 11 个,骨骼转移病灶 3 个。将不同的分割方式转换为单分次等效剂量,经中位 28 个月随访后发现,全部寡转移性肿瘤病灶 18 个月的真实局部控制率为 88%;单因素分析结果显示,高分次剂量、高单分次等效剂量 及高生物有效剂量等均与更高的局部控制率相关($P<0.01$,$P=0.06$,$P<0.05$);当 SFED≥45Gy 时,寡转移性肿瘤病灶 24 个月的真实局部控制率达 100%,而当 SFED< 45Gy 时,寡转移性肿瘤病灶 24 个月的真实局部控制率降至 54%;应用肿瘤控制概率 (tumor control probability,TCP)模型分析显示,如果分割次数为 3 次,若要使寡转移性 肿瘤病灶的 2 年局部控制率达到或超过 90%,则处方剂量至少为 48Gy。

但寡转移性肿瘤病灶的局部控制率并非生物有效剂量越大就越好,正如与早期非小 细胞肺癌立体定向放射治疗的结果一样,当生物有效剂量为 100~140Gy 时,即可取得理 想的局部控制率,而当生物有效剂量>140Gy 时,早期非小细胞肺癌病灶的局部控制率不 再进一步提高,相反会显著增加治疗相关的不良反应。另外,有多项研究结果表明,对于 寡转移性肿瘤患者,寡转移性肿瘤病灶的局部控制率的提高并不总是与总生存时间的改 善呈正相关,因为多数寡转移性肿瘤患者的直接死亡原因不是接受过局部消融治疗的寡 转移病灶的进展,而是源于继发新的转移病灶。

九、临床因素

对晚期肿瘤患者而言,体力状况评分是一个独立的预后因素,对寡转移性肿瘤患者亦 如此。性别影响晚期肿瘤患者的预后在多种实体瘤中也已被证实,如非小细胞肺癌、食管 癌、结直肠癌、皮肤恶性黑色素瘤等恶性肿瘤,都是女性患者的预后好于男性患者。同样 的,在寡转移性肿瘤患者中,性别也是一个重要的预后因素,女性寡转移性肿瘤患者的预 后往往优于男性患者。例如,2014 年 T. de Vin 等人的回顾性临床研究中,多因素分析发 现,相比于女性寡转移性肿瘤患者,男性患者的死亡风险增加了 1.401 倍(HR=1.401, 95%CI 1.046~1.877,$P=0.024$)。性别之所以影响晚期肿瘤患者或寡转移性肿瘤患者 的预后,可能是因为与体内激素水平高低、机体免疫系统的性别差异、肿瘤的自然病程及 特定的分子机制等因素相关;另外,相比于女性肿瘤患者,男性肿瘤患者的不良生活方式 更为突出,如吸烟、饮酒等,而研究证实,不良的生活方式可能影响恶性肿瘤的生物学行 为,进而影响晚期肿瘤患者的预后。

十、肿瘤标志物

肿瘤标志物是肿瘤组织或肿瘤细胞由于癌基因及其产物的异常表达所产生的抗原或生 物活性物质,在正常组织或良性疾病中几乎不产生或产生甚微的一类化学物质。肿瘤标志 物常以抗原、酶、激素等代谢产物的形式存在于肿瘤细胞内或宿主体液中,可以间接反映肿 瘤的发生发展过程及癌基因的活化程度。临床上,肿瘤标志物不仅可以用于恶性肿瘤高危 人群的筛查、肿瘤的鉴别诊断,也可用于肿瘤治疗效果的判定并预测预后。对于寡转移性 肿瘤患者,肿瘤标志物也可用于预测患者的预后。例如,2013 年,Michel 等人的荟萃分析发现, 接受根治性手术切除的结直肠癌肺寡转移性肿瘤患者,肺部寡转移病灶手术切除前患者的 血清 CEA 浓度高低显著影响患者的生存时间,与术前血清 CEA 浓度正常的患者相比,术前血清 CEA 浓度升高的患者死亡风险增加了 1.91 倍(HR＝1.91,95％CI 1.57～2.32)。

十一、分子生物学指标

尽管肿瘤寡转移发生的生物学机制尚未被完全阐明,但肿瘤寡转移的发生归根结底取决于原发肿瘤的遗传学改变,并与某些表观遗传学改变(如 miRNA 的异常表达)密切相关。因此,原发肿瘤的分子生物学改变理应是预测寡转移性肿瘤患者预后最直接、最理想的指标。在 2016 年 Anthony 等人的研究中,61 例寡转移性肿瘤患者接受立体定向放射治疗,中位随访时间为 2.3 年,存活患者的中位随访时间长达 6.8 年。结果发现,全组患者的中位生存时间为 2.4 年,2 年和 5 年生存率分别为 57％、32％;亚组分析发现,接受立体定向放射治疗后疾病进展速度缓慢、自初始肿瘤诊断至出现寡转移病灶的间隔时间长、自出现寡转移性肿瘤病灶至开始实施立体定向放射治疗的间隔时间短及原发肿瘤为乳腺癌等因素均与寡转移性肿瘤患者的生存时间改善显著相关;此外,研究者对其中 17 例患者的原发肿瘤标本(包括 12 种不同组织学类型的原发肿瘤)进行了 miRNA 检测,探索性分析发现,三种 miRNA(miRNA-23b,miRNA-449a 与 miRNA-449b)表达水平高低可以预测寡转移性肿瘤患者的预后;研究者利用所获得的系数采用弹性网络回归分析推断出得分高低,根据得分高低可以预测寡转移肿瘤患者的生存时间,在分类评分≥0.56 的患者中,其中位生存时间尚未达到,而在分类评分＜0.56 的患者中,其中位生存时间仅为 1 年,将分类评分≥0.56 的患者与分类评分＜0.56 的患者的中位生存时间进行比较,差异具有统计学意义(P＝0.002)。

另外,肿瘤寡转移虽是临床诊断,但寡转移来自微转移,虽然循环肿瘤细胞检测阳性与否不影响肿瘤寡转移的诊断,但循环肿瘤细胞或循环肿瘤 DNA 存在与否及循环肿瘤细胞数目多少与分类是否影响寡转移性肿瘤患者的预后尚不得而知。现有的研究结果表明,循环肿瘤细胞水平与肿瘤患者的预后密切相关。例如,2017 年 Zhang 等人的研究发现,对于可手术切除的三阴性乳腺癌患者,循环肿瘤细胞阳性率和循环肿瘤细胞数目都与三阴性乳腺癌患者的临床分期、淋巴结转移状况等呈显著正相关;相比于基线循环肿瘤细胞数目＜5/7.5ml 的患者,基线及术后第 3 天、术后第 7 天循环肿瘤细胞数目＞5/7.5ml 的患者 3 年总生存率及 3 年无病生存率更低,P 值分别为 0.005 和 0.003。

第 8 节　肿瘤寡转移研究领域存在的问题

寡转移概念提出距今已有 20 余年,但在临床上肿瘤寡转移概念并未被肿瘤界广泛接受,部分肿瘤学专家依然怀疑肿瘤寡转移状态及肿瘤寡转移的存在。怀疑肿瘤寡转移状态及肿瘤寡转移的存在最直接的原因在于肿瘤寡转移状态是由肿瘤转移光谱假说推断出来的,肿瘤寡转移也是由 Samuel Hellman 教授和 Ralph Weichselbaum 教授共同引申出来的一个医学术语,无论是在实验室还是在临床上,均未发现肿瘤寡转移克隆或肿瘤广泛转移克隆亚群的存在。尽管目前的研究趋向于认为肿瘤寡转移的存在主要取决于肿瘤的遗传学或表观遗传学的改变,尤其是多种 miRNA 表达水平与寡转移的发生、发展及转归等呈显著的相关性,但 miRNA 种类繁多、功能复杂,现有的研究也发现,同一 miRNA 在不同类型的肿瘤中功能并不相同,甚至相左。因此,有关肿瘤寡转移的基础研究尤其是肿瘤寡转移的发生机制有待进一步加强,肿瘤寡转移状态的存在还需要有更为直接的证据证实。

即使对肿瘤寡转移状态与肿瘤寡转移的存在深信不疑,临床上对肿瘤寡转移的定义及诊断标准也存在很大的争议。在目前的临床实践中,不同中心、不同临床研究对肿瘤寡转移的定义与诊断标准很不一致,包括转移病灶数目、转移靶器官数目等均无统一标准。以转移病灶数目而言,有些临床研究将肿瘤寡转移仅定义为单个病灶转移,而有些临床研究对转移病灶数目并不设定限制,认为只要是所有转移病灶都能接受以根治为目的的局部治疗,都属于寡转移范畴。另外,临床上对同时性寡转移与异时性寡转移的时间间隔也没有一个统一的截断值,有些临床研究将这个截断值定义为 2 个月,有些临床研究则将这个截断值标注为 6 个月。此外,寡转移是基于临床诊断,但寡转移的临床诊断标准也不统一,PET/CT 并未作为诊断寡转移的强制性检查手段,对颅内转移瘤的诊断也并非都采取颅脑增强磁共振检查。

局部消融治疗本是寡转移性肿瘤病灶最重要的治疗手段之一,这也是将寡转移性肿瘤患者从传统分期意义上的晚期肿瘤患者中遴选出来的最重要的临床意义所在,但临床上对寡转移性肿瘤患者寡转移病灶实施局部消融治疗的临床价值依然存在颇多怀疑,对局部消融治疗的不良反应也不乏诟病之声。而对寡转移性肿瘤患者寡转移病灶的局部消融治疗的临床意义持怀疑态度,最根本的原因还是目前临床上缺乏多中心前瞻性随机对照临床研究结果证实局部消融治疗的价值。目前寡转移性肿瘤患者寡转移病灶局部消融治疗价值的依据主要来自回顾性队列研究、少数几项前瞻性随机对照 Ⅱ 期临床研究及对这些临床研究所做的系统综述或荟萃分析。尽管现有的临床研究结果显示,相比于传统单纯的系统治疗,局部消融治疗的参与确实改善了寡转移性肿瘤患者的预后,但正是因为缺乏大宗病例的前瞻性随机对照临床研究结果的证实,依然有学者坚定地认为,局部消融治疗对寡转移性肿瘤患者的生存获益可能源于选择偏倚,而并非真正得益于局部消融治疗本身。事实上,现有的多数临床研究所入选的寡转移性肿瘤病例一般都是体力状态良好、年龄相对较轻、伴发疾病少、肿瘤负荷较低、无病生存时间较长的患者,理论上拥有这些临床特征的晚期肿瘤患者预后本就相对较好,这些患者即使能够长期生存,也不能完全肯定是源于局部消融治疗的价值,其完全可能是因为上述临床因素或者源于肿瘤自身的惰性生物学行为。临床上,符合寡转移诊断的晚期肿瘤患者不接受侵袭性的局部治疗、仅接受单纯系统治疗而获得长期生存的也并非偶然现象;另外,也有临床研究结果显示,对寡转移性肿瘤患者寡转移病灶实施根治性局部治疗并未带来额外的长期生存获益。

此外,对于寡转移性肿瘤患者,局部治疗与系统治疗并重是治疗的基本原则,但对同时性寡转移性肿瘤患者是先给予系统治疗还是先给予局部治疗,对诱导性寡转移性肿瘤患者局部消融治疗何时干预,对异时性寡转移或寡复发患者局部消融治疗后是否需要辅助性系统治疗等问题目前并无明确结论;局部消融治疗联合系统治疗的安全性如何,其不良反应是否叠加也有待进一步阐明;具体到特定的寡转移性肿瘤患者特定的寡转移病灶更适合何种局部消融治疗也不得而知,更关键的是,哪些寡转移性肿瘤患者从局部消融治疗中获益最多,或者最能从何种局部消融治疗中获益也有待进一步探讨;当然,是否存在生物标志物或者哪些生物标志物可以更精准地预测寡转移性肿瘤患者的预后,也是未来肿瘤寡转移研究领域的关键。

参考文献

[1] Riihimaki M, Thomsen H, Sundquist K, et al. Clinical landscape of cancer metastases [J]. Cancer Med, 2018, 7(11): 5534-5542.

[2] Hellman S, Weichselbaum R R. Oligometastases [J]. J Clin Oncol, 1995, 13(1): 8-10.

[3] Parikh R B, Cronin A M, Kozono D E, et al. Definitive primary therapy in patients presenting with oligometastatic non-small cell lung cancer [J]. Int J Radiat Oncol Biol Phys, 2014, 89(4): 880-887.

[4] Yano T, Okamoto T, Haro A, et al. Local treatment of oligometastatic recurrence in patients with resected non-small cell lung cancer [J]. Lung Cancer, 2013, 82(3): 431-435.

[5] Dorn P L, Meriwether A, Lemieux M, et al. Patterns of distant failure and progression in breast cancer: implications for the treatment of oligometastatic disease [J]. Int J Radiat Oncol Biol Phys, 2011, 81(2): S643-S643.

[6] Gadd M A, Casper E S, Woodruff J M, et al. Development and treatment of pulmonary metastases in adult patients with extremity soft tissue sarcoma [J]. Ann Surg, 1993, 218(6): 705-712.

[7] Levy A, Hendriks L E L, Berghmans T, et al. MA25. 01 EORTC Lung Cancer Group survey to define synchronous oligometastatic disease in NSCLC [J]. J Thorac Oncol, 2018, 13(10): S445-S446.

[8] Levy A, HendriksL E L, Berghmans T, et al. EORTC Lung Cancer Group survey on the definition of NSCLC synchronous oligometastatic disease [J]. Eur J Cancer, 2019, 122: 109-114.

[9] Dingemans A, Hendriks L E L, Berghmans T, et al. MA25. 02 searching for a definition of synchronous oligometastatic (sOMD)-NSCLC: aconsensus from thoracic oncology experts [J]. J Thorac Oncol, 2018, 13(10): S446.

[10] Guckenberger M, Lievens Y, Bouma A B, et al. Characterisation and classification of oligometastatic disease: a European Society for Radiotherapy and Oncology and European Organisation for Research and Treatment of Cancer consensus

recommendation [J]. Lancet Oncol, 2020, 21(1): e18-e28.

[11] Ashworth A B, Senan S, Palma D A, et al. An individual patient data metaanalysis of outcomes and prognostic factors after treatment of oligometastatic non-small-cell lung cancer [J]. Clin Lung Cancer, 2014, 15(5): 346-355.

[12] Niibe Y, Hayakawa K. Oligometastases and oligo-recurrence: the new era of cancer therapy [J]. Jpn J Clin Oncol, 2010, 40(2): 107-111.

[13] Pienta K J, Robertson B A, Coffey D S, et al. The cancer diaspora: metastasis beyond the seed and soil hypothesis [J]. Clin Cancer Res, 2013, 19(21): 5849-5855.

[14] Kosari F, Parker A S, Kube D M, et al. Clear cell renal cell carcinoma: gene expression analyses identify a potential signature for tumor aggressiveness [J]. Clin Cancer Res, 2005, 11(14): 5128-5139.

[15] Iacobuzio-Donahue C A, Fu B, Yachida S, et al. *DPC*4 gene status of the primary carcinoma correlates with patterns of failure in patients with pancreatic cancer [J]. J Clin Oncol, 2009, 27(11): 1806-1813.

[16] Lussier Y A, Xing H R, Salama J K, et al. MicroRNA expression characterizes oligometastasis(es) [J]. PLoS One, 2011, 6(12): e28650.

[17] Rusthoven K E, Hammerman S F, Kavanagh B D, et al. Is there a role for consolidative stereotactic body radiation therapy following first-line systemic therapy for metastatic lung cancer? A patterns-of-failure analysis [J]. Acta Oncol, 2009, 48(4): 578-583.

[18] Attia C G, Fei N, Almubarak M, et al. Patterns of disease progression to checkpoint inhibitor immunotherapy in patients with stage IV non-small cell lung cancer [J]. J Med Imaging Radiat Oncol, 2020, 64(6): 866-872.

[19] Uhlig J, Case M D, Blasberg J D, et al. Comparison of survival rates after a combination of local treatment and systemic therapy vs systemic therapy alone for treatment of stage IV non-small cell lung cancer [J]. JAMA Netw Open, 2019, 2 (8): e199702.

[20] Punglia R S, Morrow M, Winer E P, et al. Local therapy and survival in breast cancer [J]. N Engl J Med, 2007, 356(23): 2399-2405.

[21] Poortmans P. Postmastectomy radiation in breast cancer with one to three involved lymph nodes: ending the debate [J]. Lancet, 2014, 383(9935): 2104-2106.

[22] Ranck M C, Golden D W, Corbin K S, et al. Stereotactic body radiotherapy for the treatment of oligometastatic renal cell carcinoma [J]. Am J Clin Oncol, 2013, 36(6): 589-595.

[23] Mitry E, Fields A L, Bleiberg H, et al. Adjuvant chemotherapy after potentially curative resection of metastases from colorectal cancer: a pooled analysis of two

randomized trials [J]. J Clin Oncol, 2008, 26(30): 4906-4911.

[24] Rubin P. Comment: are metastases curable? [J]. JAMA, 1968, 204(7): 612-613.

[25] Bartlett E K, Simmons K D, Wachtel H, et al. The rise in metastasectomy across cancer types over the past decade [J]. Cancer, 2015, 121(5): 747-757.

[26] Kanas G P, Taylor A, Primrose J N, et al. Survival after liver resection in metastatic colorectal cancer: review and meta-analysis of prognostic factors [J]. Clin Epidemiol, 2012, 4:283-301.

[27] Creasy J M, Sadot E, Koerkamp B G, et al. Actual 10-year survival after hepatic resection of colorectal liver metastases: what factors preclude cure? [J]. Surgery, 2018, 163(6): 1238-1244.

[28] Bergenfeldt M, Jensen B V, Skjoldbye B, et al. Liver resection and local ablation of breast cancer liver metastases—a systematic review [J]. Eur J Surg Oncol, 2011, 37(7): 549-557.

[29] Wei M, Shi S, Hua J, et al. Simultaneous resection of the primary tumour and liver metastases after conversion chemotherapy versus standard therapy in pancreatic cancer with liver oligometastasis: protocol of a multicentre, prospective, randomised phase Ⅲ control trial (CSPAC-1) [J]. BMJ Open, 2019, 9 (12): e033452.

[30] Pastorino U, Buyse M, Friedel G, et al. Long-term results of lung metastasectomy: prognostic analyses based on 5206 cases [J]. J Thorac Cardiovasc Surg, 1997, 113(1): 37-49.

[31] Casiraghi M, De Pas T, Maisonneuve P, et al. A 10-year single-center experience on 708 lung metastasectomies: the evidence of the "international registry of lung metastases" [J]. J Thorac Oncol, 2011, 6(8): 1373-1378.

[32] Religioni J, Orlowski T. Surgical treatment of metastatic diseases to the lung [J]. Kardiochir Torakochirurgia Pol, 2020, 17(2): 52-60.

[33] Petersen R P, Hanish S I, Haney J C, et al. Improved survival with pulmonary metastasectomy: an analysis of 1720 patients with pulmonary metastatic melanoma [J]. J Thorac Cardiovasc Surg, 2007, 133(1): 104-110.

[34] Patchell R A, Tibbs P A, Walsh J W, et al. A randomized trial of surgery in the treatment of single metastases to the brain [J]. N Engl J Med, 1990, 322(8): 494-500.

[35] Tanvetyanon T, Robinson L A, Schell M J, et al. Outcomes of adrenalectomy for isolated synchronous versus metachronous adrenal metastases in non-small-cell lung cancer: a systematic review and pooled analysis [J]. J Clin Oncol, 2008, 26 (7): 1142-1147.

[36] Howell G M, Carty S E, Armstrong M J, et al. Outcome and prognostic factors

after adrenalectomy for patients with distant adrenal metastasis [J]. Ann Surg Oncol, 2013, 20(11): 3491-3496.

[37] Moreno P, De La Quintana Basarrate A, Musholt T J, et al. Laparoscopy versus open adrenalectomy in patients with solid tumor metastases: results of a multicenter European study [J]. Gland Surg, 2020, 9(Suppl 2): S159-S165.

[38] Borras J M, Barton M, Grau C, et al. The impact of cancer incidence and stage on optimal utilization of radiotherapy: methodology of a population based analysis by the ESTRO-HERO project [J]. Radiother Oncol, 2015, 116(1): 45-50.

[39] Garcia-Barros M, Paris F, Cordon-Cardo C, et al. Tumor response to radiotherapy regulated by endothelial cell apoptosis [J]. Science, 2003, 300(5622): 1155-1159.

[40] Corrales L, Glickman L H, Mcwhirter S M, et al. Direct activation of STING in the tumor microenvironment leads to potent and systemic tumor regression and immunity [J]. Cell Rep, 2015, 11(7): 1018-1030.

[41] Lewis S L, Porceddu S, Nakamura N, et al. Definitive stereotactic body radiotherapy (SBRT) for extracranial oligometastases: An International Survey of >1000 Radiation Oncologists [J]. Am J Clin Oncol, 2017, 40(4): 418-422.

[42] Dagan R, Lo S S, Redmond K J, et al. A multi-national report on stereotactic body radiotherapy for oligometastases: patient selection and follow-up [J]. Acta Oncol, 2016, 55(5): 633-637.

[43] Alongi F, Mazzola R, Figlia V, et al. Stereotactic body radiotherapy for lung oligometastases: literature review according to PICO criteria [J]. Tumori, 2018, 104(3): 148-156.

[44] Lodeweges J E, Klinkenberg T J, Ubbels J F, et al. Long-term outcome of surgery or stereotactic radiotherapy for lung oligometastases [J]. J Thorac Oncol, 2017, 12(9): 1442-1445.

[45] Andratschke N, Alheid H, Allgauer M, et al. The SBRT database initiative of the German Society for Radiation Oncology (DEGRO): patterns of care and outcome analysis of stereotactic body radiotherapy (SBRT) for liver oligometastases in 474 patients with 623 metastases [J]. BMC Cancer, 2018, 18(1): 283.

[46] Ohri N, Tome W A, Mendez Romero A, et al. Local control after stereotactic body radiation therapy for liver tumors [J]. Int J Radiat Oncol Biol Phys, 2021, 110(1): 188-195.

[47] Hall W A, Stapleford L J, Hadjipanayis C G, et al. Stereotactic body radiosurgery for spinal metastatic disease: an evidence-based review [J]. Int J Surg Oncol, 2011, 2011:979214.

[48] Tseng C L, Soliman H, Myrehaug S, et al. Imaging-based outcomes for 24 Gy in 2 daily fractions for patients with de novo spinal metastases treated with spine

stereotactic body radiation therapy (SBRT) [J]. Int J Radiat Oncol Biol Phys，2018，102(3)：499-507.

[49] Erler D，Brotherston D，Sahgal A，et al. Local control and fracture risk following stereotactic body radiation therapy for non-spine bone metastases [J]. Radiother Oncol，2018，127(2)：304-309.

[50] Thureau S，Marchesi V，Vieillard M H，et al. Efficacy of extracranial stereotactic body radiation therapy (SBRT) added to standard treatment in patients with solid tumors (breast，prostate and non-small cell lung cancer) with up to 3 bone-only metastases：study protocol for a randomised phase Ⅲ trial (STEREO-OS) [J]. BMC Cancer，2021，21(1)：117.

[51] Gunjur A，Duong C，Ball D，et al. Surgical and ablative therapies for the management of adrenal 'oligometastases'-a systematic review [J]. Cancer Treat Rev，2014，40(7)：838-846.

[52] Ippolito E，D'angelillo R M，Fiore M，et al. SBRT：a viable option for treating adrenal gland metastases [J]. Rep Pract Oncol Radiother，2015，20(6)：484-490.

[53] Konig L，Hafner M F，Katayama S，et al. Stereotactic body radiotherapy (SBRT) for adrenal metastases of oligometastatic or oligoprogressive tumor patients [J]. Radiat Oncol，2020，15(1)：30.

[54] Choi C W，Cho C K，Yoo S Y，et al. Image-guided stereotactic body radiation therapy in patients with isolated para-aortic lymph node metastases from uterine cervical and corpus cancer [J]. Int J Radiat Oncol Biol Phys，2009，74 (1)：147-153.

[55] Ito M，Kodaira T，Koide Y，et al. Role of high-dose salvage radiotherapy for oligometastases of the localised abdominal/pelvic lymph nodes：a retrospective study [J]. BMC Cancer，2020，20(1)：540.

[56] Burkon P，Selingerova I，Slavik M，et al. Stereotactic body radiotherapy for lymph node oligometastases：Real-World Evidence from 90 Consecutive Patients [J]. Front Oncol，2020，10：616494.

[57] Wang X，Zamdborg L，Ye H，et al. A matched-pair analysis of stereotactic body radiotherapy (SBRT) for oligometastatic lung tumors from colorectal cancer versus early stage non-small cell lung cancer [J]. BMC Cancer，2018，18(1)：962.

[58] Sutera P，Clump D A，Kalash R，et al. Initial results of a multicenter phase 2 trial of stereotactic ablative radiation therapy for oligometastatic cancer [J]. Int J Radiat Oncol Biol Phys，2019，103(1)：116-122.

[59] Palma D A，Olson R，Harrow S，et al. Stereotactic ablative radiotherapy versus standard of care palliative treatment in patients with oligometastatic cancers (SABR-COMET)：a randomised，phase 2，open-label trial [J]. Lancet，2019，393

（10185）：2051-2058.

[60] Palma D A, Olson R, Harrow S, et al. Stereotactic ablative radiotherapy for the comprehensive treatment of oligometastatic cancers: Long-Term Results of the SABR-COMET Phase II Randomized Trial [J]. J Clin Oncol, 2020, 38 (25): 2830-2838.

[61] Poon I, Erler D, Dagan R, et al. Evaluation of definitive stereotactic body radiotherapy and outcomes in adults with extracranial oligometastasis [J]. JAMA Netw Open, 2020, 3(11): e2026312.

[62] Salama J K, Hasselle M D, Chmura S J, et al. Stereotactic body radiotherapy for multisite extracranial oligometastases: final report of a dose escalation trial in patients with 1 to 5 sites of metastatic disease [J]. Cancer, 2012, 118 (11): 2962-2970.

[63] Lehrer E J, Singh R, Wang M, et al. Safety and survival rates associated with ablative stereotactic radiotherapy for patients with oligometastatic cancer: A Systematic Review and Meta-analysis [J]. JAMA Oncol, 2021, 7(1): 92-106.

[64] Livraghi T, Solbiati L, Meloni F, et al. Percutaneous radiofrequency ablation of liver metastases in potential candidates for resection: the "test-of-time approach" [J]. Cancer, 2003, 97(12): 3027-3035.

[65] Meijerink M R, Puijk R S, Van Tilborg A, et al. Radiofrequency and microwave ablation compared to systemic chemotherapy and to partial hepatectomy in the treatment of colorectal liver metastases: A Systematic Review and Meta-Analysis [J]. Cardiovasc Intervent Radiol, 2018, 41(8): 1189-1204.

[66] Puijk R S, Ruarus A H, Vroomen L, et al. Colorectal liver metastases: surgery versus thermal ablation (COLLISION)-a phase III single-blind prospective randomized controlled trial [J]. BMC Cancer, 2018, 18(1): 821.

[67] Schlijper R C, Grutters J P, Houben R, et al. What to choose as radical local treatment for lung metastases from colo-rectal cancer: surgery or radiofrequency ablation? [J]. Cancer Treat Rev, 2014, 40(1): 60-67.

[68] Zhong J, Palkhi E, Ng H, et al. Long-term outcomes in percutaneous radiofrequency ablation for histologically proven colorectal lung metastasis [J]. Cardiovasc Intervent Radiol, 2020, 43(12): 1900-1907.

[69] Fong Y, Fortner J, Sun R L, et al. Clinical score for predicting recurrence after hepatic resection for metastatic colorectal cancer: analysis of 1001 consecutive cases [J]. Ann Surg, 1999, 230(3): 309-318; discussion 318-321.

[70] Hallet J, Sa Cunha A, Adam R, et al. Factors influencing recurrence following initial hepatectomy for colorectal liver metastases [J]. Br J Surg, 2016, 103(10): 1366-1376.

［71］ Ruers T，Punt C，Van Coevorden F，et al. Radiofrequency ablation combined with systemic treatment versus systemic treatment alone in patients with non-resectable colorectal liver metastases：a randomized EORTC Intergroup phase Ⅱ study （EORTC 40004）［J］. Ann Oncol，2012，23(10)：2619-2626.

［72］ Ruers T，Van Coevorden F，Punt C J，et al. Local treatment of unresectable colorectal liver metastases：results of a randomized phase Ⅱ trial［J］. J Natl Cancer Inst，2017，109(9)：

［73］ Ratti F，Cipriani F，Fiorentini G，et al. Evolution of surgical treatment of colorectal liver metastases in the real world：Single Center Experience in 1212 Cases［J］. Cancers (Basel)，2021，13(5)：1178.

［74］ Petrelli F，Comito T，Barni S，et al. Stereotactic body radiotherapy for colorectal cancer liver metastases：a systematic review［J］. Radiother Oncol，2018，129(3)：427-434.

［75］ Treasure T，Farewell V，Macbeth F，et al. Pulmonary Metastasectomy Versus Continued Active Monitoring in Colorectal Cancer（PulMiCC）：a multicentre randomised clinical trial［J］. Trials，2019，20(1)：718.

［76］ Gonzalez M，Poncet A，Combescure C，et al. Risk factors for survival after lung metastasectomy in colorectal cancer patients：a systematic review and meta-analysis ［J］. Ann Surg Oncol，2013，20(2)：572-579.

［77］ Zabaleta J，Iida T，Falcoz P E，et al. Individual data meta-analysis for the study of survival after pulmonary metastasectomy in colorectal cancer patients：a history of resected liver metastases worsens the prognosis［J］. Eur J Surg Oncol，2018，44 (7)：1006-1012.

［78］ Jingu K，Matsushita H，Yamamoto T，et al. Stereotactic radiotherapy for pulmonary oligometastases from colorectal cancer：A Systematic Review and Meta-Analysis［J］. Technol Cancer Res Treat，2018，17：1533033818794936.

［79］ Yamamoto T，Niibe Y，Matsumoto Y，et al. Analyses of local control and survival after stereotactic body radiotherapy for pulmonary oligometastases from colorectal adenocarcinoma［J］. J Radiat Res，2020，61(6)：935-944.

［80］ Yu H A，Sima C S，Huang J，et al. Local therapy with continued EGFR tyrosine kinase inhibitor therapy as a treatment strategy in EGFR-mutant advanced lung cancers that have developed acquired resistance to EGFR tyrosine kinase inhibitors ［J］. J Thorac Oncol，2013，8(3)：346-351.

［81］ Weickhardt A J，Scheier B，Burke J M，et al. Local ablative therapy of oligoprogressive disease prolongs disease control by tyrosine kinase inhibitors in oncogene-addicted non-small-cell lung cancer［J］. J Thorac Oncol，2012，7(12)：1807-1814.

[82] Hu F, Xu J, Zhang B, et al. Efficacy of local consolidative therapy for oligometastatic lung adenocarcinoma patients harboring epidermal growth factor receptor mutations [J]. Clin Lung Cancer, 2019, 20(1): e81-e90.

[83] Xu Q, Zhou F, Liu H, et al. Consolidative local ablative therapy improves the survival of patients with synchronous oligometastatic NSCLC harboring EGFR activating mutation treated with first-line EGFR-TKIs [J]. J Thorac Oncol, 2018, 13(9): 1383-1392.

[84] Wang X, Bai Y F, Zeng M. First-line tyrosine kinase inhibitor with or without aggressive upfront local radiation therapy in patients with EGFRm oligometastatic non-small-cell lung cancer: Interim Results of a Randomized Phase Ⅲ, Open-Label Clinical Trial (SINDAS) (NCT02893332) [J]. Int J Radiat Oncol Biol Phys, 2020, 108(3):e81.

[85] Widder J, Klinkenberg T J, Ubbels J F, et al. Pulmonary oligometastases: metastasectomy or stereotactic ablative radiotherapy? [J]. Radiother Oncol, 2013, 107(3): 409-413.

[86] Ashworth A, Rodrigues G, Boldt G, et al. Is there an oligometastatic state in non-small cell lung cancer? A systematic review of the literature [J]. Lung Cancer, 2013, 82(2): 197-203.

[87] Gomez D R, Blumenschein G R Jr., Lee J J, et al. Local consolidative therapy versus maintenance therapy or observation for patients with oligometastatic non-small-cell lung cancer without progression after first-line systemic therapy: a multicentre, randomised, controlled, phase 2 study [J]. Lancet Oncol, 2016, 17(12): 1672-1682.

[88] Slotman B J, Van Tinteren H, Praag J O, et al. Use of thoracic radiotherapy for extensive stage small-cell lung cancer: a phase 3 randomised controlled trial [J]. Lancet, 2015, 385(9962): 36-42.

[89] Li D, Zhu X, Wang H, et al. Should aggressive thoracic therapy be performed in patients with synchronous oligometastatic non-small cell lung cancer? A meta-analysis [J]. J Thorac Dis, 2017, 9(2): 310-317.

[90] De Vin T, Engels B, Gevaert T, et al. Stereotactic radiotherapy for oligometastatic cancer: a prognostic model for survival [J]. Ann Oncol, 2014, 25(2): 467-471.

[91] Milano M T, Katz A W, Zhang H, et al. Oligometastases treated with stereotactic body radiotherapy: long-term follow-up of prospective study [J]. Int J Radiat Oncol Biol Phys, 2012, 83(3): 878-886.

[92] Stinauer M A, Kavanagh B D, Schefter T E, et al. Stereotactic body radiation therapy for melanoma and renal cell carcinoma: impact of single fraction equivalent dose on local control [J]. Radiat Oncol, 2011, 6: 34.

[93] Wong A C, Watson S P, Pitroda S P, et al. Clinical and molecular markers of

long-term survival after oligometastasis-directed stereotactic body radiotherapy (SBRT) [J]. Cancer, 2016, 122(14): 2242-2250.

[94] Zhang Y, Lv Y, Niu Y, et al. Role of circulating tumor cell (CTC) monitoring in evaluating prognosis of triple-negative breast cancer patients in China [J]. Med Sci Monit, 2017, 23:3071-3079.

第 2 章　肿瘤脑转移及脑转移性肿瘤的放射治疗

第 1 节　恶性肿瘤脑转移概述

恶性肿瘤脑转移(brain metastases)是指颅外恶性肿瘤细胞经各种途径转运至颅内组织,并在颅内组织中继续生长,形成颅内继发性恶性肿瘤的过程。因此,颅内转移性肿瘤(intracranial metastatic disease,IMD)又称颅内继发性恶性肿瘤(intracranial secondary disease,ISD),以与颅内原发性恶性肿瘤相区别。在成人中,脑转移性肿瘤是颅内最常见的恶性肿瘤类型,其发病率远高于颅内原发性恶性肿瘤,一般而言,前者是后者的 3~10 倍。在所有恶性肿瘤幸存者中,8.5%~9.6% 的恶性肿瘤患者伴有颅内转移,而颅内原发性恶性肿瘤患者仅占同时期新发的恶性肿瘤病例总数的 1.4%。脑转移性肿瘤的发病年龄高峰为 65~74 岁,在这个年龄段人群中,脑转移性肿瘤的年发病率达 53.7/10 万;在 14 岁及以下儿童中,脑转移性肿瘤的年发病率(1.5/10 万)远低于颅内原发性恶性肿瘤的年发病率(5.47/10 万)。对恶性肿瘤患者而言,脑转移是一场灾难性事件,任何恶性肿瘤患者一旦发生脑转移,往往意味着已处于病程的终末期。事实上,在同一类型、同一分期的晚期恶性肿瘤患者中,伴有脑转移的患者中位生存时间往往低于不伴脑转移的患者。未经治疗的脑转移性肿瘤患者自然生存时间仅为 4~6 周,脑转移性肿瘤患者的总体病死率接近 100%。同时,脑转移也是恶性肿瘤患者最主要的直接致死因素之一,1/3~1/2 的脑转移性肿瘤患者死于脑转移本身。除了较高的致死率外,脑转移事件往往还伴有很高的致残率,严重影响恶性肿瘤患者的认知功能和生活质量,并损害其尊严。

几乎所有的脑转移均源自血行转移,血行转移主要经由动脉途径(肺动脉—左心—颈动脉)转移至颅内,也可通过静脉途径(如通过椎静脉丛,即 Batson 静脉丛)转移至颅内。颅内血流显著影响颅内转移病灶的空间分布,由于颅内大动脉在大脑实质的白质和灰质交汇处突然变细,从而导致肿瘤栓子被陷入颅内大动脉的终末端,源于此,典型的脑转移常发生于大脑实质的白质与灰质交汇处。临床上,大约 80% 的颅内转移发生于大脑半球,10%~15% 的颅内转移发生于小脑幕下的小脑或脑干,还有 5% 的颅内转移发生于脑膜,俗称癌性脑膜炎。除了血流因素外,颅内转移性肿瘤的好发部位还与原发肿瘤类型乃至原发肿瘤的分子亚型密切相关。综合文献资料表明,尽管小脑幕下转移远较小脑幕上转移少见,但原发性肺癌、乳腺癌和胃肠道恶性肿瘤(尤其是结直肠癌)最好发小脑幕下转移，而恶性黑色素瘤和软组织肉瘤脑转移却很少发生在小脑幕以下部位。2021 年，Dou 等人回顾性分析了 1102 例脑转移性肿瘤患者共计 4365 个颅内转移病灶在颅内的空间分布情况，基于磁共振体素映射（voxel-wise mapping）方法进一步证实了上述现象；同时，该研究还发现，小脑幕下脑转移患者典型的临床病理特征包括年轻、男性、肺神经内分泌肿瘤和肺鳞癌、原发肿瘤增殖指数高（Ki-67 指数高）等；而相比于小脑幕上脑转移患者，幕下脑转移患者的预后更差，幕下脑转移也是接受外科手术治疗的脑转移性肿瘤患者一个独立的预后不良因素（HR＝1.473，95％CI 1.055～2.058，P＝0.023）。

即使是相同部位的原发肿瘤，不同分子分型脑转移好发部位也不尽相同。2017 年，Sunghyon 等人通过对 100 例不同分子亚型乳腺癌脑转移患者颅内转移病灶的空间分布进行分析后发现，三阴性乳腺癌患者（n＝24）脑转移病灶通常均匀地分布于颅内；而 HER2 阳性型乳腺癌患者（n＝48）与管腔型（luminal 型）乳腺癌患者（n＝28）脑转移病灶则主要分布于枕叶和小脑内，与 HER2 阳性型和管腔型乳腺癌脑转移病灶的空间分布显著不同，三阴性乳腺癌脑转移病灶更多分布于额叶、边缘区和顶叶等部位（P＜0.05）。熟知不同类型或不同分子亚型的恶性肿瘤脑转移病灶空间分布的差异不仅有助于对脑转移性肿瘤患者的鉴别诊断，还将为全脑预防性放射治疗的剂量调整提供重要的参考依据。不同类型的原发肿瘤或相同类型但不同分子亚型的原发肿瘤脑转移病灶的空间分布不同，可能是因为存在尚未被阐明的分子机制，但也不排除可能是源于其他因素，如有人认为胃肠道恶性肿瘤（尤其是结直肠癌）脑转移之所以好发于小脑幕下，可能是通过 Batson 静脉丛逆行转移所致；而恶性黑色素瘤鲜有幕下转移，则可能是因为恶性黑色素瘤脑转移不依赖 VEGF；另外，小脑幕上与幕下的血管密度、血流动力学以及氧含量不同也可能影响不同类型原发肿瘤或相同类型、不同分子亚型的原发肿瘤脑转移病灶的空间分布；而与小脑幕上脑转移不同，小脑幕下脑转移的好发部位更倾向于高灌注区。

颅内转移病灶数目或颅内转移病灶累积体积不仅影响颅内转移病灶对局部治疗手段的选择，也显著影响脑转移性肿瘤患者的预后，而颅内转移病灶数目与所采用的检查手段的敏感性显著相关。在 CT 诊断时代，50％的颅内转移瘤患者为单发转移；而在 MRI 诊断时代，只有 25％～30％的颅内转移瘤患者为单发转移。临床上，习惯将颅内转移病灶数目不超过 3 个（1～3 个）的脑转移称为有限脑转移（limited metastases）；但日本学者 Yamamoto 等人认为，有限脑转移患者颅内转移病灶数目或体积不应该是固定的，关键是看颅内转移病灶是否都适合接受立体定向放射外科治疗。在他们看来，有限脑转移指颅内转移病灶数目较少，或颅内转移病灶的累积体积较小，单纯接受立体定向放射外科治疗后，其治疗效果至少与接受全脑放射治疗相当；但相比于接受全脑放射治疗，接受立体定向放射外科治疗可对患者的神经认知功能提供更好的保护，对于符合这一条件的脑转移性肿瘤患者，不论颅内转移病灶数目多少或累积体积多大，均应视作有限脑转移患者。同时，美国放射学会（American College of Radiology，ACR）又将仅有一个颅内转移病灶的脑转移性肿瘤患者区分为单个脑转移患者和孤立性脑转移患者，前者是指颅外病灶［包括原发肿瘤病灶或（和）颅外转移病灶］未得到控制，而颅内仅有单个转移病灶的脑转移性肿瘤患者；后者是指颅外病灶（包括原发肿瘤病灶和颅外转移病灶）均得到控制，且颅内仅有单个转移病灶的脑转移性肿瘤患者。临床上，50％以上的脑转移性肿瘤患者颅内转移病灶数目超过 3 个，其中颅内转移病灶数目局限在 4～8 个的，称为弥漫多发脑转移；颅内转移病灶数目 9 个或 9 个以上的，称为粟粒性脑转移（miliary metastasis，MiM）或癌性脑炎（carcinomatous encephalitis）。

恶性肿瘤脑转移发生的时间与脑转移性肿瘤患者的预后密切相关，临床上根据颅内转移病灶被确诊的时间与原发肿瘤被确诊的时间间隔，将脑转移性肿瘤患者区分为同时性脑转移患者、异时性脑转移患者和前驱性脑转移患者。临床上大部分（约 70％）脑转移发生在原发肿瘤被确诊一段时间后，这类脑转移被称为异时性脑转移（metachronous presentation brain metastases）；部分（不到 30％）脑转移发生在原发肿瘤被确诊的同时，即为同时性脑转移（synchronous presentation brain metastases）；还有一部分脑转移性肿瘤患者，脑转移发生在原发肿瘤被确诊前，甚至是原发肿瘤病灶始终不明，这类脑转移被称为前驱性脑转移（precocious presentation brain metastases）。事实上，临床上以脑转移作为首发症状的恶性肿瘤患者并不罕见。同时性脑转移与异时性脑转移的时间间隔一般以 3 个月为界，即在原发肿瘤被确诊后 3 个月或 3 个月以内发现的脑转移被称为同时性脑转移，而在原发肿瘤被确诊后 3 个月以上才发现的脑转移被称为异时性脑转移。一般而言，相比于同时性脑转移患者，异时性脑转移患者的预后更好，但也不尽然，譬如有研究发现，伴有 EGFR 基因敏感突变的晚期非小细胞肺癌患者，在基线时就存在脑转移的患者相比于在表皮生长因子受体小分子酪氨酸激酶抑制剂（EGFR-TKIs）治疗期间进展为脑转移的患者预后更好。

脑转移是恶性肿瘤患者常见的并发症之一，几乎所有的恶性肿瘤均可发生脑转移，但在临床上，67％～80％的脑转移病例来自肺癌、乳腺癌和恶性黑色素瘤，相较而言，前列腺癌、头颈部鳞癌、非恶性黑色素瘤皮肤癌和食管癌则很少转移至颅内。不同类型的恶性肿瘤患者脑转移的发生风险相差巨大，而同一类型的恶性肿瘤患者，临床分期早晚与分子表型差异也显著影响脑转移的发生风险，甚至患者的年龄与性别等因素都与脑转移的发生风险显著相关。近年来，随着对恶性肿瘤脑转移警惕性的提高、脑转移诊断技术的改进及恶性肿瘤患者整体治疗效果的改善，使得脑转移性肿瘤的发病率逐年上升，尤其是无症状的脑转移病例越来越多。大体而言，大约 20％被确诊的恶性肿瘤患者在整个病程中将发生脑转移，而尸检统计发现的脑转移发生率更是高达 40％，远高于临床诊断的脑转移发生率。也就是说，恶性肿瘤患者脑转移的真实发生率远高于临床诊断率，因为对绝大多数初始诊断时无中枢神经系统症状的恶性实体瘤患者，各临床指南与诊疗规范并不都常规推荐采用颅脑 MRI 进行筛查；另外，许多临床研究仅报道恶性肿瘤患者初始诊断时脑转移的发生情况，而并不统计患者在整个病程中累积的脑转移发生情况。初始诊断无脑转移的不同类型实体瘤患者，在其病程中继发脑转移的中位时间是不同的，如初始无脑转移的肺癌患者继发脑转移的中位时间为 11 个月，而初始无脑转移的乳腺癌患者继发脑转移的中位时间则长达 44 个月。

临床上脑转移性肿瘤的真实发生率很难有一个准确的数字，而各种文献资料报道的脑转移性肿瘤的发生率差异较大，这可能与对脑转移性肿瘤患者的数据收集方法不同或统计脑转移的时间节点不同有关,临床报道的脑转移性肿瘤的发生率可能来自患者的死亡证明、医院记录或肿瘤登记等。另外,有些文献资料报道的是脑转移性肿瘤的年发病率(annual incidence of brain metastasis),而有些文献资料报道的是脑转移性肿瘤的患病率(prevalence incidence of brain metastasis)。脑转移性肿瘤的年发病率是指在特定人群中,每一年新发的脑转移性肿瘤患者的人数。总体而言,脑转移性肿瘤的年发病率为3.0/10 万~14.3/10 万,高于颅内原发性恶性肿瘤的年发病率(约为 6/10 万)。脑转移性肿瘤的患病率是指在特定人群中,有多少人是伴有脑转移的肿瘤患者,包括新诊断的脑转移性肿瘤患者,也包括既往确诊而目前尚存活的脑转移性肿瘤患者。在临床实践中,不管是肿瘤科医师,还是恶性肿瘤患者本人,可能都不太关注脑转移性肿瘤的年发病率或者患病率,他们更想知道的是,一旦被确诊为某种恶性肿瘤,那么在患者整个有生之年,发生脑转移的概率是多少。

美国一项以人群为基础的流行病学研究结果表明,8.5%~15.0%的恶性肿瘤患者在其病程中将发生伴有临床症状的脑转移。2012 年,Faith 等人基于疾病控制与预防中心及监测、流行病学和最终结果(Surveillance,Epidemiology, and End Results,SEER)的数据,对 2007 年全美所有被确诊的浸润性恶性肿瘤患者的脑转移发生情况进行了分析。在2007 年,全美共确诊 1497926 例原发性恶性肿瘤(浸润性恶性肿瘤)病例,其中 15 种常见的恶性肿瘤病例占全部新发恶性肿瘤病例的 80%(共计 1194286 例),而在这 15 种常见的恶性肿瘤病例的整个病程中,共计 69325 例病例最终发生了脑转移,这意味着在 2007 年全美新发的全部浸润性恶性肿瘤病例中,大约有 6%的病例在其余生中发生了脑转移;在所有恶性肿瘤病例的整个病程中,脑转移发生风险最高的依次是肺癌、肾细胞癌、恶性黑色素瘤、乳腺癌和非霍奇金淋巴瘤,这五类肿瘤的脑转移发生率分别为 19.9%、7.0%、6.9%、5.1%及 4.2%;而在整个 2007 年确诊的全部 209969 例肺癌病例中,有 41784 例病例最终发生了脑转移;在整个 2007 年确诊的全部 208973 例乳腺癌病例中,有 10658 例病例最终发生了脑转移;脑转移性肿瘤病例数大约是同时期颅内原发性恶性肿瘤病例数的3 倍。

2017 年 Daniel 等人的研究被认为是美国第一个采用全部 SEER 数据用于恶性肿瘤脑转移流行病学调查的研究。在 2010—2013 年 1302166 例初始诊断的颅外非血液系统恶性肿瘤患者中,217687 例患者在初始诊断时就伴发远处脏器转移,其中 26430 例患者伴发脑转移,意味着在全部初始诊断的颅外非血液系统恶性肿瘤患者中,脑转移的发生率为 2.0%,而在全部初始诊断的转移性颅外非血液系统恶性肿瘤患者中,脑转移的发生率为 12.1%;在全部初始诊断的颅外非血液系统恶性肿瘤患者中,小细胞肺癌患者脑转移的发生风险最高,其次分别为肺腺癌和其他非特指的肺癌,脑转移的发生率分别为15.8%、14.4%、12.8%;而在初始诊断的全部乳腺癌、肾细胞癌和恶性黑色素瘤患者中,脑转移的发生率分别仅为 0.4%、1.5%、0.7%;但在初始诊断为转移性的颅外非血液系统恶性肿瘤患者中,恶性黑色素瘤患者脑转移的发生风险最高,脑转移的发生率达28.2%,其次分别为肺腺癌(26.8%)、非特指的非小细胞肺癌(25.6%)、小细胞肺癌(23.5%)、肺鳞癌(15.9%)、支气管肺泡癌(15.5%)和肾细胞癌(10.8%);另外,据此推断,在全美每年新发的恶性肿瘤患者中,将有 23598 例(95%CI 23297~23899)患者伴发脑转移。

无论是非小细胞肺癌,还是小细胞肺癌,中枢神经系统都是最好发的转移部位之一,加之肺癌人口基数巨大,因此临床上近一半的脑转移源自原发性肺癌。总体而言,在初始诊断的非小细胞肺癌患者中,10%的患者已发生脑转移,而在整个病程中,20%~65%的非小细胞肺癌患者将继发脑转移;在初始诊断的小细胞肺癌患者中,15%的患者已发生脑转移,40%~50%的患者在诊疗过程中因脑转移而治疗失败,而生存时间超过 2 年的小细胞肺癌患者,其中有 60%~80%的患者将继发脑转移。初始诊断时的病理类型、临床分期、患者的年龄与性别等因素均显著影响肺癌患者脑转移的发生风险。2016 年,美国医疗保险监测、流行病学和最终结果(SEER)对初始诊断时尚未发生远处转移的非小细胞肺癌患者其病程中脑转移的发生风险进行了长期随访。在这项研究中,收集 1973—2011 年来自底特律大都市经初始诊断的非转移性(临床Ⅰ—Ⅲ期)肺癌患者共计 34681 例,其中 30446 例患者为非小细胞肺癌,4235 例患者为小细胞肺癌。在长达 39 年的随访期间,累积有 9%的非小细胞肺癌患者发生了脑转移,其中大细胞肺癌患者脑转移的发生风险最高,达 12%;肺腺癌患者脑转移的发生风险次之,为 11%。无论是大细胞肺癌患者,还是肺腺癌患者,其累积的脑转移发生率均远高于肺鳞癌患者的 6%(OR=0.54,95%CI 0.49~0.59,$P<0.0001$);相比于男性非小细胞肺癌患者,女性患者脑转移的发生风险增加 17%,女性患者与男性患者累积的脑转移发生率分别为 10%和 8%(OR=0.83,95%CI 0.77~0.90,$P<0.0001$);初始诊断时年龄越小的肺癌患者,累积的脑转移发生风险就越高,在 20~39 岁年龄段的非小细胞肺癌患者中,累积的脑转移发生率高达 19%,远高于 80 岁以上年龄段人群的 3%($P<0.0001$);初始诊断时无区域淋巴结转移的早期非小细胞肺癌患者累积的脑转移发生率为 7%,远低于初始诊断时伴有区域淋巴结转移的局部晚期非小细胞肺癌患者的 11%(OR=1.55,95%CI 1.43~1.69,$P<0.0001$)。此外,在初始诊断时未发生远处转移的小细胞肺癌患者中,累积有 18%的患者发生了脑转移;而在小细胞肺癌患者中,累积的脑转移发生风险与患者的性别或人种无显著相关性,但初始诊断时患者的年龄依然显著影响累积的脑转移的发生风险,初始诊断时年龄越小,累积的脑转移发生风险就越高,在 20~39 岁、40~50 岁和 60~79 岁三个年龄段的小细胞肺癌人群中,累积的脑转移发生率分别为 25%、23%、17%,均远高于 80 岁以上年龄段人群的 5%($P<0.0001$)。

总体而言,乳腺癌患者脑转移的发生风险低于肾细胞癌、恶性黑色素瘤患者;但是,由于乳腺癌发病率高,人口基数大,因此在全部脑转移性肿瘤病例中,乳腺癌脑转移病例数仅次于肺癌脑转移病例数。在上述 Faith 等人的流行病学研究中,在整个随访期间,乳腺癌患者累积的脑转移发生率为 5.1%,低于肾细胞癌患者的 7.0%和恶性黑色素瘤患者的 6.9%,但总共有 10658 例乳腺癌患者被诊断出脑转移,远高于肾细胞癌的 3470 例和恶性黑色素瘤的 4119 例。与乳腺癌脑转移发生风险相关的因素主要包括患者的年龄、肿瘤分级、雌孕激素受体状况、淋巴结阳性率及 HER2 表达状况等。相比于管腔型乳腺癌患者,HER2 阳性型与三阴性乳腺癌患者的脑转移发生风险要高得多,在全部 HER2 阳性型及三阴性乳腺癌患者中,20%～30%的患者在其病程中发生脑转移,而在转移性 HER2 阳性型乳腺癌患者中,脑转移的发生风险超过 50%,在转移性三阴性乳腺癌患者中,25%～46%的患者继发脑转移。2021 年,Li 等人对来自我国国家癌症中心数据库的资料进行了分析,2003—2015 年,在 2087 例初始诊断为转移性乳腺癌患者中,4.3%(90/2087)的患者伴有脑转移,自诊断为乳腺癌至发生脑转移的中位时间为 19.6 个月(0～181 个月),其中激素受体阳性 HER2 阴性型乳腺癌患者自诊断为乳腺癌至发生脑转移的中位时间最长,达 36 个月,HER2 阳性型和三阴性乳腺癌患者自诊断为乳腺癌至发生脑转移的中位时间分别为 14.6 个月、11.8 个月;在初始诊断为转移性乳腺癌患者中,激素受体阳性 HER2 阴性型、HER2 阳性型和三阴性乳腺癌患者脑转移的发生率分别为 2.5%(27/1099)、7.2%(42/581)、5.2%(21/407);多元逻辑分析发现,HER2 阳性(OR=2.38,95% CI 1.40～4.04,P<0.0001)、三阴性(OR=1.89,95% CI 1.02～3.51,P=0.005)及同时转移至骨骼、肝脏和肺(OR=3.23,95% CI 1.52～6.87,P=0.002)等因素均显著增加初始诊断为转移性乳腺癌患者的脑转移发生风险;全组患者自诊断脑转移后的中位生存时间为 23.7 个月,其中激素受体阳性 HER2 阴性型乳腺癌脑转移患者的生存时间最长,达 30.9 个月,激素受体阳性 HER2 阳性型、激素受体阴性 HER2 阳性型和三阴性乳腺癌脑转移患者的中位生存时间分别为 27.7 个月、18.0 个月、16.9 个月。总之,该研究首次证明,在初始诊断为远处转移的乳腺癌患者中,HER2 阳性型与三阴性乳腺癌患者脑转移的发生风险最高,对初始诊断为远处转移的 HER2 阳性型乳腺癌患者,应考虑行颅脑磁共振筛查,以排除脑转移的存在。

在转移性实体瘤患者中,恶性黑色素瘤是脑转移发生风险最高的恶性肿瘤之一。尽管 2017 年 Cagney 等人以人群为基础的流行病学研究结果表明,在初始诊断的所有期别的恶性黑色素瘤患者中,脑转移的发生率仅为 0.7%,但在初始诊断的转移性颅外非血液系统恶性肿瘤患者中,恶性黑色素瘤患者脑转移的发生率最高,达 28.2%。在转移性恶性黑色素瘤患者的整个病程中,有高达 37%的患者发生脑转移,而尸检统计发现,55%～75%的恶性黑色素瘤患者伴有脑转移,从而使得脑转移成为恶性黑色素瘤患者最主要的致死因素。在初始无脑转移的恶性黑色素瘤患者中,临床分期越晚,脑转移的发生风险就越高。在 2020 年 Haydu 等人的研究中,研究者对来自美国和澳大利亚两大恶性黑色素瘤研究中心,共计 1918 例临床分期为Ⅲ期的恶性黑色素瘤患者,经中位 70.2 个月随访后发现,累积有 711 例(37.1%)患者发生了远处转移,其中 3.9%的患者首次发生远处转移时仅有中枢神经系统转移而无颅外转移,1.8%的患者首次发生远处转移时既有颅内转移又伴颅外转移,31.4%的患者仅有颅外转移而无颅内转移;在整个随访期间,共有 16.7%的患者发生了颅内转移,1 年、2 年和 5 年累积颅内转移发生率分别为 3.6%(95% CI 2.9%～4.6%)、9.6%(95% CI 8.3%～11.0%)、15.8%(95% CI 14.1%～17.6%);多变量和条件分析结果显示,患者的性别、年龄、美国癌症联合委员会(American Joint Committee on Cancer,AJCC)分期、原发肿瘤部位及原发肿瘤有丝分裂率等因素均显著影响临床分期为Ⅲ期的恶性黑色素瘤患者脑转移的发生风险。

早在 100 多年前,人们就认识到肿瘤转移具有器官特异性,尽管肿瘤脑转移的确切生物学机制目前并不十分明确,但大量基础与临床研究结果表明,肿瘤的某些分子生物学特性与脑转移的发生风险高低显著相关。例如,相比于 EGFR 基因野生型的非小细胞肺癌患者,EGFR 基因突变阳性的非小细胞肺癌患者脑转移的发生风险更高,甚至 EGFR 基因的突变亚型与脑转移发生的模式也存在相关性。有研究发现,相比于 EGFR 基因 21 号外显子 L858R 点突变的非小细胞肺癌患者,EGFR 基因 19 号外显子缺失的非小细胞肺癌患者更易出现颅内粟粒状转移病灶。2014 年,韩国癌症中心医院对 2005—2011 年连续收治的 314 例肺腺癌患者的 EGFR 基因突变状况与脑转移发生之间的关系进行了分析。在全组患者中,43.9% 的患者伴有 EGFR 基因敏感突变,其中 57.2% 的患者为 EGFR 基因 19 号外显子缺失,37.0% 的患者为 EGFR 基因 21 号外显子 L858R 点突变,其余 5.8% 的患者为 EGFR 基因 18 号外显子 G719X 点突变;153 例患者在初始诊断时即伴有远处转移,其中 51 例(33.3%)患者伴有脑转移,102 例(66.7%)患者仅有颅外转移而无颅内转移。分析发现,在初始诊断的肺腺癌患者中,EGFR 基因突变状况与其是否发生转移及发生转移的部位显著相关。在未发生远处转移的肺腺癌患者中,EGFR 基因敏感突变率为 39.8%;在仅有颅外转移而无颅内转移的肺腺癌患者中,EGFR 基因敏感突变率为 40.2%;而在伴有颅内转移的肺腺癌患者中,EGFR 基因敏感突变率高达 64.7%。不论是与无远处转移的肺腺癌患者相比,还是与仅伴颅外转移的肺腺癌患者相比,伴有脑转移的肺腺癌患者 EGFR 基因突变频率更高,其差异均具有统计学意义(P 值分别为 0.005 和 0.004);多因素分析发现,EGFR 基因敏感突变会显著增加肺腺癌患者颅内转移风险(OR $=3.83,95\%$CI $1.72\sim8.55,P=0.001$),但 EGFR 基因敏感突变与肺腺癌患者颅外转移风险的高低无显著相关性(OR$=1.73,95\%$CI $0.94\sim3.30,P=0.079$);另外,对接受根治性手术切除的 133 例肺腺癌患者进行长期随访后发现,相比于 EGFR 基因无突变的肺腺癌患者,EGFR 基因敏感突变的肺腺癌患者累积的脑转移发生风险增加 4.49 倍(HR$=4.49,95\%$CI $1.20\sim16.80,P=0.026$)。

EGFR 基因敏感突变或 ALK-EML4 融合基因阳性被认为是非小细胞肺癌患者脑转移发生风险增加的重要因素,但 EGFR 基因敏感突变显著增加肺腺癌患者脑转移的发生风险的确切机制尚未被阐明。不过一般而言,EGFR 基因敏感突变的非小细胞肺癌患者脑转移的发生风险高并不仅仅是因为 EGFR 基因敏感突变的肺癌细胞"笨"(有人将驱动基因阳性的肺癌称为"笨肿瘤",将驱动基因阴性的肺癌称为"聪明的肿瘤"),也不仅仅是因为 EGFR 基因敏感突变的非小细胞肺癌患者的生存时间更长,从而导致脑转移累积的发生风险增加。事实上,EGFR 基因敏感突变增加脑转移发生风险有其潜在的分子生物学基础。研究发现,EGFR 基因敏感突变可能通过增加 CUGBP1 到 C/EBPβ mRNA 结合能力,上调 C/EBPβ-LIP 的表达,从而导致脑转移发生风险增加;此外,EGFR 基因敏感突变也可通过磷脂酰肌醇 3-激酶(phosphoinositide 3-kinase,PI3K)/蛋白激酶 B(AKT)和磷脂酶 Cγ 下游通路,增强肺癌细胞的浸润能力而增加脑转移的发生风险;当然,EGFR 基因敏感突变也可通过活化 MET/MAPK 信号通路来增加脑转移的发生风险;另外,还有研究发现,EGFR 基因敏感突变可通过活化 STAT3 信号通路来增加脑转移的发生风险。

另外,恶性黑色素瘤脑转移发生风险高也可能存在相应的分子生物学基础。2014

年,Chen 等人研究发现,伴有 PI3K/AKT 信号通路活化的恶性黑色素瘤患者发生脑转移的风险更高,研究者认为 PI3K/AKT 可能作为恶性黑色素瘤脑转移患者潜在的治疗靶点。此外,有研究还发现,在某些脑转移发生风险整体较低的恶性肿瘤患者中,伴有特殊基因改变的患者脑转移的发生风险异常增加。例如,2019 年 Elena 等人的回顾性临床研究共收集 2011 年 1 月 1 日至 2018 年 1 月 31 日 4515 例卵巢癌患者,结果仅 46 例患者被诊断出脑转移,脑转移的发生率仅为 1%;在全部 4515 例卵巢癌患者中,10% 的患者被检测出乳腺癌相关基因(breast cancer-related gene,BRCA)基因突变,37% 的患者 BRCA 基因为野生状态,其余 51% 的患者 BRCA 基因状况不明或未进行检测;在伴有 BRCA 基因突变的卵巢癌患者中,脑转移的发生率高达 3%,而在 BRCA 基因野生型的卵巢癌患者中,脑转移的发生率仅为 0.6%;估计在卵巢癌确诊后 5 年内,BRCA 基因突变型卵巢癌患者累积的脑转移发生率将高达 5.7%,而 BRCA 基因野生型卵巢癌患者累积的脑转移发生率仅为 1.4%(HR = 4.44,95% CI 1.97～10.0,P＜0.0001)。这就意味着与无 BRCA 基因突变的卵巢癌患者相比,伴 BRCA 基因突变的卵巢癌患者脑转移的发生风险将增加 4.44 倍。因此,尽管卵巢癌患者整体脑转移的发生风险很低,但在临床上,对于伴有 BRCA 基因突变的卵巢癌患者,仍应警惕其继发脑转移。

第 2 节　脑转移性肿瘤患者的预后评估

　　脑转移性肿瘤是一类高度异质性的疾病,不同的脑转移性肿瘤患者,原发肿瘤类型、分子生物学特征、临床表现、颅内转移病灶发生部位、脑转移瘤数目与体积、脑转移发生时间,以及患者年龄、性别、体力状况评分、伴发疾病、颅外疾病控制状况等均不尽相同。正是基于上述因素,不同的脑转移性肿瘤患者的预后差异巨大,尽管总体上脑转移性肿瘤患者的生存时间十分有限,但依然有少数脑转移性肿瘤患者可以获得长期生存。在对脑转移性肿瘤患者实施治疗前,准确评估其预后具有重要的临床意义,因为预期寿命是决定脑转移性肿瘤患者临床治疗策略的一个重要因素。一般而言,对于预后差、预期生存时间短的脑转移性肿瘤患者,可能仅适合使用单纯的最佳支持对症治疗,过度的抗肿瘤治疗不仅不会带来额外的生存获益,相反还徒增患者的负担,浪费医疗资源;而对于预后佳、预期生存时间长的患者,应给予积极的局部或系统抗肿瘤治疗并联合最佳支持对症治疗,尽可能避免治疗不足,贻误最佳治疗时机,损害患者的利益。

　　预后因素(prognostic factor)是指能预测疾病某种结局发生的时间与概率,或者能改变结局发生进程与概率的因素。一个准确的预后指标可以在实施治疗前对患者进行预后分类,并能对患者的治疗策略选择给予指导,而无关于治疗结果。对脑转移性肿瘤患者而言,已知多种因素会影响其预后,既包括肿瘤因素,也包括患者自身的原因。此外,治疗选择也影响患者预后。具体而言,与脑转移性肿瘤患者预后相关的因素主要包括患者的体力状况、年龄、性别,原发肿瘤部位、组织学亚型、分子生物学特征、颅内转移病灶部位、颅内转移病灶的数目或颅内转移病灶累积体积、颅外疾病控制情况,以及是否接受局部或系统治疗等。基于上述预后因素，临床上为脑转移性肿瘤患者构建了多种预后评估系统，这些预后评估系统不仅可以用于指导脑转移性肿瘤患者治疗策略的选择，还可以为将来的临床研究提供重要依据。

一、递归分隔分析

美国肿瘤放射治疗协作组（Radiation Therapy Oncology Group，RTOG）的递归分隔分析（recursive partitioning analysis，RPA）是临床上用于预测脑转移性肿瘤患者预后的第一个预后评估系统。20世纪90年代，人们发现外科手术与立体定向放射外科的参与提高了颅内转移性肿瘤的局部控制率，并改善了脑转移性肿瘤患者的总生存时间，但这种局部控制率的提高和生存时间的改善究竟是源于治疗本身还是由病例选择偏倚所致却备受争议。基于此，1997年，Laurie等人对RTOG 79-16、RTOG 85-28及RTOG 89-05这三项随机对照临床研究中脑转移性肿瘤患者的临床特征、肿瘤情况和治疗因素与脑转移性肿瘤患者预后的关系进行了分析，目的是客观地评估新的治疗手段在脑转移性肿瘤患者中的价值。在全部1276例脑转移性肿瘤患者中，有1200例患者的信息资料完整，符合入组标准，其中61%的患者为支气管肺癌脑转移，60%的患者原发肿瘤处于控制状态，61%的患者仅有颅内转移而无颅外转移，84%的患者体力状况KPS评分≥70分，30%的患者年龄≥65岁。结果共筛选出21个变量可供分析，分别是：①患者相关因素，包括年龄、体力状况评分、神经功能和神经系统症状与体征等因素。②肿瘤相关因素，包括原发肿瘤病理类型、原发肿瘤状态（处于控制状态还是未控状态）、是否同时伴有颅外转移、颅内转移病灶数目及自原发肿瘤被确诊至发生颅内转移的时间间隔等；在RTOG 79-16研究中，还包括颅内转移病灶是否伴有占位效应、是否伴有中心坏死、脑中线是否有偏移、是否伴有卫星病灶及卫星病灶的部位与体积等因素。③治疗相关因素，包括颅内转移病灶是否接受过手术切除、放射治疗的总剂量、第一次随访时评估的放射治疗效果等因素。采用递归分隔法对各个变量与预后之间的关系进行分析，通过比较各个经分隔的变量对预后影响的程度来建立递归分析的树状结构。经层层递归分隔分析后最终发现，根据脑转移性肿瘤患者的年龄、体力状况评分、原发肿瘤是否处于控制状态及是否伴有颅外转移这四个参数，可以将接受全脑放射治疗的脑转移性肿瘤患者分为预后截然不同的三个级别，其中预后最好的第一阶层（class 1）患者应同时满足以下条件：KPS评分≥70分、年龄<65岁、原发肿瘤处于控制状态且无颅外转移。符合所有上述条件的脑转移性肿瘤患者预后最好，中位生存时间长达7.1个月；而KPS评分<70分的脑转移性肿瘤患者，不论患者的年龄大小、原发肿瘤是否得到控制及是否伴有颅外转移等，这类脑转移性肿瘤患者的预后最差，为第三阶层（class 3），其中位生存时间仅为2.3个月；而介于第一阶层和第三阶层之间的患者为第二阶层（class 2），这类患者的KPS评分必须不低于70分，而患者的年龄可以在65岁及以上，也可以在65岁以下，原发肿瘤可处于控制状态，也可处于未控状态，可以无颅外转移也可伴有颅外转移，也就是说，这类患者虽然KPS评分≥70分，但不同时具备年龄<65岁、原发肿瘤处于控制状态且无颅外转移病灶等条件，其预后居中，中位生存时间为4.2个月。

尽管脑转移性肿瘤患者的预后存在显著的异质性,但 RTOG 通过对脑转移性肿瘤患者潜在的预后因素进行递归分割分析后发现,基于患者的体力状况评分、年龄、是否同时存在颅外转移及原发肿瘤是否得到控制这四个参数,可以较为准确地将脑转移性肿瘤患者的预后分为高、中、低三个不同的层级,为脑转移性肿瘤患者的预后预测及临床治疗策略的选择提供了重要依据。其后,为了进一步验证 RPA 预后评估系统对脑转移性肿瘤患者预后预测的准确性,人们在全球范围内开展了多项验证试验,其中 RTOG 91-04 是一项随机对照Ⅲ期临床研究,目的是比较脑转移性肿瘤患者全脑加速超分割放射治疗与全脑加速放射治疗的疗效差异。该研究共入组 445 例脑转移性肿瘤患者,所有入组的患者 KPS 评分均不低于 70 分,因此在这项研究中也就不存在 RPA 预后评估系统中预后最差的那组患者。结果发现,在 RTOG 91-04 研究中,符合 RPA 预后评估系统中 class 1 条件的患者,经颅脑放射治疗后中位生存时间为 6.2 个月,1 年生存率为 29%,与初始 RPA 数据库 class 1 组患者(中位生存时间 7.1 个月、1 年生存率 32%)相比,差异无统计学意义($P=0.72$);在 RTOG 91-04 研究中,符合 RPA 预后评估系统中 class 2 条件的患者,经颅脑放射治疗后中位生存时间为 3.8 个月,1 年生存率为 12%,与初始 RPA 数据库 class 2 组患者(中位生存时间 4.2 个月、1 年生存率 16%)相比,差异也无统计学意义($P=0.22$)。

尽管 RTOG 的 RPA 预后评估系统用于脑转移性肿瘤患者的预后预测一开始就存在不少争议,如在 RPA 预后评估系统中,年龄被认为是脑转移性肿瘤患者的一个独立预后因素,但颅内转移病灶数目并不显著影响脑转移性肿瘤患者的预后。即便如此,与之后出现的其他预后评估系统相比,如放射外科评分指数(Score Index for Radiosurgery,SIR)和脑转移瘤基本评分(Basic Score for Brain Metastases,BSBM),RPA 预后评估系统对脑转移性肿瘤患者的预后预测的准确性均不处于劣势。因此,在脑转移性肿瘤全脑放射治疗时代,RTOG 的 RPA 预后评估系统在预测脑转移性肿瘤患者的预后及临床治疗决策的选择方面发挥了巨大的作用。

二、分级预后评估

由于 RPA、SIR 与 BSBM 等预后评估系统在预测脑转移性肿瘤患者的预后方面均存在一定的局限性,且其后进行的 RTOG 95-08 研究发现,颅内转移病灶数目也显著影响脑转移性肿瘤患者的预后,相比于伴有 2～3 个颅内转移病灶的患者,仅伴单个颅内转移病灶的患者预后更好,并发现全脑放射治疗基础上联合应用立体定向放射外科治疗与单纯全脑放射治疗相比,仅改善了孤立性脑转移患者的生存时间,而对伴有 2～3 个颅内转移病灶的患者,全脑放射治疗基础上联合应用立体定向放射外科补量照射并未带来额外的生存获益。基于此,2008 年,Sperduto 等人提出了新的脑转移性肿瘤预后评估系统,即分级预后评估(The Graded Prognostic Assessment,GPA)系统。GPA 系统的临床依据来自 RTOG 79-16、RTOG 85-28、RTOG 89-05、RTOG 91-04 及 RTOG 95-08 这五项随机对照临床研究,通过对 1960 例脑转移性肿瘤患者潜在的预后因素进行综合分析,结果发现,患者的年龄、体力状况、颅内转移病灶数目及颅外病灶控制情况等均显著影响脑转移性肿瘤患者的预后,而每一个独立的预后因素又能不同程度地影响脑转移性肿瘤患者的预后。

具体而言,GPA 系统分别就脑转移性肿瘤患者的年龄大小、体力状况评分高低、颅内转移病灶数目多少及颅外病灶(包括原发病灶或颅外转移病灶)存在与否四项指标对脑转移性肿瘤患者预后影响的程度进行粗略的定量分析,也就是量化每一项独立的预后指标,其中年龄>60 岁的患者计 0 分,年龄 50~60 岁的患者计 0.5 分,年龄<50 岁的患者计1 分;KPS 评分<70 分的患者计 0 分,KPS 评分为 70~80 分的患者计 0.5 分,KPS 评分为 90~100 分的患者计 1 分;同时伴有颅外病灶的患者计 0 分,颅外病灶得到完全控制的患者计 1 分;颅内转移病灶数目>3 个的患者计 0 分,颅内转移病灶数目为 2~3 个的患者计 0.5 分,单发颅内转移的患者计 1 分。对于每位脑转移性肿瘤患者,四项独立的预后指标得分之和即为该患者的最终预后评分,最低分为 0 分,最高分为 4 分,得分之和越高的患者预后就越好。根据四项指标得分之和的高低,GPA 系统将脑转移性肿瘤患者分为四个不同的预后分级组别,即 0~1 分组、1.5~2.5 分组、3.0 分组和 3.5~4.0 分组,其中0~1分组的患者预后最差,1.5~2.5 分组的患者预后次之,3.0 分组的患者预后较好,3.5~4.0 分组的患者预后最好。在五项临床研究全部 1960 例脑转移性肿瘤患者中,GPA 评分为 0~1 分组的患者中位生存时间仅为 2.6 个月,1.5~2.5 分组的患者中位生存时间为 3.8 个月,3.0 分组的患者中位生存时间为 6.9 个月,3.5~4.0 分组的患者中位生存时间达 11.0 个月,各组间患者的中位生存时间的差异均有统计学意义($P<$ 0.0001)。对上述五项随机对照临床研究共 1960 例脑转移性肿瘤患者分别采用 RPA、SIR、BSBM 及 GPA 等预后评估系统进行分析后发现,相比于 SIR、BSBM 系统,RPA、GPA 系统能更好地反映脑转移性肿瘤患者的预后,而与 RPA、SIR、BSBM 系统相比,GPA 系统对脑转移性肿瘤患者的预后评估更为客观,定量性更好,使用更便捷,也更好记。

2013 年,Delphine 等人通过对 777 例脑转移性肿瘤患者的预后因素与生存情况进行回顾性分析,证实了 GPA 系统可以评估脑转移性肿瘤患者的预后。在研究中发现,GPA 评分为 0~1 分、1.5~2.0 分、2.5~3.0 及 3.5~4.0 分的脑转移性肿瘤患者分别占 35%、27.5%、18.2%和 8.6%,根据 GPA 评分高低可以很好地区分脑转移性肿瘤患者的预期生存时间,GPA 评分为 0~1 分、1.5~2.0 分、2.5~3.0 及 3.5~4.0 分的脑转移性肿瘤患者的中位生存时间分别为 2.5 个月、4.4 个月、9.0 个和 19.1 个月($P<0.0001$);多因素分析发现,对胃肠道肿瘤脑转移患者而言,KPS 评分高($P=0.0003$)及无颅外病灶($P=$ 0.003)均是独立的预后良好因素,颅内转移病灶数目少($P=0.002$)是肾细胞癌脑转移患者独立的预后良好因素;对恶性黑色素瘤脑转移患者而言,颅内转移病灶数目少($P=$ 0.01)及无颅外病灶($P=0.002$)均是独立的预后良好因素;对肺癌脑转移患者而言,年龄小($P=0.001$)、KPS 评分高($P=0.007$)、原发肿瘤得到控制($P=0.05$)、颅内转移病灶数目少($P=0.002$)和很少有颅外病灶($P=0.01$)等均是独立的预后良好因素;而三阴性乳腺癌脑转移患者的预后往往不良($P=0.007$)。

三、诊断特异性分级预后评估

临床上,具名的恶性肿瘤超过 1000 种,而几乎所有类型的恶性肿瘤均可发生脑转移,在全脑放射治疗时代往往将脑转移性肿瘤作为同一种疾病进行同质化处理，且 RPA、SIR、BSBM 和 GPA 等脑转移性肿瘤患者预后评估系统也均未考虑原发肿瘤类型对脑转移患者预后的影响。在脑转移性肿瘤缺乏有效系统治疗的年代，或者在脑转移性肿瘤全脑放射治疗年代，这些早期应用于临床的预后评估系统未考虑原发肿瘤类型对脑转移患者的预后评估并无太大的影响。但事实上，不同类型的原发肿瘤不仅脑转移发生的风险不同，其治疗选择（尤其是系统治疗选择）也不一样，当然其预后也会有较大的差异。同为脑转移，乳腺癌脑转移患者的预后不同于恶性黑色素瘤脑转移患者，肺癌脑转移患者的预后也不同于肠癌脑转移患者，非小细胞肺癌脑转移患者的预后自然也不同于小细胞肺癌脑转移患者，甚至是同为非小细胞肺癌脑转移，EGFR 基因敏感突变的脑转移患者的预后也不同于 EGFR 基因野生型脑转移患者，激素受体阳性型、HER2 阳性型和三阴性乳腺癌脑转移患者的预后也各不相同。

不同部位的原发肿瘤不仅解剖部位、组织起源不同，其遗传学背景、肿瘤生物学行为、系统治疗的选择及对系统治疗的反应性等均不尽相同，甚至对局部治疗的反应性也有较大的差异。研究发现，即使采用相同分割方式、相同生物有效剂量的立体定向放射外科治疗，恶性黑色素瘤脑转移患者颅内转移病灶的 1 年局部控制率不到 75%，而非小细胞肺癌脑转移患者颅内转移病灶的 1 年局部控制率却在 90% 以上；同为 1～4 个颅内转移病灶，对于非小细胞肺癌脑转移患者，一般推荐立体定向放射外科治疗，而对于小细胞肺癌脑转移患者，往往推荐全脑放射治疗，立体定向放射治疗目前仅限用于临床研究。总之，原发肿瘤部位或原发肿瘤类型是影响脑转移性肿瘤患者预后的重要因素之一，并决定脑转移性肿瘤患者的治疗选择，包括系统治疗与局部治疗的选择。

2008 年，Golden 等人对 479 例新近诊断的接受立体定向放射外科治疗联合或不联合全脑放射治疗的脑转移性肿瘤患者采用四种不同的预后评估系统进行分析，包括 RPA、GPA、BSBM 及 GGS(Golden Grading System，为研究者自己提出的一种脑转移性肿瘤患者预后评估系统)。经多因素分析发现，对任何原发部位的脑转移性肿瘤患者而言，满足年龄<65 岁、KPS 评分≥70 分、无颅外转移及颅内转移病灶不多于 3 个等条件的患者，其生存时间更长，在全组患者中，原发肿瘤是否得到控制并不影响脑转移性肿瘤患者的生存时间；但亚组分析发现，在乳腺癌脑转移患者(n=87)中，乳腺原发肿瘤是否得到控制显著影响乳腺癌脑转移患者的预后；在肺癌脑转移患者(n=169)中，年龄<65 岁、无颅外转移及颅内转移病灶不多于 3 个等因素均显著影响其预后；而在恶性黑色素瘤脑转移患者(n=137)中，KPS 评分≥70 分、原发肿瘤得到控制及颅内转移病灶不多于 3 个等因素均显著影响其预后。不同类型的原发肿瘤脑转移患者其中位生存时间不同，在颅内转移病灶不多于 3 个与超过 3 个的脑转移性肿瘤患者中，乳腺癌患者的中位生存时间分别为 15.6 个月和 16.9 个月，肺癌患者的中位生存时间分别为 16.5 个月和 11.3 个月，恶性黑色素瘤患者的中位生存时间分别为 9.0 个和 5.7 个月。总之，该研究结果表明，RPA、BSBM、GPA 和 GGS 四大预后评估系统在临床上的应用价值离不开原发肿瘤部位，原发肿瘤部位显著影响脑转移性肿瘤患者的预后。基于此，研究者提议，在评估脑转移性肿瘤患者的预后时应区分脑转移的来源，即原发肿瘤的解剖部位。在此基础上，研究者提议构建并使

用原发部位特异预后系统（Primary-Specific Prognostic Systems，PSPS）来评估脑转移患者的预后。

2010 年，Paul 等人对 11 家机构共计 4259 例新近诊断的脑转移性肿瘤患者的预后因素进行了回顾性分析，结果发现，同为脑转移性肿瘤患者，原发肿瘤部位不同，影响其预后的因素也不相同。对非小细胞肺癌和小细胞肺癌脑转移患者而言，最主要的预后因素包括患者的体力状况评分高低、年龄大小、是否伴有颅外转移及颅内转移病灶数目多少等，这些预后因素完全吻合 GPA 系统已经确认的脑转移性肿瘤患者的预后因素；对恶性黑色素瘤与肾细胞癌脑转移患者而言，影响其预后的最重要的因素是患者的体力状况评分高低与颅内转移病灶数目多少；对乳腺癌与胃肠道恶性肿瘤脑转移患者而言，影响其预后的唯一因素只有患者体力状况评分高低。2012 年，Paul 等人将上述 4259 例患者中预后因素资料不完整的病例剔除后，对其中 3940 例新近诊断的脑转移性肿瘤患者的潜在预后因素进行回顾性分析，结果发现，全组患者的中位生存时间为 7.16 个月（2.79～25.30 个月），其中非小细胞肺癌脑转移患者的中位生存时间为 7.00 个月（3.02～14.78 个月），小细胞肺癌脑转移患者的中位生存时间为 4.90 个月（2.79～17.50 个月），恶性黑色素瘤脑转移患者的中位生存时间为 6.74 个月（3.38～13.32 个月），肾细胞癌脑转移患者的中位生存时间为 9.63 个月（3.27～14.77 个月），乳腺癌脑转移患者的中位生存时间为 13.80个月（3.35～25.30 个月），胃肠道恶性肿瘤脑转移患者的中位生存时间为 5.36 个月（3.31～13.54 个月）；不同类型的原发肿瘤，影响脑转移的预后因素不尽相同，对肺癌脑转移患者而言，患者年龄大小、体力状况评分高低、有无颅外转移及颅内转移病灶数目多少均显著影响其预后，由这四项参数构建了 Lung-GPA 系统；对恶性黑色素瘤与肾细胞癌脑转移患者而言，仅体力状况评分高低与颅内转移病灶数目多少显著影响其预后，由这两项参数构建了 Melanoma/renal cell-GPA 系统；对乳腺癌脑转移患者而言，乳腺癌的病理亚型、体力状况评分高低及患者年龄等因素均显著影响其预后，由这三项参数构建了 Breast-GPA 系统；对胃肠道恶性肿瘤脑转移患者而言，仅体力状况评分高低显著影响其预后，因此由患者体力状况评分高低这单一因素构建了 GI-GPA 系统。除肺癌、恶性黑色素瘤、肾细胞癌、乳腺癌和胃肠道恶性肿瘤外，其他类型的恶性肿瘤脑转移患者依然沿用最初的 GPA 系统评估其预后，这就形成了脑转移性肿瘤的诊断特异性分级预后评估（Diagnosis-Specific Graded Prognostic Assessment，DS-GPA）。

为了验证 Breast-GPA 系统对乳腺癌脑转移患者预后评估的准确性，2012 年 Paul 等人对 400 例新近诊断的乳腺癌脑转移患者进行了回顾性分析，结果发现，显著影响乳腺癌脑转移患者预后的因素包括患者体力状况评分高低、乳腺癌病理亚型及患者年龄这三项参数。将这三项参数分别分成不同的等级，不同的等级分别计相应的分数，其中 KPS 评分≤50 分、60 分、70～80 分和 90～100 分的患者分别计 0 分、0.5 分、1.0 分和 1.5 分；年龄≥60 岁的患者计 0 分，年龄＜60 岁的患者计 0.5 分；基底细胞型乳腺癌计 0 分，Luminal A 型乳腺癌计 1.0 分，HER2 阳性型乳腺癌计 1.5 分，Luminal B 型乳腺癌计 2.0分。将每位乳腺癌脑转移患者这三项参数的得分相加，根据得分之和的高低，Breast-GPA 系统将乳腺癌脑转移患者分为四个不同的预后层级，分别为 0～1.0 分、1.5～2.0

分、2.5～3.0 分及 3.5～4.0 分四个层级,层级(得分之和)越高的患者预后就越好,全组患者的中位生存时间为 13.8 个月,Breast-GPA 评分为 0～1.0 分、1.5～2.0 分、2.5～3.0 分及 3.5～4.0 分的乳腺癌脑转移患者的中位生存时间分别为 3.4 个月、7.7 个月、15.1 个月和 25.3 个月($P<0.0001$);在 HER2 阴性的乳腺癌患者中,ER/PR 阳性将使乳腺癌脑转移患者的中位生存时间从 6.4 个月提高到 9.7 个月,在 HER2 阳性的患者中,ER/PR 阳性将使乳腺癌脑转移患者的中位生存时间从 17.9 个月提高到 20.7 个月。总之,该研究结果表明,Breast-GPA 评分高低能很好地反映乳腺癌脑转移患者的生存时间长短,Breast-GPA 系统能为乳腺癌脑转移患者的治疗选择提供重要的帮助,也再次证实不同亚型的乳腺癌脑转移患者的预后显著不同。

对肺癌、恶性黑色素瘤与肾细胞癌脑转移患者而言,尽管颅内转移病灶数目显著影响预后,但 Paul 等人的研究并未发现颅内转移病灶数目同样影响乳腺癌脑转移患者的生存时间。不过在 2015 年,Ishwaria 等人对 MD 安德森癌症中心 1996—2013 年 1552 例新近诊断的乳腺癌脑转移患者进行回顾性分析后发现,Breast-GPA 系统与颅内转移病灶数目多少均显著影响乳腺癌脑转移患者的生存时间;另外,随着多种抗 HER2 治疗药物的面世,使得 HER2 阳性型乳腺癌患者系统性疾病的控制率得以改善,而且颅内转移病灶的控制率也大为提高,从而使得 HER2 阳性不再是乳腺癌患者的不良预后因素,甚至是乳腺癌患者预后良好的标志(当然其前提是能够接受规范的抗 HER2 治疗)。因此,基于这项大宗病例的回顾性临床资料,研究者将 Breast-GPA 系统进行了修正,形成了改良版的 Breast-GPA 系统(Modified Breast-GPA)。改良 Breast-GPA 系统在保留原 KPS 评分及患者年龄评分的基础上,增加了颅内转移病灶数目这一独立的预后参数,其中颅内转移病灶超过 3 个的患者计 0 分,颅内转移病灶 1～3 个的患者计 0.5 分;并将乳腺癌病理分型与预后的关系调整为:三阴性乳腺癌患者计 0 分,激素受体阳性且 HER2 阴性的患者计 0.5 分,激素受体阴性而 HER2 阳性的患者计 1.0 分,激素受体与 HER2 均阳性的患者计 1.5 分。四项参数得分之和越高的患者预后就越好,在全部 1525 例乳腺癌脑转移患者中,四项参数得分之和为 0～1 分、1.5～2.5 分、3.0 分及 3.5～4.0 分的患者中位生存时间分别为 2.6 个月、9.2 个月、19.9 个月和 28.8 个月;相比于 Breast-GPA 系统,改良 Breast-GPA 系统能更好地反映乳腺癌脑转移患者的预后($P<0.001$),前者的相似指数为 0.78,95%CI 0.77～0.80,后者的相似指数为 0.84,95%CI 0.83～0.85。

另外,尽管 DS-GPA 系统仍在不断地修改和完善,但还有一个潜在的预后参数未被纳入脑转移性肿瘤患者的任何一种预后评估系统中,那就是颅内转移病灶的累计体积(cumulative intracranial tumor volume,CITV)。随着立体定向放射治疗/立体定向放射外科在脑转移性肿瘤患者中的应用日益普及,人们发现,不仅颅内转移病灶数目显著影响脑转移性肿瘤患者的预后,颅内转移病灶体积之和(即累计体积)也显著影响脑转移性肿瘤患者的预后。原因很简单,在接受放射治疗时,颅内病灶的控制率与放射治疗的生物有效剂量呈正相关,对于体积较大或累计体积较大的颅内转移性肿瘤患者,在实施立体定向放射治疗时,为了避免肿瘤周围正常组织遭受过量照射,只能降低照射剂量(包括分次照射剂量和总剂量),这就势必降低颅内转移病灶的局部控制率,进而影响脑转移性肿瘤患者的总生存时间。

2016年,Marcus等人对来自加州大学圣地亚哥分校/圣地亚哥伽马刀中心的365例新近诊断的脑转移性肿瘤患者进行了分析,这些患者的中位年龄为61岁,中位KPS评分为80分,中位颅内转移病灶数目为2个,颅内转移病灶累计体积的中位值为2.80cm³,共1238个颅内转移病灶接受立体定向放射外科治疗,在接受立体定向放射外科治疗前,80.27%的患者无颅外转移。结果发现,除了患者的年龄、体力状况评分、有无颅外转移及颅内转移病灶数目外,颅内转移病灶累计体积大小也显著影响脑转移患者的总生存时间;与颅内转移病灶累计体积>4cm³的患者相比,颅内转移病灶累计体积≤4cm³的患者死亡风险降低33%(HR=0.67,95%CI 0.54～0.85,P=0.001)。其后这一研究结果被日本胜田医院的水户伽马之家1638例接受γ刀治疗的肺癌脑转移患者所进一步证实,而且研究者建议,在肺癌脑转移患者的预后评估系统中应增加颅内转移病灶累计体积这一参数。

无独有偶,2018年Hirshman等人的研究也发现,对恶性黑色素瘤脑转移患者而言,颅内转移病灶累计体积也显著影响恶性黑色素瘤脑转移患者的生存时间,单因素分析显示,与颅内转移病灶累计体积>4cm³的患者相比,颅内转移病灶累计体积≤4cm³的患者死亡风险降低23%(HR=0.771,P<0.001);对患者的体力状况评分与脑转移病灶数目进行控制后的多因素分析同样显示,颅内转移病灶累计体积与恶性黑色素瘤脑转移患者的生存时间长短密切相关(HR=0.803,P=0.008)。因此,研究者认为,在对恶性黑色素瘤脑转移患者进行预后评估时,应考虑到颅内转移病灶累计体积这一因素,在Melanoma-GPA系统中应增加颅内转移病灶累计体积这一独立的预后因素。

此外,目前多项临床指南常将有无症状作为脑转移性肿瘤患者治疗选择的重要参数,尤其是作为是否选择局部治疗的重要参数。例如,对于EGFR基因敏感突变或ALK-EML4融合基因阳性的肺癌脑转移性肿瘤患者,如果颅内转移病灶不伴有临床症状,那么往往仅推荐单纯分子靶向药物治疗,而忽略或推迟对颅脑转移病灶的局部治疗。但到目前,没有任何证据表明有无临床症状是脑转移性肿瘤患者的独立预后因素,甚至某些症状往往是脑转移性肿瘤患者预后更好的指标,如癫痫,至少在原发性颅内肿瘤患者中,既往有癫痫发作史的低级别胶质瘤患者往往预后更好。

四、基于分子标志物的DS-GPA系统

相比于RPA与GPA等系统,DS-GPA系统考虑到了原发肿瘤部位对脑转移肿瘤患者预后的影响,能更好地评估肺癌、乳腺癌、恶性黑色素瘤、肾细胞癌与消化系统恶性肿瘤脑转移患者的预后。但是,DS-GPA系统依然存在较为明显的局限性,因为该预后评估系统并未全面考虑同一原发部位的肿瘤其病理类型、分化程度与分子生物学改变并不相同,而这些因素不仅影响脑转移的发生风险,而且影响脑转移性肿瘤患者的治疗选择与预后。例如,肺鳞癌与肺腺癌的脑转移发生风险不同,治疗选择与预后也不尽相同;EGFR基因敏感突变型非鳞非小细胞肺癌与EGFR基因野生型非鳞非小细胞肺癌脑转移的发生风险差异也较大,治疗选择(尤其是系统治疗选择)与预后更是截然不同。2016年,Paul等人对2006—

2014 年多个中心 2186 例新近诊断的非小细胞肺癌脑转移患者进行了回顾性分析,其中 1521 例患者为肺腺癌脑转移,665 例患者为非腺非小细胞肺癌脑转移。在全部 1521 例肺腺癌脑转移患者中,816 例(54%)患者的基因改变状况明确,其中 29% 的患者伴有 EGFR 基因突变,10% 的患者伴 ALK-EML4 融合基因阳性,26% 的患者伴 KRAS 基因突变。在 EGFR 基因敏感突变型与 EGFR 基因野生型肺腺癌脑转移患者中,自肺部原发肿瘤被确诊至发生脑转移的时间间隔分别为 15 个月和 10 个月($P=0.02$);在 ALK-EML4 融合基因阳性与 ALK-EML4 融合基因阴性的脑转移患者中,自肺部原发肿瘤被确诊至发生脑转移的时间间隔分别为 20 个月和 10 个月($P<0.01$);全部肺腺癌患者的中位生存时间为 15 个月,自脑转移初始治疗开始,EGFR 基因野生型且 ALK-EML4 融合基因阴性的脑转移患者的中位生存时间为 14 个月,EGFR 基因敏感突变型脑转移患者的中位生存时间达 23 个月,与 EGFR 基因野生型患者相比,中位生存时间的差异有统计学意义($P<0.01$),ALK-EML4 融合基因阳性的脑转移患者的中位生存时间长达 45 个月,与 ALK-EML4 融合基因阴性的脑转移患者相比,生存优势十分明显($P<0.001$)。总之,该研究结果表明,EGFR 基因敏感突变或 ALK-EML4 融合基因阳性不仅显著影响非小细胞肺癌患者自肺癌确诊至脑转移发生的时间,也显著影响预后。

基于此,2016 年,Paul 等人提出了基于分子标志物的非小细胞肺癌脑转移预后评估系统,即 Lung-mol GPA(The Graded Prognostic Assessment for Lung Cancer Using Molecular Markers)。Lung-mol GPA 将非小细胞肺癌脑转移患者分为两大类,即非腺非小细胞肺癌脑转移患者与肺腺癌脑转移患者。在非腺非小细胞肺癌(主要为鳞癌)脑转移患者中,由于 EGFR 基因突变与 ALK-EML4 融合基因阳性的发生率低,临床上常规不检测 EGFR 基因突变与 ALK-EML4 融合基因状况。通过对这个队列中 665 例非腺非小细胞肺癌脑转移患者的生存因素进行分析后发现,DS-GPA 系统依然能够准确反映这类脑转移性肿瘤患者的预后。与 DS-GPA 系统不同的是,研究者将非腺非小细胞肺癌脑转移患者的 Lung-mol GPA 系统的最高得分修正为 3 分,因为该研究发现,相比于患者体力状况评分高低与颅外转移病灶存在与否,患者的年龄大小与颅内转移病灶数目多少对患者预后的影响相对较小,因此将患者年龄<70 岁计 0.5 分,患者年龄≥70 岁计 0 分,颅内转移病灶数目为 1~4 个计 0.5 分,颅内转移病灶数目>4 个计 0 分;而 KPS 评分 90~100 分计 1 分,KPS 评分 80 分计 0.5 分,KPS 评分<70 分计 0 分;无颅外转移计 1 分,伴颅外转移计 0 分。根据患者四项预后参数得分之和将非腺非小细胞肺癌脑转移患者分为三个不同的预后层级,Lung-mol GPA 评分为 0~1.0 分的患者预后最差,1.5~2.5 分的患者预后次之,>2.5~3.0 分的患者预后最好。在这个队列的 665 例非腺非小细胞肺癌脑转移患者中,全组患者的中位生存时间为 9.2 个月,Lung-mol GPA 评分为 0~1.0 分的患者中位生存时间仅为 5.8 个月,1.5~2.5 分的患者中位生存时间为 9.8 个月,两个层级间的患者中位生存时间差异具有统计学意义($P<0.001$);>2.5~3.0 分的患者中位生存时间为 12.8 个月,与 1.5~2.5 分的患者相比,中位生存时间的差异亦具有统计学意义($P=0.04$)。

在肺腺癌脑转移患者的 Lung-mol GPA 系统中,患者年龄、体力状况评分、颅外转移及颅内转移病灶数目的评分与非腺非小细胞肺癌脑转移患者相同,在此基础上增加了EGFR 基因或 ALK-EML4 融合基因状态的评分,EGFR 基因敏感突变型或 ALK-EML4融合基因阳性的患者计 1 分,EGFR 基因野生型且 ALK-EML4 融合基因阴性的患者计 0分,EGFR 基因与 ALK-EML4 融合基因状况未知的患者计 0.5 分,因此最高分仍维持为4 分。根据患者所有参数得分之和将肺腺癌脑转移患者分为四个不同的预后层级,Lung-mol GPA 评分≤1.0 分的患者预后最差,1.5~2.5 分的患者预后次之,>2.5~3.5 分的患者预后较好,>3.5~4.0 分的患者预后最好。在这个队列共计 1521 例肺腺癌脑转移患者中,全组患者的中位生存时间为 15.2 个月,Lung-mol GPA 评分≤1.0 分的患者中位生存时间仅为 6.9 个月,1.5~2.5 分的患者中位生存时间为 13.7 个月,>2.5~3.5 分的患者中位生存时间为 26.5 个月,>3.5~4.0 分的患者中位生存时间接近 4 年,为 46.5 个月,各预后层级间的患者中位生存时间的差异均具有统计学意义($P=0.03$、$P<0.001$ 和$P<0.001$)。

除非小细胞肺癌脑转移性肿瘤患者外,其他实体瘤脑转移患者目前尚未建立基于分子标志物的 DS-GPA 系统,但这并不意味特殊分子改变与其他实体瘤脑转移患者的预后无相关性。事实上,2017 年,Paul 等人的回顾性临床研究发现,BRAF 基因突变状态显著影响恶性黑色素瘤脑转移患者的生存。在这项多中心回顾性临床研究中,2006—2015 年共计 823 例恶性黑色素瘤脑转移患者,其中 584 例(71%)患者有明确的 BRAF 基因突变信息,BRAF 基因突变率为 51%(297/584)。在全部脑转移性肿瘤患者中,自发生脑转移后的中位生存时间为 10 个月,BRAF 基因突变的恶性黑色素瘤脑转移患者的中位生存时间为 13 个月(IQR 6~33 个月),远优于 BRAF 基因野生型患者的 9 个月(IQR 5~24 个月)($P=0.02$);对恶性黑色素瘤脑转移患者预后评估系统 Melanoma-GPA 系统进行校正后发现,相比于 BRAF 基因野生型患者,BRAF 基因突变型的恶性黑色素瘤脑转移患者的死亡风险降低 26%($HR=0.74$,95%CI $0.61~0.90$,$P<0.01$)。随着二代测序技术的日益普及,相信在不久的将来,不同种类的实体瘤脑转移患者基于分子标志物的 DS-GPA系统都将涌现出来,这将对不同类型实体瘤脑转移患者及同一类型不同分子改变的脑转移性肿瘤患者的预后有更为准确的评估,并为肿瘤的精准治疗提供更为理想的信息。

总之,准确地评估脑转移性肿瘤患者的预后可以为脑转移性肿瘤患者的治疗选择提供重要的参考依据,从而在很大程度上避免过度治疗或防止治疗不足。现有的各种预后评估系统对脑转移性肿瘤患者的治疗选择确实发挥了较大的作用,但也不得不承认,这些预后评估系统对脑转移性肿瘤患者的预后评估均存在一定的局限性,特异性不高,敏感性也较低。例如,2021 年,Kerstin 等人对 882 例乳腺癌脑转移患者分别采用 GPA 系统、Breast-GPA 系统和更新版的 Breast-GPA 系统进行预后评估,结果发现,尽管三种预后评估系统均显示与乳腺癌脑转移患者的生存相关,其中 Breast-GPA 系统对预后最好组患者12 个月以上生存率评估的特异度最高,但也仅为 68.7%,更新版的 Breast-GPA 系统和GPA 系统评估的特异度分别为 48.1%、21.8%,三种预后评估系统对评估乳腺癌脑转移患者 3 个月生存率的敏感性都很低。因此,如何更好地评估脑转移性肿瘤患者的预后,为患者的治疗选择提供科学依据,尚有大量工作有待我们去做。

第 3 节　恶性肿瘤脑转移患者的治疗

对恶性肿瘤患者而言,脑转移就是一场灾难,未经治疗的脑转移性肿瘤患者的自然生存时间仅为 4～6 周。理论上任何脑转移性肿瘤均来自系统性疾病血行或由淋巴播散所致,因此,脑转移性肿瘤就是系统性疾病,即使临床上仅表现为颅内转移,颅内转移病灶也只不过是系统性疾病的局部表现而已。但由于颅脑解剖结构与生理功能的特殊性,以及颅脑对人的生命与生活质量的重要性,使得对脑转移性肿瘤患者的治疗原则有别于单纯颅外转移患者,对脑转移性肿瘤的治疗应兼顾颅脑局部与系统性疾病。当然,对任何脑转移性肿瘤患者而言,在实施抗肿瘤治疗前,进行预后评估总是第一位的,因为预期生存时间的长短是决定治疗策略的重要依据,尤其是颅脑肿瘤局部治疗选择的重要依据。对于临床上任何脑转移性肿瘤患者,都应全面掌握其年龄、体力状况、伴发疾病、原发肿瘤部位、病理类型、分子分型、颅外肿瘤控制情况、既往治疗情况、原发肿瘤系统治疗选择、对系统治疗的敏感性,以及颅内转移病灶的数目、部位、累计体积、占位效应等。此外,还要评估患者对局部治疗的耐受性及自身治疗意愿等。个体化多学科综合治疗是目前脑转移性肿瘤患者的总体治疗原则,其治疗手段既包括针对颅脑转移病灶的局部治疗,如全脑放射治疗、立体定向放射治疗、外科手术治疗等,也需结合其临床病理和分子生物学特征,选择合适的系统性治疗手段,如传统的细胞毒药物治疗、分子靶向治疗、免疫治疗或内分泌治疗等。当然,对于伴有临床症状的脑转移性肿瘤患者,必要的内科处理也是十分必要的,不仅能改善患者的生活质量,稳定情绪,而且有利于后续抗肿瘤治疗的顺利实施。

一、恶性肿瘤脑转移患者的一般内科处理原则

虽然有无中枢神经系统症状并不显著影响脑转移性肿瘤患者的预后,但伴发中枢神经系统症状却显著影响患者的生活质量和自主生活能力,也影响患者抗肿瘤治疗的顺利进行。临床上 25%～40% 的脑转移性肿瘤患者可以无任何临床症状,只是偶然被例行的分期检查所发现,尤其随着颅脑磁共振检查普及程度的提高,使得更多无症状的脑转移性肿瘤患者被筛查出来。脑转移性肿瘤患者所伴发的中枢神经系统症状或体征与颅内转移瘤的部位、颅内转移瘤负荷大小及所伴发的水肿程度密切相关。颅内转移瘤所伴发的临床症状或体征主要源于转移瘤自身及其继发的瘤周水肿所导致的颅内高压,常表现为非特异的神经系统症状,如头痛、恶心、呕吐、视物模糊、癫痫发作、记忆力下降、意识模糊、嗜睡等;而部分患者表现为局灶性神经功能缺失症状,如运动障碍、感觉障碍、视觉障碍、失语、人格改变等,这些相应的局灶性神经功能缺失症状与体征取决于脑转移瘤发生的部位。综合文献资料表明,头痛是脑转移性肿瘤患者最常见的临床症状之一,49% 的脑转移性肿瘤患者伴有头痛,尤其是颅内多发转移或小脑幕下转移患者头痛的发生率更高。除头痛外,约 40% 的脑转移性肿瘤患者伴发局灶性神经功能缺失,32% 的患者伴有精神障碍,21% 的患者伴发共济失调,15%～25% 的患者伴有视神经乳头水肿,表现为视物模糊,

15％～25％的患者伴有癫痫发作,另有 5％～10％的患者表现为急性中风样症状,多源于颅内转移瘤瘤内急性出血。

在绝大多数情况下,恶性肿瘤脑转移并非肿瘤急症,但在极少数情况下,如患者表现为明显的脑中线移位、严重的脑室梗阻、颅内或瘤内出血(多见于恶性黑色素瘤、绒癌及肾细胞癌脑转移病灶等)、大面积脑水肿等,为了预防脑疝综合征的发生,避免出现不可逆的神经功能损伤,常需行紧急外科减压。对于无须紧急外科处理但伴有临床症状或体征的脑转移性肿瘤患者,在评估其预后与确定治疗决策前,都应给予一般内科治疗。对脑转移性肿瘤患者而言,一般内科治疗的目的是稳定中枢神经系统症状,预防神经功能恶化,为后续针对颅内转移病灶的局部治疗与系统治疗做必要的准备。临床上,一般内科处理手段主要包括防治癫痫发作、控制脑水肿及抗凝治疗等。

1.防治癫痫发作

相比于颅内原发性肿瘤,颅内转移性肿瘤癫痫的发生风险要低得多,尽管如此,依然有 15％～25％的脑转移性肿瘤患者伴发癫痫发作,甚至有 10％的脑转移性肿瘤患者首发症状即为癫痫发作,可表现为全身痉挛性大发作,也可表现为局限性发作。额叶转移患者最好发癫痫,其次见于颞叶和顶叶转移的患者,而仅伴小脑幕下转移的脑转移性肿瘤患者罕有癫痫发作。

癫痫发作可导致脑转移性肿瘤患者衰弱,并降低其生活质量,癫痫也被认为是导致脑转移性肿瘤患者长期残疾最主要的危险因素。因此,为了控制癫痫症状或降低脑转移性肿瘤患者癫痫的发生风险,临床上应用抗癫痫类药物十分普遍。临床上应用抗癫痫类药物可分为一级预防和二级预防,抗癫痫类药物一级预防即是传统的预防,是对既往无癫痫发作史的脑肿瘤(包括脑转移性肿瘤)患者预防性应用抗癫痫类药物,以降低迟发性癫痫的发生风险;抗癫痫类药物二级预防就是抗癫痫类药物治疗,目的是降低已经历癫痫发作或类似癫痫发作的患者再次发作的风险。在目前的相关共识中,对于既往有过癫痫发作或任何脑肿瘤(包括脑转移性肿瘤)患者,在第一次癫痫发作时都应给予抗癫痫类药物治疗(即抗癫痫类药物二级预防),因为已经伴发大脑结构紊乱的脑肿瘤(包括脑转移性肿瘤)患者癫痫再次发作的可能性很大。既往有癫痫发作史拟接受手术治疗的脑肿瘤(包括脑转移性肿瘤)患者与既往无癫痫发作史的患者相比,术后癫痫发作的风险更高,这类患者的抗癫痫治疗应持续到术后。对于既往无癫痫发作史的脑肿瘤(包括脑转移性肿瘤)患者,目前没有证据表明预防性使用抗癫痫类药物治疗(即抗癫痫类药物一级预防)能够降低迟发性癫痫发作的发生风险,包括拟接受手术治疗的患者。

事实上,1988 年发表的一项回顾性临床研究与 1996 年发表的一项前瞻性随机对照临床研究结果就已明确,对于既往无癫痫发作史的脑肿瘤(包括脑转移性肿瘤)患者,预防性应用抗癫痫药物并不能降低迟发性癫痫发作的发生风险。该回顾性临床研究发现,预防与不预防应用抗癫痫药物治疗,脑肿瘤(包括脑转移性肿瘤)患者迟发性癫痫的发生率分别为 13％和 11％;而该前瞻性随机对照临床研究发现,抗癫痫药物预防(丙戊酸钠)与不预防(安慰剂)应用,脑转移性肿瘤患者迟发性癫痫发作的发生率分别为 35％(13/37)和 24％(9/37)(OR＝1.7,95％CI 0.6～4.6,P＝0.03),预先设定的预防性抗癫痫药物治疗可使首次癫痫发作风险降低至少 30％的假设不成立（$P=0.05$）。

鉴于目前没有任何证据表明抗癫痫类药物一级预防能够降低脑转移性肿瘤患者迟发性癫痫发作的发生风险，美国神经病学学会（American Academy of Neurology，AAN）与欧洲神经科联合会（European Federation of Neurological Sciences，EFNS）均不推荐对既往无癫痫发作史的脑转移性肿瘤患者预防性使用抗癫痫类药物，包括拟接受手术治疗或非手术治疗的脑转移性肿瘤患者。另外，2010 年版的美国神经外科医师大会（Congress of Neurological Surgeons，CNS）系统综述和临床实践指南也不推荐对既往无癫痫发作史的脑转移性肿瘤患者预防性使用抗癫痫类药物，推荐级别为 3 级；2019 年，CNS 基于彻底的文献综述，给出了 3 级建议，反对对既往无癫痫发作史的脑转移性肿瘤患者预防性使用抗癫痫类药物治疗，而且这一建议得到了 ASCO 和美国神经肿瘤学会（Society for Neuro-Oncology，SNO）的认可。对于接受手术治疗的脑转移性肿瘤患者，术后预防性使用抗癫痫类药物尽管得到了广泛的研究，但目前依然存在争议，因此也不常规推荐术后预防性使用抗癫痫类药物。术前无癫痫发作史的脑肿瘤（包括脑转移性肿瘤）患者术后癫痫发生率为 7％～18％。有资料表明，对于计划接受手术治疗的脑转移性肿瘤患者，短时间预防性使用抗癫痫类药物可以使术后癫痫发作的发生风险降低 40％～50％，但围手术期后应及时停止抗癫痫类药物治疗。

即使作为二级预防，也就是对于有明确抗癫痫类药物治疗适应证的患者，AAN 也建议单独应用一种抗癫痫类药物，且达到最低有效剂量即可，无须联合应用其他抗癫痫类药物；而 EFNS 则推荐使用非酶诱导类抗癫痫药物。对于抗癫痫类药物使用的持续时间，应综合考虑癫痫的复发风险、预期生存时间及抗癫痫类药物的不良反应等。临床上之所以对抗癫痫类药物的使用有顾虑，一是因为没有任何临床证据表明抗癫痫类药物一级预防能够降低脑转移性肿瘤患者首次癫痫发作的发生风险，二是因为抗癫痫类药物的不良反应及药物的相互作用。抗癫痫类药物常见的不良反应包括嗜睡、皮疹、体重变化、认知功能障碍和致畸等；常用的抗癫痫类药物如卡马西平、苯巴比妥、苯妥英钠等是细胞色素 P450 3A4 酶的强诱导剂，可以与多种抗肿瘤药物相互作用，加快多种细胞毒药物（如亚硝脲类、环磷酰胺、紫杉醇、蒽环类、拓扑异构酶类药物等）与分子靶向药物（如奥希替尼、舒尼替尼、瑞戈非尼、索拉非尼、帕博西尼等）及内分泌治疗药物（如他莫昔芬、托瑞米芬等）的代谢，从而降低这些药物的抗肿瘤效应；卡马西平、苯巴比妥、苯妥英钠等也可显著降低地塞米松的血清浓度，甚至具有潜在的免疫抑制作用。

2. 控制脑水肿

与颅内原发性肿瘤不同，颅内转移性肿瘤常伴有更为明显的瘤周水肿（peritumoral brain edema），而瘤周水肿可加重脑转移性肿瘤患者的临床症状，并导致患者病情恶化。颅内转移性肿瘤所致的瘤周水肿主要源于转移性肿瘤对血脑屏障的破坏，而非缺血性损伤所导致的细胞毒性脑水肿。颅内转移性肿瘤可直接破坏血脑屏障的结构与功能的完整性，引起肿瘤周围间质液压增高，从而导致瘤周水肿的发生，因此这种类型的脑水肿又称血管源性脑水肿。2017 年，Schneider 等人的研究发现，颅内转移性肿瘤瘤周血管源性水肿的形成与颅内转移病灶的体积及原发肿瘤病理类型密切相关，但与颅内转移性肿瘤的发生部位无关。具体而言,颅内转移病灶的体积大小与瘤周血管源性脑水肿的程度呈正相关($P<0.001$);颅内转移瘤的直径超过某一阈值,即可形成瘤周血管源性脑水肿,但不同类型的原发肿瘤颅内转移病灶形成瘤周血管源性脑水肿的阈值直径不同,在所有类型的恶性肿瘤中,颅内转移病灶形成瘤周血管源性脑水肿的最佳阈值直径为 9.37mm,其中肺癌、泌尿上皮肿瘤、恶性黑色素瘤、乳腺癌、胃肠道肿瘤和原发灶不明的转移性癌颅内转移病灶形成瘤周血管源性脑水肿的最佳阈值直径分别为 9.06mm、26.98mm、36.00mm、13.11mm、4.57mm、26.98mm。多因素分析发现,原发肿瘤类型对瘤周血管源性脑水肿的形成有显著影响,但颅内转移病灶部位与瘤周血管源性脑水肿的形成无显著相关性。总之,瘤周血管源性脑水肿的范围可以反映颅内转移病灶直径的大小,而颅内转移病灶所伴发的水肿范围与原发肿瘤类型显著相关。

临床上对脑转移性肿瘤所致的瘤周水肿常采用的内科治疗策略包括糖皮质激素类药物治疗或渗透性脱水剂治疗,尤其是糖皮质激素类药物治疗。早在 20 世纪 40 年代,相关动物实验就发现,肾上腺皮质与脑垂体前叶的提取物可有效缓解颅内水肿。2016 年,Roger 等人的基础研究结果显示,皮质类固醇类药物对参与脑水肿形成的多种细胞均有调节作用,而参与脑水肿形成的细胞不仅包括肿瘤细胞本身,还包括血管内皮细胞和星形胶质细胞等。具体而言,糖皮质激素可以降低肿瘤细胞的活性,抑制肿瘤微环境中 VEGF 的产生,调节内皮细胞紧密连接蛋白(如 occludin、claudin-5 和 ZO-1)的表达与分布;此外,糖皮质激素还能影响星形胶质细胞血管生成素的产生,并能限制星形胶质细胞水通道蛋白的效应。

临床上,早在全脑放射治疗用于脑转移性肿瘤患者的治疗之前,糖皮质激素类药物就是脑转移性肿瘤患者的标准一线治疗选择,其目的是减轻脑转移性肿瘤病灶导致的毛细血管通透性。对脑转移性肿瘤患者而言,糖皮质激素类药物不仅可以有效缓解脑转移性肿瘤继发的血管源性脑水肿所致的颅内高压症状,而且可以改善患者的生活质量,甚至因此延长患者的总生存时间,但即便如此,临床上有关糖皮质激素类药物用于脑转移性肿瘤患者治疗的相关前瞻性临床研究并不多。2010 年,Timothy 等人对皮质类固醇类药物在脑转移性肿瘤患者中的治疗价值进行了系统综述,明确了脑转移性肿瘤患者应用糖皮质激素类药物治疗的价值与总体原则:①没有明确的证据表明对无症状的脑转移性肿瘤患者使用皮质类固醇类药物具有治疗价值,因此对无症状的脑转移性肿瘤患者不常规推荐使用皮质类固醇类药物,但对伴有明显脑水肿的颅内转移性肿瘤患者,建议在接受颅脑放射治疗前,考虑每日使用 2～4mg 的地塞米松或等效剂量的其他皮质类固醇类药物。②对于伴有颅内高压症状或体征的脑转移性肿瘤患者,推荐使用糖皮质激素类药物,以暂时缓解颅内高压症状,避免神经功能的进一步恶化。③由于地塞米松具有强大的糖皮质激素样作用与较低的盐皮质激素效应,加之其拥有较长的生物半衰期,因此在脑转移性肿瘤患者的治疗中,地塞米松是最常被推荐的皮质类固醇类药物,但其他种类的糖皮质激素类药物也可用于脑转移性肿瘤患者的治疗中,等效剂量的其他皮质类固醇类药物控制颅内高压的疗效相当。④对于脑转移性肿瘤患者,地塞米松的初始剂量以 4～8mg/d 为宜,每天分 2 次给药或多次给药;但对伴有明显的占位效应或伴有严重颅内高压或脑积水,尤其有脑疝发生风险的脑转移性肿瘤患者,地塞米松的剂量可以提高到 16mg/d,甚至更高;当然,对于最初 48 小时内地塞米松治疗效果不显著的患者,也可适当增加地塞米松的剂量。⑤为了避免颅内高压症状反弹,即使颅内高压症状已获得很好的控制,也不能立即停用糖皮质激素类药物,而应逐步减少糖皮质激素类药物的用量。⑥在使用糖皮质激素类药物期间,应密切关注糖皮质激素类药物相关的不良反应。

2019 年,CNS 有关类固醇类药物治疗成人脑转移性肿瘤的系统综述和循证指南推荐如下。①无症状、无占位效应的脑转移性肿瘤患者:3 级推荐,在这种情形下,没有证据表明需要给予类固醇类药物治疗;②因颅内转移病灶的占位效应伴发轻度症状的脑转移性肿瘤患者:3 级推荐,给予糖皮质激素类药物治疗,以暂时缓解因颅内转移病灶所继发的颅内高压和颅内水肿,地塞米松起始剂量为 4～8mg/d;③因颅内转移病灶的占位效应伴发中至重度症状的脑转移性肿瘤患者:3 级推荐,给予糖皮质激素类药物,以暂时缓解因颅内转移病灶所继发的颅内高压和颅内水肿,如果症状严重且与颅内压升高相一致,那么地塞米松每日剂量应在 16mg 或更高;④类固醇类药物的选择:3 级推荐,一旦有类固醇类药物治疗适应证,根据现有的证据,地塞米松是最佳的选择;⑤类固醇类药物给药持续时间:3 级推荐,尽可能快地逐渐减量,但应避免减量过快而导致患者不耐受,给药与减量都应个体化,并全面了解类固醇类药物长期治疗的并发症。对于类固醇类药物的使用剂量,ASCO/SNO 专家意见如下:鉴于类固醇类药物严重的不良反应,应给予最小有效剂量的类固醇类药物(地塞米松的剂量通常不超过 4mg),尽可能避免夜间使用类固醇类药物,以减少类固醇类药物的不良反应。

渗透性脱水剂如 20% 的甘露醇、10% 的甘油果糖和高渗氯化钠溶液等,也有短暂缓解脑转移性肿瘤患者颅内高压效应,临床上常与糖皮质激素类药物交替使用。但糖皮质激素类药物与渗透性脱水剂的大剂量长期使用不仅会导致疗效迅速降低,继发顽固性瘤周水肿,而且会引起水电解质紊乱、内分泌功能紊乱、肾功能障碍、免疫功能抑制等治疗相关的不良反应;更为关键的是,糖皮质激素类药物还可显著降低免疫检查点抑制剂的治疗效果。

近年来,相关研究发现抗血管生成类药物(如 VEGF 单克隆抗体贝伐珠单抗)可迅速缓解颅内转移性肿瘤所伴发的瘤周水肿,且作用更为持久。较早期的研究发现,贝伐珠单抗对放射治疗诱发的脑坏死有明确的治疗价值;而目前认为,脑转移性肿瘤所导致的瘤周水肿与放射性脑坏死的发生机制类似,主要源于颅内血管组织的损伤,如毛细血管塌陷、血管壁增厚、血管透明化等,损伤的血管组织引起微循环障碍,导致肿瘤微环境间质压升高、低氧、低 pH 值,从而继发低氧诱导因子 1(hypoxia inducible factor-1,HIF-1)表达增加,反应性促进 VEGF 的分泌。VEGF 为血管源性肽成分,可导致渗透性血管再生和毛细血管扩张,还可造成脑组织毛细血管内皮渗透能力增强,从而增加血脑屏障的通透性,导致瘤周水肿的发生。贝伐珠单抗是一种 VEGF 单克隆抗体,可以下调 VEGF 水平,抑制肿瘤新生血管生成,并能修剪肿瘤血管,诱发肿瘤微环境的血管有序化,改变血管的通透性,保护血脑屏障的稳定性,使血脑屏障相对正常化,从而快速缓解瘤周水肿,降低颅内压力。2017 年,Meng 等人对 59 例脑转移性肿瘤伴顽固性瘤周水肿的患者进行贝伐珠单抗治疗,结果发现,在贝伐珠单抗治疗后的第二天,50 例(84.74%)患者颅内高压症状得到缓解,MRI 检查发现,经贝伐珠单抗治疗后,55 例(93.22%)患者瘤周水肿体积明显缩小,平均瘤周水肿体积从治疗前的(125583.43±14093.27)mm³ 降低至(71613.42±9473.42)mm³($P<$0.01),平均瘤周水肿指数从 25.66±11.54 下降至 17.87±6.87($P<$0.01);贝伐珠单抗治疗主要的不良反应是高血压,发生率达 11.86%,有 1 例患者死于上颌窦癌性溃疡所致的大出血。目前贝伐珠单抗治疗脑转移性肿瘤患者顽固性瘤周水肿的相关临床研究正在进行中,鉴于贝伐珠单抗拥有较长的生物半衰期,结合经验我们认为,单次剂量的贝伐珠单抗即可有效缓解脑转移性肿瘤患者 2~3 个月瘤周水肿相关的颅内高压症状。

3. 抗凝治疗

静脉血栓栓塞(venous thromboembolism,VTE)是晚期肿瘤患者的常见并发症之一,恶性肿瘤患者并发 VTE 的风险是非恶性肿瘤患者的 4~7 倍,4%~20% 的恶性肿瘤患者在其病程中继发 VTE,恶性肿瘤住院患者 VTE 的发生率为 0.6%~18%,而尸检发现的VTE 远高于临床所见,发生率可能高达 50%。恶性肿瘤患者 VTE 的发生风险与其临床分期、肿瘤分级等因素密切相关,分期越晚、分级越高的恶性肿瘤患者,其 VTE 的发生风险就越高。脑转移是恶性肿瘤终末期事件,临床上无论是原发性还是继发性脑肿瘤患者,均是 VTE 的高发人群。总体而言,自诊断为脑肿瘤(包括脑转移性肿瘤)后 6 个月内,累积 VTE 发生率超过 10%。癌症相关的血栓(cancer-associated thrombosis,CAT)及其治疗将导致一系列的并发症,包括血栓后综合征、出血、延长住院时间、推迟抗肿瘤治疗、影响抗肿瘤治疗效果等,甚至直接导致死亡。事实上,相比于单纯 VTE 患者,伴发恶性肿瘤的 VTE 患者死亡风险增加 10 倍,而相比于不伴 VTE 的恶性肿瘤患者,伴发 VTE 的恶性肿瘤患者死亡风险增加 4 倍。VTE 是恶性肿瘤患者第二大直接致死因素,有报道显示,9.2% 的恶性肿瘤患者直接死于血栓相关性疾病。正因如此,临床上常对住院的恶性肿瘤患者及高危的门诊恶性肿瘤患者实施预防性抗凝治疗,尤其是卧床及拟接受手术治疗的恶性肿瘤患者。

抗凝治疗可以降低恶性肿瘤患者 VTE 的发病率和病死率,但系统抗凝治疗最大的风险就是出血,包括颅内出血。因此,历年来,脑肿瘤(包括脑转移性肿瘤)患者被认为不适合进行抗凝治疗。毫无疑问,所有颅内转移性肿瘤患者均存在较高的颅内出血(intracranial hemorrhage,ICH)风险,尤其是绒癌、恶性黑色素瘤与肾细胞癌脑转移患者。但对抗凝治疗增加脑转移性肿瘤患者颅内出血风险的担心可能是多余的,有证据表明,脑转移不是系统抗凝治疗的禁忌,抗凝治疗也不增加脑转移性肿瘤患者瘤内出血风险,包括恶性黑色素瘤与肾细胞癌脑转移患者。事实上,2015 年 Jessica 等人报道了一项配对回顾性队列研究,该研究共入组 293 例脑转移性肿瘤患者,结果发现,接受低分子肝素治疗的脑转移性肿瘤患者($n=104$)与未接受低分子肝素治疗的脑转移性肿瘤患者 1 年内累积可测量的颅内出血率分别为 19% 和 21%(HR=1.02,90%CI 0.66~1.59,$P=0.97$),颅内严重的出血率分别为 21% 和 22%($P=0.87$),颅内总的出血率分别为 44% 和 37%($P=$0.13);恶性黑色素瘤与肾细胞癌脑转移患者($n=60$)颅内出血风险是肺癌脑转移患者(n=153)的 3.98 倍,但低分子肝素抗凝治疗没有显著增加恶性黑色素瘤与肾细胞癌脑转移患者颅内出血风险,也不影响脑转移性肿瘤患者的总生存时间,两组患者的中位生存时间分别为 8.4 个月和 9.7 个月($P=0.65$)。

另外,2012 年 Alvarado 等人报道了一项回顾性临床研究,该研究共入组 74 例伴 VTE 的恶性黑色素瘤脑转移患者,其中 57 例(77%)患者接受了系统抗凝治疗,17 例患者未接受系统抗凝治疗,接受与未接受系统抗凝治疗的两组患者颅内转移病灶数目与颅内转移病灶最大直径均无显著差异。结果发现,在接受系统抗凝治疗的患者中,有 2 例(4%)患者在接受系统抗凝治疗期间发生了颅内转移瘤瘤内出血事件,但与未接受系统抗凝治疗组患者(颅内转移瘤瘤内出血率为 0)相比,颅内转移瘤瘤内出血风险并未显著增加($P=1.00$);此外,在接受系统抗凝治疗的患者与未接受系统抗凝治疗的患者中,各有 2 例患者继发颅外出血事件,颅外出血事件发生率分别为 4% 和 12%,亦无显著性差异($P=0.22$);相比于未接受系统抗凝治疗的患者,接受系统抗凝治疗的患者中位生存时间有延长的趋势,两组患者自发生深静脉栓塞事件后的中位生存时间分别为 1.2 个月和 4.2 个月($P=0.06$)。

总之,尽管脑转移性肿瘤病灶有较高的自发出血风险,但抗凝治疗并不额外增加颅内转移瘤所伴发的出血风险,但在临床实践中,对于拟接受抗凝治疗的脑转移性肿瘤患者,还是应该充分权衡抗凝治疗的利弊。

二、脑转移性肿瘤的外科手术治疗

对颅内转移病灶实施外科手术治疗始于脑转移性肿瘤全脑放射治疗时代,原因在于当时对脑转移性肿瘤患者的标准治疗选择(即全脑放射治疗)的疗效不令人满意,经全脑放射治疗后的脑转移性肿瘤患者中位生存时间仅为 3~6 个月,部分患者甚至无法接受全脑放射治疗,而且当时对绝大多数实体瘤脑转移性肿瘤患者而言,系统治疗基本无效。因此,对于脑转移性肿瘤患者,急需新的治疗手段或替代治疗手段面世,以改善患者的预后。当然,医学影像学技术的发展及神经外科技术的进步也为脑转移性肿瘤患者外科手术的参与提供了良好的契机。此外,自 1995 年恶性肿瘤寡转移概念提出后,局部治疗(尤其是根治性的局部治疗)在经选择的晚期肿瘤患者中的治疗价值日益受到重视,这也在某种程度上激发了外科手术在脑转移性肿瘤患者中的应用。而在今天,尽管恶性肿瘤的系统治疗取得了长足进步,且立体定向放射外科/立体定向放射治疗日益普及,但对部分脑转移性肿瘤患者而言,颅内转移病灶手术切除依然是重要的局部治疗选择之一。据估算,临床上近 1/3 的脑转移性肿瘤患者颅内转移病灶具有潜在的手术治疗适应证,而颅内转移病灶能被手术切除的患者往往预示更好的预后。

1. 脑转移性肿瘤外科手术治疗的适应证

相比于其他的治疗手段,颅内转移病灶手术切除可以迅速缓解颅内高压症状,消除颅内转移病灶对周围正常脑组织的刺激,以缓解局灶性神经功能缺失,预防或避免神经功能的快速恶化或脑疝综合征的发生,降低癫痫发生风险,并快速减少糖皮质激素类药物的用量;对于部分孤立性脑转移性肿瘤患者,如果颅内转移病灶能被根治性切除,那么这类寡转移性肿瘤患者可能因此而获得长期生存,甚至治愈;另外,对于原发病灶不明或病理不明确的脑转移性肿瘤患者,颅内转移病灶手术切除不仅可以达到治疗目的,而且能明确病理诊断,还可进一步明确肿瘤的分子或基因亚型,用于指导后续系统治疗的选择。因此,对颅内转移病灶实施外科手术干预既可作为脑转移性肿瘤患者的局部治疗手段,也可用于脑转移性肿瘤患者的诊断与鉴别诊断,并指导后续个体化治疗。

临床上,实体瘤患者颅内转移病灶外科手术干预可以是被动的,如紧急开颅手术以缓解颅内高压、预防脑疝的发生或神经功能的永久性丧失等,也可以是主动的,如颅内寡转移病灶的根治性切除等。而临床上任何颅外实体瘤发生颅内转移都属于传统分期意义上的“晚期”,绝大多数脑转移性肿瘤患者的生存时间十分有限,其治疗目的多数情况下是姑息性的。因此,对颅内转移病灶实施外科手术干预应持十分谨慎的态度,特别是随着立体定向放射外科的日益普及,更应避免外科手术对脑转移性肿瘤患者的过度干预。因为相比于立体定向放射外科治疗,颅内转移性肿瘤外科手术干预的风险更高,对患者自身的要求也更高,包括对麻醉和手术的耐受性,而且就对颅内转移病灶的局部控制和脑转移性肿瘤患者的总体生存而言,目前并无明确的证据表明外科手术显著优于立体定向放射外科治疗。总体而言,对于颅内转移病灶数目有限且体力状况良好的患者,如具备以下条件,即为目前临床上广为认可的颅内转移瘤外科手术干预的适应证:①病理诊断不明确,特别是颅外无明确恶性肿瘤征象的孤立性脑转移性肿瘤患者;②颅内转移病灶较大(病灶直径>4~5cm)的患者;③明显水肿,占位效应明显,且可能从手术减压治疗中获益的患者;④伴有明显的神经症状,对皮质类固醇类药物治疗抗拒,且可能从手术减压治疗中获益的患者。

但即便如此,临床上在对脑转移性肿瘤患者实施手术干预前,依然需要综合评估患者的体力状况、预期寿命、伴发疾病、颅外肿瘤病灶负荷、原发肿瘤病理类型、原发肿瘤对系统治疗的敏感性等因素;除此以外,还应考虑到颅内转移病灶状况,包括颅内转移病灶的数目、大小、部位,以及转移病灶的影像学表现(如是否为囊性转移灶、是否伴有瘤内出血等)等因素。近年来,尽管对颅内转移病灶数目阈值的多少更适合外科手术干预一直都存在争议,但临床研究表明,如果颅内转移病灶数目不超过3个,且均能被手术完全切除,那么也可取得与单个颅内转移病灶相似的临床效果;而如果颅内转移病灶数目超过3个,那么一般不适合实施外科手术干预,除非患者需要行紧急手术减压治疗。总之,单个病灶、部位适合且易于切除的脑转移性肿瘤是外科手术治疗较为理想的适应证。转移病灶体积越大,放射治疗的局部控制率就越低,囊性颅内转移病灶对放射治疗的敏感性也较差。因此,较大的转移病灶及囊性转移病灶也是手术治疗的理想适应证。至于颅内转移病灶的部位,对神经外科医师而言,尽管近年来借助神经导航技术或术中功能定位等技术,颅内肿瘤几乎已无手术禁区,但临床上对位于颅脑深部或功能区的转移瘤,手术的致残率依然远高于位于浅表或非功能区的转移瘤。因此,对位于脑干、丘脑或基底节等部位的颅内转移性肿瘤病灶一般不选择手术治疗,除非患者可能出现脑卒中、梗阻性脑积水等危及生命的征象,方可考虑手术减压治疗。

2.脑转移性肿瘤外科手术治疗的价值

尽管在1990年之前的数十年中,临床上对颅内单发转移性肿瘤患者也偶有实施外科手术切除并取得理想疗效的个案报道,但真正奠定外科手术在颅内转移性肿瘤患者治疗中地位的是 20 世纪初期相继报道的比较单纯全脑放射治疗与手术治疗联合全脑放射治疗的 3 项随机对照Ⅲ期临床研究。Patchell 等人于 1990 年报道的前瞻性随机对照临床研究是脑转移性肿瘤患者外科手术治疗的第一项Ⅲ期临床研究,共计 48 例伴颅内单发转移病灶的脑转移性肿瘤患者随机接受单纯全脑放射治疗($n=23$)或颅内转移病灶手术切除后辅助性全脑放射治疗($n=25$),全脑放射治疗的分割方式均为 36Gy/12f。研究结果表明,相比于单纯全脑放射治疗,先行外科手术切除再辅以全脑放射治疗不仅显著提高了颅内转移病灶的局部控制率,还显著改善了脑转移性肿瘤患者的总生存时间。单纯全脑放射治疗组患者与外科手术切除辅以全脑放射治疗组患者颅内肿瘤的局部复发率分别为52%(12/23)和 20%(5/25)($P<0.02$),颅内转移瘤的中位复发时间分别为 26 周和 59 周($P<0.001$);两组患者的功能独立生存时间(functionally independent survival,FIS)分别为 8 周和 38 周($P<0.0005$),中位总生存时间分别为 15 周和 40 周($P<0.01$)。总之,该研究结果首次证实,对于颅内单个病灶转移的脑转移性肿瘤患者,外科手术后辅助全脑放射治疗优于单纯的全脑放射治疗。

1993 年,Vecht 等人的研究也发现,相比于单纯全脑放射治疗,外科手术联合全脑放射治疗显著改善了颅内单发脑转移性肿瘤患者的总体生存。在这项前瞻性随机对照临床研究中,63 例可评估的伴单个颅内转移病灶的脑转移性肿瘤患者,随机接受单纯全脑放射治疗或颅内转移病灶手术切除联合术后辅助性全脑放射治疗,全脑放射治疗采取常规分割方式 40Gy/20f。随机前按照原发肿瘤类型(肺癌或非肺癌)、颅外病灶控制情况(颅外病灶进展或稳定)进行分层,研究终点包括总生存时间和功能独立(定义为 WHO 体力状况评分≤1 分且神经功能评分≤1 分)的生存时间。结果发现,相比于单纯全脑放射治疗,外科手术联合术后辅助性全脑放射治疗显著改善了仅伴单个颅内转移病灶的脑转移性肿瘤患者的总生存时间($P=0.04$)和功能独立生存时间($P=0.06$);颅外病灶稳定的脑转移性肿瘤患者更能从颅内转移病灶外科手术治疗中取得生存获益,在颅外病灶稳定的患者中,单纯全脑放射治疗组患者与外科手术联合术后辅助性全脑放射治疗组患者的中位生存时间分别为 7 个月和 12 个月,中位功能独立的生存时间分别为 4 个月和 9 个月;而在颅外病灶进展的患者中,不论采取何种治疗手段,中位生存时间均为 5 个月,中位功能独立的生存时间均为 2.5 个月。总之,该研究结果再次证明,对于仅伴单个颅内转移病灶的脑转移性肿瘤患者,相比于单纯全脑放射治疗,外科手术联合术后辅助性全脑放射治疗可以使患者的功能状况改善更快,维持更持久,患者的总生存时间更长。

但遗憾的是,随后(1996 年)Mintz 等人报道的研究却未能证实在全脑放射治疗的基础上联合颅内转移病灶外科手术切除给单个颅内转移病灶的脑转移性肿瘤患者带来额外的生存获益。不过有人认为,Mintz 等人的研究之所以得出阴性的结果,是因为所入选的脑转移性肿瘤患者体力状况普遍较差,颅外肿瘤病灶负荷较大;另外,在单纯接受全脑放射治疗组的患者中,颅内病灶进展后有 22% 的患者接受了挽救性手术治疗,而所有这些因素均可能弱化外科手术治疗在脑转移性肿瘤患者中的治疗价值。

正是基于上述三项随机对照临床研究结果,从而奠定了外科手术在脑转移性肿瘤患者中的治疗地位。但即便如此，外科手术治疗对脑转移性肿瘤患者生存获益的证据依然较为有限，而临床上外科手术治疗的生存获益可能仅限于体力状况良好且系统疾病得到控制的脑转移性肿瘤患者。

就外科手术治疗的原则和技术而言，颅内转移性肿瘤外科手术切除的原则与颅外肿瘤一样，也强调整块切除。研究表明，颅内转移瘤手术方法的选择与颅内转移性肿瘤患者术后复发风险及术后并发症的发生风险密切相关。在 2015 年 Akash 等人的研究中，共计 1033 例伴单个颅内转移病灶的脑转移性肿瘤患者接受外科手术治疗，其中 62%（$n=638$）的患者颅内转移病灶接受了整块切除，38%（$n=395$）的患者颅内转移病灶接受了零碎切除。结果发现，相比于零碎切除的患者，颅内转移性肿瘤病灶整块切除的患者术后并发症的发生风险更低，两组患者术后总体并发症的发生率分别为 19% 和 13%（$P=0.007$），严重并发症的发生率分别为 10% 和 7%（$P=0.04$）。另外，2008 年 Dima 等人的研究发现，相比于零碎切除的患者，后颅窝内转移性肿瘤病灶整块切除的患者术后继发脑膜转移的风险更低，分别为 13.8% 和 5%～6%（$RR=3.4$，95%CI $1.43～8.12$，$P=0.006$）。总之，对于拟接受外科手术治疗的脑转移性肿瘤患者，应尽可能对颅内转移病灶实施整块切除，即使是位于功能区的转移病灶，只要可能，就应实施整块切除，而不是零碎切除。

近年来，尽管脑转移性肿瘤外科手术治疗相关的前瞻性临床研究并不是很多，但随着神经外科技术的进步，加之有术后辅助性放射治疗的保驾及脑转移性肿瘤系统治疗的快速进展，使得脑转移性肿瘤外科手术治疗的适应证不再局限于颅内单个或孤立性脑转移病灶及较大的尤其是伴有症状的脑转移病灶。另外，通过外科手术切除有症状的脑转移病灶以快速改善脑转移性肿瘤患者的神经功能评分和体力状况评分，从而增加脑转移性肿瘤患者接受后续抗肿瘤治疗的机会，而后续抗肿瘤治疗的实施又可能进一步改善脑转移性肿瘤患者的总体生存，这一良性循环也是促使脑转移性肿瘤外科手术治疗适应证进一步扩大的原因。

例如，在 2020 年 Petra 等人报道的双中心回顾性临床研究中，2010—2019 年共计 805 例不同类型的恶性肿瘤脑转移患者接受了外科手术治疗，结果有 750 例患者的资料可供分析。可供分析的患者中位年龄为 61 岁（19～87 岁），男性占 49.5%，42.1% 的脑转移为同时性脑转移，在诊断为脑转移时，37.5% 的脑转移性肿瘤患者系统疾病处于稳定状态，颅内转移病灶数目为 1～34 个，其中 61.6% 的患者为单个或孤立性颅内转移，24.7% 的患者颅内转移病灶数目为 2～3 个，13.7% 的患者颅内转移病灶数目在 4 个或 4 个以上。结果表明，85.7% 的患者颅内转移病灶被完全切除，术后并发症的发生率为 11.2%；颅内转移瘤手术后患者的体力状况从术前中位 KPS 评分 80 分（10～100 分）上升到 90 分（0～100 分）（$P<0.0001$），神经功能评分也得以改善（$P=0.0001$），颅内肿瘤手术后患者的预后评分也明显好转，RPA 预后评分从术前一级、二级和三级分别占 18.5%、62.9%、18.5%，至术后分别占 19.3%、70.1%、10.5%（$P<0.0001$）；术后 81.7% 的患者接受了颅脑放射治疗，53.1% 的患者手术后开始接受系统治疗，包括传统的细胞毒药物治疗或分子靶向药物治疗或化疗联合分子靶向药物治疗，相比于未接受颅脑放射治疗或系统治疗的患者，术后接受颅脑放射治疗或系统治疗的患者生存时间更长，P 值均小于 0.0001；颅内

转移瘤手术后患者的中位生存时间为 10.9 个月(95％CI 9.5～12.5 个月),多因素分析显示,术后患者体力状况 KPS 评分≥70 分(HR＝0.53,95％CI 0.38～0.71,P<0.0001)、原发肿瘤得到控制(HR＝0.67,95％CI 0.55～0.82,P<0.0001)、术后颅脑放射治疗(HR＝0.65,95％CI 0.52～0.82,P<0.0001)、术后系统治疗(HR＝0.55,95％CI 0.45～0.68)及颅内转移病灶数目<4 个(HR＝0.63,95％CI 0.50～0.80,P<0.0001)等均是脑转移性肿瘤患者独立的预后良好因素。

另外,2021 年 Martin 等人的研究也发现,脑转移性肿瘤手术治疗可改善脑转移性肿瘤患者的体力状况,而年龄也不是患者手术的禁忌证或预后不良因素。在该研究中,807 例脑转移性肿瘤患者接受了手术治疗,其中 315 例患者年龄≥65 岁。结果发现,颅内转移性肿瘤手术治疗显著改善了脑转移性肿瘤患者的体力状况,在全部脑转移性肿瘤患者中,体力状况中位 KPS 评分从术前的 80 分(40～100 分)上升到术后的 90 分(40～100 分)(P＝0.0001),在年龄≥65 岁组和年龄<65 岁组的患者中,术后体力状况都得到了改善,P 值均为 0.0001,在术前体力状况 KPS 评分<100 分的患者中,年龄≥65 岁组有 49.5％的患者术后体力状况得到改善,年龄<65 岁组有 54.7％ 的患者术后体力状况得到改善;年龄≥65 岁组和年龄<65 岁组患者的中位生存时间分别为 5.81 个月、8.12 个月(P＝0.0015),在全部患者中,相比于未接受术后系统治疗的患者,接受术后系统治疗的患者中位生存时间更长(P＝0.00001),但在年龄≥65 岁组患者中,接受术后系统治疗的患者更少(P＝0.0001),而在年龄≥65 岁的亚组患者中,接受术后系统治疗的患者术后体力状况评分更高(P＝0.0007)。

3. 脑转移性肿瘤患者术后辅助性全脑放射治疗

总体而言,颅内转移瘤手术切除术后患者的症状改善率为 60％～90％,颅内转移瘤局部控制率为 60％～100％,中位生存时间在 1 年左右,且可再次取得病理证实并用于分子检测。但由于颅脑解剖与功能的特殊性,颅内转移瘤单纯手术切除存在很大的局限性和很高的风险。事实上,对于颅内转移病灶接受手术切除的脑转移性肿瘤患者,术后早期 MRI 检查提示超过 20％的患者术腔内有肿瘤残留,残留肿瘤病灶的存在将增加脑转移性肿瘤患者局部复发的风险,而即使是术后经 MRI 检查证实肉眼完全切除的脑转移性肿瘤患者,术腔内累积的局部复发率也接近 50％。因此,在外科手术用于脑转移性肿瘤治疗的初期,即使是仅伴单个脑转移病灶并且得到了完全切除的脑转移性肿瘤患者,无论是在临床实践中,还是在临床指南上,术后辅助性全脑放射治疗均作为常规推荐。当然,术后辅助性全脑放射治疗的目的不仅是控制术腔内的残留病灶或亚临床病灶,也是控制术腔外可能存在的影像学检查不能发现的微转移病灶,或者是降低颅内远处复发的风险。

1998 年,Patchell 等人的研究结果证实,对于仅伴单个颅内转移病灶的脑转移性肿瘤患者,相比于单纯手术切除,手术联合术后辅助性全脑放射治疗显著改善了患者的颅内肿瘤控制率。这是一项多中心平行对照的临床研究,在 1989 年 9 月—1997 年 11 月,95 例仅伴单个颅内转移病灶的脑转移性肿瘤患者,在术后 MRI 检查证实颅内转移病灶完全切除术后被随机分为术后辅助性全脑放射治疗组(n＝49)或观察组(n＝46),主要研究终点为颅内肿瘤的复发率,次要研究终点包括生存时间、死亡原因和维持功能独立的生存时间等。两组患者的中位随访时间分别为 48 周和 43 周,结果显示,术后辅助性全脑放射治疗组患者与观察组患者颅内任何部位肿瘤的复发率分别为 18%（9/49）和 70%（32/46）（$P<0.001$）,颅内肿瘤局部复发率（即术腔内肿瘤复发率）分别为 10%（5/49）和 46%（21/46）（$P<0.001$）,颅内远处肿瘤复发率（即术腔外肿瘤复发率）分别为 14%（7/49）和 37%（17/46）（$P<0.01$）;神经系统病死率分别为 14%（6/43）和 44%（17/39）（$P=0.003$）;多因素分析表明,术后辅助性全脑放射治疗提高了脑转移性肿瘤患者神经系统生存率（$P<0.009$）,但并不改善患者的总生存时间,两组患者的中位生存时间分别为 48 周和 43 周（$RR=0.91$,95%CI 0.59~1.40,$P=0.39$）。此外,辅助性全脑放射治疗也不显著改善脑转移性肿瘤患者功能独立的生存时间。

基于上述 Patchell 等人的研究,相关临床指南曾将辅助性全脑放射治疗作为仅伴单个脑转移病灶手术切除术后的脑转移性肿瘤患者标准治疗选择,证据级别为 1 级。但 2007 年 Carsten 等人的汇总分析发现,对于仅伴单个颅内转移病灶的脑转移性肿瘤患者,颅内转移病灶手术切除术后辅助性全脑放射治疗的价值并不如早期的研究那么明显,尤其是术后辅助性全脑放射治疗并不能改善患者的总生存时间,而其后开展的多项随机对照临床研究也是如此。

2011 年报道的 EORTC 22952-26001 研究结果表明,对于颅内转移病灶数目有限（1~3 个）的脑转移性肿瘤患者,无论是采用立体定向放射外科治疗还是选择外科手术切除,辅助性全脑放射治疗均能显著提高颅内肿瘤的控制率,并降低神经系统病死率,但辅助性全脑放射治疗同样不改善患者的总生存时间。这项随机对照Ⅲ期临床研究共纳入 359 例伴有 1~3 个颅内转移病灶的脑转移性肿瘤患者,199 例患者在颅内转移病灶立体定向放射外科治疗后随机分组,其中 100 例患者仅接受立体定向放射外科治疗（单纯立体定向放射外科治疗组）,另外 99 例患者接受辅助性全脑放射治疗（立体定向放射外科治疗联合辅助性全脑放射治疗组）;160 例患者颅内转移病灶外科手术治疗后也随机分组,其中 79 例患者仅接受外科手术治疗（单纯手术治疗组）,另外 81 例患者则在颅内转移瘤手术切除术后接受辅助性全脑放射治疗（手术联合辅助性全脑放射治疗组）。全脑放射治疗的方案为 30Gy/10f,2 周完成,主要研究终点是至体力状况（WHO PS 评分）恶化大于 2 分的中位时间（即功能独立生存时间）。研究结果表明,相比于单纯接受立体定向放射外科治疗或单纯接受外科手术治疗,立体定向放射外科治疗或外科手术治疗后辅助性全脑放射治疗显著降低了脑转移性肿瘤患者颅内肿瘤进展的风险,单纯立体定向放射外科治疗与单纯外科手术组患者的颅内病灶总体进展率高达 78%（139/179）,立体定向放射外科治疗或外科手术治疗后辅助性全脑放射治疗组患者的颅内病灶总体进展率为 48%（87/180）（$P<0.001$）;在颅内转移病灶接受手术治疗的患者中,单纯手术治疗组患者与手术联合辅助性全脑放射治疗组患者 2 年时颅内肿瘤局部复发率分别为 59%（95%CI 48%~71%）和 27%（95%CI 17%~37%）（$P<0.001$）,颅内肿瘤远处复发率分别为 42%（95%CI 31%~53%）和 23%（95%CI 14%~33%）（$P=0.008$）;相比于手术联合术后辅助性全脑放射治疗组患者,单纯手术治疗组患者更多死于颅内肿瘤进展,在单纯手术治疗组患者中,44%（78/179）的患者死于颅内肿瘤进展,而在手术联合术后辅助性全脑放射治

疗组患者中,28%(50/180)的患者死于颅内肿瘤进展($P<0.002$);另外,相比于单纯手术治疗,术后辅助性全脑放射治疗还延缓了颅内疾病进展时间,中位颅内无进展生存时间分别为 3.4 个月(95%CI 3.1～3.9 个月)和 4.6 个月(95%CI 3.9～6.1 个月)($P=0.020$)。尽管如此,这项研究并未达到它的主要研究终点,单纯手术治疗组患者与手术联合术后辅助性全脑放射治疗组患者至体力状况恶化大于 2 分的中位时间分别为 10.0 个月(95%CI 8.1～11.7 个月)和 9.5 个月(95%CI 7.8～11.9 个月)($HR=0.96$,95%CI 0.76～1.20,$P=0.71$);单纯手术治疗组患者与手术联合术后辅助性全脑放射治疗组患者 2 年功能独立的生存率无差异,分别为 22.3% 和 22.6%;此外,两组患者的中位生存时间亦无显著差异,单纯手术组患者与手术联合术后辅助性全脑放射治疗组患者的中位生存时间分别为 10.9 个月(95%CI 9.5～14.2 个月)和 10.7 个月(95%CI 9.0～14.4 个月)($HR=0.98$,95%CI 0.78～1.24,$P=0.89$)。

此外,在 2019 年 Fogarty 等人报道的随机对照Ⅲ期临床研究中,2009 年 4 月至 2017 年 9 月,来自澳大利亚、英国和挪威 24 个医学中心 215 例伴有 1～3 个颅内转移病灶的恶性黑色素瘤患者,全组患者的中位年龄为 62 岁,67% 的患者为男性,61% 的患者为单发颅内转移,颅内转移病灶的平均直径为 2cm,67% 的患者伴有颅外病灶。在颅内转移病灶接受立体定向放射外科治疗或外科手术治疗后,100 例患者被随机分为辅助性全脑放射治疗组,另外 107 例患者被随机分为观察组,主要研究终点为自随机分组后 12 个月内颅内远处失败率,次要研究终点包括至颅内失败时间、总生存时间与至体力状况恶化的时间等。经中位 48.1 个月随访后发现,外科手术或立体定向放射外科治疗联合辅助性全脑放射治疗组患者与单纯外科手术或立体定向放射外科治疗组患者自随机分组后 12 个月内颅内远处失败率分别为 42.0% 和 50.5%($OR=0.71$,95%CI 0.41～1.23,$P=0.22$),而在整个随访期间,颅内远处失败率分别为 52.0% 和 57.9%($OR=0.79$,95%CI 0.45～1.36,$P=0.39$);辅助性全脑放射治疗显著降低了局部复发风险,两组患者颅内肿瘤局部复发率分别为 20.0% 和 33.6%($P=0.03$);但辅助性全脑放射治疗未能带来生存获益,两组患者 12 个月病死率分别为 41.5% 和 51.4%($P=0.28$),神经系统病死率两组亦无差异;此外,辅助性全脑放射治疗也不延缓至体力状况恶化的中位时间,两组患者至体力状况恶化的中位时间分别为 3.8 个月和 4.4 个月($P=0.32$);相反,辅助性全脑放射治疗带来了更多的 1—2 级急性毒性反应。因此,根据该研究结果,对于仅伴 1～3 个颅内转移病灶的恶性黑色素瘤脑转移患者,颅内转移病灶接受立体定向放射外科治疗或手术切除,术后辅助性全脑放射治疗既不降低颅内远处复发风险,也不改善总生存时间,对患者体力状况的维持也无益处。

总之,在目前的临床实践中,颅内转移病灶经立体定向放射外科治疗后,美国放射肿瘤学会(ASTRO)"明智选择项目"(Choosing Wisely)常规不推荐辅助性全脑放射治疗。但对于接受外科手术切除的脑转移性肿瘤患者,术后是否也可忽略辅助性全脑放射治疗而待颅内肿瘤进展后再给予挽救性治疗,目前的依据并不十分充分,毕竟颅内转移瘤单纯手术治疗不仅复发风险高,继发脑膜转移的风险也不低,尤其是接受碎片切除的患者。

4. 脑转移性肿瘤术后辅助性立体定向放射外科治疗

对于颅内转移病灶完全切除术后的脑转移性肿瘤患者，术后辅助性全脑放射治疗仅能改善颅内肿瘤的控制率（此外，术后辅助性全脑放射治疗也可能降低神经系统死亡风险），并不改善这类患者的无神经功能障碍生存时间，颅内肿瘤控制率的改善也不能转化为总生存时间的延长，而辅助性全脑放射治疗势必还将带来难以避免的远期神经系统毒性反应，尤其是神经认知功能障碍。因此，临床上对颅内转移病灶手术切除术后的脑转移性肿瘤患者常规实施辅助性全脑放射治疗一直都存在较大的争议。但颅内转移病灶仅单纯接受外科手术治疗也不是理想的选择，这是因为颅内转移病灶单纯手术切除术后的局部控制率并不理想，上述提及的 Patchell 等人的研究及 EORTC 22952-26001 研究结果表明，颅内转移病灶单纯手术切除术后，瘤床（术腔）内肿瘤复发率分别高达 46％和 59％，甚至高于颅内远处复发率。正是因为颅内转移病灶可手术切除的脑转移性肿瘤患者颅内转移病灶单纯手术切除术后瘤腔内肿瘤复发风险高，而术后辅助性全脑放射治疗又不能改善这类患者的总生存时间，甚至还可能带来不可逆的远期神经毒性反应，为了既能提高术腔内的肿瘤控制率，又能避免全脑放射治疗所导致的远期神经毒性反应，近年来人们试图采用辅助性立体定向放射外科治疗来取代传统的辅助性全脑放射治疗。

2013 年，Gans 等人对较早期报道的术后辅助性立体定向放射外科治疗的相关临床研究进行了系统回顾性分析，共 14 项临床研究 629 例脑转移性肿瘤患者颅内转移病灶术后接受辅助性立体定向放射外科治疗。结果发现，全组患者的中位生存时间为 14 个月，1 年颅内局部控制率为 85％，颅内远处复发率为 49％，29％的患者接受了挽救性的全脑放射治疗。2017 年，Nayan 等人对脑转移性肿瘤术后辅助性全脑放射治疗与辅助性立体定向放射外科治疗的相关临床研究进行了系统回顾和荟萃分析，共纳入 8 项回顾性队列研究，646 例颅内转移瘤手术切除术后患者，其中 238 例患者接受辅助性立体定向放射外科治疗，408 例患者接受辅助性全脑放射治疗。结果发现，辅助性立体定向放射外科治疗的患者颅内局部复发率为 0～60％，辅助性全脑放射治疗的患者颅内局部复发率为 11％～24％，两组患者局部复发的汇总风险比为 0.79（95％CI 0.48～1.29），差异无统计学意义；辅助性立体定向放射外科治疗组患者颅内远处复发率为 6％～50％，辅助性全脑放射治疗组患者颅内远处复发率为 17％～44％，两组患者颅内远处复发的汇总风险比为 1.09（95％CI 0.74～1.60），差异也无统计学意义；辅助性立体定向放射外科治疗组患者与辅助性全脑放射治疗组患者继发脑膜转移的汇总风险比为 2.99（95％CI 1.55～5.76），意味着辅助性立体定向放射外科治疗组患者继发脑膜转移的风险显著高于辅助性全脑放射治疗组患者；辅助性立体定向放射外科治疗组患者与辅助性全脑放射治疗组患者总生存时间的汇总风险比为 0.51（95％CI 0.44～0.54），但使用随机效应模型分析后发现，两组患者的总生存时间无显著差异（RR=0.78，95％CI 0.40～1.00）。因此，基于回顾性队列研究的荟萃分析结果表明，对于可手术切除的脑转移性肿瘤患者，术后辅助性立体定向放射外科治疗与辅助性全脑放射治疗对颅内肿瘤的局部控制和颅内肿瘤远处控制率均无显著差异，两组患者的总生存时间也相似，但接受辅助性立体定向放射外科治疗的患者继发脑膜转移的风险更高。

2017 年，Anita 等人报道的研究（注册号 NCT00950001）是 MD 安德森癌症中心开展的单中心随机对照Ⅲ期临床研究，其目的是明确与单纯手术治疗相比，术后辅助性立体定向放射外科治疗能否改善术腔内肿瘤控制。2009 年 8 月至 2016 年 2 月，132 例颅内转移病灶数目不超过 3 个的脑转移性肿瘤患者，在颅内转移病灶完全切除术后（对于不能手术切除的病灶，单纯行立体定向放射外科治疗）被随机分为术后辅助性立体定向放射外科治疗（$n=64$）或观察（$n=68$），所有患者术腔的最大直径均不超过 4cm，靶区为 MRI 图像下的术腔外扩 1mm，中位照射剂量（50％等剂量线）为 16Gy（12～18Gy），预设的分层因素包括组织学类型、颅内转移病灶大小和颅内转移病灶数目，主要研究终点为在意向治疗人群中至局部（术腔内）复发的时间。共有 128 例患者可供分析，经中位 11.1 个月随访后发现，术后辅助性立体定向放射外科治疗组患者与观察组患者 12 个月时颅内局部无复发率分别为 72％（95％CI 60％～87％）和 43％（95％CI 31％～59％）（$HR=0.46$，95％CI 0.24～0.88，$P=0.015$）；至局部复发的中位时间分别为未达到（95％CI 15.6 个月至未达到）和 7.6 个月（95％CI 5.3 个月至未达到）；但两组患者的总生存时间、颅内远处复发率、癌性脑膜炎发生率、神经系统病死率及后续需要接受挽救性全脑放射治疗的比例均无显著差异。总之，该前瞻性随机对照临床研究结果表明，对于伴有 1～3 个颅内转移病灶的脑转移性肿瘤患者，相比于单纯手术切除，术后术腔辅助性立体定向放射外科治疗显著提高了局部肿瘤控制率，术腔辅助性立体定向放射外科治疗可作为脑转移性肿瘤手术切除术后辅助性全脑放射治疗的替代手段。

同样，2017 年报道的 NCCTG N107C/CEC·3 研究是一项脑转移性肿瘤手术切除术后辅助性立体定向放射外科治疗与辅助性全脑放射治疗的随机对照Ⅲ期临床研究。2011 年 11 月至 2015 年 11 月，来自美国和加拿大 48 家医疗中心共计 194 例颅内转移病灶可手术切除的脑转移性肿瘤患者，所有患者颅内转移病灶数目最多不超过 4 个，单个转移病灶的最大直径不超过 3cm，对不能手术切除的颅内转移病灶均给予单纯的立体定向放射外科治疗。所有患者在颅内转移病灶手术切除术后被随机分为术后辅助性立体定向放射外科治疗组（$n=98$）或辅助性全脑放射治疗组（$n=96$）。所有患者术后术腔的最大直径均小于 5cm，辅助性立体定向放射外科治疗组患者接受单分次照射，根据术腔大小照射剂量为 12～20Gy 不等，辅助性全脑放射治疗组患者接受 30Gy/10f（2 周完成）或 37.5Gy/15f（3 周完成）的放射治疗，共同研究终点是无认知功能恶化的生存时间与总生存时间。经中位 11.1 个月随访后发现，相较于辅助性全脑放射治疗，辅助性立体定向放射外科治疗显著改善了脑转移性肿瘤患者的无认知功能恶化生存时间，两组患者的中位无认知功能恶化生存时间分别为 3.0 个月（95％CI 2.86～3.25 个月）和 3.7 个月（95％CI 3.45～5.06 个月）（$HR=0.47$，95％CI 0.35～0.63，$P<0.0001$），治疗后 6 个月内认知功能恶化率分别为 85％（41/48）和 52％（28/54）（$P<0.00031$）；相较于术后辅助性立体定向放射外科治疗，尽管术后辅助性全脑放射治疗显著提高了颅内肿瘤的控制率，两组患者 6 个月、12 个月颅内肿瘤控制率分别为 90.0％、78.6％与 74.0％、54.7％（$P<0.0001$），但术后辅助性全脑放射治疗并未改善脑转移性肿瘤患者的总生存时间，两组患者的中位生存时间分别为 12.2 个月（95％CI 9.7～16.0 个月）和 11.6 个月（95％CI 9.9～18.0 个月）（$HR=$

1.07,95％CI 0.76～1.50,P＝0.70);此外,两组患者继发脑膜转移率无显著差异,挽救性局部治疗率差异也不明显,辅助性立体定向放射外科治疗组患者与辅助性全脑放射治疗组患者的挽救性局部治疗率分别为32％和20％(P＝0.12),而在辅助性立体定向放射外科治疗组患者中,20％的患者接受了挽救性全脑放射治疗。

另外,2018年报道的JCOG0504研究是一项非劣效设计的随机对照Ⅲ期临床研究,其目的是证实对可手术切除的脑转移性肿瘤患者,挽救性立体定向放射外科治疗不劣于术后辅助性全脑放射治疗。2006年1月至2014年5月,JCOG脑肿瘤研究组32个成员单位共入组271例脑转移性肿瘤患者,所有患者颅内转移病灶数目均不超过4个,颅内转移病灶最大直径不超过3cm,或直径虽超过3cm,但大体肿瘤体积(GTV)不超过10ml。所有患者在颅内转移病灶手术切除后21天内接受术后辅助性放射治疗,其中137例患者随机接受辅助性全脑放射治疗,分割方式为37.5Gy/15f,3周完成;134例患者在颅内转移病灶手术切除后所有残留病灶或新发的颅内转移病灶均接受挽救性立体定向放射外科治疗。主要研究终点为总生存时间,次要研究终点包括颅内肿瘤无进展生存时间、入组后6个月和12个月时简易精神状态检查(Mini Mental Status Examination,MMSE)分数等。结果发现,术后辅助性全脑放射治疗组患者颅内肿瘤无进展生存时间更长,术后辅助性全脑放射治疗组患者与挽救性立体定向放射外科治疗组患者的中位颅内无进展生存时间分别为10.4个月(8.2～11.8个月)和4.0个月(3.4～5.2个月)(HR＝1.91,95％CI 1.46～2.51);但术后辅助性全脑放射治疗组患者与挽救性立体定向放射外科治疗组患者的中位生存时间均为15.6个月(HR＝1.05,95％CI 0.83～1.33),单侧 $P_{非劣效}$＝0.27,达到了预先设计的非劣效终点。也就是说,对于可手术切除的脑转移性肿瘤患者,接受挽救性立体定向放射外科治疗的总生存时间不劣于接受术后辅助性全脑放射治疗;两组患者12个月时MMSE分数与体力状况评分无恶化率均无差异,但自入组91天后,辅助性全脑放射治疗组患者与挽救性立体定向放射外科治疗组患者相比,神经认知功能下降更明显,2—4级神经认知功能下降率分别为16.4％和7.7％(P＝0.048)。

总之,现有的证据表明,对于颅内转移病灶可手术切除的脑转移性肿瘤患者,术后辅助性全脑放射治疗虽然对颅内肿瘤的控制率更有利,但相较于术后辅助性(或挽救性)立体定向放射外科治疗,其并未改善可手术切除的脑转移性肿瘤患者的总生存时间,而接受辅助性立体定向放射外科治疗的患者神经认知功能更理想。因此,对于可手术切除的脑转移性肿瘤患者,术后辅助性立体定向放射外科治疗可以取代传统的辅助性全脑放射治疗,从而成为颅内转移病灶手术切除后的脑转移性肿瘤患者新的标准辅助治疗选择,但需要注意的是,接受辅助性立体定向放射外科治疗的患者继发脑膜转移的风险可能更高。

5.可手术切除的颅内转移瘤术前新辅助立体定向放射外科治疗的探讨

对于颅内转移病灶可手术切除的脑转移性肿瘤患者,术后辅助性立体定向放射外科治疗也存在诸多弊端。

(1)从外科学角度看,由于医源性播散等因素,颅内转移瘤外科手术治疗增加了脑转移性肿瘤患者继发脑膜转移的发生风险,尤其是接受碎片切除术的患者,而术后辅助性立体定向放射外科治疗并不能降低可手术切除脑转移性肿瘤患者脑膜转移的发生风险。例如,在 2016 年 Johnson 等人的研究中,465 例初始治疗时均未接受全脑放射治疗而采用立体定向放射外科治疗的脑转移性肿瘤患者,在至少随访 3 个月可分析的 330 例患者中,112 例患者在接受立体定向放射外科治疗前已手术切除颅内转移病灶,另 218 例患者颅内转移病灶未接受手术切除而直接接受立体定向放射外科治疗。立体定向放射外科治疗 1 年后,单纯接受立体定向放射外科治疗组患者累积的脑膜转移发生率为 5.2%,而先接受外科手术切除术再行术后辅助性立体定向放射外科治疗组患者累积的脑膜转移发生率高达 16.9%($P<0.01$)。经多因素分析发现,立体定向放射外科治疗前接受过颅内肿瘤手术切除术及原发肿瘤为乳腺癌是继发脑膜转移的独立预测因素($P<0.01$ 和 $P=0.03$)。另外,在 2014 年 Patel 等人的研究中,132 例共计 141 个颅内转移病灶手术切除后的脑转移性肿瘤患者,32 例患者接受术后辅助性全脑放射治疗,96 例患者接受术后辅助性立体定向放射外科治疗。结果显示,在 18 个月时仍存活的患者中,接受辅助性全脑放射治疗组患者与接受辅助性立体定向放射外科治疗组患者的无脑膜转移生存率分别为 87% 和 69%($P=0.045$)。但是,2019 年 Daniel 等人报道的回顾性队列研究发现,颅内转移性肿瘤外科手术切除术仅增加了硬脑膜转移的发生风险,而未增加软脑膜转移的发生风险。1188 例新近诊断的脑转移性肿瘤患者,其中 318 例患者在颅内转移病灶手术切除术后给予辅助性立体定向放射外科治疗,其余 870 例患者仅接受单纯放射治疗。结果发现,在 318 例接受手术治疗的患者中,共 36 例(36/318)患者发生了硬脑膜肿瘤种植,单纯放射治疗组患者无一例(0/870)出现硬脑膜肿瘤种植现象($P<0.001$);但相比于单纯接受放射治疗的患者,外科手术的干预并不增加脑转移性肿瘤患者软脑膜肿瘤种植的风险($HR=1.14$,95%CI 0.73~1.77,$P=0.56$)。

(2)从患者角度看,术后辅助性立体定向放射外科治疗的依从性较差。尽管颅脑肿瘤患者围手术期的病死率已低至 5% 以下,但由于颅脑手术创伤需要较长时间恢复、颅内肿瘤在等待术后辅助性立体定向放射外科治疗期间出现早期进展等,使得近 20% 的患者不能接受术后辅助性立体定向放射外科治疗,这势必影响颅内肿瘤的局部控制。

(3)从放射治疗的角度看,相比于未曾接受手术干预的脑转移性肿瘤病灶,由于手术的影响,使得术后立体定向放射外科治疗的靶区勾画更为困难,靶区定义也更不明确,甚至没有一个统一的标准,多数中心为了不漏照,多将术后立体定向放射外科治疗的计划靶体积(PTV)定义为术腔外扩 1~2mm,因此照射范围往往较大。由于照射范围过大,临床上为了减少对正常脑组织的放射损伤,只能降低分次照射剂量或总的放射治疗剂量,从而降低了放射治疗的生物有效剂量,这势必导致颅内肿瘤的局部控制率降低。此外,放射性脑坏死是立体定向放射外科治疗常见的并发症之一,发生率为 10%~20%,且放射性脑坏死的发生风险与颅脑受照射体积呈正相关,直径>1cm 的颅内病灶接受根治性立体定向放射外科治疗,24 个月内累积的放射性脑坏死发生率可高达 49.4%。术后辅助性立体定向放射外科治疗照射范围往往较大,需要包括整个术腔及部分周围正常组织,因此放射性脑坏死的发生风险更高。如果采用术前新辅助立体定向放射外科治疗,不仅肿瘤本身,还包括接受了高剂量照射的邻近正常组织也会被一并切除,这将降低放射性脑坏死的发生风险。正因如此,近年来,对于颅内转移病灶可手术切除的脑转移性肿瘤患者,有学者提出应用术前新辅助立体定向放射外科治疗,以替代术后辅助性立体定向放射外科治疗或辅助性全脑放射治疗。

　　对于脑转移性肿瘤患者,相比于术后辅助性立体定向放射外科治疗,术前新辅助立体定向放射外科治疗的依从性更高、针对颅内转移病灶的局部治疗时间更短、靶区更清晰、靶区勾画更方便、照射范围更小、分次照射剂量与总照射剂量可以更高;另外,由于无手术瘢痕影响,肿瘤微环境中血供更好,放射敏感性自然更高,因此至少在理论上术前新辅助立体定向放射外科治疗优于术后辅助性立体定向放射外科治疗。而事实上,2016 年 Patel 等人的研究结果表明,对于可手术切除的脑转移性肿瘤患者,相比于接受术后辅助性立体定向放射外科治疗,接受术前新辅助立体定向放射外科治疗的患者累积的脑膜转移发生风险更低,放射性脑坏死的发生率也更低。这是一项多中心回顾性对照临床研究,其目的是比较术前新辅助立体定向放射外科治疗与术后辅助性立体定向放射外科治疗的临床结局与不良反应。在 2005—2013 年,180 例共计 189 个颅内转移病灶且可手术切除的脑转移性肿瘤患者,其中 66 例(36.7%)患者先接受术前新辅助立体定向放射外科治疗,并在立体定向放射外科治疗后 48 小时内接受颅内转移病灶手术切除术,其余 114 例患者先接受颅内转移病灶手术切除术,再接受术后辅助性立体定向放射外科治疗,两组患者的基线特征基本平衡,但术前新辅助立体定向放射外科治疗组患者的体力状况评分更好[美国东部肿瘤协作组(Eastern Cooperative Oncology Group,ECOG)体力状况评分为 0 分的患者分别占 62.1% 和 28.9%,$P < 0.001$],乳腺癌病例所占比例更高(分别占 27.2% 和 10.5%,$P = 0.010$),但两组患者颅内转移病灶的 GTV 大小相似(分别为 8.3ml 和 9.2ml,$P = 0.85$)。经多因素分析发现,两组患者的总生存时间($P = 0.1$)、颅内肿瘤局部复发率($P = 0.24$)、颅内远处复发率($P = 0.75$)等均无显著差异,但相较于接受术后辅助性立体定向放射外科治疗组的患者,接受术前新辅助立体定向放射外科治疗组的患者脑膜转移的发生风险更低($P = 0.01$),1 年内累积的脑膜转移发生率分别为 8.3% 和 3.2%;2 年内累积的脑膜转移发生率分别为 16.6% 和 3.2%;在校正后的分析中发现,相较于接受术前新辅助立体定向放射外科治疗组的患者,接受术后辅助性立体定向放射外科治疗组的患者脑膜转移风险增加 4.03 倍(HR = 4.03,95%CI 1.2~13.6,$P = 0.02$)。另外,相较于术前新辅助立体定向放射外科治疗组患者,术后辅助性立体定向放射外科治疗组患者放射性脑坏死及有症状的放射性脑坏死的发生风险更高,1 年内累积的有症状的放射性脑坏死发生率分别为 1.5% 和 14.6%,2 年内累积的有症状的放射性脑坏死发生率分别为 4.9% 和 16.4%($P = 0.01$);在校正后的分析中发现,相较于接受术前新辅助立体定向放射外科治疗组的患者,接受术后辅助性立体定向放射外科治疗组的患者有症状的放射性脑坏死发生风险增加 8.14 倍(HR = 8.14,95%CI 2.16~30.74,$P = 0.002$)。总之,该研究结果表明,对于可手术切除的脑转移性肿瘤患者,术前新辅助立体定向放射外科治疗与术后辅助性立体定向放射外科治疗对颅内肿瘤控制率及脑转移性肿瘤患者的总生存时间均无显著差异,但相较于术后辅助性立体定向放射外科治疗,术前新辅助立体定向放射外科治疗的安全性更高,有症状的放射性脑坏死发生风险更低,继发脑膜转移的风险也更低。因此,对于可手术切除的脑转移性肿瘤病灶,术前新辅助立体定向放射外科治疗可

能是更好的选择,但尚需要前瞻性随机对照临床研究证实。

总之,尽管近年来立体定向放射外科治疗在脑转移性肿瘤的治疗中迅速崛起,但外科手术依然是部分颅内转移性肿瘤患者重要的局部治疗选择之一。外科手术不仅适用于需要紧急减压、占位效应明显的脑转移性肿瘤患者,也可用于部位适合、易于切除、颅内转移灶数目有限的脑转移性肿瘤患者,尤其适合病理不明或原发灶不明的寡转移性肿瘤患者的治疗;但颅脑肿瘤的手术创伤大、风险高,对患者身体条件的要求也高,因此临床上对颅内转移性肿瘤患者实施手术切除应综合考虑患者的体力状况、预期寿命、颅外肿瘤状况、既往治疗情况、对系统治疗的敏感性等因素;颅内转移病灶单纯手术切除术后,瘤床(术腔内)局部复发率较高,而术后辅助性放射治疗可以改善颅内肿瘤的控制,可作为标准治疗选择,但术后辅助性全脑放射治疗的远期神经毒性反应较大,且相比于单纯外科手术治疗,术后辅助性全脑放射治疗并未带来明显的生存获益;相比于术后辅助性全脑放射治疗,术后辅助性立体定向放射外科治疗对颅内肿瘤的局部控制率更高,远期神经毒性反应更低。因此,术后术腔区辅助性立体定向放射外科治疗已成为可手术切除的脑转移性肿瘤患者新的术后标准治疗选择;但接受术后辅助性立体定向放射外科治疗的治疗周期长、患者的依从性差、放射损伤大、继发脑膜转移的风险高。因此,在目前的临床实践中,对于可手术切除的颅内转移病灶,术后辅助性立体定向放射外科治疗有被术前新辅助立体定向放射外科治疗取代的趋势,但术前新辅助立体定向放射外科治疗需要前瞻性随机对照临床研究进一步证实其价值;对于颅内转移病灶可手术切除的脑转移性肿瘤患者,为了提高颅内肿瘤的控制率,除了辅助性或新辅助性放射治疗外,临床上也有采用部分颅脑放射治疗、放射性粒子(如 ^{125}I)植入治疗、激光热消融治疗、肿瘤治疗电场治疗(tumor treating fields,TTF)等手段,其目的是提高脑转移性肿瘤的手术治疗效果,但上述辅助治疗措施目前尚仅限于临床研究阶段,并不能作为常规治疗推荐。

三、脑转移性肿瘤的放射治疗

自 20 世纪五六十年代起,放射治疗就被用于脑转移性肿瘤患者的治疗,且时至今日,放射治疗依然是脑转移性肿瘤患者最重要的局部治疗手段。在缺乏有效系统治疗且神经外科技术欠发达的年代,全脑放射治疗(whole brain irridiation,WBI)甚至是脑转移性肿瘤患者唯一有效的治疗手段。相较于单纯的支持对症治疗(包括糖皮质激素类药物治疗),全脑放射治疗可以更持久地改善脑转移性肿瘤患者的中枢神经系统症状,延长脑转移性肿瘤患者的生存时间,减少糖皮质激素的使用。进入 20 世纪 90 年代后,立体定向放射外科治疗技术被用于治疗颅内转移性肿瘤。对于颅内转移病灶数目有限(转移病灶不超过 4 个)的脑转移性肿瘤患者,立体定向放射外科治疗可取得较全脑放射治疗更理想的局部控制、更长的生存时间、更低的神经认知功能障碍和更好的生活质量。

近年来,分子靶向药物治疗及以免疫检查点抑制剂为代表的现代免疫治疗相继面世,其改善了部分实体瘤脑转移性肿瘤患者的整体治疗效果,甚至改变了部分实体瘤脑转移患者的治疗模式,加之颅脑放射治疗所固有的难以避免的远期神经系统毒性反应,使得放射治疗在脑转移性肿瘤患者中的治疗地位受到了前所未有的挑战,尤其是全脑放射治疗在脑转移性肿瘤患者中的应用备受质疑。但客观地说,放射治疗依然是目前临床上脑转移性肿瘤患者最主要的局部治疗手段,也是多数脑转移性肿瘤患者的治疗基石,外科手术不能替代放射治疗在脑转移性肿瘤患者中的治疗作用,而系统治疗同样不能取代放射治疗在脑转移性肿瘤患者中的治疗地位。

当然,在精准医学时代,我们也不得不重新审视放射治疗在脑转移性肿瘤患者中的治疗价值,重新定义放射治疗在脑转移性肿瘤患者中的治疗地位,特别是全脑放射治疗在脑转移性肿瘤患者中的适应证与参与时机,立体定向放射外科治疗在多发性脑转移性肿瘤患者中的应用,以及颅脑放射治疗与其他抗肿瘤治疗手段的合理整合等。

(一)脑转移性肿瘤的全脑放射治疗

传统意义上的全脑放射治疗就是整个颅脑组织接受同等剂量的辐照。全脑放射治疗不仅可以治疗影像学可见的颅内转移病灶,对颅内潜在的亚临床转移病灶或微转移病灶也具有预防性治疗作用,从而降低颅内远处复发风险。总体而言,全脑放射治疗具有方法简便、安全性高、对技术条件要求较低、经济、易于临床推广等优势。因此,早在 20 世纪五六十年代,全脑放射治疗就被广泛用于脑转移性肿瘤患者的治疗,甚至在其后数十年中,全脑放射治疗是除糖皮质激素以外绝大多数实体瘤脑转移性肿瘤患者唯一可利用的治疗手段。

1.脑转移性肿瘤全脑放射治疗的价值

尽管脑转移是恶性肿瘤患者最常见的并发症之一,也是恶性肿瘤患者主要的直接致死因素之一,但由于历史的局限性,在经验医学时代,奠定脑转移性肿瘤全脑放射治疗历史地位的并非基于大宗病例的随机对照临床研究,而仅仅是一些观察性临床研究或队列研究,甚至是临床医师的个人经验。脑转移性肿瘤全脑放射治疗最初的报道来自 1954 年纽约纪念医院放射治疗科,38 例脑转移性肿瘤患者接受全脑放射治疗,结果有 24 例(64%)患者颅内症状得到缓解。1961 年,Chu 等人对 218 例接受全脑放射治疗的脑转移性肿瘤患者进行了分析,再次证实了全脑放射治疗在脑转移性肿瘤患者中的治疗价值。1970 年,在美国镭学会(American Radium Society,ARS)第 52 届年会上,Nisce 等人对 560 例接受全脑放射治疗的脑转移性肿瘤患者进行了汇总分析,最终有 376 例患者的资料可供分析。结果发现,302 例脑转移性肿瘤患者经全脑放射治疗后症状获得改善,全脑放射治疗后颅内症状改善率达 80%;在全脑放射治疗后症状获得改善的患者中,颅内症状中位缓解持续时间达 3 个月,平均缓解持续时间为 5 个月,患者经全脑放射治疗后 1 年生存率达 20%,有 10% 的患者生存时间达到甚至超过 2 年。

1971 年报道的、由美国东部肿瘤协作组(ECOG)发起的临床研究是探讨脑转移性肿瘤全脑放射治疗价值的第一项随机对照临床研究。但这项随机对照临床研究最终仅招募到 48 例脑转移性肿瘤患者,其中 30 例患者为肺癌脑转移,且不区分是小细胞肺癌脑转移还是非小细胞肺癌脑转移。这些未经治疗的脑转移性肿瘤患者被随机分为单纯泼尼松治疗组或泼尼松联合全脑放射治疗组,研究目的一是评估泼尼松联合全脑放射治疗治疗脑转移性肿瘤患者是否优于单纯泼尼松治疗,二是评估经全脑放射治疗后,中枢神经系统症状得到缓解的脑转移性肿瘤患者是否可以停用泼尼松。主要研究终点包括脑转移性肿瘤患者中枢神经系统症状与体力状况的改善情况，次要研究终点为总生存时间。结果发现，相比于单纯接受泼尼松治疗，泼尼松治疗联合全脑放射治疗可以使脑转移性肿瘤患者中枢神经系统症状改善的持续时间更长，分别为 11 周和 5 周，差异具有统计学意义；此外，全脑放射治疗的介入也改善了脑转移性肿瘤患者的总生存时间，两组患者的中位生存时间分别为 14 周和 10 周，但差异没有统计学意义；经全脑放射治疗后，中枢神经系统症状获得缓解的脑转移性肿瘤患者可以安全地停用泼尼松，而一旦中枢神经系统症状出现进展，再次使用糖皮质激素类药物治疗依然有效。

正是基于这一小型的随机对照临床研究结果，奠定了全脑放射治疗在脑转移性肿瘤患者中的治疗地位，并使得全脑放射治疗"统治"了脑转移性肿瘤患者的治疗达数十年，其间甚至对脑转移性肿瘤患者全脑放射治疗的价值鲜有质疑之声，也未再开展相关临床研究以进一步明确全脑放射治疗在脑转移性肿瘤患者中的治疗价值，直到 2016 年。

2016 年，Paula 等人报道的 QUARTZ 研究是有史以来规模最大的探讨脑转移性肿瘤全脑放射治疗价值的临床研究，这是一项非劣效设计的国际多中心前瞻性随机对照Ⅲ期临床研究，旨在明确是否可以忽略全脑放射治疗而不显著影响脑转移性肿瘤患者的生存时间和生活质量。在 2007 年 3 月 2 日至 2014 年 8 月 29 日，来自英国 69 个医学中心和澳大利亚 3 个医学中心的 538 例非小细胞肺癌脑转移性肿瘤患者，全组患者的中位年龄为 66 岁（38～85 岁），所有患者颅内转移病灶均不适合外科手术切除，也不适合接受立体定向放射外科治疗。将这些患者按 1∶1 的比例随机分为全脑放射治疗联合最佳支持对症治疗（optimal supportive care，OSC）组（$n=269$）或单纯最佳支持对症治疗组（$n=269$）。全脑放射治疗采用 4～8MV 能量的 X 射线，两野对穿照射，20Gy/5f，每日 1 次，5～8 天完成；最佳支持对症治疗包括地塞米松治疗。主要研究终点为质量调整寿命年（quality-adjusted life-years，QALYs），QALYs 由患者的总生存时间和每周完成的 EQ-5D 问卷得出。次要研究终点包括总生存时间和生活质量。结果发现，全脑放射治疗联合最佳支持对症治疗组患者与单纯最佳支持对症治疗组患者的 QALYs 分别为 46.4 天和 41.7 天，两组患者 QALYs 的绝对值相差 4.7 天，达到了预先设计的非劣效边缘（不超过 7 天），双侧 90% CI −12.7～3.3，意味着对非小细胞肺癌脑转移性肿瘤患者，单纯最佳支持对症治疗不劣于全脑放射治疗联合最佳支持对症治疗；另外，全脑放射治疗联合最佳支持对症治疗组患者与单纯最佳支持对症治疗组患者的中位生存时间分别为 9.2 周（95% CI 7.2～11.1 周）和 8.5 周（95% CI 7.1～9.9 周）（HR=1.06，95% CI 0.90～1.26，$P=0.808$）；尽管两组患者之间严重的不良事件发生率没有明显差异，但在全脑放射治疗组患者中，嗜睡、脱发、恶心、头皮干燥或发痒等症状更为明显，全脑放射治疗的介入也未显著降低非小细胞肺癌脑转移性肿瘤患者地塞米松的用量。

QUARTZ 研究结果使我们必须重新审视全脑放射治疗在脑转移性肿瘤患者中的治疗价值，而肿瘤放射治疗医师对此需要反思，毕竟全脑放射治疗作为脑转移性肿瘤患者的"标准"治疗选择应用于临床并在脑转移性肿瘤患者的治疗中占统治地位已有数十年，在全球范围内，有数以千万计的脑转移性肿瘤患者接受过全脑放射治疗，如果真如

QUARTZ研究结果所述,那么意味着这些患者曾经或当前仍然在接受过度治疗。当然,我们一直在思考这样一个问题:数十年临床实践的积累难道真的会在一夕之间被一项临床研究全盘否定?事实上是不可能,尽管在既往的临床实践中,脑转移性肿瘤患者的全脑放射治疗确实缺乏高级别循证医学证据支持,但综合文献资料表明,脑转移性肿瘤患者经全脑放射治疗后,颅内症状改善率为64%～85%,全脑放射治疗的干预大大降低了糖皮质激素的使用;同时,单纯全脑放射治疗可以使脑转移性肿瘤患者的中位生存时间从4～6周延长到4～6个月。

接下来,我们再冷静地审视一下QUARTZ研究。客观地说,QUARTZ研究是有史以来探讨脑转移性肿瘤全脑放射治疗价值规模最大的前瞻性随机对照临床研究,但该研究本身确实存在诸多问题,而这些颇具争论的问题也许正是它否定全脑放射治疗价值的主要原因。第一,QUARTZ研究所入组的患者存在选择偏倚,该研究在2007年5月至2014年8月7年多的时间跨度内总共才入组538例非小细胞肺癌脑转移患者,而参与的研究中心多达72个,分别来自英国与澳大利亚两个国家。这意味着平均每个中心每年才入组1例非小细胞肺癌脑转移患者,即可能导致只有预后差的非小细胞肺癌脑转移患者才加入该研究。而事实上,在全部入组的患者中,38%的患者KPS评分<70分。而既往的研究业已证实,KPS评分是脑转移性肿瘤患者一个独立的预后因子,RTOG脑转移性肿瘤RPA预后评估系统显示,KPS评分<70分的脑转移性肿瘤患者中位生存时间仅为2.3个月,这类患者本就难以从全脑放射治疗中取得生存获益,甚至难以耐受全脑放射治疗,因此一般也不推荐对这类患者行全脑放射治疗。第二,QUARTZ研究所入组的患者自诊断为脑转移至随机入组的时间间隔过长,其中87%的患者自诊断为脑转移到随机入组的时间在8周内,意味着13%的患者自诊断为脑转移到随机入组的时间间隔超过了8周,这也导致在分配到全脑放射治疗组的患者中,有11%的患者因为疾病快速进展或早期死亡而未接受任何治疗;而事实上,脑转移是致命性极强的肿瘤并发症,未经治疗的脑转移性肿瘤患者中位生存时间仅为4～6周。第三,QUARTZ研究统计分析所采集的数据不完整,该研究为非劣效性试验,理应报道ITT(意向性治疗分析)和PP(符合方案集)分析;但在全脑放射治疗组患者中,有11%的患者未接受任何治疗,6%的患者全脑放射治疗未达到预设的20Gy的照射剂量;而在接受支持对症治疗组的患者中,反而有3%的患者接受了全脑放射治疗。因此,仅报道ITT分析数据会缩小两组间的差异。第四,QUARTZ研究的主要研究终点为质量调整寿命年(QALYs),干预措施是全脑放射治疗,但所选择的量表是生活质量一般性评价量表(EQ-5D),而不是选择脑转移特异性量表;而在全组患者中,54%的患者伴有颅外转移,也就是说,QUARTZ研究在质量量表的选择上存在明显的偏倚。

正是因为QUARTZ研究在患者选择、研究时间跨度、随机时间间隔、统计分析方法及研究终点选择等方面存在诸多颇具争议的问题,而这些问题确实可能导致其研究结果不真实,从而弱化了全脑放射治疗在脑转移性肿瘤患者中的治疗价值。即便如此,QUARTZ研究的亚组分析结果仍发现,年龄<60岁、KPS评分≥70分、颅外肿瘤得到控制的脑转移性肿瘤患者依然可以从全脑放射治疗中取得生存获益,这部分患者的中位生

存时间达 5.5 个月,尤其对年轻的脑转移性肿瘤患者,全脑放射治疗联合最佳支持对症治疗的生存优势比单纯最佳支持对症治疗更为明显($P=0.006$)。因此,从某种意义上讲,QUARTZ 研究只是再次证明了全脑放射治疗未能给预后差(KPS 评分<70 分)的非小细胞肺癌脑转移患者带来生存获益,而对绝大多数非小细胞肺癌脑转移性肿瘤患者而言,全脑放射治疗可能依然是主要的姑息治疗手段。

除了缺乏高级别循证医学证据支持外,近年来脑转移性肿瘤全脑放射治疗还受到了其他治疗手段的强烈冲击,包括同为局部治疗手段的外科手术治疗与立体定向放射外科治疗,以及分子靶向药物和免疫检查点抑制剂等新型抗肿瘤药物治疗等。但即便如此,在脑转移性肿瘤患者的治疗中,全脑放射治疗依然不可或缺,尤其是对多发脑转移性肿瘤患者。例如,在 2021 年 Cecilia 等人报道的单中心回顾性临床研究中,63 例恶性黑色素瘤脑转移患者接受全脑放射治疗联合或不联合系统抗肿瘤治疗,全脑放射治疗的分割方式为30Gy/10f,69％的患者颅内转移病灶数目在 5 个或 5 个以上,在接受全脑放射治疗时,68％的患者颅外病灶处于未控制状态。中位随访时间为 4.0 个月。结果发现,恶性黑色素瘤脑转移患者全脑放射治疗后中位生存时间为 7.0 个月,中位无进展生存时间为 2.2个月,中位颅内无远处转移生存时间为 6.1 个月,中位颅内局部无进展生存时间为 4.9 个月;单因素与多因素分析均显示,接受 BRAF 抑制剂治疗是仅有的影响恶性黑色素瘤脑转移患者生存时间的系统治疗手段(HR=0.24,95％CI 0.07～0.79,$P=0.019$)。因此,该研究结果表明,在分子靶向治疗时代,即使是放射治疗敏感性较低的恶性黑色素瘤脑转移患者,也能从全脑放射治疗中获益。

2. 脑转移性肿瘤全脑放射治疗的毒性反应

近年来,脑转移性肿瘤全脑放射治疗的价值之所以备受质疑,不仅仅是因为全脑放射治疗缺乏高级别循证医学证据支持,还在于其所带来的远期神经毒性反应。毫无疑问,放射治疗是一种损伤性治疗手段,不仅可伴发急性放射性反应,也可能导致远期放射性损伤,甚至某些晚期放射损伤是不可逆的。全脑放射治疗不仅可导致患者出现疲劳、恶心、呕吐、暂时性脱发和轻度皮炎等症状,少数情况下还可能发生放射性中耳炎或外耳道炎。当然,全脑放射治疗最令人诟病的是可能继发远期神经系统毒性反应,尤其是神经认知功能障碍,严重者可表现为退行性痴呆。

目前全脑放射治疗相关的神经认知功能障碍潜在的发生机制并不是十分清楚,功能影像学结果表明,全脑放射治疗可导致大脑白质病变与脑萎缩性改变,表现为大脑皮质变薄、脱髓鞘改变。而一般认为全脑放射治疗所导致的远期神经毒性反应主要是继发于放射治疗所致的血管内皮损伤,导致毛细血管密度降低,血脑屏障破坏,以及氧化应激和促炎症反应,类似于血管性痴呆;另外,位于海马区的神经干细胞受到直接照射也是继发神经认知功能障碍的原因之一,而下丘脑-垂体轴的放射损伤可加重患者的疲劳等症状,影响其生活质量。综合文献资料表明,全脑放射治疗后远期神经系统毒性反应的发生率为 50％～90％,严重影响脑转移性肿瘤患者的生活质量,甚至危及生命。在缺乏有效系统治疗的时代,脑转移性肿瘤患者的整体预后差,长期生存者寥寥,因此早期有关全脑放射治疗的临床研究很少有远期神经毒性的报道。近年来,由于脑转移性肿瘤患者整体治疗效果的改善,总生存时间得到明显延长,加之人们对生活质量的要求越来越高,从而使得全脑放射治疗带来的远期神经毒性的问题愈加凸显。事实上,全脑放射治疗后生存时间越长的患者,全脑放射治疗所导致的远期神经毒性反应发生风险也越高。例如,1989 年 DeAngelis 等人报道的12 例全脑放射治疗后发生严重痴呆的患者,中位生存时间达 54 个月(12～103 个月),自全脑放射治疗至远期神经毒性发生的中位时间为 14 个月(5～36 个月)。

正因如此,近年来报道的全脑放射治疗所导致的远期神经毒性反应多发生于颅内转移瘤手术切除术后或立体定向放射外科治疗后接受过辅助性全脑放射治疗的患者。相比于颅内转移病灶不可手术切除或不适合行立体定向放射外科治疗的脑转移性肿瘤患者,这些可手术切除或适合行立体定向放射外科治疗的患者总生存时间更长,加之两种治疗手段的毒性反应叠加,从而使得辅助性全脑放射治疗后远期神经毒性反应的发生风险更高,程度也更严重。多项研究结果表明,全脑放射治疗后 3～6 个月,35％～52％的患者神经认知功能下降 3 个标准偏差;而且这些研究还发现,全脑放射治疗所导致的认知功能障碍更多表现为情景记忆障碍。例如,NCCTG N107C/CEC・3 研究发现,全脑放射治疗结束后 6 个月时,有高达 85％(41/48)的颅内转移病灶手术切除术后接受辅助性全脑放射治疗患者认知功能下降,远高于接受辅助性立体定向放射外科治疗组患者的 52％(28/54)(P＜0.00031)。而 NCCTG N0574(Alliance)研究发现,对于伴 1～3 个颅内转移病灶的脑转移性肿瘤患者,立体定向放射外科治疗后接受辅助性全脑放射治疗不仅不能改善患者的总生存时间,还会显著恶化患者的认知功能。单纯立体定向放射外科治疗组患者的中位生存时间为 10.4 个月,立体定向放射外科治疗后接受辅助性全脑放射治疗组患者的中位生存时间为 7.4 个月(HR＝1.02,95％CI 0.75～1.38,P＝0.92);两组患者治疗后 3 个月时认知功能下降率分别为 63.5％(40/63)和 91.7％(44/48)(P＜0.001),即时回忆功能下降率分别为 8％和 30％(P＝0.004),延迟回忆功能下降率分别为 20％和 51％(P＜0.001)。

毫无疑问,全脑放射治疗的远期神经毒性反应是客观存在的,不过也应该看到,目前临床上对全脑放射治疗所导致的远期神经毒性反应缺乏客观的评价指标,而临床实践中对全脑放射治疗相关的远期神经毒性反应的评价也确实不客观,甚至存在偏见。尽管直接的证据不多,但客观地说,以下因素的存在导致临床高估了全脑放射治疗所伴发的远期神经损伤。

(1)现有的临床研究普遍忽视脑转移性肿瘤患者在基线时所伴发的神经认知功能障碍情况。不仅全脑放射治疗可以导致神经认知功能障碍,脑转移性肿瘤本身是患者神经认知功能障碍更常见、更主要的原因。2004 年,Meyers 等人的随机对照Ⅲ期临床研究发现,在 401 例脑转移性肿瘤患者中,363 例(90.5％)患者在基线时即存在一种或多种神经认知功能损害,其中 170 例(42.4％)患者甚至伴有 4 种或 4 种以上神经认知功能损害;脑转移性肿瘤患者在基线时的记忆能力、精细运动速度、执行能力和总的神经认知功能损害与颅内转移病灶数目无显著相关性,但与颅内转移病灶的累计体积密切相关;治疗后 2 个月,脑转移性肿瘤患者的神经认知功能改变与颅内转移病灶的体积变化呈显著相关性,颅内病灶进展的患者神经认知功能损害更为明显,只有颅内转移病灶得到控制(颅内转移病灶完全缓解或部分缓解或疾病稳定)的患者,其神经认知功能(包括执行能力与视觉运动扫描测试等)才会得到改善。而 2007 年 Li 等人的研究也发现,对接受全脑放射治疗后的脑转移性肿瘤患者而言,全脑放射治疗后颅内肿瘤控制良好的患者不仅生存时间更长(单向 $P = 0.03$),而且神经认知功能维持也更好;在长期生存的患者中(生存时间 >15 个月),颅内肿瘤控制与患者的执行能力及精细动作协调性的维持显著相关($r = 0.68 \sim 0.88$)。因此,研究者认为,颅内肿瘤进展所导致的神经认知功能恶化远超全脑放射治疗。

(2)脑转移性肿瘤患者疾病进展或伴随疾病,以及伴随用药等因素也可导致神经认知功能障碍,或使患者的神经认知功能减退。导致脑转移性肿瘤患者神经认知功能下降的因素绝不局限于全脑放射治疗,事实上,颅内或颅外肿瘤进展可以影响患者认知功能的评分;脑转移性肿瘤患者所伴发的癌性疲劳与抑郁情绪可降低患者的神经认知功能;抗癫痫类药物(如卡马西平)及细胞毒药物等可影响患者的神经认知功能;而脑转移性肿瘤患者广泛使用的皮质类固醇类药物亦是患者神经认知功能下降的重要原因。皮质类固醇类药物所致的情绪与睡眠障碍可以影响患者的认知功能,除此以外,该类药物甚至可以直接影响记忆中枢。2004 年,Brown 等人的研究发现,每天接受 10mg 或 10mg 以上醋酸泼尼松治疗 6 个月以上的患者与未接受醋酸泼尼松治疗的患者相比,左右海马的平均体积分别萎缩 8% 和 9%,且在记忆测试中评分更低,而在抑郁症测试中得分更高。2019 年,Duc 等人的研究则进一步证实,长期使用糖皮质激素类药物治疗,对海马区的齿状回和 CA3 区的影响最大,糖皮质激素类药物累积使用剂量越大,齿状回和 CA3 区的体积就越小。

(3)对脑转移性肿瘤患者全脑放射治疗后的神经认知功能损伤缺乏动态评估。近年来的研究表明,接受全脑放射治疗的患者在全脑放射治疗后 1~4 个月即可发生早期神经认知功能下降,主要表现为言语迟钝和短时记忆力下降。但这些早期的神经认知功能下降可能并非由放射治疗所致,因为放射治疗导致的瘤周水肿加重可暂时恶化脑转移性肿瘤患者的神经认知功能,但随着放射治疗结束后瘤周水肿的缓解,尤其随着颅内病灶的缩小,患者的神经认知功能可能得到一定程度的改善。另外,传统的观点多认为,放射治疗导致的神经认知功能障碍如记忆力下降是不可逆的,而且是进行性加重的,但事实可能并非如此。目前并没有证据表明,早期的神经认知功能下降与晚期神经认知功能下降存在必然的联系,而且至少部分神经损伤能够被修复,患者的认知功能能够反弹。对 RTOG 0214 研究进行长期随访后发现,局部晚期非小细胞肺癌患者接受预防性全脑照射后 3 个月会出现记忆力下降,随着时间的推移,其记忆功能有恢复的迹象。因此,对接受全脑放射治疗的脑转移性肿瘤患者神经认知功能的评判应该是动态的,而不应局限于某一时间节点,因为任何单次评判结果都有其局限性。

(4)临床上对神经认知功能评判标准缺乏客观性。接受过颅脑放射治疗常被主观作为神经认知功能损害的临床诊断依据,将全脑放射治疗等同于神经认知功能损害。脑转移性肿瘤患者影像学上与脱髓鞘表现相一致的非特异性脑白质改变或瘤周水肿常被作为放射治疗相关的神经认知功能障碍的临床依据,但这些影像学改变也可能是由颅内转移瘤本身导致的。另外,临床上对神经认知功能障碍的诊断往往缺乏客观评价指标,各种用于评估神经认知功能的量表如简易精神状态检查(MMSE)量表、简明心境状态量表

(Profile of Mood States，POMS)、患者健康问卷(Patient Health Questionnaire，PHQ)等，甚至是霍普金斯词汇学习测验(Hopkins Verbal Learning Test-Revised，HVLT)、连线测验(Trial Making Test，TMT)与受控口头词汇联想测试(Controlled Oral Word Association Test，COWA)等均存在各自的局限性，这些评估量表更多采用来自患者自诉的主观因素，客观评价指标应用并不普及，如在临床上，患者的情绪、对既往治疗的满意度及家人的关爱程度等因素均可影响脑转移性肿瘤患者的认知功能测试结果。而客观认知测试结果往往与患者主观描述的结果并不一致，这在阿尔茨海默病患者中亦是如此。

综上所述，全脑放射治疗可能带来的神经认知功能障碍是制约全脑放射治疗临床应用的主要因素，但临床上夸大了其对脑转移性肿瘤患者神经认知功能障碍的影响。事实上，全脑放射治疗通过控制颅内转移病灶，有利于脑转移性肿瘤患者神经认知功能的恢复与保全。当然，全脑放射治疗可能导致脑转移性肿瘤患者神经认知功能障碍，但大多数患者症状轻微，绝大多数情况下不会影响患者的生活质量。全脑放射治疗导致的严重认知功能障碍，如退行性痴呆仅见于极少数的人群，一般不超过 1.9%～5.1%。DeAngelis 等人的研究发现，虽然全脑放射治疗后严重痴呆的发生率高达 11%，但这些严重痴呆的患者都是接受较大分次剂量照射的患者(分次照射剂量>3.5Gy)，而目前临床实践中，治疗性的全脑放射治疗的单次分割剂量多在 3.0Gy 或 3.0Gy 以下；甚至在预防性全脑放射治疗中，分次剂量与总剂量更低。在全脑放射治疗后长期生存的患者中，更多的患者表现为神经认知功能稳定或持续改善。需要强调的是，导致脑转移性肿瘤患者神经认知功能障碍的主要因素是颅内转移瘤本身，而不是全脑放射治疗；另外，对脑转移性肿瘤患者，尤其是多发脑转移性肿瘤患者而言，颅内转移瘤进展依然是最主要的致死因素，临床上 26%～70% 的多发脑转移性肿瘤患者的直接死亡原因是颅内转移病灶未控或进展。总之，相比于全脑放射治疗，颅内肿瘤进展是威胁脑转移性肿瘤患者生命和影响神经认知功能的主要因素。因此，临床上首要任务是控制颅内转移病灶。

3. 改善脑转移性肿瘤全脑放射治疗疗效的尝试

之所以数十年时间里肿瘤界对脑转移性肿瘤患者全脑放射治疗的价值未曾有质疑之声，完全是因为人们别无选择，而并不是全脑放射治疗是一种多么完美的治疗手段。当然，在此期间，人们并未满足于全脑放射治疗的现状，毕竟对于脑转移性肿瘤患者，全脑放射治疗联合或不联合糖皮质激素类药物治疗的临床获益并不理想，包括颅内症状的缓解及总生存时间的延长都不能令人满足。为了改善脑转移性肿瘤患者全脑放射治疗的效果，人们做了诸多尝试，主要集中于改变全脑放射治疗的时间-剂量-分割方式，或是在全脑放射治疗的基础上联合其他局部治疗手段，如外科手术或立体定向放射外科治疗等，也有尝试在全脑放射治疗的基础上联合应用放射增敏剂等。

在标准条件下，全脑放射治疗的最小耐受剂量(TD5/5)为 50Gy，为了最大限度发挥全脑放射治疗的价值且不加重对颅脑的放射损伤，放射治疗科医师最先想到的就是改变全脑放射治疗的时间-剂量-分割方式。在 20 世纪后期，为了确定脑转移性肿瘤患者全脑放射治疗最佳的时间-剂量-分割方式，人们开展了多项前瞻性随机对照临床研究，包括RTOG 发起的一系列临床研究，如 RTOG 79-16、RTOG 85-28、RTOG 89-05、RTOG 91-

04 及 RTOG 95-08 等。在这些试图探索全脑放射治疗最佳时间-剂量-分割方式的临床研究中，有 10 种以上分割方式被用于脑转移性肿瘤患者的全脑放射治疗中，包括 10Gy/1f、12Gy/2f、18Gy/3f、20Gy/4f、20Gy/5f、30Gy/10f、30Gy/15f、36Gy/6f、40Gy/15f、40Gy/20f(每日 1 次)、40Gy/20f(每日 2 次)、50Gy/20f 或 54.4Gy/34f(1.6Gy，每日 2 次)等。但令人失望的是，在这些分割方式中，没有一种分割方式显示其对脑转移性肿瘤患者中枢神经系统症状的改善率优于另外一种分割方式，也没有一种分割方式表明其能给脑转移性肿瘤患者带来更多的生存获益。因此，至今全脑放射治疗的"最佳"时间-剂量-分割方式依然不确定，但在目前临床实践中，30Gy/10f(2 周完成)或 20Gy/4～5f(1 周完成)被认为是脑转移性肿瘤患者全脑放射治疗的"标准"分割方式。但是，由于 20Gy/4～5f 分割方式的分次剂量较大，对患者的神经认知功能损伤也可能更大，因此这种分割方式可能更适用于需要快速缓解颅内症状及预后较差、预期生存时间有限的脑转移性肿瘤患者。

在 2018 年 May 等人对新近诊断的多发脑转移性肿瘤患者全脑放射治疗的系统综述(来自 Cochrane 数据库系统综述)中，共有 10 项临床研究 4056 例脑转移性肿瘤患者可用于比较不同分割方式的全脑放射治疗对脑转移性肿瘤患者的生存时间与神经功能改善。结果发现，相比于标准分割方式(30Gy/10f 或 20Gy/4～5f)的全脑放射治疗，增加全脑放射治疗的生物有效剂量不能提高脑转移性肿瘤患者的总生存时间，也不能改善患者的神经系统功能，而降低全脑放射治疗的生物有效剂量则会影响脑转移性肿瘤患者的总生存时间和神经系统功能的改善。具体而言，相比于接受 30Gy/10f 照射的脑转移性肿瘤患者，接受更低生物有效剂量全脑放射治疗的脑转移性肿瘤患者总生存时间更短(HR=1.21,95%CI 1.04～1.40,$P=0.01$,中等强度证据)，神经系统功能改善情况更不理想(HR=1.74,95%CI 1.06～2.84,$P=0.03$,中等强度证据)；而与接受 30Gy/10f 照射的脑转移性肿瘤患者相比，接受更高生物有效剂量全脑放射治疗的脑转移性肿瘤患者总生存时间无显著改善(HR=0.97,95%CI 0.83～1.12,$P=0.65$,中等强度证据)，神经系统功能改善情况也无差异(HR=1.14,95%CI 0.92～1.42,$P=0.23$,中等强度证据)。

除了尝试通过改变全脑放射治疗的分割方式来提高脑转移性肿瘤患者全脑放射治疗的效果外，人们还尝试通过联合其他的局部治疗手段来提高全脑放射治疗的效果，如在全脑放射治疗的基础上联合应用外科手术或立体定向放射外科治疗等手段。当然，全脑放射治疗联合外科手术或立体定向放射外科治疗主要适用于颅内转移病灶数目有限、体力状况较好、预期生存时间较长的患者。在 1999 年 Kondziolka 等人的随机对照临床研究中，27 例颅内转移病灶数目局限在 2～4 个的脑转移性肿瘤患者，14 例患者在全脑放射治疗后颅内转移病灶接受立体定向放射外科治疗加量照射，13 例患者仅接受全脑放射治疗。结果发现，在单纯接受全脑放射治疗的患者中，1 年内所有患者(100%)的颅内转移病灶均出现了局部复发，而在全脑放射治疗后采用立体定向放射外科治疗加量照射的患者中，1 年内颅内转移病灶的局部复发率仅为 8%；全脑放射治疗后采用立体定向放射外科治疗加量照射延缓了颅内转移病灶的复发时间，两组患者颅内肿瘤局部复发的中位时间分别为 6 个月和 36 个月($P=0.0005$)，立体定向放射外科治疗的参与改善了任何形式的颅内病灶进展的时间($P=0.002$)；尽管全脑放射治疗后采用立体定向放射外科治疗加量照射组患者的中位生存时间更长，达 11.0 个月，但与单纯全脑放射治疗组患者（中位生存时间为 7.5 个月）相比，差异无统计学意义（$P=0.22$）。研究者认为，对于多数颅内转移病灶数目为 2～4 个的脑转移性肿瘤患者，单纯全脑放射治疗不能取得持久而有效的控制，而全脑放射治疗后采用立体定向放射外科治疗加量照射虽然提高了颅内肿瘤的局部控制，但也未带来明显的生存改善。

2004 年发表的 RTOG 95-08 研究是有关脑转移性肿瘤患者全脑放射治疗后立体定向放射外科治疗加量照射的第一项随机对照Ⅲ期临床研究。在 1996 年 1 月至 2001 年 6 月，来自 55 个 RTOG 成员单位共计 333 例仅伴 1～3 个颅内转移病灶的脑转移性肿瘤患者被随机分组，其中 167 例患者在完成全脑放射治疗后颅内转移病灶接受立体定向放射外科治疗加量照射，另外 164 例患者仅接受全脑放射治疗。主要分层因素包括颅内转移病灶数目与颅外疾病控制状态，主要研究终点是总生存时间，次要研究终点包括颅内转移病灶的客观反应率、局部控制率、颅内病灶复发率、死亡原因及患者的体力状况改变等。单因素分析结果显示，与单纯接受全脑放射治疗相比，全脑放射治疗后采用立体定向放射外科治疗加量照射可以改善仅有单个脑转移病灶患者的生存时间，两组患者的中位生存时间分别为 4.9 个月和 6.5 个月（$P=0.0393$）；但对于颅内转移病灶数目超过 1 个（2～3 个颅内转移病灶）的脑转移性肿瘤患者，全脑放射治疗后采用立体定向放射外科治疗加量照射并不能改善患者的总生存时间；但相比于单纯接受全脑放射治疗组的患者，全脑放射治疗后接受立体定向放射外科加量照射组的患者体力状况评分更好，随访至 6 个月时，分别有 27% 和 43% 的患者功能自主能力保持稳定或有改善（$P=0.03$）；多因素分析显示，脑转移性肿瘤 RPA 预后评分为 class 1 的患者能从全脑放射治疗联合立体定向放射外科治疗加量照射中取得生存获益（$P<0.0001$）。基于该研究结果，研究者认为，全脑放射治疗联合立体定向放射外科治疗加量照射应作为无法手术切除、仅伴单个颅内转移病灶患者的标准治疗选择，而对于颅内转移病灶数目超过 1 个（2～3 个）的脑转移性肿瘤患者，在全脑放射治疗后也可推荐立体定向放射外科治疗加量照射。

2014 年，Sperduto 等人对 RTOG 95-08 研究进行了二次分析。在二次分析时，共计 252 例脑转移性肿瘤患者可以采用 GPA 系统进行预后评估，其中 211 例患者原发肿瘤为肺癌，并剔除了乳腺癌脑转移患者。二次分析结果发现，在全部入组的患者中，相比于单纯全脑放射治疗，在全脑放射治疗的基础上联合应用立体定向放射外科治疗加量照射并未带来额外的生存获益（$HR=1.0$，95%CI 0.80～1.4，$P=0.78$）；但在 GPA 评分为 3.5～4.0 分的患者中，不论颅内转移病灶数目多少，全脑放射治疗基础上采用立体定向放射外科治疗加量照射都能给脑转移性肿瘤患者带来显著的生存获益，两组患者的中位生存时间分别为 21.0 个月和 10.3 个月，2 年生存率分别为 43% 和 21%（$P=0.05$）。总之，RTOG 95-08 研究的二次分析结果表明，对于接受全脑放射治疗的脑转移性肿瘤患者，在全脑放射治疗的基础上，采用立体定向放射外科治疗加量照射仅改善了单个病灶脑转移性肿瘤患者及 GPA 评分高（3.5～4.0 分）的脑转移性肿瘤患者的生存时间，而对于 GPA 评分低的患者，不论颅内转移病灶数目多少，全脑放射治疗基础上采用立体定向放射外科治疗加量照射并未带来额外的生存获益。

此外,在 2018 年 May 等人对新近诊断的多发脑转移性肿瘤患者全脑放射治疗的系统综述(来自 Cochrane 数据库系统综述)中,有 3 项临床研究共计 464 例脑转移性肿瘤患者可用于比较单纯全脑放射治疗与全脑放射治疗联合立体定向放射外科治疗加量照射。结果发现,对于多发脑转移性肿瘤患者,在全脑放射治疗的基础上联合应用立体定向放射外科治疗加量照射显著提高了脑转移性肿瘤患者的颅内肿瘤控制率,而立体定向放射外科治疗加量照射使脑转移性肿瘤患者 1 年颅内肿瘤的控制率提高了 61%(HR=0.39,95%CI 0.25~0.60,P<0.0001,高级别证据),但立体定向放射外科治疗加量照射并未改善多发脑转移性肿瘤患者的总生存时间(HR=0.61,95%CI 0.27~1.39,P=0.24,中等级别证据)。

除了通过改变全脑放射治疗的时间-剂量-分割方式和利用立体定向放射外科治疗加量照射外,放射增敏剂也被试用于脑转移性肿瘤患者的全脑放射治疗中,以增强患者颅内转移病灶的放射敏感性。在 2018 年 May 等人对新近诊断的多发脑转移性肿瘤患者全脑放射治疗的系统综述(来自 Cochrane 数据库系统综述)中,有 9 项临床研究共计 2712 例脑转移性肿瘤患者被用于比较联合应用放射增敏剂能否提高多发脑转移性肿瘤患者全脑放射治疗的客观反应率和总生存时间。遗憾的是,相比于单纯接受全脑放射治疗的患者,对于初始诊断的多发脑转移性肿瘤患者,采用全脑放射治疗联合放射增敏剂治疗既不能提高颅内转移瘤对放射治疗的反应性(HR=0.84,95%CI 0.63~1.11,P=0.22),也不能改善患者的总生存时间(HR=1.05,95%CI 0.99~1.12,P=0.12)。

4. 接受全脑放射治疗的患者神经认知功能的保护举措

尽管可能被高估,但全脑放射治疗的神经毒性反应(尤其是远期神经毒性反应)是客观存在的,这也是制约全脑放射治疗在临床中应用的主要原因。但即便如此,临床上全脑放射治疗依然不可或缺。事实上,对于脑转移性肿瘤患者,如果仅接受外科手术治疗或立体定向放射外科治疗而忽略全脑放射治疗,那么会使颅内肿瘤进展的相对风险增加 70%~300%。另外,尽管脑转移性肿瘤患者外科手术与立体定向放射外科治疗的适应证在不断扩大,但对颅内多发转移尤其是粟粒性转移病灶,外科手术与立体定向放射外科治疗都无能为力。研究表明,仅美国每年就有近 20 万例恶性肿瘤患者接受全脑放射治疗,其目的既包括对脑转移性肿瘤病灶的治疗,也包括对脑转移的预防。为了既能发挥全脑放射治疗在脑转移性肿瘤患者中的治疗作用,将全脑放射治疗的效应最大化,又能避免或减少全脑放射治疗相关的远期神经系统并发症的发生,消除或降低接受全脑放射治疗的恶性肿瘤患者的后顾之忧,近年来人们在临床上做了大量尝试。尽管全脑放射治疗导致神经认知功能障碍的确切机制目前尚未完全阐明,但一般认为主要源于两个方面:一是放射治疗对颅内小血管的损伤,从而导致类似于血管性痴呆的发生;二是源于放射治疗对神经干细胞的直接杀伤。而目前临床实践中有多种举措用于降低或避免全脑放射治疗所致的神经认知功能障碍,譬如联合应用神经保护剂、规避海马的全脑放射治疗或利用其他局部治疗手段替代全脑放射治疗。当然,对于部分经选择的脑转移性肿瘤患者,有效的系统治疗也可能可以忽略或推迟全脑放射治疗的实施。

(1)全脑放射治疗联合神经保护剂

对于由放射治疗导致的神经认知功能障碍,目前缺乏有效的治疗手段,因此预防是关键。美金刚是一种非竞争性、低亲和力、开放通道阻滞剂,为兴奋性氨基酸受体拮抗剂,主要作用于 N-甲基-D-天冬氨酸(the N-methyl-D-aspartate,NMDA)受体,而 NMDA 受体参与学习和记忆过程。在发生血管性痴呆时,缺血与过度的 NMDA 受体激活和兴奋性毒性相关,美金刚可抑制 NMDA 受体,从而发挥神经保护作用。2002 年两项安慰剂对照的Ⅲ期临床研究结果表明,美金刚可用于治疗血管性痴呆,患者对美金刚治疗的耐受性良好,对小血管病变导致的痴呆治疗效果更佳。

2013 年报道的 RTOG 0614 研究是一项随机双盲安慰剂对照的Ⅲ期临床研究,其目的是确定美金刚对接受全脑放射治疗的脑转移性肿瘤患者神经认知功能是否具有保护作用。在 2008 年 3 月至 2010 年 7 月,来自美国与加拿大 143 家医学中心 554 例接受全脑放射治疗的脑转移性肿瘤患者,278 例患者随机接受为期 24 周的美金刚治疗(20mg/d),276 患者则随机接受安慰剂治疗,主要研究终点是美金刚治疗是否对接受全脑放射治疗的脑转移性肿瘤患者的神经认知功能(尤其是记忆功能)具有保护作用,测量工具主要是霍普金斯词汇学习测验(修订版)-延迟回忆(Hopkins Verbal Learning Test-Revised Delayed Recall,HVLT-R DR)。结果显示,脑转移性肿瘤患者对美金刚治疗的耐受性良好,两组患者治疗相关的毒性反应相似;24 周时,美金刚治疗组患者与安慰剂治疗组患者延迟回忆能力下降的中位值分别为 0 和 -0.9,但差异无统计学意义($P=0.059$),原因可能是肿瘤进展或早期死亡,结果只有 149 例(29%)患者最终完成了第 24 周时的记忆功能测试,从而导致统计学效力仅有 35%;第 8 周时,两组患者延迟回忆能力下降的中位值分别为 -0.36 和 -0.72($P=0.069$)。但与安慰剂相比,美金刚治疗显著延迟了接受全脑放射治疗的脑转移性肿瘤患者记忆功能下降时间($HR=0.78$,95%CI 0.62~0.99,$P=0.01$),两组患者第 24 周时神经认知功能的下降率分别为 64.9% 和 53.8%;此外,美金刚治疗也显著改善了接受全脑放射治疗的脑转移性肿瘤患者的执行能力(第 8 周时 $P=0.008$,第 16 周时 $P=0.0041$)、反应速度($P=0.0137$)及延迟识别能力(24 周时中位下降值分别为 0 和 -1,$P=0.0149$)等;另外,美金刚的应用不影响脑转移性肿瘤患者经全脑放射治疗后的生存时间,中位随访 12.4 个月后发现,两组患者中位无进展生存时间分别为 4.7 个月和 5.5 个月($HR=1.06$,95%CI 0.87~1.30,$P=0.27$),中位生存时间分别为 6.7 个月和 7.8 个月($HR=1.06$,95%CI 0.86~1.31,$P=0.28$)。因此,尽管该研究未达到主要研究终点,但相比于安慰剂治疗,美金刚治疗确实延缓了接受全脑放射治疗的脑转移性肿瘤患者认知功能下降的时间,降低了接受全脑放射治疗的脑转移性肿瘤患者记忆能力、执行能力和反应能力的衰退速度。基于此,美国国家综合癌症网(National Comprehensive Cancer Network,NCCN)对预后较好、拟接受全脑放射治疗的患者在全脑放射治疗时即推荐美金刚治疗,为期 6 个月。

多奈哌齐是一种哌啶衍生物,能可逆性抑制乙酰胆碱酯酶,是临床上治疗阿尔茨海默病的常用药物,也可改善帕金森病、多发性硬化症、外伤性脑损伤患者的神经认知功能。基础研究发现,发生放射性脑损伤的患者,脑部乙酰胆碱含量明显减少,多奈哌齐作为乙酰胆碱酯酶抑制剂可能提高胆碱能神经元的传递效率，从而缓解放射性脑损伤的发生。2006 年，在 Edward 等人开展的前瞻性开放标签Ⅱ期临床研究中，35 例行颅脑放射治疗的脑肿瘤患者接受多奈哌齐治疗，在研究开始后 24 周有 24 例患者仍处于研究中并完成了所有终点评估，中位年龄为 45 岁，均为原发性脑肿瘤患者，多数为低级别胶质瘤。结果发现，为期 24 周的多奈哌齐治疗显著改善了接受颅脑放射治疗的脑肿瘤患者的认知功能、情绪及健康相关的生活质量（P 值均小于 0.05）。在此基础上，他们开展了随机双盲安慰剂对照的Ⅲ期临床研究。在这项研究中，全脑或部分脑放射治疗结束后生存 6 个月或 6 个月以上的 198 例患者，其中 66% 的患者为原发性脑肿瘤患者，27% 的患者为转移性脑肿瘤患者，8% 的患者为接受脑预防性放射治疗的患者，随机接受多奈哌齐（开始时 5mg/d，6 周；如果可以耐受，那么加量至 10mg/d，共 18 周）或安慰剂治疗。经 24 周治疗后发现，与接受安慰剂治疗的患者相比，虽然接受多奈哌齐治疗组的患者认知功能综合评分没有显著性提高（P=0.48），但与接受安慰剂治疗的患者相比，接受多奈哌齐治疗的患者识别能力、辨识能力及运动速度和灵敏度都有显著改善（P 值分别为 0.027、0.007 和 0.016）；患者治疗前的基线认知功能状况与治疗呈显著相关性，基线时认知功能评分较低的患者，多奈哌齐治疗的获益更大。但即便如此，在各临床指南中，对于接受颅脑放射治疗的患者，目前并不推荐使用多奈哌齐。

临床上，除美金刚、多奈哌齐外，哌甲酯、鼻内给予胰岛素、银杏叶片、莫达非尼及部分抗抑郁类药物等也被试用于预防或治疗放射治疗相关的神经认知功能障碍；此外，一些细胞保护剂如过氧化物酶体增殖物激活受体 α 激动剂、血管紧张素转化酶抑制剂等也在临床研究中，但目前均不能推荐常规用于临床实践中。

（2）规避海马的全脑放射治疗

人们认为，颅内多个部位接受放射治疗与放射治疗所致的神经认知功能障碍的发生风险密切相关，包括中枢前回、岛叶皮质、胼胝体、扣带回、室下区和海马区等，且神经认知功能障碍的发生风险高低及严重程度与这些部位所接受的照射剂量呈正相关，其中放射治疗导致的海马损伤被认为是接受颅脑放射治疗的患者继发神经认知功能损害的主要原因。海马体（hippocampal）位于大脑丘脑和内侧颞叶之间，属于边缘系统的一部分，主要功能是长时记忆的存储转换与定向等。研究发现，位于海马齿状回颗粒下区的神经干细胞通过有丝分裂形成新的神经元是新的记忆形成的关键，海马区受到照射后，海马齿状回颗粒下区的神经干细胞受到直接损伤，导致其有丝分裂能力下降甚至完全丧失。如果受损的神经元无法得到修复与补充，就会导致患者的神经认知功能受到损害，且神经认知功能损害的程度与海马区所接受的照射剂量呈正相关性。海马区的神经干细胞放射敏感性高。2014 年，Vinai 等人的研究发现，接受 30Gy/10f 分割方式的全脑放射治疗，海马 $D_{100\%}$ 超过 9Gy 或 D_{max} 超过 16Gy 即可损伤患者的记忆功能。正因如此，理论上，如果对拟接受颅脑放射治疗患者的海马区进行保护，即让海马区规避高剂量照射，就有可能降低颅脑放射治疗对患者神经认知功能损伤的发生风险，或降低其神经认知功能障碍的严重程度。这种在全脑放射治疗时能让海马区规避较高剂量照射的放射治疗方式被称为规避海马的全脑放射治疗（hippocampus avoidance whole brain radiotherapy，HA-WBRT）。

规避海马的全脑放射治疗的目的是在不影响颅内肿瘤控制的前提下,尽可能降低海马区的受照射剂量。为了达到这一目的,临床上必须明确以下三个问题:一是规避海马的全脑放射治疗在技术上的可行性,二是规避海马的全脑放射治疗的安全性,三是规避海马的全脑放射治疗能否真正做到保护接受全脑放射治疗患者的神经认知功能。

1)规避海马的全脑放射治疗在技术上的可行性 规避海马的全脑放射治疗在技术层面上面临的挑战主要包括靶区的勾画与治疗计划两个方面。海马回位置深、体积小、解剖形状独特,在常规 CT 图像上难以准确勾画。因此,在勾画海马时需要将增强 CT 图像与增强 MRI 图像融合,按照 RTOG 0933 研究的标准,MRI 扫描层厚不超过 3mm,面内分辨率为 0.8mm,眼球、晶状体、视交叉、视神经、脑干与海马均作为危及器官。一般应在 MRI T_1 加权序列的轴位片上勾画海马回,海马区的计划危及体积(planning risk volume, PRV)被定义为海马均匀外扩 5mm。常规二维放射治疗技术不可能实现对海马回的保护,但采用调强放射治疗(intensity-modulated radiation therapy, IMRT)或容积旋转调强放射治疗(volumetric modulated arc therapy, VMAT)技术则既能保证海马回仅接受较低剂量的照射,又能使颅内其他部位得到相对均匀剂量的照射,甚至对局部较大体积的转移病灶进行同步补量照射。2010 年,Gondi 等人将螺旋断层放射治疗(helical tomotherapy, TOMO)和直线加速器调强放射治疗技术应用于规避海马的全脑放射治疗中,颅内转移病灶数目为 1~5 个,全脑放射治疗的处方剂量为 30Gy/10F。结果显示,螺旋断层放射治疗与直线加速器调强放射治疗技术海马区 D_{max} 分别为 12.8Gy 和 15.3Gy,中位照射剂量分别为 5.5Gy 和 7.8Gy,当将分次剂量由 3Gy 归一为 2Gy 后,海马区单次受到照射的剂量分别为 0.49Gy 和 0.73Gy。而在 2020 年 Adams 等人报道的研究中,对 20 例接受全脑放射治疗(30Gy/10f)的脑转移性肿瘤患者分别采用双弧容积旋转调强放射治疗技术(dual-arc volumetric modulated arc therapy, dac-VMAT)和裂变弧射野技术容积旋转调强放射治疗技术(split-arc partial-field volumetric modulated arc therapy, sapf-VMAT)。结果发现,相比于 dac-VMAT 技术,sapf-VMAT 技术对海马的保护更理想,可显著减少海马区的受照射剂量,两种技术海马区平均 $V_{100\%}$ 分别为 9.23Gy 和 7.86Gy($P=0.001$),海马区 D_{max} 分别为 16.33Gy 和 13.23Gy($P=0.001$),海马区 D_{mean} 分别为 10.85Gy 和 9.16Gy($P<0.05$);另外,sapf-VMAT 技术对双侧眼睛的保护也更好,而两种技术的全脑剂量分布都未受到影响。

2)规避海马的全脑放射治疗是否安全可行 规避海马的全脑放射治疗的安全性指如果让海马区规避较高剂量的照射,那么是否会显著增加颅内肿瘤尤其是海马区肿瘤进展的风险。规避海马的全脑放射治疗如果不能保证海马回及其附区域肿瘤低复发风险,那么就会适得其反,因为一旦海马回及其附近区域肿瘤复发,不仅意味着颅内肿瘤控制失败,而且将直接损伤海马回内的神经干细胞,从而导致神经认知功能的损害。但现有的证据表明,颅内转移瘤很少发生在海马回及其附近区域,接受海马保护的全脑放射治疗的患者,海马规避范围内肿瘤的复发风险也很低,单纯海马区复发更是罕见。理论上,全脑放射治疗之所以可以规避海马,主要是因为:①海马体积小(在 Vinai 等人的研究中,平均海马 PRV 为 3.3cm³,占整个脑组织体积的 2.1%);②海马主要由大脑前动脉和大脑后动脉的末梢小动脉供血,循环肿瘤细胞难以到达该部位;③海马周围微环境与其他脑组织存在较大的差异;④海马供血动脉所表达的黏附分子和细胞间连接不同于其他部位,阻碍了循环肿瘤细胞的移出与黏附。正因如此,临床上海马区转移瘤很少见。在 2010 年 Gondi 等人的报道中,371 例脑转移性肿瘤患者共计 1133 个颅内转移病灶,没有一个转移病灶发生在海马回,且仅有 8.6％的颅内转移病灶发生在距海马体 5mm 以内的范围(海马体 5mm 以内的范围即 RTOG 定义的 PRV)。2017 年,我国学者陈东梅等人对肺癌脑转移患者的海马转移率及海马区转移的高危因素进行了分析,纳入 345 例肺癌脑转移患者,累计颅内转移病灶 1621 个。结果发现,仅 16 例(16/345)患者发生海马转移,海马转移率为 4.6％,在全部颅内转移病灶中,海马转移病灶占颅内转移病灶的 0.99％(16/1621);海马及海马周围 5mm 范围内(PRV)发生转移共 42 例,PRV 内转移率为 12.2％(42/345),PRV 内转移病灶占全部颅内转移病灶的 2.78％(45/1621);Logistics 单因素与多因素分析均显示,颅内转移病灶数目与海马转移具有显著相关性,颅内转移病灶数目越多,海马转移率就越高($HR=1.14, P=0.001$);在治疗后颅内病灶发生进展的 139 例患者中,PRV 内转移发生率为 12.2％(17/139)。因此,研究者认为,规避海马的全脑放射治疗适合于颅内转移病灶数目较少的肺癌脑转移患者。

3)规避海马的全脑放射治疗对神经认知功能的保护效果　规避海马的全脑放射治疗是否既能达到保护海马,并最终降低接受全脑放射治疗患者神经认知功能障碍的发生风险,又不影响接受全脑放射治疗患者的治疗效果呢? 现有的临床研究结果可以初步回答这个问题。尽管 2014 年报道的 RTOG 0933 研究只是一项单臂Ⅱ期临床研究,但却是临床上规避海马的全脑放射治疗的里程碑。在 2011 年 3 月至 2012 年 11 月,该研究共入组 113 例接受全脑放射治疗的脑转移性肿瘤患者,全脑放射治疗的分割方式为 30Gy/10f,采用调强放射治疗技术将海马 D_{max} 控制在 16Gy 以下,$D_{100\%}$ 控制在 9Gy 以下。研究者对患者基线时及放射治疗后 2 个月、4 个月、6 个月时标准化认知功能与生活质量进行了评估,主要研究终点为放射治疗后 4 个月时霍普金斯词汇学习测验(修订版)-延迟回忆(HVLT-R DR)评分。放射治疗结束后 4 个月时,有 42 例患者可供分析,结果显示,患者 HVLT-R DR 评分平均下降 7％(95％CI 4.7％～18.7％),显著低于历史对照(PCI-P-120-9801 研究)患者的 30％($P<0.001$);全组患者的中位生存时间为 6.8 个月(95％CI 4.8～10.9 个月),62％的患者死于原发肿瘤,7.3％的患者死于脑转移,中位无进展生存时间为 5.9 个月(95％CI 4.7～8.4 个月);67 例患者发生颅内肿瘤进展,其中 3 例(4.5％)患者颅内进展发生在海马规避范围内。

NRG CC001 研究是一项脑转移性肿瘤患者全脑放射治疗加美金刚治疗联合或不联合规避海马的随机对照Ⅲ期临床研究,在 2018 年 ASTRO 年会上报道了初步结果,并于 2020 年 2 月更新了结果。在 2015 年 7 月至 2018 年 3 月,518 例脑转移性肿瘤患者被随机分为规避海马的全脑放射治疗联合美金刚治疗或传统的全脑放射治疗联合美金刚治疗,全组患者的中位年龄为 61.5 岁,肺癌占 57.7％。主要研究终点为至发生认知功能减退的时间(定义为可靠变化指数的下降,使用至少以下方法中的一种,如霍普金斯词汇学习测验、修正测试、试题性测试或受控的口语词汇联想测试等),次要研究终点包括总生存时间、颅内疾病无进展生存时间、毒性反应及患者自己报告的症状负荷。经中位 7.9 个月随访后发现,在传统的全脑放射治疗联合美金刚治疗的基础上,联合应用规避海马的全脑放射治疗技术可以使脑转移性肿瘤患者的认知功能减退风险降低 26%(校正的 HR＝0.74,95%CI 0.58～0.95,P＝0.02);规避海马的全脑放射治疗技术对认知功能的保护主要体现在患者的执行能力及学习和记忆能力上,治疗后 4 个月时,两组患者的执行能力减退率分别为 23.3% 和 40.4%(P＝0.01),学习能力衰退率分别为 11.5% 和 24.7%(P＝0.049),记忆能力衰退率分别为 16.4% 和 33.3%(P＝0.02);而规避海马的全脑放射治疗技术并未影响脑转移性肿瘤患者的生存时间和颅内肿瘤控制,两组患者的中位生存时间分别为 6.3 个月和 7.6 个月(HR＝1.13,95%CI 0.90～1.41,P＝0.31),颅内疾病无进展生存时间分别为 5.0 个月和 5.3 个月(HR＝1.14,95%CI 0.93～1.41,P＝0.21),分别有 11 例和 16 例患者在海马规避范围内出现肿瘤复发;两组患者 3 级及 3 级以上毒性反应的发生率无显著差异,分别为 61.7% 和 58.8%(P＝0.53);接受海马保护的脑转移性肿瘤患者的生活质量更好,包括疲劳(P＝0.04)、记事困难(P＝0.01)、言语困难(P＝0.049)、神经症状对日常生活的干扰(P＝0.008)及认知症状(P＝0.01)等均优于未行海马保护的全脑放射治疗的患者。因此,基于该研究结果,对于预期寿命超过 4 个月、基线时无海马区转移、需要接受全脑放射治疗的脑转移性肿瘤患者,规避海马的全脑放射治疗联合美金刚治疗应作为今后的标准治疗选择。

总之,规避海马的全脑放射治疗在技术上可行,安全性上可以接受(海马规避范围内肿瘤复发风险低),且初步研究结果也证实接受海马保护的全脑放射治疗技术确实在一定程度上保护了接受全脑放射治疗患者的神经认知功能。但即便如此,规避海马的全脑放射治疗依然存在诸多问题尚待解决,如目前临床上海马靶区勾画存在较大的差异,海马的剂量限制与分割方式也缺乏统一的标准;此外,规避海马的全脑放射治疗的安全性、成本效益、在原发性中枢神经系统肿瘤及在预防性全脑放射治疗中的应用等也有待进一步探讨。

除了规避海马外,目前也有学者提出在实施全脑放射治疗时规避下丘脑-垂体轴。下丘脑-垂体轴发生放射损伤是头颈部肿瘤患者或颅脑肿瘤患者接受放射治疗的常见并发症,尽管下丘脑-垂体轴的放射损伤呈放射剂量依赖性,但下丘脑-垂体轴接受 18Gy 及以上剂量的照射即可发生放射损伤。在儿童青少年时期接受过全脑放射治疗(通常为 24Gy)的癌症幸存者成年后大部分并发某种内分泌功能不全,并导致一系列临床综合征,如生长激素缺乏综合征、促性腺激素缺乏综合征、促甲状腺激素缺乏综合征、促肾上腺皮质激素缺乏综合征或高催乳素综合征等。放射治疗相关的内分泌功能不全不仅影响恶性肿瘤患者的生理功能,而且影响患者的心理状态,如放射治疗相关的生长激素缺乏综合征可加重患者的疲劳症状,并降低患者的生活质量。因此,对于拟接受全脑放射治疗的患者,在规避海马的同时使下丘脑-垂体轴免受高剂量照射具有重要的临床意义,尤其是预期生存时间较长的患者,如接受预防性全脑照射的患者和儿童肿瘤患者等。

临床上,对于接受全脑放射治疗的患者,同时让海马区和下丘脑-垂体轴规避高剂量照射同样需要明确三个问题,即技术上的可行性、是否会增加颅脑肿瘤复发风险及结果能否令人满意。技术层面上似乎不是问题,在 2020 年 Mehta 等人的研究中,20 例行全脑放射治疗的患者接受放射治疗计划研究,其中 11 例患者的放射治疗计划是 36Gy/18f 的全脑放射治疗并同期补量照射 9Gy(每次 0.5Gy,总剂量 45Gy),另外 9 例患者的放射治疗计划是预防性全脑照射(30Gy/15f),均采用容积旋转调强放射治疗技术并同时规避海马与下丘脑-垂体轴,质量保证包括靶区剂量的均匀性和适形性。通过对放射治疗计划进行分析发现,海马与下丘脑-垂体轴的平均受照射剂量不到计划靶体积(PTV)处方剂量的 50%。靶区剂量的均匀指数令人满意,在全脑放射治疗联合同期加量照射的放射治疗计划中,靶区剂量的中位均匀指数为 0.16;在预防性全脑照射的放射治疗计划中,靶区剂量的中位均匀指数为 0.1。另外,靶区的适形指数也未受到影响,全脑放射治疗联合同期加量照射的靶区适形指数为 0.82,预防性全脑照射的靶区适形指数为 0.86。因此,该研究结果表明,在技术层面上,对于拟接受全脑放射治疗的患者,可以同时保证海马与下丘脑-垂体轴规避高剂量照射,而靶区剂量分布不受影响。

　　另外,2019 年 Stefan 等人的研究结果表明,脑转移性肿瘤患者下丘脑-垂体轴部位的转移率低,理论上接受全脑放射治疗的患者可以规避下丘脑-垂体轴。该研究共纳入 865 例脑转移性肿瘤患者,勾画出每位患者的下丘脑-垂体计划危及体积(PRV),即下丘脑-垂体均匀外扩 5mm,目的是评估颅内累及下丘脑-垂体 PRV 的转移瘤的数目。结果发现,在全部 865 例脑转移性肿瘤患者中,增强 MRI 检查共发现 4280 个颅内转移病灶,其中 26 例(3%)患者颅内转移瘤累及下丘脑 PRV,累及下丘脑 PRV 的转移瘤占全部颅内转移瘤的 1%;9 例(1%)患者颅内转移瘤累及腺垂体,累及腺垂体的转移瘤占全部颅内转移瘤的 1% 以下。采用二元逻辑回归分析显示,颅内转移病灶数目超过 10 个与颅内转移瘤累及下丘脑 PRV 呈显著相关性,但没有任何因素可以预测颅内转移瘤累及腺垂体。因此,该研究结果表明,颅内转移瘤很少累及下丘脑-垂体轴,为使接受全脑放射治疗的患者保持更好的生活质量,在行全脑放射治疗时,可以考虑在规避海马的同时规避下丘脑-垂体轴,而现代放射治疗技术对接受全脑放射治疗的患者可以同时做到规避海马与下丘脑-垂体轴。但遗憾的是,目前缺乏相关临床研究支持对拟接受全脑放射治疗的患者同时规避海马与下丘脑-垂体轴,故也不清楚同时规避海马与下丘脑-垂体轴的全脑放射治疗是否真的可以给接受全脑放射治疗的患者带来更好的生活质量保障而又不影响全脑放射治疗的效果。

　　除了使用神经保护剂和规避海马的全脑放射治疗等措施外,临床上还常采用扩大外科手术与立体定向放射外科治疗的适应证来规避全脑放射治疗所带来的远期神经毒性反应。目前,临床实践中颅内转移瘤外科手术治疗的适应证不再局限于单个或孤立性转移病灶,多个大宗病例的回顾性临床研究结果表明,对于伴有颅内症状的多发脑转移性肿瘤患者,先期外科手术干预可以改善脑转移性肿瘤患者的神经功能评分及体力状况评分,为后续抗肿瘤治疗的顺利实施提供保障;而颅内转移病灶手术切除术后也不再常规推荐辅助性全脑放射治疗,而是选择辅助或新辅助立体定向放射外科治疗;立体定向放射外科治疗也不再受颅内转移病灶不超过 4 个的限制,事实上,对于多发(不超过 10 个)颅内转移病灶的脑转移性肿瘤患者,立体定向放射外科治疗的效果并不劣于颅内转移病灶不超过

4 个的患者。此外,随着分子靶向治疗及以免疫检查点抑制剂为代表的现代免疫治疗的面世,部分经选择的脑转移性肿瘤患者也可以仅接受系统抗肿瘤治疗,尤其是不伴颅内症状的患者,而忽略或推迟全脑放射治疗的实施。

　　5.预防性全脑放射治疗

　　预防性全脑放射治疗(prophylactic cranial irradiation,PCI)指在出现影像学和临床症状的脑转移前,对颅内组织给予一定剂量的照射,以期降低颅内转移风险,并改善患者的总生存时间或提高患者的生活质量。预防性全脑放射治疗的基本原理是拟接受预防性全脑放射治疗的患者系统疾病控制良好,但却拥有颅内高复发风险且极有可能因为颅内复发而导致治疗失败甚至死于颅内疾病进展。因此,实施预防性全脑放射治疗或能改善患者的总生存时间,或能提高患者的生活质量,而最理想的是两者兼得。预防性全脑放射治疗最初被用于治疗小儿急性白血病,鉴于在急性白血病治疗中取得的成功经验,预防性全脑放射治疗很快被试用于实体瘤患者的治疗中,主要是用于治疗小细胞肺癌。事实上,最先被证实能从预防性全脑放射治疗中取得生存获益的实体瘤就是小细胞肺癌。在目前的临床实践中,也仅推荐对小细胞肺癌患者实施预防性全脑放射治疗。此外,近年来临床上对局部晚期非小细胞肺癌进行预防性全脑放射治疗也做了不少尝试。

　　小细胞肺癌属于高级别神经内分泌肿瘤,其恶性程度高,易广泛播散。小细胞肺癌对放化疗的敏感性也高,对局限期小细胞肺癌患者而言,同步放化疗可以大大降低胸部病灶的复发风险,并使 25% 以上的局限期小细胞肺癌患者获得长期生存。但是,由于血脑屏障的存在,使得脑转移成为局限期小细胞肺癌患者主要的失败模式,在治疗后 18～24 个月内,每个月有 2%～3% 的局限期小细胞肺癌患者继发脑转移,生存 2 年以上的局限期小细胞肺癌患者累积的脑转移发生率超过 50%,尸检发现的脑转移更是接近 65%,而一旦继发脑转移,其中位生存时间仅为 4～5 个月。因此,早在 20 世纪七八十年代,预防性全脑放射治疗就被用于小细胞肺癌患者的治疗中,旨在降低小细胞肺癌患者脑转移的发生风险,并改善其总生存时间。

　　自 20 世纪末至今,预防性全脑放射治疗一直都是局限期小细胞肺癌患者的标准治疗选择,并被作为一级推荐。但是,奠定局限期小细胞肺癌预防性全脑放射治疗地位的不是前瞻性随机对照临床研究。事实上,尽管所有的临床研究无一例外均显示预防性全脑放射治疗大大降低了小细胞肺癌患者脑转移的发生风险,但没有任何一项随机对照临床研究结果证实预防性全脑放射治疗能给局限期小细胞肺癌患者带来显著的生存获益。局限期小细胞肺癌预防性全脑放射治疗的临床依据来自 1999 年预防性颅脑放射治疗协作组(Prophylactic Cranial Irradiation Overview Collaborative Group)基于个体病例资料的荟萃分析。该荟萃分析共纳入 7 项随机对照临床研究,合计 987 例经诱导治疗后获得完全缓解的局限期小细胞肺癌患者。结果发现,相比于未接受预防性全脑放射治疗,接受预防性全脑放射治疗可以使局限期小细胞肺癌患者的相对死亡风险降低 16%(HR=0.84,95%CI 0.73～0.97,P=0.01),3 年生存率绝对值提高了 5.4%(从 15.3% 提高到 20.7%),与局限期小细胞肺癌患者胸部放射治疗的价值相当;预防性全脑放射治疗使局限期小细胞肺癌患者的复发或死亡风险降低了 25%(HR=0.75,95%CI 0.65～0.86,

$P<0.001$);同时,预防性全脑放射治疗使局限期小细胞肺癌患者累积的颅内转移发生风险降低了 54%(HR=0.46,95%CI 0.38~0.57,$P<0.001$)。但预防性全脑放射治疗并不改变局限期小细胞肺癌患者其他部位转移及胸部复发的风险。因此,该荟萃分析的结论是,预防性全脑放射治疗降低了局限期小细胞肺癌患者中枢神经系统转移的风险,而对总生存时间的改善仅仅是源于对中枢神经系统良好控制的结果。

此外,2009 年,Patel 等人的监测、流行病学和最终结果(SEER)进一步巩固了局限期小细胞肺癌患者预防性全脑放射治疗的价值。在他们的研究中,共有 7995 例局限期小细胞肺癌患者,其中 670 例患者接受了预防性全脑放射治疗。结果发现,接受预防性全脑放射治疗的患者 2 年、5 年和 10 年生存率分别为 42%、19%、9%,未接受预防性全脑放射治疗的患者 2 年、5 年和 10 年生存率分别为 23%、11%、6%($P<0.001$);接受预防性全脑放射治疗的患者 2 年、5 年和 10 年疾病特异性生存率分别为 45%、24%、17%,未接受预防性全脑放射治疗的患者 2 年、5 年和 10 年疾病特异生存率分别为 28%、15%、11%($P<0.001$);相比于接受预防性全脑放射治疗的患者,未接受预防性全脑放射治疗的局限期小细胞肺癌患者的疾病特异性死亡风险和全因死亡风险分别提高了 13%、11%。

相比于局限期小细胞肺癌患者,广泛期小细胞肺癌患者脑转移的发生风险更高,但对广泛期小细胞肺癌患者预防性全脑放射治疗价值的争议也更大。支持广泛期小细胞肺癌预防性全脑放射治疗的临床依据主要来自 2007 年 EORTC 的随机对照Ⅲ期临床研究,286 例经初始化疗后疾病获得缓解的广泛期小细胞肺癌患者被随机分为预防性全脑放射治疗组($n=143$)和观察组($n=143$)。结果发现,预防性全脑放射治疗使广泛期小细胞肺癌患者 1 年内累积的有症状的脑转移发生风险降低了 73%,预防性全脑放射治疗组患者与观察组患者有症状的脑转移发生率分别为 14.6%(95%CI 8.3%~20.9%)和 40.4%(95%CI 32.1%~48.6%)(HR=0.27,95%CI 0.16~0.44,$P<0.001$);此外,预防性全脑放射治疗还使广泛期小细胞肺癌患者的 1 年生存率从 13.3%(95%CI 8.1%~19.9%)提高到了 27.1%(95%CI 19.4%~35.5%),中位无进展生存时间从 12.0 周提高到了 14.7 周,中位总生存时间从 5.4 个月提高到 6.7 个月。基于该研究结果,NCCN 指南将预防性全脑放射治疗作为经诱导治疗后疾病得到控制的广泛期小细胞肺癌患者的标准治疗选择,一级推荐。

但是,2017 年日本一项多中心开放标签随机对照Ⅲ期临床研究结果否定了广泛期小细胞肺癌患者预防性全脑放射治疗的价值。在该研究中,共计 224 例经含铂双药化疗后取得疾病缓解且影像学(颅脑 MRI)证实基线无脑转移的广泛期小细胞肺癌患者,随机接受预防性全脑放射治疗($n=113$)和观察($n=111$),全脑放射治疗的分割方式均为 25Gy/10f,2 周完成。在 2013 年 6 月 18 日中期分析时发现,预防性全脑放射治疗组患者的生存时间优于观察组患者的可能性仅为 0.011%,遂提前终止该研究。最终分析结果表明,尽管预防性全脑放射治疗显著降低了广泛期小细胞肺癌患者有症状的脑转移发生风险,两组患者有症状的脑转移发生率分别为 48% 和 69%($P<0.0001$),但预防性全脑放射治疗并不改善广泛期小细胞肺癌患者的总生存时间和无进展生存时间,接受预防性全脑放射治疗组患者和观察组患者的中位生存时间分别为 11.6 个月(95%CI 9.5~13.3 个月)、

13.7 个月（95％CI 10.2～16.4 个月）（HR＝1.27,95％CI 0.96～1.68,P＝0.094）,中位无进展生存时间分别为 2.4 个月、2.3 个月（HR＝0.98,P＝0.75）。

基于上述两项结论不一致的随机对照Ⅲ期临床研究结果,对于初始治疗后获得客观缓解的广泛期小细胞肺癌患者,NCCN 指南降低了广泛期小细胞肺癌患者预防性全脑放射治疗的推荐级别;对于经诱导治疗后临床获益的广泛期小细胞肺癌患者,可以考虑行预防性全脑放射治疗,也可选择颅脑 MRI 监测。

近年来,无论是局限期小细胞肺癌的预防性全脑放射治疗,还是广泛期小细胞肺癌的预防性全脑放射治疗,两者都饱受质疑,并面临着巨大的挑战。广泛期小细胞肺癌预防性全脑放射治疗的两项随机对照Ⅲ期临床研究相互矛盾的结果使得临床上对广泛期小细胞肺癌预防性全脑放射治疗的使用率大大降低,临床指南也降低了其推荐级别。而局限期小细胞肺癌预防性全脑放射治疗的临床依据主要来自 Auperin 等人对 7 项随机对照临床研究的荟萃分析结果,这 7 项随机对照临床研究分别发表在 1977—1994 年,没有任何单个临床研究结果证实预防性全脑放射治疗能改善局限期小细胞肺癌患者的总生存时间,所有患者在预防性全脑放射治疗前均没有接受颅脑 MRI 评估,甚至部分入组的患者是在前 CT 诊断时代。对颅内转移瘤的诊断,MRI 毫无疑问远优于 CT。在 2008 年 Tatjana 等人的研究中发现,在 CT 诊断时代,初诊的小细胞肺癌患者脑转移的发生率仅为 10％,而在 MRI 诊断时代,初诊的小细胞肺癌患者脑转移的发生率高达 24％;在 CT 诊断时代,所有诊断为脑转移的小细胞肺癌患者均伴有颅内症状,而在 MRI 诊断时代,近一半（11％）的小细胞肺癌脑转移患者不伴任何颅内症状;相比于 CT 诊断时代,MRI 诊断时代的小细胞肺癌脑转移患者的生存时间更长,而在 MRI 诊断时代接受预防性全脑放射治疗的小细胞肺癌患者更少。换言之,在 Auperin 等人的荟萃分析中,可能有相当一部分无症状的脑转移患者接受了"预防性"全脑放射治疗,从而高估了预防性全脑放射治疗在小细胞肺癌患者中的治疗价值。

事实上,在 2019 年 Xin 等人的系统回顾和荟萃分析中,尽管预防性全脑放射治疗显著降低了小细胞肺癌患者颅内转移的风险（HR＝0.45,95％CI 0.38～0.55,P＜0.001）,也延长了小细胞肺癌患者的总生存时间（HR＝0.81,95％CI 0.67～0.99,P＜0.001）,但总生存时间汇总分析的异质性十分明显（I^2＝74.1％,P＝0.001）;而总生存时间的亚组分析发现,其异质性主要来自初始放化疗后预防性全脑放射治疗前接受过颅脑影像学检查的患者,对于初始放化疗后预防性全脑放射治疗前接受过颅脑影像学检查（CT/MRI）的患者,预防性全脑放射治疗没有带来总生存时间的获益（HR＝0.94,95％CI 0.74～1.18,P＝0.59）;而对于初始放化疗后预防性全脑放射治疗前未接受颅脑影像学检查（CT/MRI）的患者,可以从预防性全脑放射治疗中取得总生存时间的获益（HR＝0.70,95％CI 0.57～0.85）。

在不施行颅脑放射治疗的前提下,相比于不伴颅内转移的小细胞肺癌患者,伴有无症状颅内转移的小细胞肺癌患者的预后更差;但相比于不接受颅脑放射治疗却伴有无症状颅内转移的小细胞肺癌患者,伴发无症状颅内转移的小细胞肺癌患者能够从颅脑放射治疗中获益。这能够解释 Xin 等人荟萃分析中亚组研究结果,即在初始放化疗后预防性全脑放射治疗前未行颅脑影像学检查的患者能够从预防性全脑放射治疗中获益。一般而言,局限期小细胞肺癌患者初始诱导放化疗的持续时间往往需要 3～4 个月,甚至更长,而在这个时间段,很大比例的患者将继发颅内转移。2008 年,Farkhat 等人单中心的临床研究发现,局限期小细胞肺癌患者在放化疗结束后预防性全脑放射治疗前,32.5%(13/40,95%CI 18%～47%)的患者已经发生颅内转移。而在 2019 年 Xiao 等人的研究中,110 例局限期小细胞肺癌患者在基线时与预防性全脑放射治疗前均接受颅脑增强 MRI 检查。结果发现,24 例(21.8%)患者在放化疗期间接受预防性全脑放射治疗前继发了颅内转移,其中 23 例患者表现为无症状的颅内转移;放化疗持续时间长短是局限期小细胞肺癌患者预防性全脑放射治疗前继发脑转移的唯一危险因素。因此,研究者认为,预防性全脑放射治疗对局限期小细胞肺癌依然具有重要的临床意义,预防性全脑放射治疗前行颅脑MRI 检查是十分必要的;鉴于放化疗持续时间长短是影响局限期小细胞肺癌患者预防性全脑放射治疗前继发颅脑转移的唯一危险因素,因此有必要将预防性全脑放射治疗的时间前移,而不是在放化疗结束后相当长时间(往往是 1 个月甚至更长)再进行预防性全脑放射治疗。

　　总之,无论是对广泛期小细胞肺癌患者,还是对局限期小细胞肺癌患者,预防性全脑放射治疗的价值都有待更高质量的前瞻性随机对照临床研究加以证实。在目前的临床实践中,对于体力状况差及基线伴有神经认知功能障碍的患者,均不推荐预防性全脑放射治疗;由于预防性全脑放射治疗可能增加患者认知功能障碍的发生风险,因此在推荐预防性全脑放射治疗前,应与患者充分说明预防性全脑放射治疗的利弊。鉴于预防性全脑放射治疗潜在的神经认知功能障碍,且接受预防性全脑放射治疗的患者中位生存时间更长,因此可考虑应用规避海马的全脑放射治疗技术。正在开展中的 NRG CC003 研究就是一项规避海马的预防性全脑放射治疗用于小细胞肺癌患者的随机对照Ⅱ/Ⅲ期临床研究,其主要研究目的是比较接受规避海马的预防性全脑放射治疗与接受传统的预防性全脑放射治疗的小细胞肺癌患者颅内肿瘤复发风险和 6 个月时情景记忆衰退率的差异。

　　尽管早期非小细胞肺癌患者一生中累积的脑转移发生率一般不超过 10%,但局部晚期非小细胞肺癌患者累积的脑转移发生风险可高达 55%,其脑转移的发生风险与局限期小细胞肺癌患者相当,其中 15%～40% 的局部晚期非小细胞肺癌患者以脑转移作为首发的失败部位。总体而言,临床分期越晚、发病年龄越小、非鳞癌患者或驱动基因敏感突变的患者,脑转移发生风险更高。受预防性全脑放射治疗可以为局限期小细胞肺癌患者带来生存获益的启发,临床上对局部晚期非小细胞肺癌患者也开展了多项预防性全脑放射治疗的临床研究。

　　2011 年报道的 RTOG 0214 研究是局部晚期非小细胞肺癌全脑预防性放射治疗第一项随机对照Ⅲ期临床研究。该研究原计划入组 1058 例患者,由于入组速度太慢,被提前关闭,结果仅纳入 356 例初始治疗后无进展的局部晚期非小细胞肺癌患者,随机接受预防性全脑放射治疗($n=176$,30Gy/15f,3 周完成)和观察($n=180$)。分层因素包括临床分期(ⅢA vs. ⅢB)、病理类型(非鳞癌 vs. 鳞癌)、初始治疗选择(手术 vs. 非手术),主要研究终点为总生存时间,次要研究终点包括无病生存时间、神经认知功能和生活质量等。初步研究结果显示,预防性全脑放射治疗降低了局部晚期非小细胞肺癌患者的脑转移发生风险,尽管未降低 MMSE 评分与生活质量,但预防性全脑放射治疗显著恶化了局部晚期非小细胞肺癌患者的记忆能力,包括短时记忆能力（$P=0.03$）与长时记忆能力（$P=0.008$）;另外,预防性全脑放射治疗也未改善局部晚期非小细胞肺癌患者的总生存时间与无病生存时间。2019 年,RTOG 0214 研究更新数据结果显示,与观察组患者相比,预防性全脑放射治疗显著降低了局部晚期非小细胞肺癌患者颅内肿瘤的复发风险,也显著改善了无病生存时间,但未能改善总生存时间。预防性全脑放射治疗组患者与观察组患者的 5 年生存率分别为 24.7％和 26.0％,10 年生存率分别为 17.6％和 13.3％（$HR=0.82$,95％CI $0.63\sim1.06$,$P=0.12$）;5 年无病生存率分别为 19.0％和 16.1％,10 年无病生存率分别为 12.6％和 7.5％（$HR=0.76$,95％CI $0.59\sim0.97$,$P=0.03$）;预防性全脑放射治疗使局部晚期非小细胞肺癌患者脑转移的发生风险降低了 57％（$HR=0.43$,95％CI $0.24\sim0.77$,$P=0.003$）,累积的脑转移发生率分别为 16.7％和 28.3％;亚组分析发现,年龄＜60 岁与非鳞非小细胞肺癌患者脑转移的发生风险更高。

对 RTOG 0214 研究进行多因素分析发现,在接受非手术治疗的局部晚期非小细胞肺癌患者中,预防性全脑放射治疗不仅降低了颅内肿瘤复发风险,延长了无病生存时间,而且改善了总生存时间,使患者的死亡风险降低了 30％（$HR=0.70$,95％CI $0.52\sim0.96$,$P=0.03$）;但在接受手术治疗的局部晚期非小细胞肺癌患者中,预防性全脑放射治疗仅降低了颅内肿瘤复发风险,改善了无病生存时间,但未能延长总生存时间（$HR=1.15$,95％CI $0.72\sim1.84$,$P=0.56$）。

无独有偶,2015 年 Li 等人报道的开放标签随机对照Ⅲ期临床研究也得出了相似结果。该研究所入组的患者均是手术完全切除后病理证实为ⅢA/N2、临床上认为脑转移发生风险高的局部晚期非小细胞肺癌患者,这些在完成辅助化疗后疾病无进展的局部晚期非小细胞肺癌患者随机接受预防性全脑放射治疗（30Gy/10f,2 周完成）和观察,主要研究终点为无病生存时间,次要研究终点包括脑转移发生率、总生存时间、毒性反应和生活质量等。该研究计划入组 254 例患者,但在入组 156 例患者后,也因为入组速度过慢而被提前关闭,其中 81 例患者接受了预防性全脑放射治疗,75 例患者给予观察。结果显示,预防性全脑放射治疗显著改善了完整手术切除术后ⅢA/N2 期非小细胞肺癌患者的无病生存时间,也显著降低了颅内肿瘤复发风险,但未能改善总生存时间。预防性全脑放射治疗组患者与观察组患者的中位无病生存时间分别为 28.5 个月和 21.2 个月（$HR=0.67$,95％CI $0.46\sim0.98$,$P=0.037$）;5 年内累积的颅内转移率分别为 20.3％和 49.9％（$HR=0.28$,95％CI $0.14\sim0.57$,$P<0.001$）;中位总生存时间分别为 31.2 个月和 27.4 个月（$HR=0.81$,95％CI $0.56\sim1.16$,$P=0.310$）。

2018 年报道的 NVALT11/DLCRG-02 研究是关于局部晚期非小细胞肺癌预防性全脑放射治疗第三项随机对照Ⅲ期临床研究。该研究也是因为入组速度太慢而被提前关闭,共 175 例局部晚期非小细胞肺癌患者在完成同步或序贯放化疗（联合或不联合外科手术）后,87 例患者随机接受预防性全脑放射治疗,88 例患者仅接受观察,主要研究终点为 24 个月时有症状的脑转移发生率。经中位 51.3 个月随访后发现,预防性全脑放射治疗显著降低了局部晚期非小细胞肺癌患者有症状的脑转移发生风险,24 个月时预防性全脑放射治疗组患者与观察组患者有症状的脑转移发生率分别为 7.0%(6/86)和 27.2%(24/88)($P=0.001$);预防性全脑放射治疗也显著推迟了有症状的脑转移的发生时间($P=0.0012$);但预防性全脑放射治疗未能延长局部晚期非小细胞肺癌患者的中位生存时间与无进展生存时间,两组患者的中位生存时间分别为 24.2 个月和 21.9 个月($P=0.56$),中位无进展生存时间分别为 12.3 个月和 11.5 个月($P=0.17$)。

2020 年,Li 等人对局部晚期非小细胞肺癌患者预防性全脑放射治疗的相关临床研究进行了系统回顾和荟萃分析,共纳入 7 项临床研究,总计 1462 例可供分析的局部晚期非小细胞肺癌患者。结果发现,相比于未接受预防性全脑放射治疗,预防性全脑放射治疗使局部晚期非小细胞肺癌患者脑转移的发生风险降低了 63%(RR=0.37,95%CI 0.26~0.52,$P<0.00001$),但未能改善患者的总生存时间(HR=1.01,95%CI 0.87~1.22,$P=0.74$);亚组分析发现,无论是鳞癌还是非鳞癌患者,无论是接受手术治疗还是非手术治疗的患者,预防性全脑放射治疗均显著降低了局部晚期非小细胞肺癌患者脑转移的发生风险,也降低了体力状况良好(ECOG PS 评分为 0~1 分)的患者脑转移的发生风险(RR=0.21,95%CI 0.10~0.47,$P<0.0001$),但预防性全脑放射治疗未能降低体力状况较差(ECOG PS 评分为 2~3)的局部晚期非小细胞肺癌患者脑转移的发生风险(RR=0.51,95%CI 0.10~2.65,$P=0.42$);尽管预防性全脑放射治疗会使局部晚期非小细胞肺癌患者的神经认知功能下降,但并不影响患者的生活质量。因此,该荟萃分析进一步明确了局部晚期非小细胞肺癌预防性全脑放射治疗的获益情况与获益人群,即预防性全脑放射治疗降低了体力状况良好(ECOG PS 评分 0~1 分)的局部晚期非小细胞肺癌患者脑转移的发生风险,但不改善患者的总生存时间。因此,在目前的临床实践中,无论是对接受根治性手术治疗的局部晚期非小细胞肺癌患者,还是对接受根治性同步放化疗的局部晚期非小细胞肺癌患者,都不常规推荐预防性全脑放射治疗。

不仅小细胞肺癌和局部晚期非小细胞肺癌患者可能从预防性全脑放射治疗中获益,甚至部分经选择的晚期非小细胞肺癌患者也可能从预防性全脑放射治疗中获益。总体而言,同一类型的原发肿瘤,分期越晚的患者,脑转移的发生风险也就越高。而相同类型的原发肿瘤、不同分子改变的患者脑转移的发生风险相差很大,相比于 EGFR 基因野生型患者,EGFR 基因敏感突变的晚期非小细胞肺癌患者脑转移的发生风险更高。BRAIN 研究(CTONG1201 研究)结果表明,对于基线伴有脑转移的 EGFR 基因敏感突变的晚期非小细胞肺癌患者,相比于传统的细胞毒药物治疗联合全脑放射治疗,EGFR-TKIs 治疗是更好的选择。对于基线不伴脑转移的 EGFR 基因敏感突变的晚期非小细胞肺癌患者,在 EGFR-TKIs 治疗期间,继发脑转移的患者预后差,其预后甚至劣于基线时即伴脑转移的患者。例如,在 2020 年 Wen 等人的回顾性临床研究中,共 99 例 EGFR 基因敏感突变的晚期非小细胞肺癌患者接受 EGFR-TKIs 治疗,其中 66 例患者在基线时伴有脑转移,另外 30 例基线时不伴脑转移的患者在接受 EGFR-TKIs 治疗期间继发脑转移。结果发现,全组患者的中位生存时间为 29.3 个月(95%CI 19.5~39.1 个月),1 年、2 年和 3 年生存率分别为 91.5%、55.4%、33.4%;基线时即伴有脑转移且接受 EGFR-TKIs 治疗的患者中位生存时间为 30.3 个月,基线时不伴脑转移但在 EGFR-TKIs 治疗期间继发脑转移的患者中位生存时间仅为 22.1 个月(HR=2.17,95%CI 1.14~4.12,P=0.016)。因此,该研究结果表明,对于 EGFR 基因敏感突变的晚期非小细胞肺癌患者,在 EGFR-TKIs 治疗期间继发脑转移是一个独立的不良预后因素,对这类患者可能需要给予更为积极的治疗。

对脑转移发生风险较高的患者给予更为积极的治疗应该包括预防性全脑放射治疗。在 2021 年 Oscar 等人的随机 Ⅱ 期临床研究(PRoT-BM 研究)中,2012 年 5 月至 2017 年 12 月,共计 84 例经组织学证实的基线不伴脑转移但脑转移发生风险较高的ⅢB/Ⅳ期非小细胞肺癌患者随机接受标准治疗或标准治疗联合预防性全脑放射治疗。高危脑转移被定义为腺癌或 EGFR 基因敏感突变/ALK 融合基因阳性或初始诊断时血清 CEA 浓度≥20pg/ml 等。标准治疗(系统治疗)方案的选择基于肿瘤的分子状态,预防性全脑放射治疗的分割方式为 25Gy/10f(2 周完成),主要研究终点为累积的脑转移发生率,次要研究终点包括无进展生存时间和总生存时间等。结果发现,标准治疗联合预防性全脑放射治疗组患者(n=41)与单纯标准治疗组患者(n=43)治疗后 24 个月内累积的脑转移发生率分别为 7%和 38%,预防性全脑放射治疗使晚期高危非小细胞肺癌患者脑转移的发生风险降低了 88%(HR=0.12,95%CI 0.035~0.42)。不仅如此,预防性全脑放射治疗还使晚期高危非小细胞肺癌患者的死亡风险降低了 59%(HR=0.41,95%CI 0.22~0.78,P=0.007),两组患者的中位生存时间分别为 64.5 个月和 19.8 个月。因此,该研究结果表明,预防性全脑放射治疗不仅可以大大降低晚期高危非小细胞肺癌患者的脑转移发生风险,而且能带来显著的生存获益。

总之,全脑放射治疗曾经是脑转移性肿瘤最主要甚至是唯一有效的治疗选择,但如今其地位受到了外科手术、立体定向放射外科治疗及以分子靶向治疗和免疫治疗为代表的现代系统治疗手段的巨大冲击。但即便如此,全脑放射治疗在临床上依然不可或缺:全脑放射治疗是多发脑转移尤其是粟粒性脑转移性肿瘤患者最重要的局部治疗选择,其他局部治疗手段往往难有作为;对于缺乏有效系统治疗又不适合外科手术或立体定向放射外科治疗的脑转移性肿瘤患者,全脑放射治疗依然是最重要甚至是唯一可供选择的治疗手段;颅内转移瘤手术切除术后或立体定向放射外科治疗后,辅助性全脑放射治疗尽管未能改善脑转移性肿瘤患者的总生存时间,但却显著提高了颅内肿瘤的控制率,对于颅内高复发风险的患者,辅助性全脑放射治疗依然有用武之地;对于外科手术、立体定向放射外科治疗或系统治疗失败的脑转移性肿瘤患者,全脑放射治疗是重要的挽救性治疗手段;此外,部分恶性肿瘤患者还可以从预防性全脑放射治疗中获益。神经保护剂的使用及规避海马的全脑放射治疗技术的应用则有望提高全脑放射治疗的安全性,扩大其在临床上的适用范围,更好地发挥其治疗价值。

(二)脑转移性肿瘤立体定向放射治疗

与常规放射治疗技术相比,立体定向放射治疗技术可以实现靶区内密集的高剂量分布及靶区外围剂量的快速跌落,从而使靶区内接受超高等效生物剂量的照射,而靶区外正常组织得到很好的保护。临床上立体定向放射治疗技术可以单次完成,也可分数次(一般 2~5 次)完成,单次完成的立体定向放射治疗被称为立体定向放射外科治疗(stereotactic radiosurgery,SRS)。根据所使用放射线的不同,立体定向放射外科治疗又包括 X 刀或 γ 刀。分数次完成的立体定向放射治疗即为分次立体定向放射治疗(fractionated stereotactic radiotherapy,FSRT),因其主要用于颅外肿瘤病灶的治疗,故又被称为立体定向体部放射治疗(stereotactic body radiation therapy,SBRT);因其对肿瘤的杀伤类似于局部毁损,因此又被称为立体定向消融放射治疗(stereotactic ablative radiotherapy,SABR)。立体定向放射治疗或立体定向放射外科治疗都是非侵入性消融治疗手段,既往多采用立体定向放射外科技术对颅内转移瘤进行治疗,近年来对颅内转移瘤实施分次立体定向放射治疗的频率越来越高。

目前在临床实践中,对颅内转移瘤实施立体定向放射外科治疗的剂量选择依据主要来自 2000 年发表的 RTOG 9005 研究,这是一项放射治疗剂量递增的临床研究,目的是确定既往曾经接受放射治疗的原发或转移性颅内肿瘤患者接受立体定向放射外科治疗时的最大单次耐受剂量。结果发现,在既往接受过颅脑放射治疗(中位照射剂量为 30Gy)的原发或转移性脑肿瘤患者中,对于直径≤20mm、21~30mm、31~40mm 的颅内肿瘤病灶,单次立体定向放射外科治疗的最大耐受剂量分别为 24Gy、18Gy 和 15Gy;多因素分析发现,颅内肿瘤最大直径是发生 3 级及 3 级以上神经毒性反应最主要的危险因素,颅内肿瘤直径为 21~40mm 的患者发生 3 级及 3 级以上神经毒性反应的风险是颅内肿瘤直径＜20mm 的患者的 7.3~16 倍。与 3 级及 3 级以上神经毒性反应密切相关的其他因素包括照射剂量和患者的体力状况评分,接受立体定向放射外科治疗后 6 个月、12 个月、18 个月和 24 个月时,放射性脑坏死的发生率分别为 5％、8％、9％、11％;经立体定向放射外科治疗后,相比于颅内转移瘤,颅内原发肿瘤的局部复发风险更高,后者是前者的 2.8 倍;尽管 61％的颅内原发肿瘤接受 γ 刀治疗,30％的颅内原发肿瘤接受 X 刀治疗,但与接受 γ 刀治疗的患者相比,接受 X 刀治疗的患者颅内肿瘤的局部复发风险将增加 2.84 倍。

立体定向放射外科治疗用于治疗颅内肿瘤最初是作为脑转移瘤患者全脑放射治疗后局部补量照射,目的是提高全脑放射治疗后颅内转移瘤的局部控制率。但 1999 年 Kondziolka 等人的随机对照临床研究及 2004 年报道的 RTOG 9508 研究结果均表明,脑转移性肿瘤患者经全脑放射治疗后,采用立体定向放射外科技术对颅内转移病灶进行补量照射仅提高了颅内转移瘤的局部控制,未能进一步改善患者的总生存时间。到 20 世纪末期,立体定向放射外科治疗作为单一的局部治疗手段用于颅内转移病灶数目有限的脑转移性肿瘤患者的治疗,目的是规避全脑放射治疗所伴发的远期神经系统毒性反应,尤其是神经认知功能障碍。其后,立体定向放射外科治疗进一步蚕食全脑放射治疗在脑转移性肿瘤患者治疗中的历史地位,目前立体定向放射外科治疗已成为脑转移性肿瘤患者最重要的局部治疗手段之一。一般而言,颅外疾病稳定或处于寡转移状态、神经功能状态良好、GPA 评分≥2 分、颅内转移病灶数目有限的脑转移性肿瘤患者更能从立体定向放射外科治疗中获益。

正是因为立体定向放射外科治疗与现代系统治疗的迅速崛起,使得一半以上的脑转移性肿瘤患者在初始治疗时可以免于全脑放射治疗。但在临床上,有关脑转移性肿瘤立体定向放射外科治疗依然有诸多问题有待明确:①对于颅内转移病灶数目有限的脑转移性肿瘤患者,立体定向放射外科治疗是否真的优于全脑放射治疗? ②单纯立体定向放射外科治疗后颅内转移病灶局部控制率可高达 80%,但颅内远处复发率也较高,为 30%～63%,为了降低颅内远处复发风险,立体定向放射外科治疗后是否需要辅助性全脑放射治疗? ③对于颅内转移病灶数目超过 4 个(5～10 个甚至更多)的脑转移性肿瘤患者,立体定向放射外科治疗是否也可以取代全脑放射治疗? ④颅内转移瘤立体定向放射外科治疗失败后的挽救性治疗如何选择? ⑤对于可手术切除的颅内转移病灶,是选择外科手术切除,还是采用立体定向放射外科治疗? 等等。

1. 对于颅内转移病灶数目有限的脑转移性肿瘤患者,立体定向放射外科治疗与全脑放射治疗孰优孰劣

对于颅内转移病灶数目有限(一般指颅内转移病灶数目≤4 个)的脑转移性肿瘤患者,相比于全脑放射治疗,立体定向放射外科治疗的治疗周期短,在一天内即可完成全部治疗,可在更短的时间内快速缓解颅内占位效应;相比于全脑放射治疗,立体定向放射外科治疗对颅内病灶的局部控制率更高,综合文献资料表明,经立体定向放射外科治疗后,颅内转移病灶的局部控制率为 70%～90%;相比于全脑放射治疗,立体定向放射外科治疗所给予的高剂量毁损性治疗在很大程度上克服了部分肿瘤对常规分割方式或传统低分割方式的放射治疗所表现的放射抗拒性;相比于全脑放射治疗,立体定向放射外科治疗可反复多次使用,不受既往是否接受全脑放射治疗或部分脑放射治疗的影响,即使治疗失败也不影响挽救性全脑放射治疗的实施,当然也不影响患者接受系统治疗、外科手术治疗等;更为关键的是,相比于全脑放射治疗,接受立体定向放射外科治疗的患者神经认知功能障碍的发生风险更低,生活质量更好,生存时间也可能更长。

尽管全脑放射治疗用于脑转移性肿瘤的治疗已有数十年,立体定向放射外科治疗用于脑转移性肿瘤的治疗也已超过 30 年,但遗憾的是,临床上从未开展头对头的随机对照临床研究用于比较脑转移性肿瘤立体定向放射外科治疗与全脑放射治疗的疗效差异。也许大型回顾性临床研究结果能够弥补些许遗憾。2009 年,Karlsson 等人将立体定向放射外科治疗(γ刀)治疗脑转移性肿瘤 30 年来的经验进行了总结,在 1975—2007 年,1921 例脑转移性肿瘤患者共计 2448 个颅内转移病灶接受了立体定向放射外科治疗。结果发现,25 例脑转移性肿瘤患者经立体定向放射外科治疗后生存时间超过 10 年,全组患者 5 年生存率达 6%;年轻与原发肿瘤得到控制是脑转移性肿瘤患者经立体定向放射外科治疗后长期生存的重要相关因素,在原发肿瘤得到控制的脑转移性肿瘤患者中,颅内转移瘤经立体定向放射外科治疗后 5 年生存率达 9%;相比于颅内多发转移(转移病灶数目≥2 个)的患者,颅内单个转移的患者经立体定向放射外科治疗后中位生存时间更长,但在原发肿瘤得到控制的患者中,颅内单个转移与多发转移患者颅内转移病灶经立体定向放射外科治疗后中位生存时间并无显著差异;而在颅内多发转移的患者中,颅内转移病灶经立体定向放射外科治疗后,颅内转移病灶的数目(如 2 个,3～4 个,5～8 个或 8 个以上)与患者的总生存时间亦无显著相关性。2014 年,日本学者 Toru 等人对 2838 例接受立体定向放射外科治疗的脑转移性肿瘤患者经 15 年随访后发现,全组患者的中位生存时间为 7.8 个月,仅伴颅内转移的患者中位生存时间为 9 个月;最适合行立体定向放射外科治疗的脑转

移性肿瘤患者应满足以下条件:颅内单个转移瘤的最大体积不超过 10ml;颅内转移瘤累积体积不超过 15ml;患者体力状况较好,KPS 评分≥70 分;颅内转移病灶数目≤10 个;无脑膜转移证据等。

2016 年,Lia 等人对来自美国 5 个医学中心 400 例非小细胞肺癌脑转移患者和 387 例乳腺癌脑转移患者全脑放射治疗或立体定向放射外科治疗进行了回顾性分析,在 400 例非小细胞肺癌脑转移患者中(初始诊断时间在 2007—2009 年),27.8% 的患者颅内转移病灶接受单纯立体定向放射外科治疗,在 387 例乳腺癌脑转移患者中(初始诊断时间在 1997—2009 年),13.4% 的患者颅内转移病灶接受单纯立体定向放射外科治疗。采用倾向得分分析(propensity score analyses)后发现,颅内转移病灶数目<4 个、颅内转移病灶直径<4cm 的非小细胞肺癌脑转移患者的中位生存时间为 5.8 个月,接受立体定向放射外科治疗的患者总生存时间优于接受全脑放射治疗的患者;相比于全脑放射治疗,立体定向放射外科治疗可以使脑转移性肿瘤患者的死亡风险降低 42%(校正后的 HR=0.58,95%CI 0.38~0.87,P=0.01);颅内转移病灶数目<4 个、转移病灶直径<4cm 的乳腺癌患者的中位生存时间为 8.8 个月,接受立体定向放射外科治疗的患者总生存时间亦优于接受全脑放射治疗的患者;与全脑放射治疗相比,立体定向放射外科治疗使乳腺癌脑转移患者的死亡风险降低了 46%(校正后的 HR=0.54,95%CI 0.33~0.91,P=0.02)。因此,这项多中心的回顾性临床研究结果表明,对于颅内转移病灶数目<4 个的非小细胞肺癌或乳腺癌脑转移患者,颅内转移病灶立体定向放射外科治疗优于传统的全脑放射治疗。

尽管缺乏前瞻性随机对照临床研究结果证实,但目前认为,对于颅内转移病灶数目≤4 个且可接受立体定向放射外科治疗的脑转移性肿瘤患者,尤其是预后良好的脑转移性肿瘤患者,相比于全脑放射治疗,立体定向放射外科治疗的局部控制率更高,神经系统毒性反应发生率更低,患者的生活质量也更好。因此,对于颅内转移病灶数目≤4 个的脑转移性肿瘤患者,立体定向放射外科治疗是更好的选择。

2.立体定向放射外科治疗后辅助性全脑放射治疗的价值

与全脑放射治疗不同,立体定向放射外科治疗仅治疗影像学可见的颅内转移病灶,而对颅内微转移或亚临床病灶不进行直接照射。因此,与外科手术治疗相似,接受立体定向放射外科治疗的脑转移性肿瘤患者可能存在较高的远处复发风险。正是因为顾虑颅内远处复发,因此在立体定向放射外科治疗用于脑转移性肿瘤治疗的初期,常在立体定向放射外科治疗后采用辅助性全脑放射治疗,目的是提高颅内局部尤其是远处肿瘤的控制率。但是,在立体定向放射外科治疗后给予辅助性全脑放射治疗,这似乎违背了当初采用立体定向放射外科技术治疗脑转移性肿瘤的初衷,因为采用立体定向放射外科技术治疗脑转移性肿瘤的初衷就是在至少不影响脑转移性肿瘤患者总生存时间的前提下,规避全脑放射治疗所带来的远期神经系统毒性反应。因此,对于颅内转移病灶数目有限、拟接受立体定向放射外科治疗的脑转移性肿瘤患者,是否可以单纯使用立体定向放射外科治疗而忽略辅助性全脑放射治疗,将全脑放射治疗作为立体定向放射外科治疗失败后的挽救性治疗呢?

为了回答这个问题,2002 年,Sneed 等人对来自 10 个肿瘤中心 983 例脑转移性肿瘤患者的原始病历资料进行了复习,最终有569例患者的资料可供分析,其中268例患者在初始治疗时仅接受了立体定向放射外科治疗,但在这组患者中,最终有24%的患者因颅内肿瘤进展而接受了挽救性全脑放射治疗,301例患者在立体定向放射外科治疗后就接受了辅助性全脑放射治疗。结果显示,在立体定向放射外科治疗初始时即给予辅助性全脑放射治疗的患者与单纯接受立体定向放射外科治疗的患者中位生存时间没有显著性差异,在RPA class 1组患者中,中位生存时间分别为15.2个月和14.0个月;在RPA class 2组患者中,中位生存时间分别为8.2个月和7.0个月;在RPA class 3组患者中,中位生存时间分别为5.3个月和5.5个月;通过对RPA预后评分进行校正后发现,与单纯立体定向放射外科治疗相比,立体定向放射外科治疗后辅助性全脑放射治疗未带来生存获益($HR=1.09$,$P=0.33$)。在此之后,先后开展了四项随机对照临床研究,其目的都是探明,对于颅内转移病灶数目有限且可接受立体定向放射外科治疗的脑转移性肿瘤患者,是否可以单纯接受立体定向放射外科治疗,而忽略辅助性全脑放射治疗。

2006年,Aoyama等人报道的JROSG 99-1研究可以说是脑转移性肿瘤立体定向放射外科治疗的一座里程碑,也是脑转移性肿瘤立体定向放射外科治疗联合辅助性全脑放射治疗对比单纯立体定向放射外科治疗的第一项随机对照临床研究。在1999—2003年,来自日本11家医院共计132例脑转移性肿瘤患者,所有患者颅内转移病灶数目均不超过4个(1~4个),颅内转移病灶直径均小于3cm,65例患者颅内转移病灶接受立体定向放射外科治疗(平均照射剂量16.6Gy,单次完成)联合辅助性全脑放射治疗(30Gy/10f,2周完成),67例患者颅内转移病灶仅接受立体定向放射外科治疗(平均照射剂量21.9Gy,单次完成)。主要研究终点为总生存时间,次要研究终点包括颅内肿瘤复发率、颅内肿瘤挽救性治疗率、神经功能保存率、放射治疗毒副作用与死亡原因等。结果显示,立体定向放射外科治疗联合辅助性全脑放射治疗组患者与单纯立体定向放射外科治疗组患者的中位生存时间分别为7.5个月和8.0个月,1年生存率分别为38.5%(95%CI 26.7%~50.3%)和28.4%(95%CI 17.6%~39.2%)($P=0.42$);相比于单纯立体定向放射外科治疗,立体定向放射外科治疗联合辅助性全脑放射治疗降低了颅内肿瘤复发风险,12个月时两组患者颅内肿瘤的总体复发率分别为76.4%和46.8%($P<0.001$),颅内肿瘤远处复发率分别为63.7%(95%CI 49.0%~78.4%)和41.5%(95%CI 24.4%~58.6%)($P=0.003$);多因素分析发现,立体定向放射外科治疗联合辅助性全脑放射治疗与单纯立体定向放射外科治疗相比,颅内肿瘤复发风险降低了68%($HR=0.32$,95%CI 0.18~0.58,$P<0.001$);辅助性全脑放射治疗大大降低了挽救性治疗的使用率,两组患者分别有10例和29例颅内转移病灶接受了挽救性治疗($P<0.001$);立体定向放射外科治疗联合辅助性全脑放射治疗组患者与单纯立体定向放射外科治疗组患者的神经系统病死率分别为22.8%和19.3%($P=0.64$),两组患者在全身与神经功能保存及放射治疗相关的毒性反应发生率等方面均无显著差异。因此,该研究结果表明,对于颅内转移病灶数目局限在1~4个的脑转移性肿瘤患者,相比于单纯立体定向放射外科治疗,立体定向放射外科治疗联合辅助性全脑放射治疗仅提高了颅内肿瘤控制率,但颅内肿瘤控制率的提高未能转化为生存获益,而在单纯接受立体定向放射外科治疗组的患者中,挽救性治疗的比例

更高。

其后开展的随机对照临床研究[包括 MD 安德森癌症中心 Chang 等人的随机对照临床研究(ID00-377)、EORTC 2295-6001 研究及 NCCTG N0574 研究]结果均显示,对于可接受立体定向放射外科治疗的脑转移性肿瘤患者,相比于单纯立体定向放射外科治疗,立体定向放射外科治疗联合辅助性全脑放射治疗显著提高了脑转移性肿瘤患者颅内肿瘤控制率,但颅内肿瘤控制的改善不能转化为总生存时间的延长,甚至不仅不延长总生存时间,辅助性全脑放射治疗对部分脑转移性肿瘤患者的总生存时间还可能带来负面影响。

2015 年,Sahgal 等人将 JROSG 99-1 研究、Chang 等人的随机对照临床研究及 EORTC 2295-6001 研究进行荟萃分析后发现,对于年龄<50 岁、颅内转移病灶数目局限在 1～4 个的脑转移性肿瘤患者,颅内转移病灶单纯立体定向放射外科治疗的患者总生存时间优于立体定向放射外科治疗联合辅助性全脑放射治疗的患者,而且年龄越小,单纯立体定向放射外科治疗的生存获益越明显,在年龄≤35 岁、40 岁、45 岁和 50 岁等年龄段人群中,HR 分别为 0.46(95% CI 0.24～0.90)、0.52(95% CI 0.29～0.92)、0.58(95% CI 0.35～0.95)、0.64(95% CI 0.42～0.99);但对于 50 岁以上年龄段的患者,单纯立体定向放射外科治疗相比于立体定向放射外科治疗联合辅助性全脑放射治疗并无生存优势;另外,立体定向放射外科治疗联合辅助性全脑放射治疗仅降低了 50 岁以上年龄段患者颅内肿瘤远处复发风险,却未降低 50 岁及以下年龄段患者颅内肿瘤远处复发风险。总之,这项荟萃分析结果表明,对于颅内转移病灶可以选择立体定向放射外科治疗、年龄≤50 岁的脑转移性肿瘤患者,相比于立体定向放射外科治疗联合辅助性全脑放射治疗,单纯立体定向放射外科治疗是更好的选择。

但是,2015 年 Hidefumi 等人对 JROSG 99-1 研究进行二次分析后发现,对于 DS-GPA 评分高的非小细胞肺癌脑转移患者,立体定向放射外科治疗联合辅助性全脑放射治疗可以带来生存获益。JROSG 99-1 研究共有 88 例非小细胞肺癌脑转移患者,其中 47 例患者 DS-GPA 评分为 2.5～4.0,41 例患者 DS-GPA 评分为 0.5～2.0。在 DS-GPA 评分为 2.5～4.0 的患者中,立体定向放射外科治疗联合辅助性全脑放射治疗组患者与单纯立体定向放射外科治疗组患者的中位生存时间分别为 16.7 个月(95% CI 7.5～72.9 个月)和 10.6 个月(95% CI 7.7～15.5 个月)(HR=1.92,95% CI 1.01～3.78,P=0.04);但在 DS-GPA 评分为 0.5～2.0 的患者中,立体定向放射外科治疗联合辅助性全脑放射治疗未能带来生存获益(HR=1.05,95% CI 0.55～1.99,P=0.86)。研究者认为,立体定向放射外科治疗联合辅助性全脑放射治疗之所以能给预后较好(DS-GPA 评分为 2.5～4.0)的肺癌脑转移患者带来生存获益,主要原因是辅助性全脑放射治疗提高了这类患者的颅内肿瘤控制率,立体定向放射外科治疗后辅助性全脑放射治疗显著降低了颅内肿瘤复发风险(HR=8.31,95% CI 3.05～29.13,P<0.001),并能转化为总生存时间的获益;而在预后较差(DS-GPA 评分为 0.5～2.0)的肺癌脑转移患者中,立体定向放射外科治疗后辅助性全脑放射治疗对颅内肿瘤控制率的提高相对有限(HR=3.57,95% CI 1.02～16.49,P=0.04),且未能转化为总生存时间的获益。

JROSG 99-1 研究二次分析结果表明,是因为立体定向放射外科治疗后辅助性全脑放射治疗最大限度改善了预后良好的肺癌脑转移患者的颅内肿瘤控制率,才使得立体定向放射外科治疗联合辅助性全脑放射治疗给这类患者带来了额外的生存获益,但这一现象并没有被随后进行的 NCCTG N0574 研究证实。2016 年报道的 NCCTG N0574 (Alliance)研究是在北美开展的一项多中心随机对照Ⅲ期临床研究。2002 年 2 月至 2013 年 12 月,213 例颅内转移病灶数目≤3 个(1～3 个)的脑转移性肿瘤患者随机接受单纯立体定向放射外科治疗(20～24Gy,单次完成)或立体定向放射外科治疗(18～22Gy,单次完成)联合辅助性全脑放射治疗(30Gy/10f,2 周完成),主要研究终点为放射治疗后患者认知功能恶化情况。结果发现,颅脑放射治疗后 3 个月时,单纯立体定向放射外科治疗组患者的神经认知功能状态明显优于立体定向放射外科治疗联合辅助性全脑放射治疗组患者,两组患者的神经认知功能恶化率分别为 63.5%(40/65)和 91.7%(44/48)($P<$ 0.001);与单纯立体定向放射外科治疗相比,立体定向放射外科治疗联合辅助性全脑放射治疗也未改善脑转移性肿瘤患者的总生存时间,两组患者的中位生存时间分别为 10.4 个月和 7.4 个月(HR=1.02,95% CI 0.75～1.38,P=0.92)。2017 年,Thomas 等人对 NCCTG N0574 研究中的 126 例肺癌脑转移患者也进行了二次分析,其中 86.3% 的患者可提供 DS-GPA 评分信息,50.0% 的患者 DS-GPA 评分≥2.0 分,23.0% 的患者 DS-GPA 评分≥2.5 分。经中位 14.2 个月随访后发现,在预后较好(DS-GPA 评分≥2.0 分)的肺癌脑转移患者中,单纯立体定向放射外科治疗组患者与立体定向放射外科治疗联合辅助性全脑放射治疗组患者的中位生存时间分别为 17.9 个月和 11.3 个月(HR=0.86,95% CI 0.47～1.59,P=0.63);而在预后不良(DS-GPA 评分<2 分)的肺癌脑转移患者中,单纯立体定向放射外科治疗组患者与立体定向放射外科治疗联合辅助性全脑放射治疗组患者的中位生存时间分别为 6.6 个月和 3.7 个月(HR=0.95,95% CI 0.56～1.62,P=0.85);当将 DS-GPA 评分≥2.5 分作为预后良好的截断值时,对于肺癌脑转移性肿瘤患者,相比于单纯立体定向放射外科治疗,立体定向放射外科治疗联合辅助性全脑放射治疗依然未能带来生存时间的获益(P=0.53)。

综合上述四项随机对照临床研究结果发现,对于颅内转移病灶数目有限(≤4 个)的脑转移性肿瘤患者,立体定向放射外科治疗后辅助性全脑放射治疗尽管提高了颅内肿瘤控制,使颅内肿瘤的局部控制率从 67%～72.8% 提高到了 81%～100%,颅内肿瘤的远处控制率从 37%～70% 提高到了 59%～92%,但颅内肿瘤控制率的提高并未转化为总生存时间的获益。立体定向放射外科治疗后辅助性全脑放射治疗提高了颅内肿瘤控制,但未转化为总生存时间的延长,其原因可能是多方面的:一是对于颅内转移病灶单纯接受立体定向放射外科治疗的患者,其颅内病灶会得到更为严谨的监测,一旦颅内肿瘤控制失败,即可及时采取挽救性治疗,包括再程立体定向放射外科治疗、挽救性全脑放射治疗联合或不联合系统治疗等;二是对于选择单纯立体定向放射外科治疗的患者,针对颅内病灶的局部治疗周期短,与接受辅助性全脑放射治疗的患者相比,能更及时地接受后续的系统治疗,也就是说辅助性全脑放射治疗推迟了后续系统治疗的实施,从而影响了脑转移性肿瘤患者的总生存时间;三是接受立体定向放射外科治疗的脑转移性肿瘤患者,颅内肿瘤可以获得更为理想的控制,使得脑转移性肿瘤患者的中枢神经系统病死率显著下降,而颅外疾病进展已成为脑转移性肿瘤患者最主要的致死因素。譬如在 JLGK0901 研究中,不论颅内转移病灶数目多寡,接受立体定向放射外科治疗的脑转移性肿瘤患者死于颅内肿瘤进展的概率均在 10% 以下。因此,即使立体定向放射外科治疗后辅助性全脑放射治疗提高了颅内肿瘤的控制率,改善了颅内疾病无进展生存时间,也难以转化为总生存时间的延长。

　　总之,在目前的临床实践中,对于颅内转移病灶数目有限且可以接受立体定向放射外科治疗的脑转移性肿瘤患者,单纯立体定向放射外科治疗是目前被一致认为的标准治疗选择,尤其是年轻、预后良好、原发肿瘤得到控制的脑转移性肿瘤患者,单纯立体定向放射外科治疗是更好的选择;立体定向放射外科治疗后辅助性全脑放射治疗虽提高了颅内肿瘤控制率,改善了颅内肿瘤无进展生存时间,但不能改善总生存时间,甚至可能降低患者的总生存时间,且损伤脑转移性肿瘤患者的神经认知功能,降低生活质量。因此,在立体定向放射外科治疗后不应常规推荐辅助性全脑放射治疗。

　　3. 对于颅内转移病灶数目超过 4 个(5～10 个,甚至更多)的脑转移性肿瘤患者,是否可以选择立体定向放射外科治疗

　　对于颅内转移病灶数目≤4 个且可以接受立体定向放射外科治疗的脑转移性肿瘤患者,立体定向放射外科治疗已取代传统的全脑放射治疗成为新的标准治疗选择;对于颅内转移病灶数目超过 4 个(5～10 个,甚至更多)的脑转移性肿瘤患者,在目前的临床指南和临床实践中,全脑放射治疗依然是标准的局部治疗选择。随着立体定向放射外科治疗技术的飞速发展,在技术层面上,对于颅内转移病灶数目超过 4 个的脑转移性肿瘤患者,选择立体定向放射外科治疗并非不可能实现。现有的研究结果表明,颅内转移病灶数目并非脑转移性肿瘤患者接受立体定向放射外科治疗主要的限制性因素,因为颅内转移病灶累计体积的大小对颅内转移病灶控制率的影响比颅内转移病灶数目更重要。事实上,早在 1998 年,Yamamoto 等人就报道过对 10 个甚至 10 个以上颅内转移病灶的脑转移性肿瘤患者成功实施立体定向放射外科治疗;更极端的是,有人对同一患者 37 个颅内转移病灶实施过立体定向放射外科治疗。

　　5～10 个颅内转移病灶接受立体定向放射外科治疗最早的临床依据来自 2013 年 Yamamoto 等人的病例配对研究。在 1998—2011 年,2553 例脑转移性肿瘤患者颅内转移病灶接受立体定向放射外科治疗,所有患者均未同时接受全脑放射治疗,其中 1553 例患者颅内转移病灶数目局限在 1～4 个,另外 1000 例患者颅内转移病灶数目≥5 个。将 1～4 个颅内转移病灶与 5 个及 5 个以上颅内转移病灶接受立体定向放射外科治疗的患者进行病例匹配研究,目的是评估立体定向放射外科治疗对 5 个及 5 个以上颅内转移病灶的患者是否同样有效。由于两组患者在接受立体定向放射外科治疗之前多种临床参数存在偏倚,最终他们仅对 1096 例患者进行了病例匹配分析,其中 548 例患者颅内转移病灶数目为 1～4 个,另外 548 例患者颅内转移病灶数目≥5 个。结果发现,经立体定向放射外科治疗后,颅内转移病灶数目为 1～4 个的患者中位生存时间优于颅内转移病灶数目≥5 个的患者,两组患者的中位生存时间分别为 7.9 个月(95% CI 7.0～8.9 个月)和 7.0 个月(95% CI 6.2～7.8 个月)(HR=1.176,95% CI 1.039～1.331,P=0.001);但两组患者

的神经系统病死率无显著差异,分别为10.6%和8.2%($P=0.21$);竞争风险分析结果显示,两组患者的颅内肿瘤局部复发风险无显著差异(HR$=0.577$,95%CI 0.312~1.069,$P=0.08$),接受挽救性立体定向放射外科治疗的概率也无差异(HR$=1.133$,95%CI 0.910~1.409,$P=0.26$),神经功能恶化率亦无差异(HR$=1.868$,95%CI 0.608~1.240,$P=0.44$),立体定向放射外科治疗相关并发症相差无几(HR$=1.105$,95%CI 0.490~2.496,$P=0.81$)。总之,这项病例配对临床研究结果表明,对于接受立体定向放射外科治疗的脑转移性肿瘤患者,尽管颅内转移病灶数目显著影响患者的总生存时间,但与颅内转移病灶数目为1~4个的患者相比,颅内转移病灶数目≥5个的患者颅内转移病灶接受单纯立体定向放射外科治疗后中位生存时间的绝对值仅相差0.9个月;另外,对于颅内转移病灶数目≥5个的脑转移性肿瘤患者,颅内转移病灶经立体定向放射外科治疗后,神经系统病死率、局部复发率、挽救性立体定向放射外科治疗率及神经功能的保存、与立体定向放射外科治疗相关的并发症发生率等均无显著差异。因此,总体而言,对于颅内转移病灶数目≥5个的脑转移性肿瘤患者,颅内转移病灶单纯接受立体定向放射外科治疗的效果不劣于颅内转移病灶数目为1~4个的患者。

对于颅内转移病灶数目超过4个的脑转移性肿瘤患者,颅内转移病灶单纯立体定向放射外科治疗尚无前瞻性随机对照临床研究报道。2014年报道的JLGK0901研究是目前对颅内转移病灶超过4个的脑转移性肿瘤患者实施立体定向放射外科治疗循证医学证据级别最高的一项临床研究,最重要的是,该研究所有入组的患者在初始治疗时颅内转移病灶均仅接受了立体定向放射外科治疗。2009年3月至2012年2月,来自日本23家医学中心的1194例新近诊断的实体瘤脑转移患者,76%的患者为肺癌脑转移,10%的患者为乳腺癌脑转移,14%的患者为其他实体瘤脑转移。其中455例患者为单发颅内转移,531例患者颅内转移病灶数目为2~4个,208例患者颅内转移病灶数目为5~10个。所有患者颅内单个转移病灶的体积均不超过10ml,颅内转移病灶累计体积不超过15ml,颅内转移病灶最大直径<3cm,其中2~4个颅内转移病灶组患者与5~10个颅内转移病灶组患者颅内转移病灶累计体积的中位值分别为3.07ml和3.54ml,累计体积的上限分别为14.96ml和13.9ml。所有颅内转移病灶均接受单纯立体定向放射外科治疗,对于肿瘤体积<4ml的病灶,肿瘤周边照射剂量为(22 ± 2)Gy;对于肿瘤体积在4~10ml的病灶,肿瘤周边照射剂量为(20 ± 2)Gy。主要研究终点为总生存时间,为非劣效性设计,目的是证明经立体定向放射外科治疗后,颅内转移病灶数目为5~10个的患者总生存时间不劣于颅内转移病灶数目为2~4个的患者。研究结果显示,经单纯立体定向放射外科治疗后,单个颅内转移病灶的患者中位生存时间为13.9个月(95%CI 12.0~15.6个月),2~4个颅内转移病灶的患者中位生存时间为10.8个月(95%CI 9.4~12.4个月),5~10个颅内转移病灶的患者中位生存时间也为10.8个月(95%CI 9.1~12.7个月),颅内转移病灶数目为2~4个的患者与颅内转移病灶数目为5~10个的患者中位生存时间无显著差异(HR$=0.97$,95%CI 0.81~1.18),低于非劣效边缘($P=0.78$,$P_{非劣效}<0.0001$);立体定向放射外科治疗相关的不良事件发生率为8%(101例),在单个颅内转移病灶组、2~4个颅内转移病灶组与5~10个颅内转移病灶组患者中,3—4级不良事件发生率分别为2%

(9/455)、2％(13/531)和 3％(6/208);在 2～4 个颅内转移病灶组患者与 5～10 个颅内转移病灶组患者中,任何级别的治疗相关不良事件发生率均为 9％($P=0.89$);此外,在 2～4 个颅内转移病灶组患者与 5～10 个颅内转移病灶组患者中,粗略的与累积的神经系统病死率、局部复发率、颅内远处复发率、脑白质病变发生率及挽救性治疗率(包括再程立体定向放射外科治疗或全脑放射治疗)等均无显著差异;在全部患者中,不到 10％的患者接受了挽救性全脑放射治疗,不到 40％的患者接受了再程立体定向放射外科治疗。总之,该研究结果表明,如果采取单纯立体定向放射外科治疗,颅内转移病灶数目为 5～10 个的患者中位生存时间不劣于颅内转移病灶数目为 2～4 个的患者。

2017 年,JLGK0901 研究长期随访结果进一步证明,颅内转移病灶数目为 5～10 个的脑转移性肿瘤患者单纯立体定向放射外科治疗的效果不劣于颅内转移病灶数目为 2～4 个的患者。在为期 0.3～67.5 个月的随访期间,全组患者经立体定向放射外科治疗后累积的并发症发生率为 12.1％(145/1194),经竞争风险分析发现,单个颅内转移病灶组患者、2～4 个颅内转移病灶组患者与 5～10 个颅内转移病灶组患者累积的立体定向放射外科治疗相关的并发症发生率在治疗后 12 个月时分别为 7％、8％和 6％,治疗后 24 个月时分别为 10％、11％和 11％,治疗后 36 个月时分别为 11％、11％和 12％,治疗后 48 个月时分别为 12％、12％和 13％;单个颅内转移病灶组患者与 2～4 个颅内转移病灶组患者相比,$HR=0.85$,$95％CI~0.592～1.220$,$P=0.38$;2～4 个颅内转移病灶组患者与 5～10 个颅内转移病灶组患者相比,$HR=1.052$,$95％CI~0.666～1.662$,$P=0.83$;脑白质病变发生率为 1.1％(12/1074),其中 11 例患者在接受挽救性全脑放射治疗后发生了脑白质病变;经立体定向放射外科治疗后,无论是单个颅内转移病灶的患者,还是 2～4 个或 5～10 个颅内转移病灶的患者,神经认知功能均保持良好;与基线时相比,立体定向放射外科治疗后,MMSE 评分降低不到 3 分的患者在各组中所占比例无显著差异,立体定向放射外科治疗后 12 个月时分别为 93％、91％和 92％,治疗后 24 个月时分别为 91％、89％和 91％,治疗后 36 个月时分别为 89％、88％和 89％,治疗后 48 个月时分别为 87％、86％和 89％;单个颅内转移病灶组患者与 2～4 个颅内转移病灶组患者相比,$HR=0.719$,$95％CI~0.437～1.172$,$P=0.18$;2～4 个颅内转移病灶组患者与 5～10 个颅内转移病灶组患者相比,$HR=1.280$,$95％CI~0.696～2.580$,$P=0.43$。总之,JLGK0901 研究长期随访结果表明,颅内转移病灶数目为 5～10 个的脑转移性肿瘤患者,其颅内转移病灶单纯立体定向放射外科治疗后总生存时间与 2～4 个颅内转移病灶的患者相似;颅内转移病灶的局部控制率与颅内转移病灶的数目无显著相关性;单个颅内转移病灶的患者,接受单纯立体定向放射外科治疗后颅内远处复发率较低;颅内转移病灶数目 2～10 个的患者颅内远处复发率与基线时颅内转移病灶的数目无显著相关性。基于该研究结果,对于颅内转移病灶数目为 5～10 个的脑转移性肿瘤患者,单纯立体定向放射外科治疗也是合理的选择。

2017 年,Sahgal 等人对颅内多发(转移病灶数目≥5 个)转移的脑转移性肿瘤患者单纯立体定向放射外科治疗进行了临床综述与技术层面上的分析,包括 JLGK0901 研究在内,共有 10 项临床研究涉及颅内多发转移的脑转移性肿瘤患者接受立体定向放射外科治疗。与 JLGK0901 研究相似的是,这些研究入组的患者颅内转移病灶数目均不少于 5 个,最多达 37 个,颅内转移病灶数目的中位值为 6 个,平均为 17 个,颅内转移病灶的总体积为 3.2~10.9ml,所有患者的体力状况 KPS 评分均不低于 70 分。但在这 10 项临床研究中,仅 JLGK0901 研究是前瞻性多中心临床研究,所入组的患者既往均未接受全脑放射治疗;其余 9 项临床研究均为单中心的回顾性临床研究,在所入组的患者中,部分患者既往接受全脑放射治疗,立体定向放射外科治疗是作为全脑放射治疗后的挽救性治疗措施。结果表明,多发颅内转移的脑转移性肿瘤患者颅内转移病灶经立体定向放射外科治疗后,颅内转移病灶 1 年内局部复发率为 15.2%~58.3%,高于 JLGK0901 研究的 6.5%,颅内远处复发率为 22%~90%,中位生存时间为 3.4~13.0 个月。与有限颅内转移的脑转移性肿瘤患者相似,影响颅内多发转移的脑转移性肿瘤患者生存时间的因素包括 RPA 预后评估分级高低、患者的体力状况评分、原发肿瘤类型、颅外疾病控制与否及患者的年龄等;仅有一项临床研究结果发现颅内转移病灶累计体积显著影响颅内多发转移的脑转移性肿瘤患者的总生存时间;没有一项临床研究结果表明,颅内转移病灶数目增多会显著增加立体定向放射外科治疗的相关并发症。

尽管如此,由于缺乏前瞻性随机对照临床研究结果证实,因此在目前的临床实践中,对于颅内转移病灶数目≥5 个的脑转移性肿瘤患者,不常规推荐单纯立体定向放射外科治疗,单纯立体定向放射外科治疗仅适合于体积或直径较小的多发颅内转移患者。如果选择单纯立体定向放射外科治疗,那么应对颅内病灶进行密切随访(如在治疗后的第一年内,每 2 个月行一次颅脑 MRI 检查),因为颅内多发转移患者单纯接受立体定向放射外科治疗后颅内远处复发率接近 50%。正在进行中的前瞻性随机对照临床研究也许能进一步明确立体定向放射外科治疗在多发颅内转移的脑转移性肿瘤患者中的治疗价值,如 MD 安德森癌症中心的 NCT01592968 研究将伴 4~15 个颅内转移病灶的脑转移性肿瘤患者随机分为全脑放射治疗组与立体定向放射外科治疗组,主要研究终点为立体定向放射外科治疗与全脑放射治疗对颅内肿瘤的局部控制率及脑转移性肿瘤患者神经认知功能的差异;荷兰的 NCT02353000 研究将颅内转移病灶数目为 4~10 个的脑转移性肿瘤患者随机分为全脑放射治疗组或立体定向放射外科治疗组,主要研究终点为生活质量。也许这些前瞻性随机对照临床研究结果能够帮助我们进一步明确单纯立体定向放射外科治疗在多发脑转移性肿瘤患者中的治疗价值。

4. 颅内转移瘤立体定向放射外科治疗失败后的挽救性治疗

对于颅内转移病灶数目不超过 4 个(1~4 个)且接受立体定向放射外科治疗的脑转移性肿瘤患者,2018 年 Chao 等人通过对 27 项前瞻性研究、述评、荟萃分析和已发表的指南共识进行了综述,从中得出四个结论性观点:①对于伴有 1~4 个颅内转移病灶的脑转移性肿瘤患者,实施单纯立体定向放射外科治疗,而将全脑放射治疗作为挽救性治疗手段对患者的总生存时间无影响;②颅内转移病灶单纯立体定向放射外科治疗可以取得较高的局部控制,而辅助性全脑放射治疗则可以进一步提高颅内肿瘤的局部控制率;③立体定向放射外科治疗后辅助性全脑放射治疗可以提高颅内远处控制率,接受辅助性全脑放射治疗可以降低后续挽救性治疗的使用率;④辅助性全脑放射治疗可能损伤脑转移性肿瘤患者的神经认知功能,降低生活质量。基于此,对于伴有 1~4 个颅内转移病灶的脑转移性肿瘤患者，《国际立体定向放射外科学会实践指南》（International Stereotactic Radiosurgery Society Practice Guideline）仅推荐单纯立体定向放射外科治疗；另外，对于颅内转移病灶较大（直径 2～4cm 或体积 4～15ml）的患者，应考虑外科手术干预，或考虑剂量叠加的多阶段立体定向放射外科治疗（multisession radiosurgery）。

但在临床实践中，即使是体积较小、转移病灶数目≤4 个的脑转移性肿瘤患者，单纯立体定向放射外科治疗后，颅内肿瘤的局部（原位）失败率为 27.2％～33.0％，颅内远处失败率则更高，为 30％～67％；而初始颅内转移病灶较大的患者，单纯立体定向放射外科治疗后局部失败率为 38％～63％。对于立体定向放射外科治疗后颅内失败的脑转移性肿瘤患者，如果缺乏有效的系统治疗选择，那么针对颅内转移病灶的挽救性局部治疗就势在必行。但在目前的临床实践中，针对颅内转移病灶的挽救性局部治疗存在较大的挑战，第一大挑战来自对失败的颅内转移病灶的准确诊断，第二大挑战则是挽救性局部治疗目前尚缺乏高级别循证医学依据。

临床上，对于颅内转移病灶经立体定向放射外科治疗后颅内失败的患者，需要与颅内病灶假性进展（pseudo-progression）或放射性坏死（radionecrosis）相鉴别。颅内病灶接受治疗后假性进展多见于颅内原发性恶性肿瘤患者，如胶质瘤患者，尤其是伴 MGMT 甲基化的高级别胶质瘤患者，但假性进展也可见于颅内转移性肿瘤患者。颅内肿瘤经治疗后，早期影像学检查显示原有增强病灶体积增大，甚至出现新的增强病灶，但通常无临床症状恶化，由于这一表现在影像学上酷似肿瘤进展，因此被称为假性进展。颅内转移瘤经立体定向放射外科治疗后，假性进展通常发生在放射治疗结束后 6 个月内，3 个月左右为高峰。颅内肿瘤假性进展发生的机制尚不明确，可能与肿瘤经放射治疗后肿瘤细胞坏死，导致炎症介质和细胞因子产生，或者放射治疗对肿瘤微环境血管内皮造成损伤所致。在影像学上，颅内转移病灶假性进展常表现为均匀或不均匀厚壁强化，伴有明显增大的瘤周水肿，但患者的颅内高压症状往往不明显，甚至不需要接受渗透性脱水药物治疗或糖皮质激素类药物治疗。随访过程中可发现病灶强化减弱，瘤周水肿减轻，病灶趋于稳定或缩小，囊壁皱缩形成花环样改变。临床上鉴别假性进展与肿瘤残留或复发主要依赖 MRI 灌注加权成像（perfusion weighted imaging，PWI），假性进展通常表现为低灌注。放射性脑坏死是颅脑放射治疗后一种严重的并发症，颅内转移瘤经立体定向放射外科治疗后，颅脑放射性坏死发生率一般在 5％以下，与照射剂量、分割方式、照射体积大小、照射部位、联合治疗及患者个体放射敏感性等因素相关。放射性脑坏死常发生在放射治疗结束 6 个月后，生存时间越长的患者，累积的放射性脑坏死的发生风险就越高。常规 CT 与 MRI 很难鉴别放射性脑坏死和颅内肿瘤残留或复发，常采用 PWI 作为鉴别手段，放射性脑坏死表现为低灌注。MET-PET 可能是一种更为理想的鉴别诊断方法，但目前临床可及性较低。

对于立体定向放射外科治疗后颅内失败的脑转移性肿瘤患者，挽救性局部治疗手段通常包括外科手术切除或再程放射治疗，而再程放射治疗方式包括挽救性全脑放射治疗和立体定向放射外科治疗的再挑战。由于外科手术对颅内病灶数目和所处部位及患者的身体条件要求较高，因此经立体定向放射外科治疗后颅内失败的患者外科手术的适用范围往往有限,临床上再程放射治疗是更重要的选择。各临床指南常将全脑放射治疗作为立体定向放射外科治疗后颅内失败患者的挽救性治疗选择,但这种选择并非基于高级别循证医学依据,主要原因归结于立体定向放射外科治疗用于脑转移性肿瘤患者的治疗前,全脑放射治疗原本就是脑转移性肿瘤患者标准的局部治疗选择。但在临床研究中,人们似乎更愿意再次挑战立体定向放射外科治疗,尤其对于颅内无进展生存时间较长的患者,除非患者不适合接受立体定向放射外科治疗,原因可能还是对全脑放射治疗可能带来的远期神经系统毒性反应有所顾虑。

尽管缺乏前瞻性随机对照临床研究证实,但多项小型观察性临床研究结果表明,立体定向放射外科治疗后颅内局部或远处失败的脑转移性肿瘤患者,依然可以从再程甚至多程立体定向放射外科治疗中取得颅内局部控制和生存上的获益。2015 年,美国斯坦福大学的 David 等人对 95 例脑转移性肿瘤患者颅内远处复发的转移病灶实施多程立体定向放射外科治疗,目的是延缓挽救性全脑放射治疗的介入。在 2004—2013 年,95 例脑转移性肿瘤患者累计 652 个颅内转移病灶(包括 52 个术腔内复发病灶),每例患者至少接受过 2 程立体定向放射外科治疗,接受立体定向放射外科治疗的中位数为 2 程,最多的一例患者接受过 14 程立体定向放射外科治疗,每一程立体定向放射外科治疗时颅内转移病灶的中位数为 2 个,最多达 14 个,后程治疗的病灶均为颅内远处复发的病灶(新发病灶),而非原位复发病灶。中位随访时间为 15 个月(自第一次接受立体定向放射外科治疗后开始计算)。结果发现,自首程立体定向放射外科治疗后,全组患者的中位生存时间为 18 个月(95%CI 15~24 个月);自第二程立体定向放射外科治疗后,全组患者的中位生存时间为 11 个月(95%CI 6~17 个月)。多因素分析发现,肿瘤组织学类型、GPA 评分高低、颅内转移病灶累计体积(而非转移病灶数目)、患者的体力状况评分等因素均显著影响接受再程立体定向放射外科治疗的脑转移性肿瘤患者的生存时间;最终有 20% 的患者还是接受了挽救性全脑放射治疗,立体定向放射外科治疗所导致的不良事件发生率仅为 2%。

2018 年,Kim 等人对 114 例颅内转移瘤经立体定向放射外科治疗后共 176 个颅内复发病灶进行了再程立体定向放射外科治疗,患者的平均年龄为 59.4 岁,67 例为非小细胞肺癌脑转移患者,12 例为小细胞肺癌脑转移患者,15 例为胃肠道恶性肿瘤脑转移患者,10 例为乳腺癌脑转移患者,10 例为其他类型恶性肿瘤脑转移患者。95 例(79.8%)患者仅伴单个颅内复发病灶,19 例患者伴多个颅内复发病灶。在再程立体定向放射外科治疗时,颅内肿瘤的平均体积为 5.94ml(95%CI 0.42~29.94ml),立体定向放射外科治疗靶区边缘剂量为 17.04Gy(12~24Gy)。结果发现,再程立体定向放射外科治疗对颅内肿瘤的控制率为 53.5%(58/108),自再程立体定向放射外科治疗后,颅内肿瘤中位和平均无进展生存时间分别为 246 天、383 天;自再程立体定向放射外科治疗后,脑转移性肿瘤患者的中位和平均生存时间分别为 229 天、404 天;与生存时间相关的因素主要有放射治疗剂量及肿瘤体积,再程放射治疗的剂量越高、肿瘤体积越小,患者的生存时间就越长;全组患者的主要致死因素是颅外疾病进展,20% 的患者直接或可疑死于颅内疾病进展。

总之,初始接受立体定向放射外科治疗的脑转移性肿瘤患者,其颅内疾病进展应与假性进展或放射性脑坏死相鉴别。对于缺乏有效系统治疗的患者,挽救性局部治疗是一种重要的选择；挽救性局部治疗手段主要包括全脑放射治疗和再程立体定向放射外科治疗，部分经选择的患者可以考虑外科手术治疗。初步研究结果表明，对于经选择的患者，再程甚至多程立体定向放射外科治疗是可行的选择，但总体而言，再程立体定向放射外科治疗的局部控制率低于首程立体定向放射外科治疗，主要原因可能是再程放射治疗的生物有效剂量偏低。因此，再程立体定向放射外科治疗需进一步研究去证实其价值与安全性。

5.脑转移性肿瘤立体定向放射外科治疗与外科手术治疗的比较

对于部位合适、颅内转移病灶数目2～3个的脑转移性肿瘤患者，外科手术也是一种潜在的治疗选择。但在临床上，外科手术更多用于颅内单发转移尤其是孤立性脑转移患者。对于颅内单发或孤立性转移的脑转移性肿瘤患者，无论是外科手术还是立体定向放射外科治疗，两者均可取得较为理想的局部控制。那么，对于可手术切除尤其是单发或孤立性脑转移性肿瘤病灶，究竟是选择外科手术还是选择立体定向放射外科治疗呢？

一般而言，相比于立体定向放射外科治疗，外科手术治疗最大的优势在于不存在生物抵抗性；而相比于外科手术治疗，立体定向放射外科治疗最大的优势在于更微创，对患者的体力状况、伴发疾病等方面的要求较低，且一般不受颅内转移病灶部位的限制。临床上，外科手术更适用于部位合适、转移灶体积较大（直径≥3cm）、占位效应明显、小脑转移病灶直径＞2cm、糖皮质激素治疗无效或禁用糖皮质激素治疗的脑转移性肿瘤患者，当然，任何需要紧急减压的脑转移性肿瘤患者都是外科手术治疗的适应人群；而立体定向放射外科治疗更适用于病灶直径≤3cm、边界清晰、形状规整的脑转移性肿瘤患者；对于无法手术切除的单发脑转移病灶，如位于脑干或基底节的脑转移病灶，更适合选择立体定向放射外科治疗。当然，外科手术治疗与立体定向放射外科治疗并不是排他的。事实上，对于选择外科手术切除的脑转移性肿瘤患者，为了提高颅内肿瘤的局部控制率，在手术切除术后往往给予术腔内辅助性立体定向放射外科治疗。对于不需紧急减压、可手术切除的单发脑转移病灶，术前新辅助立体定向放射外科治疗是另一选择，且相比于术后辅助性立体定向放射外科治疗，可能是更好的选择。不过，对于选择外科手术切除的脑转移性肿瘤患者，应警惕医源性脑膜播散。目前已明确，相比于立体定向放射外科治疗，外科手术治疗将显著增加脑膜转移的发生风险，即使术后给予辅助性立体定向放射外科治疗，继发脑膜转移的风险仍高于单纯立体定向放射外科治疗。

目前，颅内单个或孤立性转移病灶外科手术治疗与立体定向放射外科治疗仅有两项小宗病例的随机对照临床研究见诸报道。在2008年Alexander等人的随机对照多中心Ⅲ期临床研究中，伴单个可手术切除的脑转移性肿瘤患者随机接受外科手术治疗联合术后辅助性全脑放射治疗（$n=33$），或单次立体定向放射外科治疗（$n=31$）。主要研究终点为生存时间，次要研究终点包括颅内肿瘤复发率、健康相关的生活质量及治疗相关毒性反应等。结果发现，两组患者的生存时间（$P=0.8$）、神经系统病死率（$P=0.3$）、无局部复发生存时间（$P=0.06$）等均无显著差异；立体定向放射外科治疗组患者颅内远处复发风险更高（$P=0.04$），但经挽救性立体定向放射外科治疗校正后，这种差异就消失了（$P=0.4$）；立体定向放射外科治疗组患者的住院时间更短，类固醇类药物使用频率更低、使用时间更短（$P≤0.001$），神经系统毒性反应发生率也更低（$P≤0.01$）。2011年Roos等人的研究是一项随机非劣效设计的临床研究,该研究因为入组太慢而被提前关闭,结果仅有21例患者可供分析,其中11例患者接受立体定向放射外科治疗联合全脑放射治疗,10患者接受外科手术治疗联合全脑放射治疗。结果显示,立体定向放射外科治疗组患者与外科手术治疗组患者的中位生存时间分别为6.2个月和2.8个月(HR=0.53,95%CI 0.20～1.43,P=0.20),中位无复发生存时间分别为3.1个月和1.7个月(P=0.20)。

2018年,Cochrane数据库对上述两项随机对照临床研究进行了系统综述,结果表明,对于颅内单个或孤立转移可手术治疗的脑转移性肿瘤患者,外科手术治疗与立体定向放射外科治疗的效果相当,外科手术治疗联合辅助性全脑放射治疗相比于单纯立体定向放射外科治疗,总生存时间HR=0.92,95%CI 0.48～1.77;外科手术治疗联合辅助性全脑放射治疗相比于立体定向放射外科治疗联合辅助性全脑放射治疗,总生存时间HR=0.53,95%CI 0.20～1.42,无进展生存时间HR=0.55,95%CI 0.22～1.38;两种治疗手段在毒副作用方面也无显著差异,外科手术治疗联合辅助性全脑放射治疗相比于立体定向放射外科治疗,RR=0.31,95%CI 0.07～1.44;外科手术治疗联合辅助性全脑放射治疗相比于立体定向放射外科治疗联合辅助性全脑放射治疗,RR=0.37,95%CI 0.05～2.98;两种治疗手段对患者生活质量的影响也无显著差异。因此,基于目前有限的临床研究证据,对于颅内可手术切除的转移性肿瘤,是选择外科手术治疗还是选择立体定向放射外科治疗,应个体化对待。

总之,立体定向放射外科治疗已成为脑转移性肿瘤患者一种重要的局部治疗选择。对于颅内转移病灶数目有限(≤4个)的脑转移性肿瘤患者,相比于全脑放射治疗,立体定向放射外科治疗对颅内肿瘤的局部控制率更高,远期神经毒性反应发生率更低,患者的生活质量更高,因此应取代全脑放射治疗成为新的标准治疗选择;颅内转移病灶立体定向放射外科治疗后辅助性全脑放射治疗虽可改善颅内远处控制率,但辅助性全脑放射治疗并不改善总生存时间,尤其对年轻的脑转移性肿瘤患者,相反还会增加远期神经毒性反应的发生风险,因此立体定向放射外科治疗后,不常规推荐辅助性全脑放射治疗;对于颅内转移病灶可手术切除的脑转移性肿瘤患者,立体定向放射外科治疗不劣于外科手术治疗,但目前缺乏高级别循证医学证据支持,而颅内转移病灶手术切除术后,往往需要接受辅助性或新辅助立体定向放射外科治疗;颅内转移病灶经立体定向放射外科治疗后颅内复发,包括局部复发和远处复发的脑转移性肿瘤患者,如果适合,那么可以考虑再次挑战立体定向放射外科治疗,而延缓或忽略全脑放射治疗;对于经选择的颅内多发(5～10个)转移的脑转移性肿瘤患者,尽管也可考虑采用立体定向放射外科治疗取代全脑放射治疗,但目前尚缺乏高级别循证医学证据支持,因此不作为常规推荐。

四、脑转移性肿瘤颅脑放射治疗联合系统治疗

针对颅内转移病灶的颅脑局部治疗是脑转移性肿瘤患者多学科综合治疗的重要组成部分,颅脑局部治疗甚至是部分脑转移性肿瘤患者唯一的治疗选择,当然,部分寡转移性肿瘤患者可能因此而获得长期疾病控制甚至治愈。尽管如此,对绝大多数脑转移性肿瘤患者而言,系统治疗依然是不可或缺的治疗手段之一,甚至是更为重要的治疗选择。近年

来,脑转移性肿瘤患者系统治疗的使用频率越来越高,甚至超过了颅脑局部治疗。例如,在 2019 年 Chen 等人报道的真实世界研究中,2004 年 1 月至 2018 年 1 月,在 954 例初始诊断的非小细胞肺癌脑转移患者中,525 例(55.0%)患者接受系统治疗联合颅脑局部治疗,400 例(41.9%)患者仅接受系统治疗,只有 29 例(3.0%)患者单纯接受颅脑局部治疗。颅脑局部治疗手段包括早期颅脑放射治疗、延迟颅脑放射治疗和外科手术治疗等。

对于脑转移性肿瘤患者,系统治疗的地位之所以越来越高,原因很简单,临床上 70%以上的脑转移性肿瘤患者伴有未被控制的系统性疾病,即使颅内转移病灶可以被局部治疗手段所控制,但颅外病灶的控制主要还是依赖系统治疗,未被控制的系统疾病是继发再次颅内转移的根源;脑转移本身及针对脑转移病灶的局部治疗,包括颅脑放射治疗或外科手术治疗等可破坏血脑屏障的完整性,从而使部分系统抗肿瘤药物在脑脊液中能达到有效的治疗浓度;另外,相比于传统的细胞毒药物,近年来用于临床的新型抗肿瘤药物,包括分子靶向药物、免疫检查点抑制剂等,往往具有分子量较小、脂/水溶性比例好,易透过血脑屏障等特征,从而能更好地发挥颅内抗肿瘤效应,这也大大促进了脑转移性肿瘤患者系统治疗的快速发展。

一般而言,脑转移本身并不影响脑转移性肿瘤患者对系统治疗的选择,但不同类型的脑转移性肿瘤患者系统治疗选择是截然不同的。临床上根据原发肿瘤的病理类型、分子特征、患者的体力状况和对治疗的意愿等,脑转移性肿瘤患者的系统治疗手段同样包括传统的细胞毒药物治疗、分子靶向药物治疗、免疫治疗、抗血管生成药物治疗及内分泌治疗等,下面将主要以非小细胞肺癌脑转移为例,阐述脑转移性肿瘤患者的系统治疗或系统治疗联合颅脑放射治疗。脑转移性肿瘤患者系统治疗与颅脑局部治疗往往并不排斥,或者说,系统治疗的介入不影响脑转移性肿瘤患者对颅脑局部治疗的选择;反之亦然,甚至针对颅内转移瘤的局部治疗与系统治疗还具有协同效应,如颅脑放射治疗与免疫检查点抑制剂治疗的协同抗肿瘤效应等。

(一)脑转移性肿瘤的系统治疗

正常脑组织受到血脑屏障的保护,血脑屏障的生理作用就是保护中枢神经系统免受毒素和病原体的侵害,但也正是血脑屏障的生理性保护机制限制了大分子药物与水溶性药物进入颅内。血脑屏障是高选择性的渗透性屏障,主要由内皮细胞和基底膜构成,被周细胞和星形细胞端足所包绕,其典型特征是缺乏开窗并紧密连接。抗肿瘤药物透过血脑屏障是发挥其颅内抗肿瘤效应的先决条件,为了透过血脑屏障,抗肿瘤药物必须具备亲脂性且分子质量≤400Da。而即使能够透过血脑屏障,外排转运蛋白包括 P 糖蛋白、乳腺癌耐药蛋白及降解酶等也会阻碍抗肿瘤药物发挥效应,所有上述因素是导致传统抗肿瘤药物在脑转移性肿瘤患者中难有作为的重要原因。

1. 传统的细胞毒药物治疗实体瘤脑(膜)转移

传统的细胞毒药物靶向性差、客观缓解率低、分子量大且多数为非脂溶性化合物,加之血脑屏障、血脑脊液屏障、血肿瘤屏障(blood-tumor barrier,BTB)、脑组织独有的高特异性跨膜输出泵的存在,以及颅内转移瘤微环境中的高间质压和异常的局部灌注,从而使传统的细胞毒药物难以在颅内发挥有效的抗肿瘤作用。另外,有研究发现,颅内转移瘤克隆不同于颅外病灶克隆,颅内转移瘤是一种与全身系统性疾病不同的无性系细胞群(clonal population of cells),这也是颅内转移病灶对系统化疗敏感性不同于颅外病灶的原因之一。总之,传统观念认为,对绝大多数实体瘤脑转移患者而言,传统的细胞毒药物治疗的价值有限,而这种根深蒂固的传统观念也限制了传统的细胞毒药物在实体瘤脑转移患者中的应用与发展。

事实上,以往几乎没有开展传统的细胞毒药物治疗实体瘤脑转移的前瞻性随机对照临床研究,甚至在传统的细胞毒药物治疗时代,伴有脑转移的患者往往是临床研究的排除标准之一。但是,既往零星小规模的临床研究结果表明,传统的细胞毒药物治疗实体瘤脑转移也可取得较为理想的效果,总体颅内病灶的客观缓解率为 $15\%\sim30\%$。1999 年,Franciosi 等人的前瞻性临床研究采用顺铂联合依托泊苷(EP 方案)一线治疗肺癌、乳腺癌、恶性黑色素瘤脑转移患者。结果发现,在 56 例乳腺癌脑转移患者中,48 例患者可评估疗效,其中 7 例患者取得完全缓解,14 例患者取得部分缓解,12 例患者疾病稳定,另外 15 例患者出现疾病进展,总体客观缓解率达 38%,全组患者的中位生存时间为 31 周;在 43 例非小细胞肺癌脑转移患者中,38 例患者可评估疗效,其中 3 例患者取得完全缓解,10 例患者获得部分缓解,15 例患者疾病稳定,另外 7 例患者出现疾病进展,总体客观缓解率也达到了 34%,与颅外病灶的客观缓解率相当,中位生存时间为 32 周。8 例恶性黑色素瘤脑转移患者经 EP 方案治疗后未能取得客观缓解,中位生存时间为 17 周。

对驱动基因阴性又不能接受免疫治疗的非鳞非小细胞肺癌患者而言,培美曲塞(联合或不联合铂类药物)依然是目前最理想的系统治疗选择,包括伴有颅内转移的患者。2011 年报道的 GFPC 07-01 是一项多中心 Ⅱ 期临床研究,43 例既往未接受化学药物治疗的非小细胞肺癌脑转移患者接受 6 个周期的培美曲塞联合顺铂治疗,对在化疗期间颅内进展的患者或化疗结束后的患者给予全脑放射治疗,主要研究终点为颅内病灶的客观缓解率。结果发现,颅内病灶、颅外病灶和总体的客观缓解率分别为 41.9%、34.9%、34.9%,中位无进展生存时间为 4.0 个月,中位总生存时间为 7.4 个月。在 2012 年 Bailon 等人的临床研究中,30 例新近诊断的肺腺癌脑转移患者接受培美曲塞联合卡铂(PC 方案)治疗,结果 26 例患者可评估疗效,其中 12 例患者获得客观缓解,在意向治疗人群中的客观缓解率达 40%,中位无事件生存时间为 31 周,中位生存时间为 39 周。研究结果表明,培美曲塞联合卡铂治疗肺腺癌脑转移,无论是客观缓解率还是中位生存时间,均与无颅内转移的患者相似。

另外,在 2019 年 Yu 等人的回顾性临床研究中,138 例 EGFR 基因突变状态未明($n=89$)或 EGFR 基因野生型($n=49$)非小细胞肺癌脑转移患者接受以培美曲塞为基础的一线化学药物治疗。结果发现,全组患者的中位生存时间达 21.0 个月(95%CI 17.2~24.8 个月),EGFR 基因突变状况未明的患者中位生存时间为 24.0 个月(95%CI 18.2~29.8 个月),EGFR 基因野生型患者的中位生存时间为 17.7 个月(95%CI 12.6~22.8 个月),但两者之间差异无统计学意义($P=0.24$);相比于仅接受 3~4 个周期化疗的患者,接受 4 个周期以上化疗的患者生存时间更长($P=0.001$);而相比于接受培美曲塞单药治疗的患者,接受以培美曲塞为基础联合方案化疗的患者中位生存时间并未显著延长($P=0.90$);全组患者的中位颅内无进展生存时间为 9.5 个月(95％CI 6.6～12.4 个月),接受 3～4 个周期化疗的患者与接受 4 个周期以上化疗的患者中位颅内无进展生存时间无显著差异($P=0.19$);培美曲塞联合铂类化疗的患者与培美曲塞单药化疗的患者中位颅内无进展生存时间分别为 10.7 个月和 7.2 个月($P=0.270$),EGFR 基因突变状况未明的患者与 EGFR 基因野生型患者中位颅内无进展生存时间分别为 11.7 个月(95％CI 7.6～15.2 个月)和 7.6 个月(95％CI 5.4～8.6 个月)($P=0.23$);共 29 例(21％)患者仅接受了培美曲塞为基础的化学药物治疗而未接受颅脑放射治疗,其中 3 例患者获得完全缓解,11 例患者获得部分缓解,14 例患者疾病稳定,仅 1 例患者出现疾病进展,客观缓解率达 48.3％;在 89 例 EGFR 基因突变状况未明的患者中,46 例患者在疾病进展后接受了 EGFR-TKIs 治疗,接受 EGFR-TKIs 治疗显著改善了这类患者的总生存时间,接受与不接受 EGFR-TKIs 治疗的患者中位生存时间分别为 29.0 个月和 20.3 个月($P=0.027$)。总之,对于 EGFR 基因野生型或 EGFR 基因突变状况不明的非鳞非小细胞肺癌脑转移患者,培美曲塞是理想的系统治疗选择。

2.EGFR 基因敏感突变非小细胞肺癌脑转移患者的系统治疗

对 EGFR 基因敏感突变的晚期非小细胞肺癌患者而言,多项前瞻性随机对照临床研究结果表明,相较于传统的细胞毒药物治疗,EGFR-TKIs 治疗的客观缓解率更高,无疾病进展生存时间更长,患者的生活质量更好,EGFR-TKIs 治疗甚至可以带来总生存时间的改善。不仅如此,EGFR-TKIs 分子量小、脂/水溶性比例更合适、脑脊液穿透能力更强。因此,相比于传统的细胞毒药物治疗,EGFR-TKIs 治疗对颅内病灶的客观缓解率更高,颅内病灶无进展生存时间更长。对于初始无颅内转移的患者,EGFR-TKIs 治疗甚至可以预防或延缓颅内肿瘤复发,这在晚期非小细胞肺癌的姑息治疗及在早期非小细胞肺癌术后辅助治疗中已经得到了证实。

2013 年 Wu 等人发表的 CTONG0803 研究结果初步奠定了 EGFR-TKIs 治疗 EGFR 基因敏感突变非小细胞肺癌脑转移患者的历史地位。在这项开放标签Ⅱ期临床研究中,48 例病理证实为肺腺癌或 EGFR 基因敏感突变、经一线含铂双药化疗后颅外疾病处于控制但颅内出现无症状转移的晚期非小细胞肺癌患者接受厄洛替尼单药治疗,主要研究终点为无进展生存时间。结果发现,全组患者的中位无进展生存时间为 9.7 个月(95％CI 2.5～17.8 个月),中位颅内无进展生存时间为 10.1 个月(95％CI 7.1～12.3 个月);EGFR 基因突变阳性的患者中位无进展生存时间达 15.2 个月(95％CI 8.3～22.2 个月),显著优于 EGFR 基因野生型患者的 4.4 个月(95％CI 0～11.6 个月);全组患者颅内病灶的客观缓解率为 58.3％,中位生存时间为 18.9 个月,6 个月、1 年生存率分别为 85％、73％。

2012 年 Stephanie 等人的回顾性临床研究结果证实,对于 EGFR 基因敏感突变的非小细胞肺癌患者,相比于传统的细胞毒药物治疗,EGFR-TKIs 治疗可以延缓或降低后续脑转移的发生风险。该研究共纳入 155 例 EGFR 基因敏感突变的晚期非小细胞肺癌患者,有 101 例患者接受厄洛替尼或吉非替尼治疗,其中 24 例(24％)患者在治疗前即伴有脑转移；54 例患者接受传统的细胞毒药物治疗，其中 12 例（22%）患者在治疗前伴有脑转移；在全部 36 例初始伴脑转移的患者中，32 例患者在系统治疗前接受了颅脑放射治疗［全脑放射治疗或（和）立体定向放射外科治疗］。经中位 25 个月随访后发现，在接受厄洛替尼或吉非替尼治疗的患者中，33 例（33%）患者出现了颅内进展；而在接受传统的细胞毒药物治疗的患者中，26 例（48%）患者出现了颅内进展，接受厄洛替尼或吉非替尼治疗组患者与接受化疗组患者在治疗后 6 个月、12 个月和 24 个月时累积的颅内进展率分别为 1%、6%、21% 与 7%、19%、32%；相比于接受化疗组患者，接受厄洛替尼或吉非替尼治疗组患者的颅内疾病进展风险降低了 44%（HR=0.56，95%CI 0.34~0.94，P=0.026）。

作为 EGFR 基因敏感突变肺癌脑转移患者的一线治疗，2017 年报道的 BRAIN 研究（CTONG 1201 研究）则证实，一代 EGFR-TKIs 埃克替尼优于传统的全脑放射治疗（联合或不联合系统化疗）。这是一项多中心开放标签随机对照Ⅲ期临床研究，共入组 176 例未经治疗的 EGFR 基因敏感突变伴颅内多发转移的肺癌患者，随机接受埃克替尼治疗（n=85）或全脑放射治疗联合或不联合系统化疗（n=91），主要研究终点为颅内疾病无进展生存时间。经中位 16.5 个月随访后发现，接受埃克替尼治疗组患者与接受全脑放射治疗组患者的颅内疾病无进展生存时间分别为 10.0 个月（95%CI 5.6~14.4 个月）和 4.8 个月（95%CI 2.4~7.2 个月）（HR=0.56，95%CI 0.36~0.90，P=0.014），意味着对于 EGFR 基因敏感突变的肺癌多发脑转移患者，相比于传统的全脑放射治疗联合或不联合细胞毒药物治疗，EGFR-TKIs 治疗可使颅内肿瘤进展或死亡的风险降低 44%。

一代 EGFR-TKIs 尽管分子量小，但脑脊液穿透率并不高，标准剂量推荐下的吉非替尼和厄洛替尼治疗时脑脊液穿透率分别为 1.13%、2.77%，在脑脊液中的浓度分别为 3.7ng/ml、28.7ng/ml。因此，一代 EGFR-TKIs 治疗非小细胞肺癌脑转移的效果有限。为了提高一代 EGFR-TKIs 治疗脑转移性肿瘤患者的效果，人们尝试过增大药物剂量或使用"脉冲"疗法，但总体而言疗效都不尽如人意，相反还带来了不可接受的毒性反应。阿法替尼作为二代 EGFR-TKIs 的代表性药物，能够与 EGFR 受体不可逆地结合；而相比于一代 EGFR-TKIs，阿法替尼与 EGFR 受体的亲和力更强。尽管阿法替尼中枢神经系统的穿透率也仅为 3%~6%，脑脊液浓度为 0.46ng/ml，但相比于传统的细胞毒药物治疗，阿法替尼治疗 EGFR 敏感突变的非小细胞肺癌脑转移患者的优势依然十分明显。在 LUX-Lung3 研究中，阿法替尼或细胞毒药物治疗 EGFR 基因敏感突变非小细胞肺癌无症状脑转移患者的中位无进展生存时间分别为 11.1 个月和 5.4 个月；而在 LUX-Lung6 研究中，阿法替尼或细胞毒药物治疗 EGFR 基因敏感突变的非小细胞肺癌脑转移患者的中位无进展生存时间分别为 8.2 个月和 4.7 个月。三代 EGFR-TKIs 奥希替尼不仅可以克服一代或二代 EGFR-TKIs 治疗后继发的 T790m 突变所导致的耐药，而且脑脊液浓度更高，对颅内病灶的控制也更好。2018 年，Wu 等人对 AURA3 研究中预先计划的亚组患者进行了分析，在全部 419 例随机入组的患者中，116 例患者基线时即伴有颅内转移，其中 46 例患者颅内转移病灶可以评估。结果显示，在拥有一个或多个可评估的颅内转移病灶的患者中，接受奥希替尼治疗的患者颅内病灶的客观缓解率达 70%（21/30），远高于接受化疗组患者的 31%（5/16）（OR=5.13，95%CI 1.44~20.64，P=0.015）；在全部颅内转移的患者中,接受奥希替尼治疗组患者与接受化疗组患者的客观缓解率分别为 40％ (30/75)和 17％(7/41)(OR＝3.24,95％CI 1.33～8.81,P＝0.014);颅内病灶反应持续 时间分别为 8.9 个月和 5.7 个月;中位颅内疾病无进展生存时间分别为 11.7 个月和 5.6 个月(HR＝0.32,95％CI 0.15～0.69,P＝0.004)。另外,作为 EGFR 基因敏感突变晚期 非小细胞肺癌患者的一线治疗,FLAURA 研究结果表明,相比于一代 EGFR-TKIs(吉非 替尼或厄洛替尼),奥希替尼不仅可以大大降低晚期非小细胞肺癌患者脑转移的发生风 险,对于基线伴有脑转移的患者,奥希替尼可以使颅内病灶进展或死亡的风险降低 53％, 奥希替尼治疗组患者与吉非替尼或厄洛替尼治疗组患者的中位无进展生存时间分别为 15.2 个月和 9.6 个月(HR＝0.96,95％CI 0.30～0.74,P＝0.00009)。

　　3.脑转移性肿瘤的免疫治疗

　　长期以来,中枢神经系统被认为是"免疫豁免"器官,其实不然。研究表明,颅内有淋 巴样组织存在,在颈部淋巴结中活化的 T 淋巴细胞可以穿过血脑屏障。但颅内转移瘤微 环境中伴有不同表型的淋巴细胞浸润,既有免疫抑制的淋巴细胞,也有免疫杀伤的淋巴细 胞。2016 年,Berghoff 等人应用免疫组织化学方法检测了 116 例脑转移瘤标本中 CD3、 CD8、CD45RO、FOXP3、PD-1 和 PD-L1 的表达,结果发现,115 例(99.1％)患者脑转移瘤 微环境中可以检测到肿瘤浸润性淋巴细胞,肿瘤浸润性淋巴细胞密度与是否使用糖皮质 激素无显著相关性(P＞0.05);脑转移瘤微环境中 PD-L1 阳性表达率为 28.4％(19/67), 且 PD-L1 阳性表达率与浸润性淋巴细胞密度不相关(P＞0.05);不同类型的转移瘤其肿 瘤浸润性淋巴细胞密度不同,其中以恶性黑色素瘤微环境中浸润性淋巴细胞密度最高,其 次为肾细胞癌和肺癌;脑转移瘤微环境中不同亚型淋巴细胞浸润临床意义不同,CD8[+] 淋 巴细胞浸润密度与脑转移瘤瘤周水肿呈正相关性(P＝0.031),而 CD3[+]、CD8[+] 和 CD45ROC[+] T 淋巴细胞密度与脑转移性肿瘤患者的生存时间呈正相关性,其中 CD3[+] T 淋巴细胞密度高的患者与 CD3[+] T 淋巴细胞密度低的患者中位生存时间分别为 15 个月 和 6 个月(P＝0.015),CD8[+] T 淋巴细胞密度高的患者与 CD8[+] T 淋巴细胞密度低的患者 中位生存时间分别为 15 个月和 11 个月(P＝0.030),CD45ROC[+] T 淋巴细胞密度高的患 者与 CD45ROC[+] T 淋巴细胞密度低的患者中位生存时间分别为 18 个月和 8 个月(P＝ 0.006);另外,颅内转移瘤免疫评分(Immunoscore)高低显著影响脑转移性肿瘤患者的预 后,免疫评分高的患者与免疫评分低的患者中位生存时间分别为 27 个月和 10 个月(P＜ 0.001),且经多因素分析后发现,肿瘤免疫评分高低对脑转移性肿瘤患者预后的影响与既 往公认的脑转移性肿瘤患者预后参数无关(HR＝0.612,P＜0.001)。

　　尽管 PD-1/PD-L1 及细胞毒性 T 淋巴细胞相关抗原-4(cytotoxic T lymphocyte- associated antigen-4,CTLA-4)单克隆抗体为大分子物质,颅内渗透性差,但活化的 T 淋 巴细胞能够进入颅内,颅内转移性肿瘤微环境中拥有肿瘤浸润性淋巴细胞,且颅内转移瘤 微环境中伴有 PD-L1 表达。因此,理论上以 PD-1/PD-L1 及 CTLA-4 为代表的免疫检查 点抑制剂可以用于颅内转移瘤的治疗,而无须这些大分子单克隆抗体本身进入颅内。依 据临床惯例,脑转移性肿瘤患者,尤其是伴有活性颅内病灶的脑转移性肿瘤患者常被列入 临床研究的排除标准之中,这使在非小细胞肺癌免疫治疗的相关临床研究中,入组的脑转移性肿瘤患者仅占全部入组患者的 6.2％ ～ 17.5％。尽管在 CheckMate017 和 CheckMate057 研究中，作为非小细胞肺癌患者的二线治疗，对于伴有颅内转移的非小细胞肺癌患者，Nivolumab 的治疗效果并不优于标准的多西他赛；而作为一线治疗，KeyNote024 研究结果也表明，对于伴有颅内转移的非小细胞肺癌患者，与标准的含铂双药化疗方案相比，Pembrolizumab 治疗也无生存优势。但这些研究结果也表明，PD-1 单克隆抗体治疗肺癌脑转移只是未能优于传统的细胞毒药物而已，部分患者经免疫检查点抑制剂治疗后还是取得了十分理想的治疗效果，甚至获得长期生存。而在 OAK 研究中，同样是作为晚期非小细胞肺癌患者的二线治疗，亚组分析结果表明，对于基线伴有脑转移的非小细胞肺癌患者，相比于标准的二线细胞毒药物治疗，PD-L1 单抗 Atezolizumab 可以使肺癌脑转移患者的死亡风险降低 43％（HR＝0.57,95％CI 0.33～0.97），两组患者的中位生存时间分别为 16.0 个月和 11.7 个月；作为晚期非小细胞肺癌患者的一线治疗，在 KeyNote189 研究中，108 例患者基线时伴有脑转移。结果发现，对于基线伴有脑转移的非小细胞肺癌患者，相比于标准的含铂双药方案化疗，化疗联合 Pembrolizumab 可以使非小细胞肺癌脑转移患者的死亡风险降低 59％（HR＝0.41,95％CI 0.24～0.67），两组患者的中位生存时间分别为 7.5 个月和 19.2 个月；同时，相比于标准的含铂双药方案化疗，化疗联合 Pembrolizumab 可以使非小细胞肺癌脑转移患者的疾病进展或死亡风险降低 58％（HR＝0.42,95％CI 0.27～0.67），两组患者的中位无进展生存时间分别为 4.7 个月和 6.9 个月。

在耶鲁大学开展的单中心开放标签Ⅱ期临床研究（NCT02085070）中，共纳入 42 例至少伴有一个未经治疗的颅内转移病灶的晚期非小细胞肺癌患者，颅内病灶直径在 5～20mm，不伴神经症状，也不需要接受皮质类固醇类药物治疗，患者的体力状况 ECOG PS 评分＜2 分，69％的患者至少接受过一种系统治疗，51％的患者既往接受过颅脑放射治疗，队列 1 患者（n＝37）PD-L1 表达阳性（≥1％），队列 2 患者（n＝5）PD-L1 表达阴性（＜1％）或未检测，所有患者均接受 Pembrolizumab 10mg/kg 治疗，每 2 周 1 次，主要研究终点为颅内病灶的客观反应率。中位随访时间为 8.3 个月。2020 年更新数据后发现，在队列 1 中，颅内病灶的客观缓解率为 29.7％（95％CI 15.9％～47.0％），其中 4 例患者表现为完全缓解，7 例患者表现为部分缓解，另有 4 例患者颅内病灶稳定，其余 16 例患者颅内病灶出现进展，颅内缓解持续时间为 5.7 个月，而在队列 2 中，未见到病灶缓解的患者；队列 1 患者的中位无进展生存时间为 1.9 个月（95％CI 1.8～3.7 个月），中枢神经系统中位无进展生存时间为 2.3 个月（95％CI 1.9 个月至未达到），33％的患者 1 年后颅内病灶依然处于无进展状况，中位生存时间为 9.9 个月（95％CI 7.5～29.8 个月），预计 1 年和 2 年生存率分别为 40％（95％CI 30％～64％）、34％（95％CI 21％～54％）。

2019 年，Hendriks 等人报道的一项临床研究是迄今有关肺癌脑转移患者免疫治疗最大型的临床研究，在 1025 例接受免疫检查点抑制剂治疗的晚期非小细胞肺癌患者中，255 例（24.9％）患者在接受免疫治疗前即伴有颅内转移，其中 100 例（39.2％）患者伴有活动性颅内转移病灶，121 例（47.5％）患者颅内转移病灶处于稳定状态，另外 34 例（13.3％）患者颅内转移病灶状态不明；14.3％的患者伴有神经系统症状，27.4％的患者接受了糖皮质激素类药物治疗；241 例（94.5％）非小细胞肺癌脑转移患者接受过预后评估，其中 35.7％的患者 DS-GPA 评分为 0～1 分，58.5％的患者 DS-GPA 评分为 1.5～2.5 分，5.8％的患者 DS-GPA 评分为 3 分。经中位 15.8 个月随访后发现，基线伴有脑转移与不伴脑转移的患者经免疫治疗后的客观缓解率无显著差异，分别为 20.6％和 22.7％（$P=0.484$），但不伴脑转移的患者经免疫治疗后疾病控制率更高，分别为 52.0％和 43.9％（$P=0.024$）；在 100 例初始时伴有活动性脑转移病灶的患者中，经免疫治疗后，颅内病灶的客观缓解率为 27.3％，颅内病灶的控制率为 60.3％；伴脑转移与不伴脑转移的患者，经免疫治疗后中位无进展生存时间分别为 1.7 个月（95％CI 1.5～2.1 个月）和 2.1 个月（95％CI 1.9～2.5 个月）（$P=0.009$），相比于基线时颅内病灶处于稳定状态的脑转移患者，基线时颅内病灶处于活动状态的脑转移患者颅内病灶进展风险更高，分别为 30.0％和 54.2％（$P<0.001$）；伴有脑转移与不伴脑转移的患者经免疫治疗后中位生存时间分别为 8.6 个月（95％CI 6.8～12.0 个月）和 11.4 个月（95％CI 8.6～13.8 个月）（$P=0.035$）；在伴有脑转移的亚组患者中，多因素分析结果表明，DS-GPA 评分高低、是否使用糖皮质激素类药物及基线时颅内病灶是否处于稳定状态等因素均与非小细胞肺癌脑转移患者免疫治疗效果显著相关，其中 DS-GPA 评分为 0～1 分、1.5～2.5 分和 3 分的患者中位生存时间分别为 4.4 个月（95％CI 2.0～6.7 个月）、13.7 个月（95％CI 10.2～17.2 个月）、13.7 个月（95％CI 1.5～26.1 个月）；相比于 DS-GPA 评分为 0～1 分的患者，DS-GPA 评分为 1.5～2.5 分的患者和 DS-GPA 评分为 3 分的患者中位生存时间显著延长（$P<0.001$ 和 $P=0.010$）；单因素分析结果表明，既往是否接受过颅脑放射治疗不影响非小细胞肺癌脑转移患者免疫治疗的效果（$HR=0.80$，95％CI 0.57～1.13，$P=0.204$）。总之，该大型回顾性临床研究多因素分析结果表明，对于初始伴有脑转移的晚期非小细胞肺癌患者，免疫检查点抑制剂治疗亦可取得较为理想的效果，但基线时颅内转移病灶处于活动状态、联合应用糖皮质激素类药物及 DS-GPA 评分低等因素均显著影响免疫治疗的效果，对这类患者颅内转移病灶也许应该先行局部治疗，方可取得更为理想的效果。

　　免疫检查点抑制剂在晚期恶性黑色素瘤患者的治疗中也取得了重大突破。Checkmate067 研究的长期随访结果表明，Nivolumab 联合 Ipilimumab 治疗晚期恶性黑色素瘤患者，其 5 年生存率长达 52％，但该研究排除了活动性脑转移的恶性黑色素瘤患者。Checkmate204 研究则不同，仅入组恶性黑色素瘤脑转移患者。这是一项开放标签多中心 Ⅱ 期临床研究，94 例至少伴有一个可评估且未接受颅脑放射治疗的恶性黑色素瘤脑转移患者，颅内转移病灶直径为 0.5cm～3.0cm，均无神经系统症状。所有患者接受 Nivolumab（1mg/kg）联合 Ipilimumab（3mg/kg）治疗，每 3 周为一个周期，共 4 个周期，然后接受 Nivolumab（3mg/kg）每 2 周 1 次的维持治疗，直到疾病进展或出现不能耐受的毒性反应。主要研究终点为颅内病灶临床获益率［定义为接受免疫治疗后颅内病灶至少 6 个月内无进展（稳定或部分缓解或完全缓解）］。经中位 14 个月随访后发现，恶性黑色素瘤脑转移患者经双免疫药物治疗后颅内病灶的临床获益率为 57％（95％CI 47％～68％），其中完全缓解率为 26％，部分缓解率为 30％，颅外病灶的临床获益率为 56％（95％CI 46％～67％）；免疫治疗相关的毒性反应发生率与不伴脑转移的患者相似，免疫治疗相关的 3—4 级毒性反应发生率为

55％,其中中枢神经系统不良事件发生率为7％,1例患者死于免疫治疗相关的心肌炎。

(二)脑转移性肿瘤颅脑放射治疗联合系统治疗

脑转移性肿瘤归根结底是系统性疾病,但由于血脑屏障的存在,传统的细胞毒药物对颅内转移性肿瘤往往难有作为,临床上以全脑放射治疗为代表的颅脑局部治疗技术"统治"脑转移性肿瘤患者的治疗已有数十年,尽管对脑转移性肿瘤患者实施单纯颅脑局部治疗的效果不令人满意。但近年来,这一情况似乎出现了逆转之势。在经选择的脑转移性肿瘤患者中,新型抗肿瘤药物尤其是以EGFR-TKIs或ALK-EML4抑制剂为代表的分子靶向药物治疗不仅显著优于传统的细胞毒药物治疗,对颅内转移病灶的控制率甚至优于颅脑局部治疗,患者的生存时间更长,生活质量也更好。也正因如此,对这部分经选择的脑转移性肿瘤患者的治疗临床上又出现了另一种声音,就是忽略颅脑局部治疗,尤其是全脑放射治疗。以EGFR基因敏感突变的非小细胞肺癌脑转移患者为例,在目前的临床实践中,对EGFR基因敏感突变的非小细胞肺癌脑转移性肿瘤患者存在两种治疗模式的较量,即内科治疗模式和放射治疗模式。内科治疗模式推荐EGFR-TKIs先行,在一线治疗时忽略颅脑放射治疗,待颅内疾病进展后再接受颅脑挽救性放射治疗,并认为早期放射治疗干预有过度治疗之嫌;而放射治疗模式则推荐颅脑放射治疗先行,颅脑放射治疗应在EGFR-TKIs治疗之前或与EGFR-TKIs同步进行,并认为推迟颅脑放射治疗会影响患者的总生存时间。

对于系统治疗疗效较好的脑转移性肿瘤患者,尤其是缺乏颅内症状的脑转移性肿瘤患者,是否需要接受颅脑放射治疗及颅脑放射治疗何时干预,确实是目前临床上面临的一大挑战。理论上,颅脑放射治疗与脑转移性肿瘤的系统治疗并不相互排斥,相反,现代系统治疗包括分子靶向治疗或免疫治疗等与颅脑放射治疗还具有协同效应。一般而言,对于系统治疗敏感性高,但单纯系统治疗又不足以治愈的实体瘤患者,局部治疗对总生存时间的影响将随着系统治疗的敏感性增加而增加。EGFR-TKIs就是如此,对于EGFR基因敏感突变的非小细胞肺癌脑转移患者,EGFR-TKIs的敏感性高,但单纯EGFR-TKIs治疗确实不足以治愈EGFR基因敏感突变的非小细胞肺癌脑转移患者。因此,对于EGFR基因敏感突变的非小细胞肺癌脑转移患者,颅脑放射治疗的早期干预将使EGFR-TKIs的疗效最大化。理由如下:①不是所有的EGFR基因敏感突变的非小细胞肺癌脑转移患者均能从EGFR-TKIs治疗中取得临床获益,原发耐药并不少见,而几乎所有初始治疗有效的患者都将发生获得性耐药,即使是EGFR-TKIs治疗有效的患者,也多表现为部分缓解,完全缓解的病例只有少数,而未获得完全缓解的颅内肿瘤是复发的根源,并最终导致EGFR-TKIs治疗失败。例如,FLAURA研究的亚组分析发现,初始伴有颅内转移的非小细胞肺癌患者在接受厄洛替尼/吉非替尼治疗的过程中,有42.7％的患者颅内病灶出现进展;在接受奥希替尼治疗的过程中,也有高达18.9％的患者颅内病灶出现进展。②颅脑放射治疗不仅可以控制颅内转移病灶,改善颅内占位效应,还能开放血脑屏障,有利于EGFR-TKIs进入颅内,从而增强疗效。2015年Zeng等人的研究发现,吉非替尼脑脊液/血浆浓度比值随着全脑放射治疗的剂量增加而增加,当全脑放射治疗剂量达30Gy时,脑脊液中吉非替尼浓度达到高峰(吉非替尼脑脊液/血浆浓度比为1.87％±

0.72%),与全脑放射治疗前(1.34%±0.49%)相比,两者之间的差异具有统计学意义(P=0.01)。③EGFR 基因突变状况与颅内转移病灶的放射敏感性显著相关,EGFR-TKIs 治疗后获得性耐药的病灶将继发放射抗拒。2013 年,Hirata 等人的研究发现,对于 EGFR 基因敏感突变、未接受 EGFR-TKIs 治疗的非小细胞肺癌脑转移患者,颅内转移病灶放射治疗的有效率高达 82%,而经 EGFR-TKIs 治疗后获得性耐药的非小细胞肺癌脑转移患者,颅内转移病灶放射治疗的客观缓解率仅为 11%,两者之间的差异具有统计学意义(P=0.006)。除此以外,逃逸转移现象的存在也表明 EGFR 基因敏感突变的非小细胞肺癌脑转移患者也需要尽早接受颅脑局部治疗。"逃逸转移"(escape metastases)是指接受系统治疗的恶性肿瘤患者,颅外病灶得到持续控制,但颅内病灶出现进展或新发颅内转移的现象。颅脑逃逸转移可能的原因一是颅内转移病灶的遗传学特征与颅外转移病灶甚至与原发肿瘤病灶不完全一致,二是血脑屏障或颅内输出泵的保护作用,使得系统治疗药物不能有效进入到颅内。

尽管有相互矛盾的研究结果,但多数研究包括系统回顾和荟萃分析结果表明,对于 EGFR 基因敏感突变的非小细胞肺癌脑转移患者,忽略或延迟对颅内病灶的局部治疗可能给患者的总生存时间带来负面影响。在 2017 年 William 等人的多中心回顾性临床研究中,351 例 EGFR 基因敏感突变伴颅内转移的非小细胞肺癌患者,其中 100 例患者先接受颅内转移病灶立体定向放射外科治疗,再序贯 EGFR-TKIs 治疗;120 例患者先接受全脑放射治疗,再序贯 EGFR-TKIs 治疗;131 例患者仅接受 EGFR-TKIs 治疗,待颅内病灶进展后再对颅内转移病灶实施挽救性局部治疗。结果发现,局部治疗先行的治疗策略显著改善了 EGFR 基因敏感突变的肺癌脑转移患者的中位生存时间,立体定向放射外科治疗序贯 EGFR-TKIs 治疗组患者、全脑放射治疗序贯 EGFR-TKIs 治疗组患者和仅接受 EGFR-TKIs 治疗组患者的中位生存时间分别为 46 个月、30 个月、25 个月。这意味着即使是 EGFR 基因敏感突变的非小细胞肺癌脑转移患者,忽略或延迟针对颅内转移病灶的局部治疗都会影响患者的总生存时间。2019 年,Chen 等人对 2011—2015 年 1384 例肺癌患者进行筛选,对其中 141 例 EGFR 基因敏感突变伴颅内转移的患者进行了分析,所有患者均接受 EGFR-TKIs 治疗,其中 94 例(66.7%)患者在 EGFR-TKIs 治疗的基础上联合应用全脑放射治疗,其余 47 例患者仅接受 EGFR-TKIs 治疗。经中位 20.3 个月随访后发现,EGFR-TIKs 联合全脑放射治疗组患者的中位生存时间达 14.3 个月(95%CI 9.5~18.3 个月),远优于单纯 EGFR-TKIs 治疗组患者的 2.3 个月(95%CI 2.0~2.6 个月)(P<0.001),两组患者的 1 年生存率分别为 81.9% 和 59.6%(P=0.002)。因此,对于 EGFR 基因敏感突变的非小细胞肺癌脑转移患者,颅内转移病灶应早期放射干预,而不是延迟放射治疗,更不是忽略颅脑放射治疗。

2018 年,Wang 等人的荟萃分析共纳入 2012—2017 年 24 项临床研究共计 2810 例非小细胞肺癌脑转移患者,其中 1241 例(44.2%)患者接受颅脑放射治疗联合 EGFR-TKIs 治疗,470 例(16.8%)患者仅接受 EGFR-TKIs 治疗,其余 1099 例(39%)患者接受颅脑放射治疗联合或不联合细胞毒药物治疗。结果发现,相比于单纯接受 EGFR-TKIs 治疗组的患者,颅脑放射治疗联合 EGFR-TKIs 治疗组的患者客观缓解率更高(RR=1.32,95%

CI 1.13～1.55），疾病控制率更高（RR＝1.12,95％CI 1.04～1.22），生存时间更长（HR＝0.72,95％CI 0.59～0.89），颅内无进展生存时间也更长（HR＝0.64,95％CI 0.50～0.82）。亚组分析发现，颅脑放射治疗同步 EGFR-TKIs 治疗的患者相比于颅脑放射治疗序贯 EGFR-TKIs 治疗的患者生存时间更长（HR＝0.69,95％CI 0.55～0.86,P＝0.001），颅内无进展生存时间也更长（HR＝0.57,95％CI 0.44～0.75,P＜0.001）。

2020 年 Zhao 等人基于证据的贝叶斯网络汇总多变量生存分析研究共纳入 18 项临床研究 1710 例 EGFR 基因敏感突变的非小细胞肺癌脑转移患者，分别接受 10 种不同的治疗方案，分别是以铂类为基础的化疗、一代 EGFR-TKIs 治疗、二代 EGFR-TKIs 治疗、三代 EGFR-TKIs 治疗、EGFR-TKIs 联合以铂类为基础的化疗、EGFR-TKIs 联合颅脑立体定向放射外科治疗/全脑放射治疗、延迟立体定向放射外科治疗/全脑放射治疗、全脑放射治疗、EGFR-TKIs 联合抗 VEGFR 治疗或 EGFR-TKIs 联合 MET-TKIs 治疗等。结果发现，对于 EGFR 基因敏感突变的非小细胞肺癌脑转移患者，相比于其他治疗方案，第三代 EGFR-TKIs 和 EGFR-TKIs 联合颅脑立体定向放射外科治疗/全脑放射治疗是更为有效的治疗选择。

此外，2019 年 Chen 等人的真实世界研究共纳入 954 例初始诊断的非小细胞肺癌脑转移患者，其中 525 例患者接受系统治疗联合颅脑局部治疗，400 例患者仅接受系统治疗，其余 29 例患者仅接受颅脑局部治疗。颅脑局部治疗手段包括早期颅脑放射治疗、延迟颅脑放射治疗和外科手术治疗等。结果发现，相比于单纯接受系统治疗或单纯接受颅脑局部治疗的患者，系统治疗联合颅脑局部治疗的患者中位生存时间更长，在 EGFR/ALK 基因野生型或状态不明的非小细胞肺癌脑转移患者中，系统治疗联合颅脑局部治疗组患者、单纯系统治疗组患者和单纯颅脑局部治疗组患者的中位生存时间分别为 15.3 个月（95％CI 14.2～16.4 个月）、11.1 个月（95％CI 9.0～13.2 个月）、7.0 个月（95％CI 5.4～8.6 个月）（P＜0.001）；在 EGFR/ALK 基因突变阳性的非小细胞肺癌脑转移患者中，三组患者的中位生存时间分别为 33.7 个月（95％CI 28.5～38.9 个月）、22.1 个月（95％CI 17.8～26.4 个月）和 4.0 个月（95％CI 3.6～4.4 个月）（P＜0.001）；至于颅脑放射治疗的干预时机，在 EGFR/ALK 基因野生型或状态不明的非小细胞肺癌脑转移患者中，相比于延迟颅脑放射治疗组患者，早期颅脑放射治疗组患者的中位生存时间更短，两组患者的中位生存时间分别为 19.4 个月（95％CI 14.2～24.6 个月）和 14.1 个月（95％CI 12.7～15.5 个月），但在 EGFR/ALK 基因突变阳性的非小细胞肺癌脑转移患者中，早期颅脑放射治疗组患者与延迟颅脑放射治疗组患者的中位生存时间无显著差异，分别为 28.3 个月（95％CI 19.1～37.5 个月）和 33.3 个月（95％CI 28.1～38.5 个月）；在 EGFR/ALK 基因野生型或状态不明的非小细胞肺癌脑转移患者中，一线治疗选择培美曲塞联合铂类治疗的患者中位生存时间达 15.8 个月（95％CI 14.0～17.6 个月），显著优于非培美曲塞联合铂类治疗的患者（13.1 个月，95％CI 11.6～14.6 个月）；但在 EGFR/ALK 基因突变阳性的非小细胞肺癌脑转移患者中，无论是选择 TKIs 治疗，还是选择培美曲塞联合铂类治疗，抑或是非培美曲塞联合铂类治疗，中位生存时间均无显著差异，分别为 29.5 个月（95％CI 21.1～37.9 个月）、27.2 个月（95％CI 21.6～32.8 个月）和 25.0 个月（95％CI

16.0～34.0 个月）。总之,该真实世界研究结果表明,对于初始诊断的非小细胞肺癌脑转移患者,系统治疗联合颅脑局部治疗显著优于单纯系统治疗或单纯颅脑局部治疗。

放射治疗与免疫治疗是一对绝佳的"伴侣",脑转移性肿瘤患者颅脑放射治疗联合免疫检查点抑制剂治疗将在"肿瘤放射治疗联合免疫治疗的机遇与挑战"部分阐述。

总之,现代系统治疗改善了晚期肿瘤患者的总生存时间,同时也增加了脑转移的发生风险。相较于传统的细胞毒药物治疗,以 EGFR-TKIs 为代表的分子靶向治疗及以免疫检查点抑制剂为代表的免疫治疗对颅内转移病灶的控制率更高,脑转移性肿瘤患者的生存时间得以延长。但无论是分子靶向治疗还是现代免疫治疗,对脑转移性肿瘤患者的治疗均不甚理想,且仅在经选择的人群中才可能发挥优势。因此,对于脑转移性肿瘤患者,现代系统治疗并不能取代颅脑放射治疗。当然,系统治疗也不排斥颅脑放射治疗,相反,现代系统治疗与颅脑放射治疗具有协同效应,互为影响,互为补充,合理地整合颅脑局部治疗与现代系统治疗必定能进一步改善脑转移性肿瘤患者的预后。

第 4 节　肿瘤脑膜转移及其临床决策

原发于软脑膜外的恶性肿瘤细胞经各种途径播散至软脑膜形成软脑膜继发性恶性肿瘤,或在蛛网膜下腔及其他脑脊液隔室中扩散,称为脑膜转移(leptomeningeal metastasis,LM)。简而言之,当恶性肿瘤细胞扩散至包围大脑和脊髓的液体腔隙时,即为脑膜转移。脑膜转移最早由 Eberth 教授于 1870 年报道,1902 年 Sieffert 将其称为癌性脑膜炎(carcinomatous meningitis),俗称脑膜癌病(leptomeningeal carcinomatosis)。尽管恶性肿瘤也可转移至硬脑膜,但由于硬脑膜不受血脑屏障保护,其预后与治疗选择也不同于软脑膜转移,因此临床上所指的脑膜转移特指软脑膜转移。脑膜转移是恶性肿瘤中枢神经系统转移的一种特殊形式,可以单独发生,但临床上脑膜转移多伴有其他形式的中枢性转移,如脑实质转移或硬脑膜转移。资料表明,33%～75%的脑膜转移患者同时伴有或事先发生脑实质转移,其中 33%～54%的乳腺癌、56%～82%的肺癌、87%～96%的恶性黑色素瘤脑膜转移患者伴有脑实质内转移。此外,有 16%～37%的脑膜转移患者同时伴有或事先发生硬脑膜转移,20%左右的脑膜转移患者初始时仅有脑膜转移而无其他形式的中枢性转移。另外,脑膜转移多发生在全身性疾病进展的背景下,临床上超过 70%的脑膜转移患者同时伴有未被控制的系统性疾病。实体瘤患者自发生系统性疾病至出现脑膜转移的中位时间为 1.2～2.0 年,而血液系统肿瘤患者自确诊至发生脑膜转移的中位时间为 11 个月。

由于脑脊液在大脑底部的基底池、后颅窝与马尾等部位流动相对较缓慢,因此脑膜转移常发生于上述部位。肿瘤脑膜转移途径可能来自脑实质内转移瘤的直接蔓延,硬脑膜或颅骨转移性肿瘤的直接扩散,也可来自蛛网膜或脉络膜静脉丛的血行播散,或通过神经束或神经周围组织蔓延至软脑膜。此外,医源性播散也是实体瘤脑膜转移的另一原因。几乎所有的恶性肿瘤均可能发生脑膜转移,包括颅内原发性肿瘤,如胶质瘤、室管膜瘤、髓母细胞瘤等。在颅外恶性肿瘤中，血液系统恶性肿瘤（包括白血病和淋巴瘤）最易发生脑膜转移，5%～15%的血液系统恶性肿瘤患者将继发脑膜转移。颅外实体瘤患者脑膜转移发生率为3%～8%，在转移性实体瘤患者的病程中，脑膜转移发生率达10%，无症状或尸检发现的脑膜转移发生率可高达20%甚至更高；而在伴有神经系统症状或神经功能受损的恶性肿瘤患者中，19%的患者伴有脑膜转移。2010年，Clarke等人对2002—2004年187例脑膜转移瘤患者进行了回顾性分析，结果发现，在全部187例脑膜转移瘤患者中，150例患者为实体瘤脑膜转移，其中乳腺癌65例，肺癌47例，胃肠道恶性肿瘤11例，恶性黑色素瘤9例；37例为血液系统恶性肿瘤脑膜转移，其中淋巴瘤21例，白血病15例。

随着系统治疗对颅外病灶控制率的改善，恶性肿瘤患者的整体治愈率不断提高，总生存时间得到较大幅延长，从而显著增加了实体瘤脑膜转移的发生风险。因为中枢神经系统是恶性肿瘤细胞的"避难所"。由于血脑屏障的存在，多数系统抗肿瘤药物难以进入中枢神经系统。目前已明确，使用血脑屏障穿透能力差的系统抗肿瘤药物是恶性肿瘤患者脑膜转移发生风险增加的原因之一。另外，颅内转移瘤外科手术的参与也增加了实体瘤患者脑膜转移的发生风险，特别对于颅内转移病灶单纯外科手术或者外科手术联合术后辅助性立体定向放射外科治疗而免于辅助性全脑放射治疗的患者，外科手术［尤其是后颅窝肿瘤通过脑室途径或（和）碎片切除方式］诱发的医源性播散会显著增加脑膜转移的发生风险。在颅外实体瘤中，以肺癌、乳腺癌和恶性黑色素瘤最易发生脑膜转移，其中以恶性黑色素瘤脑膜转移的发生风险最高。不同亚型的肿瘤脑膜转移发生风险不同，如相比于EGFR基因野生型或ALK融合基因阴性的非小细胞肺癌患者，EGFR基因敏感突变或ALK融合基因阳性的非小细胞肺癌患者脑膜转移的发生风险将增加3～4倍，脑膜转移发生率从3%～4%增加到9%～16%。总体而言，5%～8%的晚期乳腺癌、9%～25%的晚期肺癌、6%～18%的晚期恶性黑色素瘤患者将伴发脑膜转移，而在全部脑膜转移患者中，肺癌占10%～26%，乳腺癌占12%～34%，恶性黑色素瘤占17%～25%，胃肠道恶性肿瘤占4%～14%，原发部位不明的腺癌占1%～7%。

一、恶性肿瘤脑膜转移的诊断标准

临床上，脑膜转移的临床表现与脑膜侵犯的部位和范围相关，尽管部分脑膜转移患者仅表现为脑膜局部结节（结节性脑膜转移），但多数情况下脑膜转移呈多灶性，甚至呈弥漫性（典型性脑膜转移）。一般而言，自发性脑膜转移常表现为多灶性或弥漫性，而结节性脑膜转移更多见于手术所致，即医源性播散。2019年，Vogelbaum等人的多中心回顾性临床研究发现，在颅内转移瘤外科手术切除联合术后辅助性立体定向放射外科治疗的脑转移性肿瘤患者中，累积有21%的患者继发脑膜转移；在147例被证实为脑膜转移的患者中，60%的患者表现为结节性脑膜转移，影像学表现为局部肿瘤团块，通常位于手术残腔附近。无论是弥漫性脑膜转移，还是结节性脑膜转移，绝大多数脑膜转移患者的临床症状与体征往往不典型。一般认为，脑膜转移的相关临床症状与体征主要源于脑膜转移病灶所导致的局部炎症反应，从而妨碍脑脊液的重吸收，引起脑积水和颅内高压；另外，脑膜局部结节性病灶不仅可压迫脑神经或脊髓神经，还可阻断脑脊液循环。因此，脑膜转移患者的主要临床症状与体征可归纳为三个方面,即颅内高压症状、脑神经或(和)脊髓神经功能障碍及脑膜刺激征等。具体而言,脑膜转移患者的临床症状与体征主要包括头痛,恶心呕吐,精神状况改变,步态困难,脑神经麻痹(如复视、视力障碍、听觉缺失等),四肢感觉运动障碍或马尾神经综合征,神经根、颈或背部疼痛等,临床上对所有怀疑为脑膜转移的患者均应行详细的神经系统体格检查。

全脑全脊髓 MRI 检查(钆增强或不增强)是目前脑膜转移患者影像学检查的"金标准"。根据欧洲神经肿瘤学会(European Association of Neuro-oncology,EANO)-ESMO指南推荐,对于怀疑脑膜转移患者,颅脑 MRI 扫描应包括轴向 T_1 加权像、轴向 FLAIR像、轴向弥散像及轴向 T_2 加权像,钆增强后三维 T_1 加权像、三维 FLAIR 序列;脊髓 MRI扫描应包括钆增强后矢状位 T_1 加权序列,还应考虑脊髓矢状位无增强 T_1 加权序列和矢状位脂肪抑制 T_2 加权序列,以及感兴趣区增强后的轴向 T_1 加权像。脑膜转移典型 MRI 检查结果表现为脑膜沟状强化、室管膜线性强化、软脑膜结节性强化(多见于马尾部)、脑神经根强化,也可表现为脑水肿。临床上,根据脑膜转移的影像学表现将脑膜转移分为四种类型:A 型——仅表现为软脑膜的线性增强;B 型——仅表现为软脑膜结节;C 型——既有软脑膜线性增强,也有软脑膜结节;D 型——除可能存在的脑水肿外,无神经影像学异常表现。钆增强 MRI 诊断脑膜转移的灵敏度为 20%～91%,一般在 70% 左右,特异度为77%～97.5%。因此,对于临床表现典型的恶性肿瘤患者,结合典型的全脑全脊髓 MRI检查结果,即可诊断为脑膜转移。

但 MRI 检查无异常并不能排除脑膜转移,对于临床上怀疑脑膜转移的患者(即使是MRI 检查正常的患者),在安全、可行的前提下,均推荐行脑脊液检查,包括脑脊液常规、生化及细胞学检查等。由于腰椎穿刺可能影响 MRI 检查结果,因此全脑全脊髓 MRI 检查应先于腰椎穿刺。脑膜转移患者典型的脑脊液检查结果常表现为蛋白与糖分离现象,即脑脊液蛋白含量高,而糖含量过低,其中 56%～91% 的脑膜转移患者脑脊液蛋白浓度>50mg/dl,22%～63% 的脑膜转移患者脑脊液糖浓度<60mg/dl。除此以外,21%～42% 的脑膜转移患者脑脊液压力>200mmH$_2$O,48%～77.5% 的患者脑脊液白细胞数>4/mm^3。当然,对于怀疑为脑膜转移的患者,脑脊液细胞学检查才是最重要的检查指标,因为脑脊液细胞学检查为阳性是目前诊断恶性肿瘤脑膜转移的"金标准"。在临床上,即使全脑全脊髓 MRI 检查结果为阴性,如果脑脊液细胞学检查发现恶性肿瘤细胞,就可作为脑膜转移的直接证据。但脑脊液细胞学检查假阳性也偶可发生,主要原因是易将感染性疾病或炎症性疾病反应性淋巴细胞误认为恶性肿瘤细胞。相比于假阳性结果,脑脊液细胞学检查假阴性现象临床上更常见,事实上,第一次脑脊液细胞学检查的灵敏度仅为45%～55%。脑脊液细胞学检查假阴性的主要原因包括抽取的脑脊液量不够(应超过10ml)、脑脊液送检不及时导致肿瘤细胞死亡、穿刺部位的影响及以往鞘内或系统治疗等。因此,脑脊液细胞学检查阴性并不能排除脑膜转移,对于临床上怀疑脑膜转移的患者,在安全、可行的前提下,如果一次脑脊液细胞学检查阴性,就应再次行脑脊液细胞学检查。一般而言,对于临床上怀疑脑膜转移的恶性肿瘤患者,如果抽取的脑脊液量足够(3 个大容量腰椎穿刺),那么脑脊液细胞学检查阳性率将超过 90%,特异度超过 95%。

在临床实践中,脑膜转移患者的临床表现往往并不典型,影像学检查的敏感性也不高,特异性较差,加之脑脊液检查难度较大、假阴性率高,因此对脑膜转移的诊断,无论是对肿瘤专科医师,还是对神经科医师,都是一个相当大的挑战。目前,脑膜转移的诊断依据主要包括临床资料(如恶性肿瘤病史及典型的临床症状与体征)、典型的影像学表现及脑脊液细胞学检查结果等。临床上普遍认可的脑膜转移诊断流程大致如下:确诊的恶性肿瘤患者出现脑膜转移的相关症状或(和)体征,即给予全脑及全脊髓增强的 MRI 检查,如果 MRI 检查结果为阳性,那么即可诊断为脑膜转移;如果 MRI 检查结果为阴性,那么应行脑脊液细胞学检查,脑脊液细胞学检查为阳性,即使 MRI 检查结果为阴性,也可确诊为脑膜转移;但如果初次脑脊液细胞学检查为阴性,如安全、可行,应再次行脑脊液细胞学检查;对于 MRI 与脑脊液细胞学检查均为阴性的恶性肿瘤患者,即使临床症状与体征符合脑膜转移的诊断,也不能诊断为脑膜转移。

这一普遍认可的脑膜转移诊断流程与我国学者吴丹红等人于 2000 年提出的恶性肿瘤脑膜转移的诊断标准颇为相似。吴丹红等人提出的恶性肿瘤脑膜转移的诊断标准是:①明确的恶性肿瘤病史及诊治过程;②临床上新近出现的神经系统症状与体征;③典型 CT、MRI 影像学表现;④脑脊液细胞学检查阳性。凡具备①②,以及后两项中的任何一项,即可诊断为脑膜转移。从脑膜转移诊断流程与吴丹红等人提出的脑膜转移诊断标准可以看出,虽然脑脊液中发现肿瘤细胞是目前公认的诊断脑膜转移的"金标准",但脑膜转移的诊断并不一定需要有脑脊液细胞学证实。因为尽管脑脊液细胞学检查的特异性很高,但敏感性较低。文献资料显示,真正发生脑膜转移的患者脑脊液细胞学检查阳性率为 66%~90%,这意味着相当一部分脑膜转移患者的脑脊液中未发现肿瘤细胞。但在临床实践中,即使是根据临床表现与典型的影像学表现诊断为脑膜转移的患者,如果安全、可行,就应推荐行脑脊液细胞学检查。因为在肿瘤精准治疗时代,脑脊液检查的临床意义绝不局限于脑膜转移的鉴别诊断,其指标也不局限于脑脊液常规、生化与细胞学检查。事实上,在肿瘤精准治疗时代,脑脊液检查还广泛用于动态监测脑膜转移患者的疾病变化、寻找肿瘤突变信息、监测脑脊液血药浓度、指导临床用药、揭示耐药机制、评估患者预后等。

总之,在当前的临床实践和临床研究中,脑膜转移有两种诊断标准:一是脑脊液中发现恶性肿瘤细胞,二是临床表现结合典型的影像学表现。EANO-ESMO 指南将获取细胞学或组织学证实的脑膜转移称为 I 型脑膜转移(确诊的脑膜转移),将临床表现结合影像学证实的脑膜转移称为 II 型脑膜转移(很可能脑膜转移或可能的脑膜转移);根据 I 型与 II 型脑膜转移的影像学表现不同,又将 I 型脑膜转移分为 I_A 型、I_B 型、I_C 型和 I_D 型,将 II 型脑膜转移分为 II_A 型、II_B 型、II_C 型和 II_D 型,具体定义见表 2-4-1。

表 2-4-1　脑膜转移诊断标准

类型	亚型	组织学/细胞学	MRI	确诊	很可能	可能	证据不足
Ⅰ型:经脑脊液细胞学或组织学证实	Ⅰ_A型	＋	线性	是	不适用	不适用	不适用
	Ⅰ_B型	＋	结节性	是	不适用	不适用	不适用
	Ⅰ_C型	＋	线性＋结节性	是	不适用	不适用	不适用
	Ⅰ_D型	＋	正常	是	不适用	不适用	不适用
Ⅱ型:仅基于临床表现与影像学证实	Ⅱ_A型	一或可疑	线性	不适用	典型临床征象	无典型临床征象	不适用
	Ⅱ_B型	一或可疑	结节性	不适用	典型临床征象	无典型临床征象	不适用
	Ⅱ_C型	一或可疑	线性＋结节性	不适用	典型临床征象	无典型临床征象	不适用
	Ⅱ_D型	一或可疑	正常	不适用	不适用	有典型临床征象	无典型临床征象

二、恶性肿瘤脑膜转移的治疗

尽管早在 1870 年就有对脑膜转移的描述,临床上脑膜转移也并不罕见,但人们对脑膜转移的认识依然十分有限,脑膜转移依然是恶性肿瘤患者的灾难性事件,其治疗也没有取得任何突破性进展。由于绝大多数脑膜转移为弥漫性病变,即使仅存在脑膜转移,也不属于传统意义上的寡转移范畴,这是因为脑膜转移患者往往无法接受以根治为目的的局部治疗,甚至局部治疗在脑膜转移患者中的治疗价值都十分有限;而由于血脑屏障及血脑脊液屏障的存在,绝大多数系统抗肿瘤药物(包括传统的细胞毒药物、新型抗肿瘤药物,如分子靶向药物与免疫治疗药物等)均难以顺利透过血脑屏障发挥抗肿瘤效应;脑膜转移患者往往病情进展迅速,病程短,且多数伴有系统性转移病灶,患者的体力状况恶化明显,相当一部分患者甚至无法接受任何形式的抗肿瘤治疗;另外,也正是因为脑膜转移患者预后差,治疗选择有限,部分患者在系统治疗期间继发脑膜转移。因此,在临床研究中,伴有脑膜转移的患者往往被排除在大型临床研究入选标准外,而针对脑膜转移的临床研究则少之又少。所有上述因素都是脑膜转移患者的治疗数十年来未取得突破性进展的原因。

在临床实践中,脑膜转移患者的治疗目标是改善或稳定神经功能,延缓神经系统的恶化,提高患者生活质量,改善总生存时间。对于脑膜转移患者,由于缺乏前瞻性随机对照临床研究,目前并无标准治疗选择,其治疗依据多来自临床医师的经验或专家共识。2016年 4 月 7 日至 2016 年 8 月 9 日,EANO 和欧洲癌症研究与治疗脑肿瘤组对来自 26 个国家 224 位同行进行了问卷调查,其中 115 位被调查者完成了所有问卷调查。调查结果显示,无论是脑膜转移的诊断标准还是治疗选择,被调查者的选择都存在相当大的差异,包括鞘内化疗与放射治疗方式的选择等。根据 2017 年 EANO-ESMO 指南推荐,对于临床可疑脑膜转移但既无典型影像学表现又无脑脊液细胞学证实的患者,不推荐针对脑膜转移的抗肿瘤治疗,但应继续密切随访;针对脑膜转移的相关临床研究所纳入的患者应该是"确诊"或"很可能或可能"是脑膜转移的患者,且应将确诊的脑膜转移与很可能或可能是脑膜转移的患者进行分层。

已发生脑膜转移的恶性肿瘤患者的自然寿命一般仅为 4～6 周,缺乏有效抗肿瘤治疗的脑膜转移患者中位生存时间为 6～8 周,即使给予积极治疗,其预后也往往不乐观。绝大部分脑膜转移患者的生存时间不超过 8 个月,即使在分子靶向治疗和免疫治疗时代,实体瘤脑膜转移患者的中位生存时间也仅为 3 个月,10%～15% 的患者可以生存 1 年以上。综合文献资料表明,乳腺癌、肺癌、恶性黑色素瘤脑膜转移患者的 1 年生存率分别为 16%～24%、19% 和 7%。多因素分析发现,原发肿瘤的类型会显著影响脑膜转移患者的总生存时间,如血液系统肿瘤脑膜转移患者的预后好于实体瘤脑膜转移患者,而在实体瘤脑膜转移患者中,乳腺癌脑膜转移患者的预后相对较好。同一原发肿瘤不同分子亚型的脑膜转移患者的预后也截然不同,如在非小细胞肺癌脑膜转移患者中,EGFR 基因敏感突变或 ALK-EML4 融合基因阳性的患者较野生型患者的预后更好。除原发肿瘤的类型和分子亚型外,患者的体力状况、中枢神经系统与颅外肿瘤负荷、神经功能缺失、脑膜转移类型、是否存在脑脊液循环障碍、脑脊液蛋白含量、原发肿瘤对系统治疗的敏感性等因素也显著影响脑膜转移患者的预后。

NCCN 指南将脑膜转移患者分为高风险组(预后不良组)和低风险组(预后良好组),低风险组患者的特征是体力状况评分较好(KPS 评分≥60 分)、无严重神经功能缺失和脑脊液循环障碍、系统肿瘤负荷较小、有合适的系统治疗选择;高风险组患者的特征是体力状况评分差(KPS 评分<60 分)、伴多种严重的神经功能缺失症状或伴脑膜转移相关性脑病、系统或中枢神经系统转移瘤负荷大、缺乏有效的系统治疗选择等。因此,对于低风险组脑膜转移患者,多学科综合治疗是标准治疗选择,包括积极的抗肿瘤治疗联合最佳支持对症治疗,抗肿瘤治疗手段包括系统抗肿瘤药物治疗、鞘内药物治疗和局部治疗等;而对于高风险组脑膜转移患者,可能仅适合行姑息减症治疗及最佳支持对症治疗。

(一)脑膜转移患者的局部治疗

脑膜转移属于弥漫扩散性病变,因此对脑实质转移患者常用的局部治疗手段包括放射治疗与外科手术治疗等,对脑膜转移的治疗价值都较为有限,尤其是外科手术治疗。在脑膜转移患者中,外科手术主要适用于存在脑脊液循环障碍伴有明显脑积水的患者,手术方式主要是脑室外引流,如侧脑室腹腔分流手术等;除此以外,外科手术还用于脑室导管的置入或皮下药物储器的置入,如 Ommaya 囊或 Richham 储器置入等,可用于脑脊液分流或脑脊液药物治疗。相比于腰椎穿刺,脑室导管置入更利于药物的投送,且药代动力学更优,也更安全,患者更舒适。

尽管缺乏高级别循证医学证据支持,但在临床上,放射治疗是脑膜转移患者最常接受的局部治疗手段。局部放射治疗(如立体定向放射外科治疗)常被用于结节性脑膜转移患者,目的是快速缓解局部脑组织或脊髓节段或神经根受压所导致的疼痛症状或神经压迫症状;此外,放射治疗还有助于恢复脑脊液循环,降低脑水肿程度和颅内肿瘤负荷,为后续鞘内治疗提供条件。回顾性临床研究结果表明,局部放射治疗可使 50% 的颅内段和 30% 的脊髓段脑脊液循环障碍症状得到缓解。

不同于脑实质转移,目前尚不明确全脑放射治疗对脑膜转移患者总生存时间的影响。尽管如此,在临床实践中,脑膜转移患者接受全脑放射治疗也是较为普遍的现象,尤其是对同时伴有脑实质转移的患者。全脑放射治疗的主要目的是缓解颅内高压症状和占位效应,但现有的回顾性临床研究结果显示,全脑放射治疗给脑膜转移患者带来的生存获益并不一致。2007 年,Halina 等人的研究发现,放射治疗显著改善了乳腺癌脑膜转移患者的神经功能,并提高了患者的生活质量,但对总生存时间的影响并不明确。2012 年,Morris 等人回顾性分析了 125 例非小细胞肺癌脑膜转移患者,结果发现,全组患者的中位生存时间为 3.0 个月,46 例接受全脑放射治疗与 59 例未接受全脑放射治疗的患者中位生存时间无显著差异($P=0.84$)。2019 年,Yan 等人回顾性分析了 51 例 EGFR 基因敏感突变的非小细胞肺癌脑膜转移患者,26 例患者接受全脑放射治疗,25 例患者未接受全脑放射治疗。在接受全脑放射治疗的 26 例患者中,20 例患者接受全脑放射治疗联合 EGFR-TKIs 治疗,3 例患者接受全脑放射治疗联合细胞毒药物治疗,3 例患者仅接受全脑放射治疗;在未接受全脑放射治疗的 25 例患者中,9 例患者接受 EGFR-TKIs 治疗,9 例患者接受细胞毒药物治疗,7 例患者接受 EGFR-TKIs 联合细胞毒药物治疗。结果发现,全脑放射治疗的参与未能改善 EGFR 基因敏感突变非小细胞肺癌脑膜转移患者的临床结局,两组患者颅内肿瘤客观缓解率分别为 15.4% 和 16.0%($P=0.952$),颅内肿瘤控制率分别为 34.7% 和 28%($P=0.611$);全组患者自诊断为脑膜转移至颅内疾病进展的中位时间为 3.3 个月(95%CI 2.77~3.83 个月),接受全脑放射治疗组患者与未接受全脑放射治疗组患者的中位颅内疾病无进展生存时间分别为 3.9 个月和 2.8 个月(HR=0.506,$P=0.052$);全组患者的中位生存时间为 12.6 个月(95%CI 9.66~15.54 个月),接受全脑放射治疗组患者与未接受全脑放射治疗组患者的中位生存时间分别为 13.6 个月和 5.7 个月(HR=0.454,$P=0.022$);多因素分析发现,诊断为脑膜转移时,体力状况 KPS 评分≥80 分(HR=0.428,95%CI 0.19~0.94)、接受 EGFR-TKIs 治疗(HR=0.258,95%CI 0.11~0.58)是 EGFR 基因敏感突变非小细胞肺癌脑膜转移患者独立的预后良好因素,但全脑放射治疗的参与与否对 EGFR 基因敏感突变的非小细胞肺癌脑膜转移患者总生存时间的影响并不显著(HR=0.49,95%CI 0.24~1.01,$P=0.54$)。

但是,2020 年 Zhen 等人的回顾性临床研究结果表明,全脑放射治疗虽然未能延长 EGFR 基因敏感突变的非小细胞肺癌脑膜转移患者的生存时间,但却显著延长了 EGFR 基因野生型非小细胞肺癌脑膜转移患者的总生存时间。80 例经细胞学或影像学证实的非小细胞肺癌脑膜转移患者,其中 38 例(47.5%)患者接受全脑放射治疗,31 例患者 EGFR 基因为野生型,25 例患者 EGFR 基因 19 号外显子缺失突变,18 例患者 EGFR 基因 21 号外显子 L858R 突变,1 例患者 EGFR 基因 20 号外显子插入突变,5 例患者伴有 EGFR 基因 20 号外显子 T790m 突变。结果发现,全组患者的中位生存时间为 8.0 个月(95%CI 4.4~11.6 个月),1 年生存率为 39.4%,EGFR 基因敏感突变患者与 EGFR 基因野生型患者的中位生存时间分别为 12.6 个月(95%CI 3.0~22.2 个月)和 4.1 个月(95%CI 2.8~5.4 个月)($P<0.001$);EGFR 基因敏感突变的非小细胞肺癌脑膜转移患者不能从全脑放射治疗中取得生存获益($P=0.490$),但在 EGFR 基因野生型非小细胞肺癌脑膜转移患者中,接受全脑放射治疗与未接受全脑放射治疗的患者中位生存时间分别为 8.0 个月和 2.1 个月($P=0.002$);多因素分析也证实,全脑放射治疗($P=0.025$)和年轻($P=$

0.048)显著影响 EGFR 基因野生型非小细胞肺癌脑膜转移患者的总生存时间。

至于全脑全脊髓放射治疗,由于其疗效不确定,且传统的全脑全脊髓放射治疗技术毒性反应大,尤其是骨髓抑制明显,患者的耐受性差,因此除乳腺癌外,全脑全脊髓放射治疗很少被用于实体瘤脑膜转移患者。与实体瘤不同,血液系统肿瘤的放射敏感性较高,全脑全脊髓放射治疗依然是血液系统恶性肿瘤(如淋巴瘤和白血病)脑膜转移患者较为合适的治疗选择。另外,相比于传统的全脑全脊髓放射治疗技术,近年来应用于临床的 TOMO技术或质子放射治疗技术,其剂量投射与靶区定义更为精准,治疗相关的毒副作用更小,可能是未来全脑全脊髓放射治疗更为理想的技术选择。

(二)脑膜转移患者的鞘内抗肿瘤药物治疗

尽管缺乏前瞻性随机对照临床研究结果证实鞘内抗肿瘤药物治疗优于传统的系统抗肿瘤药物治疗,但鞘内药物治疗(intrathecal pharmacotherapy)依然是多种实体瘤脑膜转移患者的主要治疗选择。血脑屏障与血脑脊液屏障的存在限制了系统抗肿瘤药物(尤其是传统的细胞毒药物)对脑膜转移病灶的治疗作用,研究发现,经系统化疗后,绝大多数细胞毒药物在脑脊液中的浓度不到血浆中浓度的 5%。采用鞘内注射方式,不仅可以绕过血脑屏障与血脑脊液屏障,使细胞毒药物最大限度暴露在脑脊液中,并可降低细胞毒药物的全身性毒性反应,而且较小的药物剂量就可获得较大的脑脊液药物浓度,因为药物在脑脊液中的分布体积远小于在血浆中的分布体积(脑脊液药物分布体积一般仅为 140ml,而血浆中药物分布体积往往高达 3500ml)。此外,多数细胞毒药物在脑脊液中的生物半衰期长于在血浆中的生物半衰期,这可以使细胞毒药物在脑脊液中的暴露时间更长,从而有利于细胞周期特异性药物(如甲氨蝶呤、阿糖胞苷等)对脑脊液中肿瘤细胞发挥杀伤作用。当然,鞘内注射也有局限性,如不是所有细胞毒药物均适合鞘内注射,而适合鞘内注射的药物与绝大多数实体瘤标准的系统治疗选择不相容,适合鞘内注射的细胞毒药物对多数实体瘤往往具有先天性抵抗性,如 MTX、ara-C 等适合鞘内化疗的药物却不适合作为非小细胞肺癌患者的系统治疗选择。临床上,70%以上的实体瘤脑膜转移患者伴有未被控制的系统性疾病;脑膜转移患者的血脑脊液屏障一般而言均有所破坏,但可能仅有部分破坏,且不同部位破坏的程度也不同,从而使得鞘内药物治疗的效果存在异质性;由于细胞毒药物对肿瘤的直接穿透能力有限,鞘内注射对脑膜弥漫转移,且肿瘤厚度不超过 1～3mm 的患者治疗效果相对较好,但对结节性脑膜转移病灶(肿瘤厚度超过 2～3mm),鞘内注射并不能发挥理想的效应,对位于 Virchow-Robin 腔的肿瘤病灶或沿神经根轴浸润的肿瘤病灶,鞘内注射也往往效果不佳;对于伴有脑脊液循环障碍的患者,鞘内化疗可能带来更为明显的神经系统毒性反应;对于伴有症状性脑积水的患者,鞘内注射甚至可能诱发脑疝的发生,危及生命。

临床上,鞘内注射的途径主要包括经腰椎鞘内给药与经脑室(如经 Ommaya 囊或Richham 储器)给药两种。一般而言,相比于经腰椎鞘内给药,经脑室给药是更好的选择,因为经脑室给药能保证细胞毒药物不进入硬膜外或硬脑膜下腔,细胞毒药物仅滞留在脑脊液循环范围内,药物分布更均匀;药代动力学研究结果表明,经腰椎鞘内给药,脑室内药物浓度仅为直接经脑室给药的 10%;经脑室给药,患者痛苦小,方便,安全性高,依从性好,且不受系统抗凝治疗的影响;甚至早期的随机对照临床研究发现,经脑室给药治疗的患者生存时间优于经腰椎鞘内给药治疗的患者。

最适合鞘内注射的药物主要是传统的细胞毒药物,包括甲氨蝶呤(methotrexate,MTX)、阿糖胞苷(cytosine arabinoside,ara-C)(包括脂质体阿糖胞苷)、塞替派(ThioTEPA)等;除此以外,二喹吖嗪、马司氟胺、盐酸尼莫司汀、4-氢过氧环磷酰胺、6-巯基嘌呤、达卡巴嗪、吉西他滨、白消安和替莫唑胺的微晶制剂目前也被试用于临床中。对于 B 细胞淋巴瘤患者,利妥昔单抗(Rituximab)被试用于鞘内注射;对于 HER2 阳性的乳腺癌患者,曲妥珠单抗(Trastuzumab)鞘内注射也有相关研究。另外,在 2018 年中国临床肿瘤学会(Chinese Society of Clinical Oncology,CSCO)年会上,潘振宇等人报道,对于非鳞非小细胞肺癌脑膜转移患者,鞘内注射培美曲塞的最大耐受剂量为 10mg,在这个剂量下,非鳞非小细胞肺癌脑膜转移患者的临床反应率达 73%。但目前鞘内治疗最佳药物选择、药物剂量及给药周期等仍无统一标准。

尽管有回顾性临床研究结果显示脑膜转移患者能从鞘内化疗中取得生存获益,但回顾性临床研究结果并不一致,而且鞘内化疗的价值也并未被随机对照临床研究结果证实。在既往发表的有关脑膜转移治疗的 6 项随机对照临床研究中,鞘内化疗均为各项研究的焦点问题,其中 Boogerd 等人的研究是唯一一项比较鞘内化疗与非鞘内化疗的随机对照临床研究。在该研究中,35 例乳腺癌脑膜转移患者均接受适当的系统治疗及累及野放射治疗,其中 17 例患者在此基础上还接受鞘内化疗,另外 18 例患者未接受鞘内化疗。治疗意向分析发现,接受鞘内化疗组患者与未接受鞘内化疗组患者的神经系统症状改善或稳定率分别为 59% 和 67%,中位疾病进展时间分别为 23 周和 24 周,中位生存时间分别为 18.3 周和 30.3 周($P=0.32$),神经系统并发症发生率分别为 47% 和 6%($P=0.0072$),这意味着鞘内化疗不仅未改善乳腺癌脑膜转移患者的生存时间,相反导致中枢神经系统毒性反应增加了 8 倍。无独有偶,2017 年,Lee 等人对 32 项临床研究共计 34 例乳腺癌脑膜转移患者的不同治疗方式进行了系统综述与汇总分析,内分泌治疗组、系统化疗组与鞘内化疗组患者的病例数分别为 7 例、18 例和 9 例。结果发现,内分泌治疗组、系统化疗组与鞘内化疗组患者的中位生存时间分别为 65 周、52 周和 41 周,三组患者的中位生存时间无显著差异,但鞘内化疗组患者中位生存时间的绝对值最短;仅影像学(MRI)反应显著影响乳腺癌脑膜转移患者的生存时间($P=0.03$),而鞘内化疗与激素受体状态、HER2 状态、年龄、中枢神经系统放射治疗、是否伴有系统转移、脑脊液细胞学反应与否等都与乳腺癌脑膜转移患者的生存时间无相关性。

但是,2016 年 Wu 等人的汇总分析发现,鞘内化疗可以改善非小细胞肺癌脑膜转移患者的生存时间。这项汇总分析包括 4 项前瞻性临床研究及 5 项回顾性临床研究,其中 37 例患者仅接受鞘内化疗,552 例患者除接受鞘内化疗外,还接受其他治疗,如全脑放射治疗、系统化疗、分子靶向治疗等。结果发现,在有完整个人信息资料的 69 例非小细胞肺癌脑膜转移患者中,有 68 例患者再次评估了治疗反应,50 例患者进行了生存分析,鞘内化疗后脑脊液细胞学反应率为 55%(共 49 例患者),临床反应率为 64%(共 58 例患者),影像学反应率为 53%(共 32 例患者),经鞘内化疗后的中位生存时间为 6.0 个月;在无完整个人信息资料的患者中,自诊断脑膜转移后的中位生存时间为 3.0～4.3 个月。

正是因为目前鞘内化疗治疗实体瘤脑膜转移的临床研究结果并不一致,且鞘内化疗导致相当一部分(高达 43％)脑膜转移患者继发无菌性或化学性脑膜炎,还有 8％～24％的患者因鞘内化疗继发感染性脑膜炎,因此在当前的临床实践中,对于实体瘤脑膜转移患者,鞘内化疗的价值依然存在较大的争议,即使鞘内化疗可以获益,其获益也很有限。

除传统的细胞毒药物外,分子靶向药物鞘内注射也被试用于脑膜转移患者,但仅见于个案报道或小型单中心临床研究。2018 年,Nicholas 等人对鞘内注射曲妥珠单抗的安全性和可行性进行了报道。2012 年 11 月至 2017 年 11 月,13 例 HER2 阳性的乳腺癌脑膜转移患者接受曲妥珠单抗鞘内注射治疗,全组患者的中位年龄为 48 岁,自诊断为乳腺癌至出现脑转移的中位时间为 87.7 个月,自诊断为脑转移至发展为脑膜转移的中位时间为4.6 个月,92％的患者因脑转移接受过全脑放射治疗,23％的患者颅内转移病灶接受过手术治疗。结果显示,曲妥珠单抗鞘内注射的中位持续时间为 6.4 个月,自曲妥珠单抗鞘内注射开始至颅脊髓(脑膜病灶)进展的中位时间为 5.7 个月;HER2 阳性的乳腺癌脑膜转移患者自曲妥珠单抗鞘内注射开始的中位生存时间为 10.6 个月,6 个月、12 个月生存率分别为 68％、47％,患者对曲妥珠单抗鞘内注射的耐受性良好,仅 1 例患者发生了脑室膜炎。

(三)脑膜转移患者的系统药物治疗

与鞘内药物治疗一样,脑膜转移患者系统药物治疗也缺乏高级别循证医学证据支持。但对脑膜转移瘤患者而言,血脑屏障不同程度受到破坏,使得部分抗肿瘤药物(包括传统的细胞毒药物)能够进入脑脊液中并发挥抗肿瘤效应;不同于鞘内药物治疗,系统药物治疗不依赖脑脊液循环,并可穿透脑膜中结节性转移病灶,因此可用于结节性脑膜转移患者的治疗;系统药物治疗不仅可用于治疗脑膜转移瘤,也可作用于脑实质内转移瘤及系统性肿瘤病灶,而临床上绝大多数脑膜转移患者往往伴有未被控制的系统性疾病和脑实质内转移病灶;系统药物治疗能够避免鞘内药物治疗所伴发的一系列并发症,尤其是无菌性或化学性脑膜炎等,患者的依从性也更高;此外,近年来分子靶向治疗药物与免疫治疗药物的出现极大地丰富了实体瘤脑膜转移患者系统药物治疗的选择,并显著改善了部分实体瘤脑膜转移患者的预后。原则上,实体瘤脑膜转移患者系统药物治疗选择应依据原发肿瘤病理类型和分子生物学特征,并结合既往治疗情况。脑膜转移患者系统药物治疗包括传统的细胞毒药物治疗、分子靶向药物治疗、免疫治疗、抗血管生成药物治疗及内分泌治疗等。

实体瘤脑膜转移患者系统化学药物的选择应基于原发肿瘤对这类细胞毒药物的敏感性,还应考虑到这类细胞毒药物在脑脊液中能否达到有效治疗浓度。一般而言,脂溶性、蛋白结合度低及分子量小的细胞毒药物更适合作为实体瘤脑膜转移患者的系统治疗选择。MTX 是脑膜转移瘤患者鞘内注射较为理想的治疗选择,但作为系统治疗药物,低剂量 MTX 的血脑屏障穿透能力有限,只有高剂量的 MTX 才可有效透过血脑屏障。临床上静脉注射高剂量 MTX 联合甲酰四氢叶酸解救治疗常代替鞘内化疗用于血液系统肿瘤脑膜转移患者的治疗或预防性治疗,也用于实体瘤脑膜转移甚至实体瘤脑实质转移患者的治疗。在 1998 年 Glantz 等人的研究中,16 例实体瘤脑膜转移患者接受 1～4 个周期(平均为 2.3 个周期)的高剂量($8g/m^2$)MTX 静脉注射治疗,同时给予甲酰四氢乙酸解救治疗,每天监测血浆和脑脊液中 MTX 的浓度,将其治疗结果与同时期接受鞘内 MTX 注射治疗的 15 例脑膜转移患者进行了比较。结果发现,高剂量 MTX 静脉注射后脑脊液中 MTX 的峰值浓度为 3.7～55mmol/L,平均浓度为 17.1mmol/L,血浆中 MTX 的峰值浓度为 178～1700mmol/L,平均浓度为 779mmol/L;相较于鞘内注射 MTX,高剂量静脉注射 MTX 的患者血浆与脑脊液中细胞毒性 MTX 浓度维持时间更长;接受高剂量 MTX 静脉注射的患者中位生存时间达 13.8 个月,而接受鞘内 MTX 注射治疗的患者中位生存时间仅为 2.3 个月。

替莫唑胺(Temozolomide,TMZ)是目前胶质瘤患者最主要的系统治疗选择,由于其拥有较好的脑脊液穿透能力,使用方便,且毒副作用轻微,因此也被试用于实体瘤脑膜转移患者的治疗,但初步研究结果令人失望。在 Pedro 等人的非随机多中心前瞻性 Ⅱ 期临床研究中,TMZ 作为非小细胞肺癌或乳腺癌脑膜转移患者的一线治疗,在 19 例患者中仅 3 例取得临床获益,全组患者的中位生存时间仅为 43 天,中位疾病进展时间为 28 天。因此,TMZ 作为实体瘤脑膜转移患者的治疗仍需要有进一步的临床研究去证实。

VEGF/血管内皮生长因子受体(vascular endothelial growth factor receptor, VEGFR)通路抑制剂能有效缓解脑转移/脑膜转移患者的颅内水肿,对脑膜转移患者也可能具有潜在的治疗价值。2020 年,Tom 等人的研究发现,顺铂加依托泊苷方案化疗联合贝伐珠单抗治疗(BEEP 方案)能使乳腺癌脑膜转移患者取得生存获益。在 34 例细胞学证实的乳腺癌脑膜转移患者中,82.4% 的患者接受鞘内 MTX 治疗,68% 的患者接受系统化疗(19 例患者接受 BEEP 方案治疗,4 例患者接受其他方案治疗),5 例患者接受全脑放射治疗;另外,在 7 例 HER2 阳性的乳腺癌患者中,有 3 例(43%)患者接受鞘内曲妥珠单抗治疗。结果发现,相比于 2011—2013 年治疗的患者,2014—2016 年治疗的患者生存时间更长,两个时间段治疗的乳腺癌脑膜转移患者中位生存时间分别为 3.20 个月和 13.57 个月($P=0.004$),而在这两个时间段,分别有 41%(7/17)和 71%(13/17)的乳腺癌脑膜转移患者接受了 BEEP 方案治疗;对所有治疗方案进行多因素分析后发现,接受 BEEP 方案治疗($HR=0.24,P=0.003$)及接受鞘内曲妥珠单抗治疗($HR=0.22,P=0.035$)显著影响乳腺癌脑膜转移患者的生存时间,而鞘内注射 MTX 对乳腺癌脑膜转移患者生存时间的影响并不显著($HR=0.86,P=0.78$)。

相比于传统的细胞毒药物治疗,近年来分子靶向治疗在部分实体瘤脑膜转移患者的治疗中取得了前所未有的突破性进展,尤其是第三代 EGFR-TKIs 治疗 EGFR 基因敏感突变的非小细胞肺癌脑膜转移患者。2020 年报道的 BLOOM 研究是一项开放标签多中心 Ⅰ 期临床研究,2015 年 4 月至 2017 年 11 月,来自韩国等国家或地区的 41 例经细胞学证实的脑膜转移且 EGFR 基因敏感突变的非小细胞肺癌患者接受每天 160mg 奥希替尼(Osimertinib)治疗。结果显示,经独立评审委员会评估的脑膜病变的客观缓解率为 62%(95% CI 45%～78%),中位缓解持续时间达 15.2 个月(95% CI 7.5～17.5 个月);研究者评估的客观缓解率为 41%(95% CI 26%～58%),中位缓解持续时间(成熟度 78%)为 8.3

个月(95％CI 5.6～15.6个月),中位疾病无进展生存时间为8.6个月(95％CI 5.4～13.7个月),中位总生存时间(成熟度68％)为11.0个月(95％CI 8.0～18.0个月);在40例可评估的患者中,11例患者脑脊液细胞学检查转为阴性(28％,95％CI 15％～44％),21例在基线时伴神经功能缺失的患者,经奥希替尼治疗后,12例(57％)患者神经功能缺失症状获得改善。因此,该研究认为,每天使用160mg奥希替尼治疗EGFR基因敏感突变的非小细胞肺癌脑膜转移患者安全性好,效果理想。

同样,2020年Myung等人的回顾性临床研究结果证实,标准剂量(每天80mg)的奥希替尼治疗EGFR基因敏感突变的非小细胞肺癌脑膜转移也可取得理想的效果。这项回顾性临床研究收集AURA扩展研究、AURA2研究、AURA17研究和AURA3研究共计22例EGFR基因敏感突变的非小细胞肺癌脑膜转移患者,这些患者每天接受80mg奥希替尼治疗。结果发现,EGFR基因敏感突变的非小细胞肺癌脑膜转移患者经每天80mg奥希替尼治疗后,脑膜转移病灶的客观缓解率达55％(95％CI 32％～76％),中位缓解持续时间尚未达到(95％CI 2.8个月至未达到),中位脑膜转移病变无进展生存时间为11.1个月(95％CI 4.6个月至未达到),中位总生存时间为18.8个月(95％CI 6.3个月至未达到)。另外,2020年Lu等人报道的前瞻性Ⅱ期临床研究结果发现,奥希替尼联合贝伐珠单抗也是EGFR基因敏感突变的非小细胞肺癌脑膜转移患者的合适治疗选择。14例EGFR基因敏感突变(均不伴EGFR基因20号外显子T790m突变)的非小细胞肺癌脑膜转移患者的中位年龄61岁,女性9例,85.7％的患者伴有临床症状,5例患者体力状况PS评分＞2分。奥希替尼每天80mg,贝伐珠单抗7.5mg/kg,每3周1次,直到疾病进展或出现不可接受的毒副作用或患者拒绝继续治疗。主要研究终点为脑膜转移病灶无进展生存时间及客观缓解率,次要研究终点包括治疗的安全性和脑膜转移后总生存时间。结果显示,奥希替尼联合贝伐珠单抗治疗EGFR基因敏感突变的非小细胞肺癌脑膜转移患者,脑膜转移病灶中位无进展生存时间为9.3个月(95％CI 8.2～10.4个月),脑膜转移病灶客观缓解率为50％,自脑膜转移后患者的中位生存时间为12.6个月(95％CI 9.8～21.2个月),1年生存率为35.7％。

总之,脑膜转移是恶性肿瘤中枢神经系统转移的一种特殊形式,近年来其发病率呈明显上升趋势;脑脊液细胞学检查阳性是恶性肿瘤脑膜转移诊断的"金标准",但在临床实践中也接受脑膜转移的临床诊断;脑膜转移是灾难性事件,目前绝大多数实体瘤脑膜转移患者缺乏标准治疗选择,但基于分子生物学的现代靶向治疗为部分经选择的脑膜转移患者带来了新的希望。

参考文献

[1] Dou Z, Wu J, Wu H, et al. The infratentorial localization of brain metastases may correlate with specific clinical characteristics and portend worse outcomes based on Voxel-Wise Mapping [J]. Cancers (Basel), 2021, 13(2): 324.

［2］ Kyeong S, Cha Y J, Ahn S G, et al. Subtypes of breast cancer show different spatial distributions of brain metastases ［J］. PLoS One, 2017, 12(11): e0188542.

［3］ Davis F G, Dolecek T A, Mccarthy B J, et al. Toward determining the lifetime occurrence of metastatic brain tumors estimated from 2007 United States cancer incidence data ［J］. Neuro Oncol, 2012, 14(9): 1171-1177.

［4］ Cagney D N, Martin A M, Catalano P J, et al. Incidence and prognosis of patients with brain metastases at diagnosis of systemic malignancy: a population-based study ［J］. Neuro Oncol, 2017, 19(11): 1511-1521.

［5］ Nayak L, Lee E Q, Wen P Y. Epidemiology of brain metastases ［J］. Curr Oncol Rep, 2012, 14(1): 48-54.

［6］ Goncalves P H, Peterson S L, Vigneau F D, et al. Risk of brain metastases in patients with nonmetastatic lung cancer: analysis of the metropolitan detroit surveillance, epidemiology, and end results (SEER) data ［J］. Cancer, 2016, 122 (12): 1921-1927.

［7］ Li Y, Li Q, Mo H, et al. Incidence, risk factors and survival of patients with brain metastases at initial metastatic breast cancer diagnosis in China ［J］. Breast, 2021, 55: 30-36.

［8］ Haydu L E, Lo S N, Mcquade J L, et al. Cumulative incidence and predictors of CNS metastasis for patients with American Joint Committee on Cancer 8th Edition Stage Ⅲ Melanoma ［J］. J Clin Oncol, 2020, 38(13): 1429-1441.

［9］ Shin D Y, Na II, Kim C H, et al. EGFR mutation and brain metastasis in pulmonary adenocarcinomas ［J］. J Thorac Oncol, 2014, 9(2): 195-199.

［10］ Chen G, Chakravarti N, Aardalen K, et al. Molecular profiling of patient-matched brain and extracranial melanoma metastases implicates the PI3K pathway as a therapeutic target ［J］. Clin Cancer Res, 2014, 20(21): 5537-5546.

［11］ Ratner E, Bala M, Louie-Gao M, et al. Increased risk of brain metastases in ovarian cancer patients with BRCA mutations ［J］. Gynecol Oncol, 2019, 153(3): 568-573.

［12］ Gaspar L, Scott C, Rotman M, et al. Recursive partitioning analysis (RPA) of prognostic factors in three Radiation Therapy Oncology Group (RTOG) brain metastases trials ［J］. Int J Radiat Oncol Biol Phys, 1997, 37(4): 745-751.

［13］ Gaspar L E, Scott C, Murray K, et al. Validation of the RTOG recursive partitioning analysis (RPA) classification for brain metastases ［J］. Int J Radiat Oncol Biol Phys, 2000, 47(4): 1001-1006.

［14］ Sperduto P W, Berkey B, Gaspar L E, et al. A new prognostic index and comparison to three other indices for patients with brain metastases: an analysis of 1,960 patients in the RTOG database ［J］. Int J Radiat Oncol Biol Phys, 2008, 70(2): 510-514.

[15] Antoni D, Clavier J B, Pop M, et al. Institutional, retrospective analysis of 777 patients with brain metastases: treatment outcomes and diagnosis-specific prognostic factors [J]. Int J Radiat Oncol Biol Phys, 2013, 86(4): 630-637.

[16] Golden D W, Lamborn K R, Mcdermott M W, et al. Prognostic factors and grading systems for overall survival in patients treated with radiosurgery for brain metastases: variation by primary site [J]. J Neurosurg, 2008, 109 Suppl: 77-86.

[17] Sperduto P W, Chao S T, Sneed P K, et al. Diagnosis-specific prognostic factors, indexes, and treatment outcomes for patients with newly diagnosed brain metastases: a multi-institutional analysis of 4,259 patients [J]. Int J Radiat Oncol Biol Phys, 2010, 77(3): 655-661.

[18] Sperduto P W, Kased N, Roberge D, et al. Summary report on the graded prognostic assessment: an accurate and facile diagnosis-specific tool to estimate survival for patients with brain metastases [J]. J Clin Oncol, 2012, 30(4): 419-425.

[19] Sperduto P W, Kased N, Roberge D, et al. Effect of tumor subtype on survival and the graded prognostic assessment for patients with breast cancer and brain metastases [J]. Int J Radiat Oncol Biol Phys, 2012, 82(5): 2111-2117.

[20] Subbiah I M, Lei X, Weinberg J S, et al. Validation and development of a modified breast graded prognostic assessment as a tool for survival in patients with breast cancer and brain metastases [J]. J Clin Oncol, 2015, 33(20): 2239-2245.

[21] Marcus L P, Marshall D, Hirshman B R, et al. Cumulative intracranial tumor volume (CITV) enhances the prognostic value of the lung-specific graded prognostic assessment (GPA) model [J]. Neurosurgery, 2016, 79(2): 246-252.

[22] Hirshman B R, Wilson B R, Ali M A, et al. Cumulative intracranial tumor volume augments the prognostic value of diagnosis-specific graded prognostic assessment model for survival in patients with melanoma cerebral metastases [J]. Neurosurgery, 2018, 83(2): 237-244.

[23] Sperduto P W, Yang T J, Beal K, et al. The effect of gene alterations and tyrosine kinase inhibition on survival and cause of death in patients with adenocarcinoma of the lung and brain metastases [J]. Int J Radiat Oncol Biol Phys, 2016, 96(2): 406-413.

[24] Sperduto P W, Yang T J, Beal K, et al. Estimating survival in patients with lung cancer and brain metastases: an update of the graded prognostic assessment for lung cancer using molecular markers (Lung-molGPA) [J]. JAMA Oncol, 2017, 3(6): 827-831.

[25] Sperduto P W, Jiang W, Brown P D, et al. The prognostic value of BRAF, C-KIT, and NRAS mutations in melanoma patients with brain metastases [J]. Int J

Radiat Oncol Biol Phys，2017，98(5)：1069-1077.

[26] Riecke K，Müller V，Weide R，et al. Predicting prognosis of breast cancer patients with brain metastases in the BMBC registry-comparison of three different GPA prognostic scores [J]. Cancers (Basel)，2021，13(4).

[27] Cohen N，Strauss G，Lew R，et al. Should prophylactic anticonvulsants be administered to patients with newly-diagnosed cerebral metastases? A retrospective analysis [J]. J Clin Oncol，1988，6(10)：1621-1624.

[28] Glantz M J，Cole B F，Friedberg M H，et al. A randomized, blinded, placebo-controlled trial of divalproex sodium prophylaxis in adults with newly diagnosed brain tumors [J]. Neurology，1996，46(4)：985-991.

[29] Mikkelsen T，Paleologos N A，Robinson P D，et al. The role of prophylactic anticonvulsants in the management of brain metastases：a systematic review and evidence-based clinical practice guideline [J]. J Neurooncol，2010，96(1)：97-102.

[30] Schneider T，Kuhne J F，Bittrich P，et al. Edema is not a reliable diagnostic sign to exclude small brain metastases [J]. PLoS One，2017，12(5)：e0177217.

[31] Murayi R，Chittiboina P. Glucocorticoids in the management of peritumoral brain edema：a review of molecular mechanisms [J]. Childs Nerv Syst，2016，32(12)：2293-2302.

[32] Ryken T C，Mcdermott M，Robinson P D，et al. The role of steroids in the management of brain metastases：a systematic review and evidence-based clinical practice guideline [J]. J Neurooncol，2010，96(1)：103-114.

[33] Ryken T C，Kuo J S，Prabhu R S，et al. Congress of Neurological Surgeons systematic review and evidence-based guidelines on the role of steroids in the treatment of adults with metastatic brain tumors [J]. Neurosurgery，2019，84(3)：e189-e191.

[34] Meng X，Zhao R，Shen G，et al. Efficacy and safety of bevacizumab treatment for refractory brain edema：case report [J]. Medicine (Baltimore)，2017，96(44)：e8280.

[35] Donato J，Campigotto F，Uhlmann E J，et al. Intracranial hemorrhage in patients with brain metastases treated with therapeutic enoxaparin：a matched cohort study [J]. Blood，2015，126(4)：494-499.

[36] Alvarado G，Noor R，Bassett R，et al. Risk of intracranial hemorrhage with anticoagulation therapy in melanoma patients with brain metastases [J]. Melanoma Res，2012，22(4)：310-315.

[37] Patchell R A，Tibbs P A，Walsh J W，et al. A randomized trial of surgery in the treatment of single metastases to the brain [J]. N Engl J Med，1990，322(8)：494-500.

[38] Vecht C J，Haaxma-Reiche H，Noordijk E M，et al. Treatment of single brain metastasis：radiotherapy alone or combined with neurosurgery？[J]. Ann Neurol，1993，33(6)：583-590.

[39] Mintz A H，Kestle J，Rathbone M P，et al. A randomized trial to assess the efficacy of surgery in addition to radiotherapy in patients with a single cerebral metastasis [J]. Cancer，1996，78(7)：1470-1476.

[40] Patel A J，Suki D，Hatiboglu M A，et al. Impact of surgical methodology on the complication rate and functional outcome of patients with a single brain metastasis [J]. J Neurosurg，2015，122(5)：1132-1143.

[41] Suki D，Abouassi H，Patel A J，et al. Comparative risk of leptomeningeal disease after resection or stereotactic radiosurgery for solid tumor metastasis to the posterior fossa [J]. J Neurosurg，2008，108(2)：248-257.

[42] Schödel P，Jünger S T，Wittersheim M，et al. Surgical resection of symptomatic brain metastases improves the clinical status and facilitates further treatment [J]. Cancer Med，2020，9(20)：7503-7510.

[43] Proescholdt M，Jünger S T，Schödel P，et al. Brain metastases in elderly patients-the role of surgery in the context of systemic treatment [J]. Brain Sci，2021，11(1).

[44] Patchell R A，Tibbs P A，Regine W F，et al. Postoperative radiotherapy in the treatment of single metastases to the brain：a randomized trial [J]. JAMA，1998，280(17)：1485-1489.

[45] Kocher M，Soffietti R，Abacioglu U，et al. Adjuvant whole-brain radiotherapy versus observation after radiosurgery or surgical resection of one to three cerebral metastases：results of the EORTC 22952-26001 study [J]. J Clin Oncol，2011，29(2)：134-141.

[46] Hong A M，Fogarty G B，Dolven-Jacobsen K，et al. Adjuvant whole-brain radiation therapy compared with observation after local treatment of melanoma brain metastases：A Multicenter，Randomized Phase Ⅲ Trial [J]. J Clin Oncol，2019，37(33)：3132-3141.

[47] Gans J H，Raper D M，Shah A H，et al. The role of radiosurgery to the tumor bed after resection of brain metastases [J]. Neurosurgery，2013，72(3)：317-325；discussion 325-316.

[48] Lamba N，Muskens I S，Dirisio A C，et al. Stereotactic radiosurgery versus whole-brain radiotherapy after intracranial metastasis resection：a systematic review and meta-analysis [J]. Radiat Oncol，2017，12(1)：106.

[49] Mahajan A，Ahmed S，Mcaleer M F，et al. Post-operative stereotactic radiosurgery versus observation for completely resected brain metastases：a single-centre，randomised，

controlled, phase 3 trial [J]. Lancet Oncol, 2017, 18(8): 1040-1048.

[50] Brown P D, Ballman K V, Cerhan J H, et al. Postoperative stereotactic radiosurgery compared with whole brain radiotherapy for resected metastatic brain disease (NCCTG N107C/CEC • 3): a multicentre, randomised, controlled, phase 3 trial [J]. Lancet Oncol, 2017, 18(8): 1049-1060.

[51] Kayama T, Sato S, Sakurada K, et al. Effects of surgery with salvage stereotactic radiosurgery versus surgery with whole-brain radiation therapy in patients with one to four brain metastases (JCOG0504): A Phase Ⅲ, Noninferiority, Randomized Controlled Trial [J]. J Clin Oncol, 2018: Jco2018786186.

[52] Johnson M D, Avkshtol V, Baschnagel A M, et al. Surgical resection of brain metastases and the risk of leptomeningeal recurrence in patients treated with stereotactic radiosurgery [J]. Int J Radiat Oncol Biol Phys, 2016, 94(3): 537-543.

[53] Patel K R, Prabhu R S, Kandula S, et al. Intracranial control and radiographic changes with adjuvant radiation therapy for resected brain metastases: whole brain radiotherapy versus stereotactic radiosurgery alone [J]. J Neurooncol, 2014, 120 (3): 657-663.

[54] Cagney D N, Lamba N, Sinha S, et al. Association of neurosurgical resection with development of pachymeningeal seeding in patients with brain metastases [J]. JAMA Oncol, 2019, 5(5): 703-709.

[55] Patel K R, Burri S H, Asher A L, et al. Comparing preoperative with postoperative stereotactic radiosurgery for resectable brain metastases: A Multi-institutional Analysis [J]. Neurosurgery, 2016, 79(2): 279-285.

[56] Horton J, Baxter D H, Olson K B. The management of metastases to the brain by irradiation and corticosteroids [J]. Am J Roentgenol Radium Ther Nucl Med, 1971, 111(2): 334-336.

[57] Mulvenna P, Nankivell M, Barton R, et al. Dexamethasone and supportive care with or without whole brain radiotherapy in treating patients with non-small cell lung cancer with brain metastases unsuitable for resection or stereotactic radiotherapy (QUARTZ): results from a phase 3, non-inferiority, randomised trial [J]. Lancet, 2016, 388(10055): 2004-2014.

[58] Jiang C, Kleber T J, Switchenko J M, et al. Single institutional outcomes of whole brain radiotherapy for metastatic melanoma brain metastases [J]. Radiat Oncol, 2021, 16(1): 31.

[59] Deangelis L M, Delattre J Y, Posner J B. Radiation-induced dementia in patients cured of brain metastases [J]. Neurology, 1989, 39(6): 789-796.

[60] Brown P D, Jaeckle K, Ballman K V, et al. Effect of radiosurgery alone vs radiosurgery with whole brain radiation therapy on cognitive function in patients

with 1 to 3 brain metastases: A Randomized Clinical Trial [J]. Jama, 2016, 316 (4): 401-409.

[61] Meyers C A, Smith J A, Bezjak A, et al. Neurocognitive function and progression in patients with brain metastases treated with whole-brain radiation and motexafin gadolinium: results of a randomized phase Ⅲ trial [J]. J Clin Oncol, 2004, 22(1): 157-165.

[62] Li J, Bentzen S M, Renschler M, et al. Regression after whole-brain radiation therapy for brain metastases correlates with survival and improved neurocognitive function [J]. J Clin Oncol, 2007, 25(10): 1260-1266.

[63] Brown E S, Woolston D J, Frol A, et al. Hippocampal volume, spectroscopy, cognition, and mood in patients receiving corticosteroid therapy [J]. Biol Psychiatry, 2004, 55(5): 538-545.

[64] Nguyen D M, Yassa M A, Tustison N J, et al. The relationship between cumulative exogenous corticosteroid exposure and volumes of hippocampal subfields and surrounding structures [J]. J Clin Psychopharmacol, 2019, 39(6): 653-657.

[65] Gore E M, Bae K, Wong S J, et al. Phase Ⅲ comparison of prophylactic cranial irradiation versus observation in patients with locally advanced non-small-cell lung cancer: primary analysis of radiation therapy oncology group study RTOG 0214 [J]. J Clin Oncol, 2011, 29(3): 272-278.

[66] Tsao M N, Xu W, Wong R K, et al. Whole brain radiotherapy for the treatment of newly diagnosed multiple brain metastases [J]. Cochrane Database Syst Rev, 2018, 1(1): Cd003869.

[67] Kondziolka D, Patel A, Lunsford L D, et al. Stereotactic radiosurgery plus whole brain radiotherapy versus radiotherapy alone for patients with multiple brain metastases [J]. Int J Radiat Oncol Biol Phys, 1999, 45(2): 427-434.

[68] Andrews D W, Scott C B, Sperduto P W, et al. Whole brain radiation therapy with or without stereotactic radiosurgery boost for patients with one to three brain metastases: phase Ⅲ results of the RTOG 9508 randomised trial [J]. Lancet, 2004, 363(9422): 1665-1672.

[69] Sperduto P W, Shanley R, Luo X, et al. Secondary analysis of RTOG 9508, a phase 3 randomized trial of whole-brain radiation therapy versus WBRT plus stereotactic radiosurgery in patients with 1-3 brain metastases; poststratified by the graded prognostic assessment (GPA) [J]. Int J Radiat Oncol Biol Phys, 2014, 90(3): 526-531.

[70] Brown P D, Pugh S, Laack N N, et al. Memantine for the prevention of cognitive dysfunction in patients receiving whole-brain radiotherapy: a randomized, double-blind, placebo-controlled trial [J]. Neuro Oncol, 2013, 15(10): 1429-1437.

［71］ Shaw E G，Rosdhal R，D'agostino R B Jr.，et al. Phase Ⅱ study of donepezil in irradiated brain tumor patients：effect on cognitive function，mood，and quality of life ［J］. J Clin Oncol，2006，24(9)：1415-1420.

［72］ Rapp S R，Case L D，Peiffer A，et al. Donepezil for irradiated brain tumor survivors：a phase Ⅲ randomized placebo-controlled clinical trial ［J］. J Clin Oncol，2015，33(15)：1653-1659.

［73］ Gondi V，Tolakanahalli R，Mehta M P，et al. Hippocampal-sparing whole-brain radiotherapy：a " how-to " technique using helical tomotherapy and linear accelerator-based intensity-modulated radiotherapy ［J］. Int J Radiat Oncol Biol Phys，2010，78(4)：1244-1252.

［74］ Gondi V，Tomé W A，Mehta M P. Why avoid the hippocampus? A comprehensive review ［J］. Radiother Oncol，2010，97(3)：370-376.

［76］ 陈东梅，孟祥颖，申戈，等. 肺癌脑转移患者海马转移发生率及其高危因素分析 ［J］. 中华放射肿瘤学杂志，2017，26(2)：138-143.

［77］ Gondi V，Pugh S L，Tome W A，et al. Preservation of memory with conformal avoidance of the hippocampal neural stem-cell compartment during whole-brain radiotherapy for brain metastases (RTOG 0933)：a phase Ⅱ multi-institutional trial ［J］. J Clin Oncol，2014，32(34)：3810-3816.

［78］ Brown P D，Gondi V，Pugh S，et al. Hippocampal avoidance during whole-brain radiotherapy plus Memantine for patients with brain metastases：Phase Ⅲ Trial NRG Oncology CC001 ［J］. J Clin Oncol，2020，38(10)：1019-1029.

［79］ Mehta P，Janssen S，Fahlbusch F B，et al. Sparing the hippocampus and the hypothalamic- pituitary region during whole brain radiotherapy：a volumetric modulated arc therapy planning study ［J］. BMC Cancer，2020，20(1)：610.

［80］ Janssen S，Mehta P，Bartscht T，et al. Prevalence of metastases within the hypothalamic-pituitary area in patients with brain metastases ［J］. Radiat Oncol，2019，14(1)：152.

［81］ Aupérin A，Arriagada R，Pignon J P，et al. Prophylactic cranial irradiation for patients with small-cell lung cancer in complete remission. Prophylactic Cranial Irradiation Overview Collaborative Group ［J］. N Engl J Med，1999，341(7)：476-484.

［82］ Patel S，Macdonald O K，Suntharalingam M. Evaluation of the use of prophylactic cranial irradiation in small cell lung cancer ［J］. Cancer，2009，115(4)：842-850.

［83］ Slotman B，Faivre-Finn C，Kramer G，et al. Prophylactic cranial irradiation in extensive small-cell lung cancer ［J］. N Engl J Med，2007，357(7)：664-672.

［84］ Takahashi T，Yamanaka T，Seto T，et al. Prophylactic cranial irradiation versus observation in patients with extensive-disease small-cell lung cancer：a multicentre， randomised, open-label, phase 3 trial [J]. Lancet Oncol, 2017, 18(5): 663-671.

[85] Seute T, Leffers P, Ten Velde G P, et al. Detection of brain metastases from small cell lung cancer: consequences of changing imaging techniques (CT versus MRI) [J]. Cancer, 2008, 112(8): 1827-1834.

[86] Yin X, Yan D, Qiu M, et al. Prophylactic cranial irradiation in small cell lung cancer: a systematic review and meta-analysis [J]. BMC Cancer, 2019, 19(1): 95.

[87] Manapov F, Klautke G, Fietkau R. Prevalence of brain metastases immediately before prophylactic cranial irradiation in limited disease small cell lung cancer patients with complete remission to chemoradiotherapy: a single institution experience [J]. J Thorac Oncol, 2008, 3(6): 652-655.

[88] Chu X, Li S, Xia B, et al. Patterns of brain metastasis immediately before prophylactic cranial irradiation (PCI): implications for PCI optimization in limited-stage small cell lung cancer [J]. Radiat Oncol, 2019, 14(1): 171.

[89] Gore E M, Bae K, Wong S J, et al. Phase III comparison of prophylactic cranial irradiation versus observation in patients with locally advanced non-small-cell lung cancer: primary analysis of radiation therapy oncology group study RTOG 0214 [J]. J Clin Oncol, 2011, 29(3): 272-278.

[90] Sun A, Hu C, Wong S J, et al. Prophylactic cranial irradiation vs observation in patients with locally advanced non-small cell lung cancer: A Long-term Update of the NRG Oncology/RTOG 0214 Phase 3 Randomized Clinical Trial [J]. JAMA Oncol, 2019, 5(6): 847-855.

[91] Li N, Zeng Z F, Wang S Y, et al. Randomized phase III trial of prophylactic cranial irradiation versus observation in patients with fully resected stage III$_A$-N$_2$ nonsmall-cell lung cancer and high risk of cerebral metastases after adjuvant chemotherapy [J]. Ann Oncol, 2015, 26(3): 504-509.

[92] De Ruysscher D, Dingemans A M C, Praag J, et al. Prophylactic cranial irradiation versus observation in radically treated stage III non-small-cell lung cancer: A Randomized Phase III NVALT-11/DLCRG-02 Study [J]. J Clin Oncol, 2018, 36 (23): JCO2017775817.

[93] Liu L, Zhao T, Zhong Q, et al. The role of prophylactic cranial irradiation in patients with non-small cell lung cancer: An Updated Systematic Review and Meta-Analysis [J]. Front Oncol, 2020, 10: 11.

[94] Ouyang W, Yu J, Zhou Y, et al. Metachronous brain metastasis in patients with EGFR-mutant NSCLC indicates a worse prognosis [J]. J Cancer, 2020, 11(24): 7283-7290.

[95] Arrieta O, Maldonado F, Turcott J G, et al. Prophylactic cranial irradiation reduces brain metastases and improves overall survival in high-risk metastatic non-

small cell lung cancer patients: A Randomized phase 2 Study (PRoT-BM trial) [J]. Int J Radiat Oncol Biol Phys, 2021, 110(5): 1442-1450.

[96] Shaw E, Scott C, Souhami L, et al. Single dose radiosurgical treatment of recurrent previously irradiated primary brain tumors and brain metastases: final report of RTOG protocol 90-05 [J]. Int J Radiat Oncol Biol Phys, 2000, 47(2): 291-298.

[97] Karlsson B, Hanssens P, Wolff R, et al. Thirty years' experience with Gamma knife surgery for metastases to the brain [J]. J Neurosurg, 2009, 111 (3): 449-457.

[98] Serizawa T, Higuchi Y, Nagano O, et al. A new grading system focusing on neurological outcomes for brain metastases treated with stereotactic radiosurgery: the modified Basic Score for Brain Metastases [J]. J Neurosurg, 2014, 121 (Suppl): 35-43.

[99] Halasz L M, Uno H, Hughes M, et al. Comparative effectiveness of stereotactic radiosurgery versus whole-brain radiation therapy for patients with brain metastases from breast or non-small cell lung cancer [J]. Cancer, 2016, 122(13): 2091-2100.

[100] Sneed P K, Suh J H, Goetsch S J, et al. A multi-institutional review of radiosurgery alone vs. radiosurgery with whole brain radiotherapy as the initial management of brain metastases [J]. Int J Radiat Oncol Biol Phys, 2002, 53(3): 519-526.

[101] Aoyama H, Shirato H, Tago M, et al. Stereotactic radiosurgery plus whole-brain radiation therapy vs stereotactic radiosurgery alone for treatment of brain metastases: a randomized controlled trial [J]. JAMA, 2006, 295 (21): 2483-2491.

[102] Chang E L, Wefel J S, Hess K R, et al. Neurocognition in patients with brain metastases treated with radiosurgery or radiosurgery plus whole-brain irradiation: a randomised controlled trial [J]. Lancet Oncol, 2009, 10 (11): 1037-1044.

[103] Kocher M, Soffietti R, Abacioglu U, et al. Adjuvant whole-brain radiotherapy versus observation after radiosurgery or surgical resection of one to three cerebral metastases: results of the EORTC 22952-26001 study [J]. J Clin Oncol, 2011, 29(2): 134-141.

[104] Brown P D, Jaeckle K, Ballman K V, et al. Effect of radiosurgery alone vs radiosurgery with whole brain radiation therapy on cognitive function in patients with 1 to 3 brain metastases: A Randomized Clinical Trial [J]. JAMA, 2016, 316(4): 401-409.

[105] Sahgal A，Aoyama H，Kocher M，et al. Phase 3 trials of stereotactic radiosurgery with or without whole-brain radiation therapy for 1 to 4 brain metastases：individual patient data meta-analysis [J]. Int J Radiat Oncol Biol Phys，2015，91(4)：710-717.

[106] Aoyama H，Tago M，Shirato H. Stereotactic radiosurgery with or without whole-brain radiotherapy for brain metastases：Secondary Analysis of the JROSG 99-1 Randomized Clinical Trial [J]. JAMA Oncol，2015，1(4)：457-464.

[107] Churilla T M，Ballman K V，Brown P D，et al. Stereotactic radiosurgery with or without whole-brain radiation therapy for limited brain metastases：A Secondary Analysis of the North Central Cancer Treatment Group N0574 (Alliance) Randomized Controlled Trial [J]. Int J Radiat Oncol Biol Phys，2017，99(5)：1173-1178.

[108] Yamamoto M，Kawabe T，Sato Y，et al. A case-matched study of stereotactic radiosurgery for patients with multiple brain metastases：comparing treatment results for 1-4 vs ≥ 5 tumors：clinical article [J]. J Neurosurg，2013，118(6)：1258-1268.

[109] Yamamoto M，Serizawa T，Shuto T，et al. Stereotactic radiosurgery for patients with multiple brain metastases (JLGK0901)：a multi-institutional prospective observational study [J]. Lancet Oncol，2014，15(4)：387-395.

[110] Yamamoto M，Serizawa T，Higuchi Y，et al. A multi-institutional prospective observational study of stereotactic radiosurgery for patients with multiple brain metastases (JLGK0901 Study Update)：Irradiation-related Complications and Long-term Maintenance of Mini-Mental State Examination Scores [J]. Int J Radiat Oncol Biol Phys，2017，99(1)：31-40.

[111] Sahgal A，Ruschin M，Ma L，et al. Stereotactic radiosurgery alone for multiple brain metastases? A review of clinical and technical issues [J]. Neuro Oncol，2017，19(Suppl_2)：ii2-ii15.

[112] Chao S T，De Salles A，Hayashi M，et al. Stereotactic radiosurgery in the management of limited (1-4) brain metasteses：systematic review and international stereotactic radiosurgery society practice guideline [J]. Neurosurgery，2018，83(3)：345-353.

[113] Shultz D B，Modlin L A，Jayachandran P，et al. Repeat courses of stereotactic radiosurgery (SRS)，deferring whole-brain irradiation，for new brain metastases after initial SRS [J]. Int J Radiat Oncol Biol Phys，2015，92(5)：993-999.

[114] Kim I Y，Jung S，Jung T Y，et al. Repeat stereotactic radiosurgery for recurred metastatic brain tumors [J]. J Korean Neurosurg Soc，2018，61(5)：633-639.

[115] Muacevic A，Wowra B，Siefert A，et al. Microsurgery plus whole brain

irradiation versus Gamma knife surgery alone for treatment of single metastases to the brain: a randomized controlled multicentre phase Ⅲ trial [J]. J Neurooncol, 2008, 87(3): 299-307.

[116] Roos D E, Smith J G, Stephens S W. Radiosurgery versus surgery, both with adjuvant whole brain radiotherapy, for solitary brain metastases: a randomised controlled trial [J]. Clin Oncol (R Coll Radiol), 2011, 23(9): 646-651.

[117] Fuentes R, Osorio D, Expósito Hernandez J, et al. Surgery versus stereotactic radiotherapy for people with single or solitary brain metastasis [J]. Cochrane Database Syst Rev, 2018, 8(8): Cd012086.

[118] Franciosi V, Cocconi G, Michiara M, et al. Front-line chemotherapy with cisplatin and etoposide for patients with brain metastases from breast carcinoma, nonsmall cell lung carcinoma, or malignant melanoma: a prospective study [J]. Cancer, 1999, 85(7): 1599-1605.

[119] Barlesi F, Gervais R, Lena H, et al. Pemetrexed and cisplatin as first-line chemotherapy for advanced non-small-cell lung cancer (NSCLC) with asymptomatic inoperable brain metastases: a multicenter phase Ⅱ trial (GFPC 07-01) [J]. Ann Oncol, 2011, 22(11): 2466-2470.

[120] Bailon O, Chouahnia K, Augier A, et al. Upfront association of carboplatin plus pemetrexed in patients with brain metastases of lung adenocarcinoma [J]. Neuro Oncol, 2012, 14(4): 491-495.

[121] Yu X, Fan Y. Effect of pemetrexed on brain metastases from nonsmall cell lung cancer with wild-type and unknown EGFR status [J]. Medicine (Baltimore), 2019, 98(3): e14110.

[122] Glantz M J, Cole B F, Recht L, et al. High-dose intravenous methotrexate for patients with nonleukemic leptomeningeal cancer: is intrathecal chemotherapy necessary? [J]. J Clin Oncol, 1998, 16(4): 1561-1567.

[123] Wu Y L, Zhou C, Cheng Y, et al. Erlotinib as second-line treatment in patients with advanced non-small-cell lung cancer and asymptomatic brain metastases: a phase Ⅱ study (CTONG-0803) [J]. Ann Oncol, 2013, 24(4): 993-999.

[124] Heon S, Yeap B Y, Lindeman N I, et al. The impact of initial gefitinib or erlotinib versus chemotherapy on central nervous system progression in advanced non-small cell lung cancer with EGFR mutations [J]. Clin Cancer Res, 2012, 18 (16): 4406-4414.

[125] Yang J J, Zhou C, Huang Y, et al. Icotinib versus whole-brain irradiation in patients with EGFR-mutant non-small-cell lung cancer and multiple brain metastases (BRAIN): a multicentre, phase 3, open-label, parallel, randomised controlled trial [J]. Lancet Respir Med, 2017, 5(9): 707-716.

[126] Wu Y L, Ahn M J, Garassino M C, et al. CNS efficacy of Osimertinib in patients with T790M-positive advanced non-small-cell lung cancer: Data from a Randomized Phase Ⅲ Trial (AURA3) [J]. J Clin Oncol, 2018, 36 (26): 2702-2709.

[127] Soria J C, Ohe Y, Vansteenkiste J, et al. Osimertinib in untreated EGFR-mutated advanced non-small-cell lung cancer [J]. N Engl J Med, 2018, 378(2): 113-125.

[128] Berghoff A S, Fuchs E, Ricken G, et al. Density of tumor-infiltrating lymphocytes correlates with extent of brain edema and overall survival time in patients with brain metastases [J]. Oncoimmunology, 2016, 5(1): e1057388.

[129] Fehrenbacher L, Von Pawel J, Park K, et al. Updated efficacy analysis including secondary population results for OAK: a randomized phase Ⅲ study of Atezolizumab versus Docetaxel in patients with previously treated advanced non-small cell lung cancer [J]. J Thorac Oncol, 2018, 13(8): 1156-1170.

[130] Gandhi L, Rodríguez-Abreu D, Gadgeel S, et al. Pembrolizumab plus chemotherapy in metastatic non-small-cell lung cancer [J]. N Engl J Med, 2018, 378(22): 2078-2092.

[131] Goldberg S B, Schalper K A, Gettinger S N, et al. Pembrolizumab for management of patients with NSCLC and brain metastases: long-term results and biomarker analysis from a non-randomised, open-label, phase 2 trial [J]. Lancet Oncol, 2020, 21(5): 655-663.

[132] Hendriks L E L, Henon C, Auclin E, et al. Outcome of patients with non-small cell lung cancer and brain metastases treated with checkpoint inhibitors [J]. J Thorac Oncol, 2019, 14(7): 1244-1254.

[133] Tawbi H A, Forsyth P A, Algazi A, et al. Combined Nivolumab and Ipilimumab in melanoma metastatic to the brain [J]. N Engl J Med, 2018, 379(8): 722-730.

[134] Zeng Y D, Liao H, Qin T, et al. Blood-brain barrier permeability of gefitinib in patients with brain metastases from non-small-cell lung cancer before and during whole brain radiation therapy [J]. Oncotarget, 2015, 6(10): 8366-8376.

[135] Hirata H, Nakamura K, Kunitake N, et al. Association between EGFR-TKI resistance and efficacy of radiotherapy for brain metastases from EGFR-mutant lung adenocarcinoma [J]. Anticancer Res, 2013, 33(4): 1649-1655.

[136] Magnuson W J, Lester-Coll N H, Wu A J, et al. Management of brain metastases in tyrosine kinase inhibitor-Naïve epidermal growth factor receptor-mutant non-small-cell lung cancer: a retrospective multi-institutional analysis [J]. J Clin Oncol, 2017, 35 (10): 1070-1077.

[137] Chen C H, Lee H H, Chuang H Y, et al. Combination of whole-brain radiotherapy with epidermal growth factor receptor tyrosine kinase inhibitors improves overall

survival in EGFR-mutated non-small cell lung cancer patients with brain metastases [J]. Cancers (Basel)，2019，11(8):1092.

[138] Wang X，Xu Y，Tang W，et al. Efficacy and safety of radiotherapy plus EGFR-TKIs in NSCLC patients with brain metastases: a meta-analysis of published data [J]. Transl Oncol，2018，11(5): 1119-1127.

[139] Zhao B，Wang Y，Wang Y，et al. Efficacy and safety of therapies for EGFR-mutant non-small cell lung cancer with brain metastasis: an evidence-based Bayesian network pooled study of multivariable survival analyses [J]. Aging (Albany NY)，2020，12(14): 14244-14270.

[140] Chen X R，Hou X，Dinglin X X，et al. Treatment patterns and survival outcomes of non-small cell lung cancer patients initially diagnosed with brain metastases in Real-World clinical practice [J]. Front Oncol，2020，10: 581729.

[141] Prabhu R S，Turner B E，Asher A L，et al. A multi-institutional analysis of presentation and outcomes for leptomeningeal disease recurrence after surgical resection and radiosurgery for brain metastases [J]. Neuro Oncol，2019，21(8): 1049-1059.

[142] 吴丹红，杨玚，刘志超，等. 脑膜癌病: 附 12 例报告[J]. 卒中与神经疾病，2000，7(2): 107-109.

[143] Le Rhun E，Weller M，Brandsma D，et al. EANO-ESMO clinical practice guidelines for diagnosis，treatment and follow-up of patients with leptomeningeal metastasis from solid tumours [J]. Ann Oncol，2017，28(Suppl_4): iv84-iv99.

[144] Morris P G，Reiner A S，Szenberg O R，et al. Leptomeningeal metastasis from non-small cell lung cancer: survival and the impact of whole brain radiotherapy [J]. J Thorac Oncol，2012，7(2): 382-385.

[145] Yan W，Liu Y，Li J，et al. Whole brain radiation therapy does not improve the overall survival of EGFR-mutant NSCLC patients with leptomeningeal metastasis [J]. Radiat Oncol，2019，14(1): 168.

[146] Zhen J，Wen L，Lai M，et al. Whole brain radiotherapy (WBRT) for leptomeningeal metastasis from NSCLC in the era of targeted therapy: a retrospective study [J]. Radiat Oncol，2020，15(1): 185.

[147] Boogerd W，Van Den Bent M J，Koehler P J，et al. The relevance of intraventricular chemotherapy for leptomeningeal metastasis in breast cancer: a randomised study [J]. Eur J Cancer，2004，40(18): 2726-2733.

[148] Wu Y L，Zhou L，Lu Y. Intrathecal chemotherapy as a treatment for leptomeningeal metastasis of non-small cell lung cancer: a pooled analysis [J]. Oncol Lett，2016，12(2): 1301-1314.

[149] Lee Y C，Hsieh C C，Chuang J P，et al. The necessity of intrathecal chemotherapy for

the treatment of breast cancer patients with leptomeningeal metastasis: a systematic review and pooled analysis [J]. Curr Probl Cancer, 2017, 41(5): 355-370.

[150] Figura N B, Long W, Yu M, et al. Intrathecal trastuzumab in the management of HER2$^+$ breast leptomeningeal disease: a single institution experience [J]. Breast Cancer Res Treat, 2018, 169(2): 391-396.

[151] Segura P P, Gil M, Balañá C, et al. Phase II trial of temozolomide for leptomeningeal metastases in patients with solid tumors [J]. J Neurooncol, 2012, 109(1): 137-142.

[152] Chen T W, Jan I S, Chang D Y, et al. Systemic treatment of breast cancer with leptomeningeal metastases using bevacizumab, etoposide and cisplatin (BEEP regimen) significantly improves overall survival [J]. J Neurooncol, 2020, 148 (1): 165-172.

[153] Yang J C H, Kim S W, Kim D W, et al. Osimertinib in patients with epidermal growth factor receptor mutation-positive non-small-cell lung cancer and leptomeningeal metastases: The BLOOM Study [J]. J Clin Oncol, 2020, 38(6): 538-547.

[154] Ahn M J, Chiu C H, Cheng Y, et al. Osimertinib for patients with leptomeningeal metastases associated with EGFR T790M-positive advanced NSCLC: The AURA Leptomeningeal Metastases Analysis [J]. J Thorac Oncol, 2020, 15(4): 637-648.

[155] Lu Z Q, Cai J, Wang X, et al. Osimertinib combined with bevacizumab for leptomeningeal metastasis from EGFR-mutation non-small cell lung cancer: a phase II single-arm prospective clinical trial [J]. Thorac Cancer, 2021, 12(2): 172-180.

第3章　肿瘤骨转移与骨转移性肿瘤的放射治疗

第1节　恶性肿瘤骨转移概述

恶性肿瘤骨转移(bone metastases)是指原发于骨骼外的恶性肿瘤细胞离开原发肿瘤部位,经血行或淋巴途径转移至骨骼组织,或直接侵犯骨骼组织,形成以骨损害、疼痛为主要表现的骨继发性恶性肿瘤的过程。骨继发性恶性肿瘤,即骨转移性肿瘤(bone metastatic disease)是骨骼最常见的恶性肿瘤类型,发病率远高于骨原发性恶性肿瘤。一般而言,骨继发性恶性肿瘤的发生率是骨原发性恶性肿瘤的 $35\sim40$ 倍,尤其在成人骨恶性肿瘤患者中,前者的发生率远高于后者。骨转移是恶性肿瘤患者常见的并发症之一,骨骼也是恶性肿瘤第三大好发的转移部位,仅次于肺和肝脏。不同类型的恶性肿瘤发生骨转移的风险相差很大,习惯上将不易发生骨转移的恶性肿瘤称为厌骨性肿瘤,如软组织肉瘤、皮肤基底细胞癌、胃肠道恶性肿瘤等;而将好发骨转移的恶性肿瘤称为亲骨性肿瘤,如乳腺癌、前列腺癌、肺癌、肾细胞癌和甲状腺癌等。恶性肿瘤可转移至机体任何部位的骨骼,但临床上 80% 以上的骨转移发生于中轴骨,常见于脊柱骨、骨盆骨、肋骨等;除此以外,近端股骨、胸骨和颅骨等部位也相对好发。也就是说,骨转移好发部位与成人后仍保留造血活性的红骨髓的分布相一致。事实上,骨转移很少发生于脂肪性骨髓或既往接受过放射治疗的骨骼。骨转移通常为多发,甚至是广泛弥漫性转移,仅 10% 左右的骨转移表现为孤立性骨转移,以肾细胞癌和神经母细胞瘤多见。恶性肿瘤骨转移患者往往同时伴发其他脏器转移,如肺转移、肝转移、脑转移等;但也可能仅有骨转移而不伴其他脏器转移,常见于乳腺癌与前列腺癌患者,仅有骨转移的患者预后往往好于伴有内脏转移的患者。根据影像学和组织病理学图像特征,可将骨转移病灶分为溶骨性骨转移病灶、成骨性骨转移病灶和混合性骨转移病灶三种类型,其中溶骨性骨转移占多数,但大多数骨转移病灶内溶骨性病变与成骨性病变同时存在,而且系统治疗(如双膦酸盐治疗)可能改变骨转移病灶的类型。

几乎所有的恶性肿瘤都可发生骨转移,但临床上 80% 的骨转移来自乳腺癌、前列腺癌、肺癌、肾细胞癌和甲状腺癌。2012 年,Li 等人通过对美国市场扫描(MarketScan)和定额医疗保险(Fee-for-Service Medicare)数据库资料进行描述性研究后发现,在 2008 年 12月 31 日,全美成年人中有接近 28 万人伴有骨转移,其中乳腺癌骨转移病例占同期全部骨转移病例的近 1/3；其次是前列腺癌和肺癌，而乳腺癌、前列腺癌和肺癌骨转移病例占同期全部骨转移病例的 68%。恶性肿瘤骨转移发生率的高低有赖于诊断工具的敏感性和恶性肿瘤患者生存时间的长短。2018 年，Rohini 等人基于电子病历的真实世界研究发现，实体瘤患者在确诊后 30 天内累积的骨转移发生率为 2.9%（2.9%～3.0%），1 年内累积的骨转移发生率为 4.8%（4.7%～4.8%），2 年内累积的骨转移发生率为 5.6%（5.5%～5.6%），5 年内累积的骨转移发生率为 6.9%（6.8%～7.0%），10 年内累积的骨转移发生率为 8.4%（8.3%～8.5%）；不同类型的实体瘤累积的骨转移发生率差异较大，其中前列腺癌患者累积的骨转移发生风险最高，其次分别为肺癌、肾细胞癌和乳腺癌等；此外，骨转移发生风险与实体瘤患者初始诊断时的临床分期密切相关，其中 Ⅳ 期实体瘤患者在确诊后 30 天内骨转移的发生率高达 11%。

近年来，由于恶性肿瘤患者的治愈率越来越高，生存时间越来越长，加之骨转移检测手段的敏感性越来越高，使得恶性肿瘤骨转移的检出率呈逐年上升趋势，尤其是无症状的骨转移病例越来越多。乳腺癌与前列腺癌患者骨转移的发生率高，主要是源于乳腺癌与前列腺癌的亲骨性转移倾向，但也与乳腺癌和前列腺癌患者的整体预后好、生存时间长有关。在全部乳腺癌患者的整个病程中，10%～47% 的患者将发生骨转移，伴 3 枚或 3 枚以上腋窝淋巴结转移的早期乳腺癌患者 10 年内累积的骨转移发生率接近 30%；而在转移性乳腺癌患者中，骨转移的发生率为 65%～75%，其中 27%～50% 的复发转移性乳腺癌患者以骨骼作为首发转移部位。此外，不同亚型的乳腺癌患者骨转移的发生风险也不同。流行病学资料表明，在首次复发的乳腺癌患者中，相比于 HER2 阳性型或三阴性乳腺癌患者，管腔型（Luminal 型）乳腺癌患者骨转移的发生风险更高，其中 ER＋/HER2－乳腺癌患者骨转移的发生率为 58.52%，ER＋/HER2＋乳腺癌患者骨转移的发生率为 47.28%，而 ER－/HER2＋乳腺癌患者和三阴性乳腺癌患者骨转移的发生率则分别为 34.49%、36.39%。骨骼是前列腺癌最好发的转移部位，也往往是前列腺癌患者首发的转移部位，甚至是多数前列腺癌患者唯一的远处转移部位，65%～75% 的转移性前列腺癌患者伴有骨转移，而尸检发现 90% 以上的前列腺癌患者伴有骨转移。非小细胞肺癌骨转移的发生率为 30%～40%，但单纯发生骨转移而无内脏转移的非小细胞肺癌患者不到 7%，活检或尸检发现 50% 以上的非小细胞肺癌患者伴有骨转移，非小细胞肺癌骨转移的发生率低于乳腺癌和前列腺癌，这可能与晚期非小细胞肺癌患者的总生存时间较短有关。在其他转移性实体瘤患者中，大约 60% 的甲状腺癌、40% 的膀胱癌、20%～25% 的肾细胞癌和 14%～45% 的恶性黑色素瘤患者伴有骨转移。此外，多发性骨髓瘤虽不能定义为骨转移，但其可持续在骨骼中生长并破坏骨组织，临床上 70%～95% 的多发性骨髓瘤患者伴有骨骼侵犯，且 100% 的骨骼侵犯表现为溶骨性骨破坏。

骨转移往往是恶性肿瘤进程中的晚期事件，尽管骨转移的直接致死率并不高，但骨转移拥有很高的致残率。临床上，46.0%～72.8% 的骨转移性肿瘤患者伴发骨相关事件（skeletal related events，SREs），包括病理性骨折、脊髓压迫、恶性高钙血症、骨转移相关的手术或放射治疗等。骨相关事件的发生会显著影响骨转移性肿瘤患者的自主生活能力及健康相关的生活质量，恶化患者的体力状况，影响抗肿瘤治疗的顺利实施，严重时甚至危及患者的生命。有证据表明,相比于不伴病理性骨折的骨转移性肿瘤患者,伴发病理性骨折的骨转移性肿瘤患者的死亡风险增加 32%,而伴发脊柱病理性骨折的患者死亡风险更高。总之,对恶性肿瘤患者而言,骨转移的发生就是一场灾难性事件,尤其是伴发骨相关事件的骨转移性肿瘤患者,其恶性进程往往难以逆转,不仅生活质量差,总生存时间往往也有限。因此,在目前的临床实践中,对多数恶性肿瘤骨转移患者的治疗策略常常是以姑息减症为主,治疗目标主要以缓解疼痛、恢复功能、保持骨骼完整性、改善生活质量以及预防或延缓骨相关事件的发生为主;此外,也有部分经选择的骨转移性肿瘤患者(寡转移患者)经现代多学科综合治疗后可以获得长期生存,甚至被治愈。

第 2 节　恶性肿瘤骨转移的发生机制

恶性肿瘤骨转移发生的确切机制目前尚未完全阐明,近百年来人们构建了若干骨转移假说试图解释为何发生骨转移。一般而言,恶性肿瘤骨转移并非随机发生的偶然事件,而是由恶性肿瘤细胞与骨骼微环境相互作用的必然结果,转移到骨骼中的肿瘤细胞释放可溶性介质,活化骨细胞,活化的骨细胞又产生并释放细胞因子促进肿瘤细胞生长并分泌骨溶解介质,从而导致恶性肿瘤骨转移恶性循环的形成。

一、恶性肿瘤骨转移发生的途径

恶性肿瘤骨转移发生的途径主要包括血行转移、直接侵犯和淋巴道转移三种。毫无疑问,血行播散是导致骨转移发生最主要的途径,包括静脉途径和动脉途径。早在 1940 年,Batson 教授就提出,位于椎旁的椎静脉系统(Batson 静脉丛)是恶性肿瘤细胞向中轴骨与近端长骨转移的主要通道。椎静脉系统是除门静脉、腔静脉、奇静脉和肺静脉外人体另一独立的静脉系统,该静脉系统从骶骨延伸至颅骨,是一纵向、无瓣膜的静脉网络。这一静脉网络与肋间静脉、盆腔静脉、头皮和体壁等部位的静脉相连,并与四肢来源的静脉相沟通。椎静脉系统具有压力低、容积大、血流缓慢且静脉瓣膜结构薄弱等特征,因此椎静脉内血流可出现滞流或倒流,来自前列腺、肾脏、肺、乳腺和甲状腺的静脉可直接或间接注入椎静脉系统,这被认为是中轴骨易发生骨转移的主要原因。中轴骨易发生骨转移的另一原因是中轴骨内富含红骨髓,成年后依然保留造血活性的骨骼主要集中在中轴骨的脊柱骨及四肢长骨的干骺端和扁骨,如肋骨、颅骨和骨盆骨等。恶性肿瘤骨转移之所以好发于红骨髓富集的区域,是因为红骨髓富集区域中的骨小梁结构呈网状分布且高度血管化,血供丰富而血流缓慢,这是肿瘤骨转移的动脉途径。

临床上原发肿瘤直接侵犯骨骼并不常见,当然,严格来讲,原发肿瘤直接侵犯周围骨骼导致骨质破坏不属于标准意义上的骨转移,在临床分期中也只属于原发肿瘤"T"的范畴,而不属于远处转移(M_1)。如肺尖部原发肿瘤(Pancoast 瘤)易侵犯脊柱和肋骨,但临床分期分别属于 T_4 和 T_3,而不属于远处转移(M_1)范畴。另外,恶性肿瘤经淋巴途径转移至骨骼也较为罕见,但临床上继发于淋巴结转移的骨转移并不罕见,尤其是脊柱转移。

在解剖学上,脊柱两侧的淋巴网络分布不平衡,左侧淋巴网络更为丰富,因此临床上脊柱左侧转移多于脊柱右侧转移,这被认为是骨转移继发于淋巴途径的重要佐证之一。

二、恶性肿瘤骨转移的类型

在正常生理状况下,成人骨吸收与骨形成处于一种动态平衡状态并受到严格的控制,不会导致骨骼净重的增加或丢失。而恶性肿瘤骨转移打破了骨吸收与骨形成之间的动态平衡,从而导致骨质的结构、形态和功能发生改变。根据骨转移病灶内骨吸收与骨形成的相对量可将骨转移病灶分为溶骨性、成骨性和混合性三种类型。骨转移类型取决于骨转移病灶内破骨细胞与成骨细胞的相对活性,当骨转移病灶内破骨细胞活性占优时,影像学与组织病理学图像上主要表现为骨吸收,即形成溶骨性骨转移病变;当骨转移病灶内成骨细胞活性占优时,影像学与组织病理学图像上主要表现为骨形成,即形成成骨性骨转移病变;但溶骨性与成骨性骨转移只是骨转移谱中的两个极端表现,溶骨性与成骨性转移并不是排他性的,事实上,只有多发性骨髓瘤表现为纯粹的溶骨性病变,而不论原发肿瘤类型,实体瘤单个骨转移病灶内骨吸收与骨形成往往同时存在,只是其中一种占优而已,即为混合性骨转移病变。值得注意的是,近年来系统治疗(特别是双膦酸盐)在骨转移性肿瘤患者中的使用率越来越高,使得部分恶性肿瘤骨转移类型的流行病学发生了明显的改变,至少在乳腺癌骨转移病灶中见到了这种变化趋势。在 2007 年报道的一项研究中,Quattrocchio 等人将 1996—2000 年乳腺癌骨转移的 CT 影像学表现与 2001—2005 年乳腺癌骨转移的 CT 影像学表现进行比较后发现,随着时间的推移,乳腺癌骨转移病灶中成骨性转移的比例越来越高,在上述两个时间段,乳腺癌溶骨性骨转移的比例从 53.7% 下降到了 9.4%,而成骨性骨转移的比例从 32.1% 上升到了 71.9%,混合性骨转移的比例也有所上升,从 14.3% 上升到了 18.7%,其原因可能是随着时间的推移,临床上双膦酸盐的使用率越来越高。

总体而言,在全部骨转移病灶中,溶骨性骨转移较成骨性骨转移更常见,大约 70% 的骨转移病灶主要表现为溶骨性骨转移,特别是浆细胞瘤与肾细胞癌是溶骨性骨转移的典型代表,其他如乳腺癌(未经治疗的乳腺癌)、肺癌、恶性黑色素瘤、甲状腺癌和宫颈癌等骨转移病灶也主要表现为溶骨性改变。溶骨性转移病灶内骨质破坏明显,骨小梁结构消失或减少。溶骨性转移病灶内很少出现骨膜反应及新骨形成,即使发生病理性骨折,也很少形成新骨或骨痂。溶骨性病变内骨质破坏主要是因为肿瘤周围破骨细胞数目增多和活性增强的结果,而并非源于肿瘤细胞对骨质的直接破坏。局灶性骨质丢失可导致骨质强度降低和骨质的完整性丧失,因此溶骨性骨转移患者往往伴发更为明显的骨骼疼痛、病理性骨折、脊髓压迫和高钙血症等临床表现。仅 20% 左右的骨转移病灶主要表现为成骨性转移,临床上成骨性骨转移主要见于前列腺癌骨转移病灶中,其他实体瘤如类癌、小细胞肺癌、膀胱癌、鼻咽癌、睾丸恶性肿瘤等也可表现为以成骨样改变为主,此外接受双膦酸盐或内分泌治疗后的乳腺癌骨转移病灶也以成骨样表现为主。成骨性骨转移病灶内骨质呈现小灶性破坏,并伴有新骨形成,附近骨髓的骨膜间质细胞可表现为增生并化生为类骨组织或软骨。成骨细胞是成骨性骨转移的主要原因,所形成的新骨往往是生物力学质量差、结构杂乱无章、脆性差的新骨。因此,成骨性骨转移也可导致骨骼疼痛或病理性骨折。相比于溶骨性骨转移病灶,成骨性骨转移病变不易被 X 线平片所发现,但成骨性骨转移患者往往伴发高水平的骨吸收生物标志物,其骨吸收相关的生物标志物甚至高于溶骨性骨转移患者。

三、恶性肿瘤骨转移可能的发生机制

浸润与转移是恶性肿瘤十大标志性生物学特征之一,但恶性肿瘤脱离原发部位在远隔部位定植并形成转移瘤是一个十分低效且复杂的过程。恶性肿瘤远处转移不仅伴随一系列复杂的细胞分子生物学改变,而且在恶性肿瘤转移的级联过程中,恶性肿瘤细胞还必须经历"十项全能运动",分别包括:失控性生长能力的获得;细胞间黏附能力的丧失;获得迁移潜能;获得侵袭性能力;能从原发肿瘤中脱落;突破血管基底膜;渗透进入血管;在免疫监视下的循环系统湍流中存活;在远端靶组织中渗出血管;侵入靶组织,并再次形成失控性的生长循环。尽管如此,恶性肿瘤骨转移的确切机制目前仍停留在假说阶段,近 100多年来形成了多种肿瘤转移假说用来解释肿瘤远处转移可能的机制,其中常被用来解释乳腺癌、前列腺癌等恶性肿瘤好发骨转移的学说主要包括"种子与土壤学说""骨细胞模拟效应""肿瘤增殖与骨质破坏恶性循环学说"等。

1.种子与土壤学说

肿瘤转移并非随机发生的偶然事件,200 年前人们就已认识到肿瘤转移具有器官特异性。1889 年,Stephen Paget 教授为了解释肿瘤转移为何具有器官特异性,开创性地提出了肿瘤转移"种子与土壤学说"。时至今日,"种子与土壤学说"依然被认为是肿瘤转移理论的里程碑,蕴含着科学的肿瘤转移原理,是当今研究肿瘤转移的基础。"种子与土壤学说"的核心思想是"当植物结籽时,植物种子被带到四面八方,但只有落在适宜土壤中的种子才能生根发芽并茁壮成长"。在恶性肿瘤骨转移事件中,随血行播散的癌细胞就是将要发展为骨转移病灶的"种子",而骨骼则是癌细胞生长发育的"土壤"。肿瘤细胞能否在骨骼中形成转移病灶,并造成骨质破坏,既取决于肿瘤细胞自身的遗传学特征(因为肿瘤细胞的遗传学特征决定其转移能力),也取决于骨骼是否能够提供适宜肿瘤细胞生长的微环境。既往的研究表明,在灭活的骨骼中植入乳腺癌细胞,确实发现了骨无机盐的释放和骨有机质的分解现象。事实上,在骨组织中,矿化基质的破坏是肿瘤细胞侵入骨组织的必要条件。

恶性肿瘤好发骨转移,一个主要的原因就是骨骼可以为转移的肿瘤细胞提供肥沃的"土壤"。而骨骼之所以能成为肿瘤细胞肥沃的"土壤",原因是多方面的。

(1)骨骼微环境的组织学特征　骨骼的主要成分是Ⅰ型胶原蛋白和结晶状的羟基磷灰石,因此它富含胶原蛋白和钙、磷酸盐等。在结构上骨骼由骨皮质和骨小梁构成,骨皮质组成骨骼外壳,骨小梁充满在干骺端和骨骺的间隙,以及扁骨和不规则骨的内部。骨皮质致密,但腔隙内富含血管系统和骨细胞,骨小梁内充填着骨髓。矿化的骨基质内隔绝有多种未被激活的生长因子,如转化生长因子-β、胰岛素样生长因子等,这些细胞因子在骨质重塑或恶性肿瘤骨转移时将被活化并释放,这虽然有助于正常骨质的重塑,但也会成为

促进骨转移性肿瘤细胞持续增殖的帮凶。

（2）骨骼是骨髓的储存库　位于骨小梁中的骨髓主要功能是维持造血系统和免疫系统，骨髓内高度血管化并形成多种细胞的微生态，包括造血干细胞、与骨转移恶性循环相关的免疫细胞等，转移而来的肿瘤细胞可以竞争性占领造血干细胞的微生态，并在此休眠，或形成微转移病灶，一旦条件成熟，骨髓中休眠的肿瘤细胞或微转移病灶即可迅速成长为肉眼可见的宏转移病灶，破坏骨质，形成临床可见的骨转移病灶，并成为向其他部位转移的"种子"。除了造血干细胞外，骨髓中还含有大量基质细胞和免疫细胞，包括巨噬细胞、髓系来源的抑制细胞、T淋巴细胞和树突状细胞等，这些基质细胞和免疫细胞也可产生多种生长因子，有利于骨质转换和骨转移性肿瘤的生长。

（3）乏氧、低pH值和高钙微环境　正常的骨骼微环境处于乏氧（$PO_2=5\%$）状况，乏氧可增加恶性肿瘤细胞的恶性行为，也有利于肿瘤细胞增殖和播散；而处于乏氧微环境中的肿瘤细胞又可释放葡萄糖转运蛋白、糖酵解酶、血管内皮生长因子等，加重乏氧微环境的恶性循环；另外，低氧诱导因子1α（hypoxia inducible factor-1α，HIF-1α）可以增加MET受体酪氨酸激酶的表达，并能调节肾上腺髓质素、XCXR4和结缔组织生长因子（connective tissue growth factor，CTGF）等，这些因子在骨骼生长、骨质转换和肿瘤细胞定植中起着重要作用。骨转移导致的骨吸收可酸化骨骼微环境，酸化的骨骼微环境不仅可以增强破骨细胞的骨吸收能力，还能抑制成骨细胞催化矿化和形成新骨的能力，从而加重骨转移的恶性循环。另外，高钙和高磷酸盐微环境也有助于骨转移的恶性循环，骨吸收导致骨质钙释放增加，钙释放增加导致细胞外高钙，细胞外高钙可增加甲状旁腺激素相关蛋白（parathyroid hormone-related protein，PTHrP）的合成，加速骨质吸收，而骨质吸收又增加细胞外钙浓度，从而导致肿瘤转移与细胞外高钙的恶性循环。总而言之，骨骼是恶性肿瘤继发生长的肥沃"土壤"。

2.肿瘤骨转移的解剖定位理论

"种子与土壤学说"可以较好地解释肿瘤转移为何存在器官特异性，但即便如此，该学说仍存在诸多局限性，如它无法解释肿瘤细胞为何离开原发肿瘤部位成为转移的"种子"，也无法解释骨骼为何成为肿瘤细胞转移的土壤，更无法解释为何少量转移的肿瘤细胞即可导致严重的溶骨性破坏。"种子与土壤学说"提出40年后，James Ewing教授提出了"解剖定位理论"（Anatomically Orient Theory）。解剖定位理论也被称为"循环动力学说"，该理论认为，肿瘤转移部位是由引流原发肿瘤的血管和淋巴管的解剖结构决定的，也就是说，肿瘤是通过特殊血管丛或淋巴网络侵入邻近器官并最终导致血流播散所致。诚如前所述，前列腺静脉丛与椎静脉系统存在广泛的交通，而椎静脉系统具有压力低、容积大、静脉瓣结构薄弱且与肋间静脉和骨盆静脉相交通等特征，故前列腺癌细胞易沿静脉血流转移至脊柱和骨盆，导致前列腺癌向脊椎等中轴骨转移的概率大大增加；乳腺静脉主要汇流至奇静脉，而奇静脉与椎静脉系统广泛交通，因此这也能解释乳腺癌为何好发中轴骨转移。但即便如此，解剖定位理论并不能解释所有的骨转移，毕竟中轴骨外的骨转移并不少见。

3. 转移前微环境

根据"种子与土壤学说"可知,骨骼微环境,也就是肿瘤骨转移的"土壤"在恶性肿瘤骨转移这一过程中起着至关重要的作用。传统观点认为,转移的肿瘤细胞只是被动地适应"土壤",充其量只是主动地选择"土壤",但事实并非如此。越来越多证据表明,转移的肿瘤细胞不仅可以被动地适应"土壤"或选择"土壤",还能主动地改良"土壤",而这种改良往往在肿瘤细胞发生转移之前就在悄悄地有序进行着。换言之,肿瘤细胞在向某一确定的目标部位(靶转移部位)转移之前,就已先行对该部位的微环境进行改造。2009 年,Bethan Psaila 与 David Lyden 针对目标转移部位微环境预先发生改变的这一现象提出了转移前微环境(壁龛或微生态)(Pre-Metastatic Niche)假说和转移微环境(Metastatic Niche)假说。转移前微环境假说认为,原发肿瘤在肿瘤细胞发生转移前就在远端目标转移部位中形成一个稳定的微生态,为远道而来的肿瘤细胞在新环境中定植提供必要的准备。具体而言,在肿瘤发生远处转移前,原发肿瘤产生肿瘤衍生生长因子,如转化生长因子-β(TGF-β)、血管内皮生长因子 α(VEGF1)和胎盘生长因子(placental growth factor,PGF)等,这些生长因子作用于远端目标转移部位,诱导造血干细胞、巨噬细胞以及其他与肿瘤相关的免疫细胞、炎症因子和趋化因子等聚集在目标转移部位,为肿瘤细胞的到来提前做好准备。

其实,早在 2005 年,Kaplan 就率先发现了肿瘤转移前目标转移部位微环境预先改变这一"预谋"行为。他们的基础研究发现,表达 VEGFR1 的髓源性造血干细胞在肿瘤转移前就定植在肿瘤目标转移部位,诱发细胞集群的形成,并在目标转移部位产生大量细胞黏附蛋白,增加纤维连接蛋白的产生,这些改变都有利于远道而来的肿瘤细胞黏附与浸润;而采用 VEGFR1 单克隆抗体阻断 VEGFR1 或移除骨髓中 VEGFR1 阳性的造血干细胞,就可阻断转移前细胞集群的形成,从而阻断肿瘤骨转移的发生。2011 年,Matthew 等人的动物实验发现,乳腺原发肿瘤会对大鼠骨骼的健康状况造成损害,即使在未发生转移的情况下,荷瘤大鼠与无瘤大鼠相比,荷瘤大鼠的骨密度降低了 3%,股骨中段力量下降了 4%,股骨颈力量下降了 12%,骨小梁结构参数由 6% 提高到了 27%,差异均具有统计学意义($P < 0.05$),而且肿瘤负荷大小与荷瘤大鼠骨骼健康状况(包括骨质结构、骨骼力量和骨骼的矿化程度等)呈负相关性。目前认为,肿瘤转移前微环境具有免疫抑制、炎性反应、血管生成及通透性增加、淋巴管生成、亲器官性和重编程等多重特征。

4. 肿瘤增殖与骨骼破坏之间的恶性循环和溶骨性骨转移

在分子生物学时代,"种子与土壤学说"被扩展为肿瘤增殖与骨骼破坏之间的恶性循环模型(vicious cycle model)。恶性循环模型认为,恶性肿瘤骨转移导致的局部骨质吸收和骨质破坏基本的病理生理就是肿瘤细胞与骨骼微环境之间形成恶性循环,最终结果是导致溶骨性骨破坏。研究发现,在骨转移病灶区域内,即使仅有少许肿瘤细胞浸润,也可表现为严重的溶骨性改变,这说明肿瘤骨转移导致的骨吸收与骨破坏不仅仅是肿瘤细胞本身所致,破骨细胞在该过程中起着更为关键的作用,而核转录因子 κB 受体活化因子配体(nuclear factor kappa B receptor activator ligand,RANKL)是调节破骨细胞形成、存活与活性的强有力的诱导因子和关键的效应因子。转移至骨骼中的肿瘤细胞分泌刺激破骨细胞活化的细胞因子，如甲状旁腺激素相关蛋白（PTHrP）、白介素（包括 IL-3、IL-6、IL-8、IL-11 等）等，可以激活 RANKL 信号通路，从而加速破骨细胞成熟与分化；此外，PTHrP 等还可降低骨保护蛋白（osteoprotegerin，OPG）的产生，并抑制成骨细胞的产生及其活性，两者均可造成骨吸收与骨形成之间的平衡被打破，最终导致骨质丢失和骨破坏，临床上表现为溶骨性改变；另外，如前所述，骨骼是大量非活性的生长因子［如 TGF-β、IGFs、FGFs、PDGFs 和骨形态发生蛋白（bone morphogenetic proteins，BMPs）等］的储存库，这些非活性的生长因子在骨吸收过程中可能被激活并释放出来，而活化的生长因子可与骨吸收过程中释放出来的钙离子、磷酸盐、酸性物质等进一步促进肿瘤细胞生长和增殖，而增殖的肿瘤细胞又可通过释放 PTHrP、白介素等活化 RANKL 通路，降低 OPG 的产生，从而加速骨质吸收和骨质破坏；如此反复，这种肿瘤细胞与破骨细胞及其他骨细胞相互作用的恶性循环就进一步加剧溶骨性转移的进程和骨转移性肿瘤的持续进展。

5.骨细胞模拟效应

除"种子与土壤学说"及恶性循环学说外，骨细胞模拟学说（The Osteomimicry of Tumour Cells）也被用于解释为何前列腺癌或乳腺癌等好发骨转移。该学说认为，转移至骨骼的恶性肿瘤细胞展现出成骨细胞或破骨细胞的属性和行为，这种模拟成骨细胞或破骨细胞属性和行为的能力有助于恶性肿瘤细胞在转移微环境中存活与生长，并加快骨质转换。研究表明，乳腺癌和前列腺癌细胞在骨骼微环境的选择压力下，可通过表达骨相关基因（bone-related genes，BRGs）而获得骨样表型，最终导致肿瘤细胞生长和骨质破坏的恶性循环。González 等人的研究发现，肿瘤微环境中的液体流动的机械作用（mechanical action of fluid flow，MAFF）可激活前列腺癌细胞的成骨样表型，并可改变它们对骨细胞可溶性因子的反应；此外，MAFF 还能诱导骨细胞产生骨样基因表达和前列腺癌细胞细胞因子分泌刺激因子，尤其当它们受到机械刺激时。Tan 等人的研究发现，乳腺癌细胞可通过 BMP2/RUNX2 信号通路诱导上皮-间质转化（EMT）获得类似骨质的特征，而乳腺癌细胞一旦成功转化为高表达骨相关基因的成骨样细胞后，将表现出更强的趋化、黏附、增殖和多药耐药性。

6.成骨性骨转移病灶形成机制

成骨性骨转移病灶也是骨吸收与骨形成不平衡的结果，而成骨细胞是导致成骨性骨转移的首要因素。在成骨性骨转移过程中，也存在着肿瘤细胞与成骨细胞之间的恶性循环，转移至骨骼中的肿瘤细胞产生刺激成骨细胞生长的细胞因子，如内皮素-1、成纤维细胞生长因子、骨形成蛋白、TGF-β、胰岛素样生长因子和促血小板生长因子等；同时，激活的内皮素-1 可以下调成骨细胞负性调节因子 DKK1（Dikkopf-1）的表达，从而导致成骨细胞活性增强，而活化的成骨细胞可产生 IL-6、单核细胞趋化蛋白-1、血管内皮生长因子和巨噬细胞炎性蛋白-2 等，这些细胞因子又反过来促进肿瘤细胞在骨髓微环境中的定植与扩增；如此反复，最终导致大量类似编织骨的新骨形成，即成骨性骨转移病灶形成，这些新骨结构杂乱无章、生物力学质量差。但在成骨性骨转移病灶形成过程中，肿瘤细胞也会产生刺激破骨细胞生长的因子,如 PTHrP、白介素(包括 IL-3、IL-6、IL-8、IL-11 等)等,从而导致破骨细胞增生,加速骨质破坏和吸收。因此,在成骨性骨转移病灶中往往同时存在溶骨性骨转移成分,如前列腺癌被认为是成骨性骨转移的典型代表,但在前列腺癌骨转移患者中,溶骨性标志物如 Ⅰ 型胶原氮端肽(N-terminal cross-linked telopeptide of type Ⅰ Collagen,NTX)常被检测到,这意味着前列腺癌骨转移病灶往往伴有溶骨性改变。

第 3 节 恶性肿瘤骨转移的诊断

早期诊断肿瘤骨转移并对骨转移病灶进行及时、有效的干预,对预防骨转移相关事件的发生、避免不合理的治疗、改善恶性肿瘤骨转移患者的生活质量、延长恶性肿瘤骨转移患者的生存时间等均具有重要的临床意义。任何恶性肿瘤患者一旦出现骨痛、病理性骨折、脊髓压迫或神经根压迫、血清碱性磷酸酶(alkaline phosphatase,ALP)水平升高、高钙血症等临床表现,均应进一步检查以排除骨转移;对于骨转移发生风险较高的恶性肿瘤患者,如乳腺癌、前列腺癌和肺癌患者等,即使缺乏骨转移相关的临床症状或体征,在分期检查时也应排除骨转移的可能;另外,任何"健康"的成年人一旦出现上述临床表现,均应考虑恶性肿瘤的存在,因为临床上以骨转移作为首发症状的恶性肿瘤并不罕见。在目前的临床实践中,恶性肿瘤骨转移的诊断主要依靠临床表现与影像学证据,当然,组织病理学或细胞学检查依然是恶性肿瘤骨转移诊断的"金标准",而近年来用于临床的液态活检技术是一种更为微创的诊断骨转移性肿瘤的手段。

一、恶性肿瘤骨转移的临床表现

骨转移性肿瘤患者的临床表现与患者的年龄、性别、原发肿瘤类型、骨转移发生的部位与累及范围、骨转移类型及骨质破坏程度等因素密切相关。尽管在初始诊断的骨转移性肿瘤患者中,30%~50%的患者可不伴任何临床症状,只在常规的分期检查中被偶然发现,但在疾病进程中,大部分患者将伴发相应的临床症状和并发症,如疼痛、病理性骨折、脊髓或神经根压迫、骨髓侵犯、恶性高钙血症等。总之,骨转移是一种致残率很高的肿瘤并发症,如果缺乏及时而有效的治疗,就会严重影响恶性肿瘤患者的自主活动能力和健康相关的生活质量,甚至危及生命。

(一)骨骼疼痛

骨骼疼痛是骨转移性肿瘤患者最常见的临床表现,65%~75%的骨转移性肿瘤患者在病程中伴发骨骼疼痛,并伴或不伴行动不便;而在伴发临床症状的骨转移性肿瘤患者中,90%的患者伴有骨骼疼痛,甚至 80%的骨转移性肿瘤患者首发症状即为骨骼疼痛。骨转移相关的骨骼疼痛也是导致恶性肿瘤患者慢性疼痛的主要因素,临床上 50%的癌性疼痛源于骨转移相关的疼痛。因此,任何恶性肿瘤患者一旦出现骨骼疼痛症状,即应考虑骨转移的可能。不同的骨转移性肿瘤患者骨骼疼痛的性质、严重程度和演变存在明显的异质性,骨转移性肿瘤导致的疼痛往往与骨转移病变大小或骨质破坏的程度不成正比。

骨转移导致的疼痛可以是间歇性疼痛,但典型的骨转移相关的骨骼疼痛常是持续性的,夜间疼痛明显并逐渐加重,躺下休息或睡眠时疼痛不能缓解,严重时可因疼痛而苏醒甚至不能入眠。疼痛性质常表现为持续性钝痛或烧灼样痛,并在此基础上常出现暴发性加重。一般而言,疼痛部位往往预示骨转移部位,但多部位疼痛或者难以明确定位的疼痛临床上并不罕见,部分患者还可表现为放射性疼痛,多见于伴有神经病理性疼痛的患者。另外,骨转移相关疼痛控制不佳的患者还常伴发其他并发症,如焦虑、抑郁等,从而进一步恶化患者的生活质量。骨转移导致的疼痛发生机制目前尚未完全阐明,但一般认为一是源于炎症,二是源于机械损伤。骨转移相关的炎症性疼痛主要包括由肿瘤细胞在局部释放细胞因子或其他化学介质(如前列腺素 E 等),刺激骨膜或骨内神经等导致的骨骼疼痛;而骨转移相关的机械损伤性疼痛主要是由肿瘤压迫致髓腔内压力增高、骨折碎片致骨膜掀起或骨质丢失导致的运动相关性疼痛等。

疼痛是影响骨转移性肿瘤患者生活质量与体力状况的主要因素,不同类型的骨转移导致的疼痛的程度及对患者生活质量的影响不尽相同。2007 年,Vassilios 等人通过对 80 例骨转移性肿瘤患者的临床与影像学资料进行分析后发现,相比于成骨性骨转移或混合性骨转移患者,溶骨性骨转移患者的骨骼疼痛程度更明显、体力状况评分更差、日平均阿片类药物使用量更大、平均骨密度也更低,溶骨性、混合性和成骨性骨转移患者的平均疼痛评分(视觉模拟评分法)分别为 8.1 分±2.2 分、6.6 分±1.7 分、4.6 分±1.3 分($P<$ 0.05);体力状况评分(KPS 评分)分别为 58.6 分±9.7 分、64.6 分±7.3 分、66.6 分±10 分($P<0.05$);日平均阿片类药物(等效吗啡用量)使用量分别为 220.9mg(70.1~550mg)、192.3mg(68.2~311.5mg)、170.6mg(60.3~240.4mg)($P<0.05$);平均骨密度分别为 116.3HU±40.4HU、240.7HU±69.4HU、444.4HU±86.6HU($P<0.05$)。总之,该研究结果表明,骨转移性肿瘤病灶类型显著影响骨转移性肿瘤患者的临床表现,骨转移部位骨吸收程度是决定骨转移性肿瘤患者临床表现,尤其是疼痛程度的主要因素。

骨转移相关的骨骼疼痛与骨转移性肿瘤患者的骨相关事件发生风险密切相关,并显著影响骨转移性肿瘤患者的生存时间。2010 年,Mitsuru 等人对 666 例乳腺癌骨转移患者进行分析后发现,在诊断为骨转移时,共 270 例患者伴有骨转移相关的骨骼疼痛症状,另外 396 例患者则不伴骨骼疼痛症状。应用 Cox's 和 Kaplan-Meier 方法分析发现,相比于不伴骨骼疼痛的乳腺癌骨转移患者,伴有骨骼疼痛的乳腺癌骨转移患者骨相关事件的发生风险更高。单因素分析发现,伴有骨骼疼痛的骨转移性肿瘤患者骨相关事件的发生风险将增加 2.331 倍;多因素分析发现,伴有骨骼疼痛的骨转移性肿瘤患者骨相关事件的发生风险将增加 2.243 倍。此外,伴有骨骼疼痛还显著影响乳腺癌骨转移患者的总生存时间。单因素分析发现,伴有骨骼疼痛的骨转移性肿瘤患者的死因别死亡率(cause specific death rate,CSDR)将增加 1.441 倍;多因素分析发现,伴有骨骼疼痛的骨转移性肿瘤患者的死因别死亡率将增加 1.535 倍。

(二)骨转移相关事件

恶性肿瘤骨转移除了导致骨骼疼痛外,还常伴发其他并发症,包括骨相关事件(SREs)。骨相关事件指恶性肿瘤骨转移患者所伴发的病理性骨折(椎体骨骨折与非椎体骨骨折)、脊髓或神经根压迫、恶性高钙血症、为缓解骨转移相关的疼痛或压迫症状所采取的放射治疗、为解除压迫或处理病理性骨折所采取的外科手术治疗等。骨相关事件是恶性肿瘤骨转移患者常见的并发症,且随着骨转移性肿瘤患者生存时间的延长,其发病率也逐渐上升。2013 年,Gerry 等人对来自美国两家研究中心新近诊断的骨转移性肿瘤患者骨相关事件(包括病理性骨折、脊髓压迫、骨转移病灶放射治疗和骨转移病灶外科手术治疗等)的发生情况进行了分析。在 1995 年 1 月 1 日至 2009 年 12 月 31 日,1819 例新近诊断为骨转移的恶性肿瘤患者,其中 621 例为乳腺癌骨转移患者,中位年龄为 59.7 岁;477 例为肺癌骨转移患者,中位年龄为 66.2 岁;721 例为前列腺癌骨转移患者,中位年龄为 72.5 岁。结果发现,在初始诊断为骨转移的 621 例乳腺癌患者中,139 例患者伴发骨相关事件,其余 482 例初始未伴发骨相关事件的乳腺癌骨转移患者,在随访期间共 250 例患者发生了骨相关事件,即在全部乳腺癌骨转移患者中,累积 62.6%(389/621)的患者在随访期间发生了骨相关事件;在初始诊断为骨转移的 477 例肺癌患者中,107 例患者伴发骨相关事件,其余 370 例初始未伴发骨相关事件的肺癌骨转移患者中,在随访期间共 173 例患者发生了骨相关事件,累积 58.7%(280/477)的患者发生了骨相关事件;在初始诊断为骨转移的 721 例前列腺癌患者中,72 例患者伴发骨相关事件,其余 649 例初始未伴发骨相关事件的前列腺癌骨转移患者中,在随访期间共 301 例患者发生了骨相关事件,累积 51.7%(373/721)的患者发生了骨相关事件。乳腺癌骨转移患者自诊断骨转移后 6 个月、12 个月、24 个月、36 个月时累积的骨相关事件发生率分别为 38.7%、45.4%、54.2%、57.2%;肺癌骨转移患者自诊断骨转移后 6 个月、12 个月、24 个月、36 个月时累积的骨相关事件发生率分别为 41.0%、45.4%、47.7%、48.8%;前列腺癌骨转移患者自诊断骨转移后 6 个月、12 个月、24 个月、36 个月时累积的骨相关事件发生率分别为 21.5%、30.4%、41.9%、58.9%;乳腺癌骨转移患者 1 年和 3 年生存率分别为 66.3%、32.8%;肺癌骨转移患者 1 年和 3 年生存率分别为 19.0%、2.5%;前列腺癌骨转移患者 1 年和 3 年生存率分别为 73.5%、43.1%。总之,该研究结果表明,超过一半的骨转移性肿瘤患者在其病程中继发骨相关事件。

骨相关事件是骨转移性肿瘤患者的灾难性事件,不仅严重影响患者的自主生活能力、社会功能和健康相关的生活质量,增加家庭和社会负担,甚至影响患者的总生存时间。2010 年,丹麦一项队列研究发现,前列腺癌骨转移患者累积的 1 年和 5 年骨相关事件发生率分别为 46.1%(95%CI 44.4%~47.8%)、53.8%(95%CI 52.0%~55.5%);在 1691 例至少发生过一起骨相关事件的前列腺癌骨转移患者中,首次记录的骨相关事件分别是骨转移病灶放射治疗(60.1%)、脊髓压迫(26.4%)、病理性骨折(10.0%)和骨转移病灶外科手术治疗(3.5%);未发生骨转移的前列腺癌患者 1 年和 5 年生存率分别为 87.0%(95%CI 86.5%~87.4%)、55.8%(95%CI 54.9%~56.7%),发生骨转移的前列腺癌患者 1 年和 5 年生存率分别为 47.4%(95%CI 44.1%~50.6%)、2.7%(95%CI 2.2%~3.4%),而发生骨转移且伴发骨相关事件的前列腺癌患者 1 年和 5 年生存率分别为 39.9%(95%CI 35.6%~44.2%)、0.7%(95%CI 0.6%~1.0%);与未发生骨转移的前列腺癌患者相比,发生骨转移但不伴发骨相关事件的前列腺癌患者校正的 1 年病死率比为

4.7(95％CI 4.3～5.2),校正的1年以上病死率比为6.1(95％CI 5.6～6.5),发生骨转移且伴发骨相关事件的前列腺癌患者校正的1年病死率比更高,达6.6(95％CI 5.9～7.5),校正的1年以上病死率比为9.8(95％CI 9.2～10.4)。

而丹麦另一项队列研究纳入29720例肺癌患者,经中位7.3个月随访后发现,1年和3年累积的骨转移发生率分别为5.9％(95％CI 5.6％～6.2％)、6.7％(95％CI 6.4％～7.0％),发生骨转移的肺癌患者1年和3年累积的骨相关事件发生率分别为55.0％(95％CI 52.9％～57.2％)、56.7％(95％CI 54.5％～58.9％)。相比于小细胞肺癌骨转移患者,非小细胞肺癌骨转移患者骨相关事件的发生率更高;而在非小细胞肺癌骨转移患者中,肺腺癌和大细胞肺癌骨转移患者的骨转移相关事件的发生率更高。在1146例至少发生过一起骨相关事件的肺癌骨转移患者中,首次报道的骨相关事件分别是骨转移病灶放射治疗(67％)、脊髓压迫(21％)、病理性骨折(8％)和骨转移病灶外科手术治疗(4％);未发生骨转移的肺癌患者1年生存率为37.4％(95％CI 36.9％～38.0％),发生骨转移的肺癌患者1年生存率降至12.1％(95％CI 10.0％～14.3％),而发生骨转移且伴发骨相关事件的肺癌患者1年生存率仅为5.1％(95％CI 4.1％～6.3％);与发生骨转移但不伴发骨相关事件的肺癌患者相比,骨转移且伴发骨相关事件的肺癌患者2个月内的病死率并无显著增加,但2个月后病死率显著增加,校正的病死率比为2.0(95％CI 1.7～2.2)。

1. 病理性骨折

恶性肿瘤转移至骨骼,导致骨质破坏,从而降低骨骼的承重能力,初始时表现为骨小梁破坏和微骨折,随后引起骨皮质破坏,最终导致骨骼的完整性完全丧失,即病理性骨折(pathological fracture)的发生。恶性肿瘤骨转移导致的病理性骨折是临床上第二常见的病理性骨折,仅次于骨质疏松症导致的病理性骨折。恶性肿瘤骨转移患者病理性骨折好发于肋骨和椎体骨,但危害程度最大,对患者自主生活能力、生活质量和体力状况影响最大的病理性骨折是承重的长骨骨折。10％～20％的病理性骨折发生在承重的长骨,尤以近端股骨病理性骨折最为常见。病理性骨折可自行发生,或因轻微的创伤即可诱发病理性骨折,甚至卧床不起的患者在翻身或扭动身体时都可导致病理性骨折的发生。病理性骨折的发生风险与原发肿瘤类型及骨转移类型息息相关,以骨质吸收为主(溶骨性)的骨转移病灶处更易发生病理性骨折,如多发性骨髓瘤、肾细胞癌和乳腺癌骨转移患者最易发生病理性骨折。乳腺癌不仅人口基数大、骨转移发生风险高,未经治疗的乳腺癌骨转移多以溶骨性转移为主,且乳腺癌骨转移患者的生存时间较长,加之乳腺癌患者骨质疏松症的发生率也高,因此临床上恶性肿瘤导致的病理性骨折多见于乳腺癌患者。事实上,高达60％的病理性骨折发生于乳腺癌患者。

病理性骨折更好发于骨转移存在时间较长的患者,特别是仅伴骨转移而无内脏转移的患者,且这些患者的预后相对较好。但总体而言,病理性骨折与骨转移性肿瘤患者的生存时间呈负相关。为了进一步明确病理性骨折对骨转移性肿瘤患者生存时间的影响,2007年,Fred等人对双膦酸盐治疗骨转移的三项随机双盲对照Ⅲ期临床研究进行了回顾性分析,共入组3049例骨转移性肿瘤患者,其中多发性骨髓瘤患者513例,乳腺癌骨转移患者1130例,前列腺癌骨转移患者640例,肺癌及其他实体瘤骨转移患者766例。结果显示,多发性骨髓瘤患者病理性骨折的发生率最高,达 43％,其次是乳腺癌骨转移患者,病理性骨折的发生率也高达 35％,前列腺癌和肺癌骨转移患者病理性骨折的发生率分别为 19％、17％。除肺癌骨转移患者外,相比于不伴病理性骨折的骨转移性肿瘤患者,骨转移且伴病理性骨折的恶性肿瘤患者的死亡风险显著增加;与未发生病理性骨折的乳腺癌骨转移患者相比,乳腺癌骨转移且伴病理性骨折的患者死亡风险增加 52％。对基线特征包括体力状况、病理性骨折前的其他骨骼并发症等因素进行校正后发现,相比于不伴病理性骨折的乳腺癌骨转移患者,伴病理性骨折将使乳腺癌骨转移患者的死亡风险增加 32％($P<0.01$)。另外,相比于不伴病理性骨折的多发性骨髓瘤和前列腺癌骨转移患者,伴病理性骨折将使多发性骨髓瘤和前列腺癌骨转移患者的死亡风险分别增加 44％、29％(未对基线特征进行校正),P 值分别为 0.02、0.04。

2. 脊髓压迫

在骨转移性肿瘤患者中,70％的患者伴有脊柱转移;在脊柱转移的患者中,2.5％～5％的患者并发硬膜外脊髓压迫症(epidural spinal cord compression,MESCC),而尸检发现的恶性肿瘤患者的脊髓压迫症高达 5％～10％。肿瘤相关的硬膜外脊髓压迫症指硬膜外肿瘤压迫围绕脊髓或马尾的硬膜囊,可伴发背部剧烈疼痛、瘫痪、感觉缺失或括约肌功能障碍等临床症状或体征;而仅仅是影像学显示硬膜外脊髓压迫,但缺乏脊髓压迫症相应临床表现,称为亚临床硬膜外脊髓压迫症。对于出现背部疼痛的恶性肿瘤患者,MRI 检查发现 3％～10％的患者存在脊髓压迫;对于出现背部疼痛且伴有脊髓病临床症状或马尾受压症状的患者,65％～70％的患者存在脊髓压迫。临床上以胸段脊髓压迫最为常见,大部分脊髓压迫继发于脊柱前椎体肿瘤侵犯所致,小部分脊髓压迫源于脊髓后方肿瘤侵犯或肿瘤自硬膜外腔浸润所致。任何类型的恶性肿瘤患者均可发生硬膜外脊髓压迫症,但临床上肿瘤相关的脊髓压迫症多见于乳腺癌、肺癌和前列腺癌骨转移患者,大约 8％的晚期乳腺癌患者出现硬膜外脊髓压迫症,而在全部肿瘤相关的脊髓压迫症患者中,乳腺癌患者占 20％～30％,肺癌患者占 15％。另外,硬膜外脊髓压迫症在多发性骨髓瘤或浆细胞肿瘤、淋巴瘤和肾细胞癌骨转移患者中也较为常见。2003 年,在多伦多一项以人群为基础的研究中,1990—1995 年,121435 例恶性肿瘤患者在死亡前的 5 年内,有 3458 例患者至少经历了一次脊髓压迫事件,其中骨髓瘤患者脊髓压迫症发生率最高,达 7.9％,而胰腺癌患者脊髓压迫的发生风险最低,仅为 0.2％;自首次脊髓压迫事件发生后,脊髓压迫症患者的中位生存时间仅为 2.9 个月。

硬膜外脊髓压迫是恶性肿瘤患者最严重的并发症之一,属于传统意义上的肿瘤急诊。背部局部疼痛是脊髓压迫症患者最常见的症状,超过 90％的脊髓压迫症患者伴有背部疼痛,用力或咳嗽等增加硬膜内压力的动作可加重疼痛症状,且疼痛常在夜间加重。脊髓压迫症患者背部疼痛症状往往在神经症状出现前数周甚至数月就存在,65％～85％的脊髓压迫症患者伴有运动障碍,40％～90％的脊髓压迫症患者伴有感觉障碍,而膀胱和肠道功能丧失及截瘫往往是硬膜外脊髓压迫症患者的后期表现。Hill 等人对 70 例乳腺癌伴脊髓压迫的患者进行回顾性分析后发现,自诊断为乳腺癌到出现脊髓压迫的中位时间为 42 个月,所有患者在确诊为脊髓压迫症时影像学均证实伴有骨转移,仅 5 例患者在诊断为脊髓压迫症前未发现有骨转移；脊髓压迫症患者最常见的临床症状为肌无力（96％），其次为疼痛（94％）、感觉障碍（79％）、括约肌功能障碍（61％）等，91％的患者在确诊为脊髓压迫症前 1 周就至少存在一种临床症状。

3. 高钙血症

高钙血症也是恶性肿瘤骨转移患者常见的并发症之一，3％～30％的恶性肿瘤骨转移患者伴发高钙血症；此外，高钙血症也是恶性肿瘤患者最常见的代谢性并发症。恶性肿瘤相关的高钙血症指恶性肿瘤导致患者血清钙浓度超过 2.75mmol/L（11mg/dl），并引起一系列临床症候群，主要包括神经系统、胃肠功能和肾功能失调等。高钙血症往往以神经系统功能紊乱为主要表现，轻者表现为嗜睡、意识模糊、反射减退、肌无力、震颤、情绪冷漠或焦虑不安，严重者可出现反应迟钝甚至昏迷；高钙血症导致的胃肠功能紊乱主要表现为厌食、恶心、呕吐、腹痛、便秘，严重者可并发肠梗阻；高钙血症导致的肾功能紊乱主要表现为烦渴、多尿和肾功能不全。严重的高钙血症可导致严重脱水、氮质血症、精神呆滞、昏迷、心律失常甚至心脏停搏、猝死。因此，恶性肿瘤骨转移所致的高钙血症是一种可以危及患者生命的并发症。

临床上，高钙血症多见于肺鳞癌、乳腺癌、肾细胞癌、卵巢癌和头颈部鳞癌骨转移患者中，其中 30％～40％的乳腺癌骨转移患者伴发高钙血症，而结直肠癌和前列腺癌骨转移患者很少伴发高钙血症。此外，高钙血症也较常见于某些血液系统肿瘤（如多发性骨髓瘤）和淋巴瘤患者，约 1/3 的多发性骨髓瘤患者伴发高钙血症。尽管高钙血症也见于不伴骨转移的恶性肿瘤患者中，但高钙血症几乎仅见于晚期肿瘤患者。不伴骨转移的恶性肿瘤患者所伴发的高钙血症被称为恶性体液性高钙血症（humoral hypercalcemia of malignancy，HHM），主要是由肿瘤本身释放的甲状旁腺激素相关蛋白（PTHrP）进入血液循环导致的。而骨转移相关的高钙血症主要源于肿瘤侵犯骨骼，破骨细胞活性增强，导致骨质吸收和骨质破坏，在骨质吸收过程中诱发 TGF-α、TGF-β、表皮生长因子（epidermal growth factor，EGF）、IL-1 等细胞因子释放，促进肿瘤细胞分泌甲状旁腺激素相关肽，这一恶性循环导致骨吸收增加，大量骨质钙释放入血，从而引起恶性高钙血症的发生。

二、恶性肿瘤骨转移的影像学检查

为了预防和减少骨转移相关事件的发生，早期诊断骨转移是关键，而影像学检查是诊断恶性肿瘤骨转移的重要依据。对于恶性肿瘤骨转移患者，影像学检查的主要目的包括：判定骨转移存在与否；骨病灶的鉴别诊断；判定骨转移病灶的部位、数目、范围及与周围结构的关系；判定骨相关事件的发生风险并指导局部治疗策略的选择；根据骨转移病灶特征寻找原发肿瘤；影像指导下的介入性诊断和治疗；评价骨转移性肿瘤的治疗效果等。临床上，几乎所有的影像学技术都可用于骨转移性肿瘤的诊断，包括 MRI、骨放射性核素显像、PET/CT、CT、常规 X 线平片及超声检查等，其中以 MRI 与 PET/CT 对骨转移的诊断价值最大，特别在骨转移的早期诊断上意义更为重大。但在临床实践中，放射性核素显像、X 线平片和 CT 是骨转移最简便、最可及的检查手段，其中放射性核素显像还是目前临床上最主要的骨转移筛查手段。

1.常规 X 线平片

尽管常规 X 线平片(conventional radiography)诊断骨转移的敏感性不高,但其空间分辨力高、可及性好,而且是描述骨转移病变特征最理想的成像方法。X 线平片能很好地区分溶骨性骨转移病变的范围、边缘及与正常骨组织间的过渡区,可鉴别骨病变是侵袭性还是良性,也是骨转移与骨感染性病变相鉴别的重要手段。X 线平片诊断骨转移最大的局限是敏感性低,只有当骨小梁结构破坏超过 30%～50% 或病变范围超过 1.5cm 时,才能被 X 线平片发现。X 线平片诊断骨转移的敏感性与受检部位密切相关,对密质骨(皮质)转移的检出率高于对松质骨(髓质)转移的检出率。但 X 线平片对脊柱骨转移的诊断就很困难,由于肠道气体的存在,诊断骶骨转移也不容易。总体而言,X 线平片作为骨转移的诊断手段需要慎重,特别是当临床表现与 X 线平片描述不一致时。有研究发现,即使是经验丰富的放射诊断专家,将 X 线平片作为骨转移的诊断手段也可能遗漏 30% 的骨转移病灶,另外将正常骨误诊为骨转移的概率为 2%。

临床上,X 线平片常用于伴发临床症状部位的检查,由于 X 线平片检查方法简单、快速、方便,特别适用于紧急状况或初次就诊时伴有临床症状的患者。2018 年,Yasuyuki 等人回顾性分析了 X 线平片对伴有临床症状的骨转移病灶诊断的敏感性,39 例在初次就诊时伴有临床症状的骨转移性肿瘤患者接受转移部位 X 线平片检查,经两位经验丰富的骨科医师诊断后发现,X 线平片对初次就诊时伴有临床症状的骨转移病灶诊断的灵敏度达 71.4%,其中对长骨、椎体骨和骨盆骨转移病灶诊断的灵敏度分别为 100%、71.4%、20%。

另外,X 线平片也用于评估骨转移性肿瘤患者病理性骨折的发生风险及多发性骨髓瘤患者的分期检查。因为多发性骨髓瘤几乎是单纯的溶骨性改变,放射性核素显像对多发性骨髓瘤骨骼侵犯病灶的检查不敏感。此外,对放射性核素骨显像阳性部位也常采用 X 线平片来进一步确诊,但对于缺乏临床症状或放射性核素显像为阴性的患者,不应将 X 线平片作为恶性肿瘤骨转移的筛查手段。

2.放射性核素骨显像

放射性核素骨显像(bone scintigraphy)技术是最古老的核成像技术,属于功能和代谢成像检查技术,应用于临床已近 60 年,至今依然是评估恶性肿瘤骨转移的基石。放射性核素骨显像技术包括局限骨显像和斑点视图、全身骨核素扫描、单光子发射计算机断层扫描(single photon emission computed tomography,SPECT)及三时相骨放射显像等。放射性核素骨扫描又称发射型计算机断层成像(emission computed tomography,ECT),是目前临床上恶性肿瘤骨转移诊断的标准推荐技术,必要时可将 SPECT 作为补充诊断技术,特别是对全身骨放射性核素显像为假阴性的患者,SPECT 可提高检测的敏感性。临床上最常用的放射性核素药物是双膦酸盐标记的锝 99(^{99m}Tc)。经注射后,大约 50% 的放射性核素药物聚集在骨骼中,注射 1 小时后放射性核素药物在骨骼中聚集达到高峰,并保持该浓度超过 72 小时。全身放射性核素骨显像诊断恶性肿瘤骨转移最大的优点是敏感性高,可提供全身骨显像信息,有利于评价整体骨转移负荷。

　　总体而言,全身骨放射性核素显像诊断骨转移的灵敏度可高达 90％,而敏感性的高低取决于骨转移病灶内成骨细胞的活性水平,这就意味着在成骨性骨转移病灶中,会显示高强度的放射性核素摄取;而在大多数溶骨性骨转移病灶中,骨转移病灶周围正常骨组织通常会产生代偿性成骨活性,从而导致溶骨性病变也显示高强度的放射性核素摄取。假阴性(骨转移病灶无放射性核素活性)见于局部血流下降、绝大多数破骨性骨转移病变、成骨活性水平较低的病变。因为除成骨细胞活性水平外,血流量与摄取效率也是控制磷酸盐在骨中积聚的主要因素,而血流量与摄取效率又取决于毛细血管的渗透性、酸碱平衡和甲状旁腺激素水平等。放射性核素骨显像诊断骨转移的敏感性虽高,但特异性差,主要原因是非肿瘤性病变也可摄取放射性核素。因此,放射性核素骨显像很难鉴别究竟是骨转移还是骨退行性变、炎症性病变、创伤或机械应力,也难以将骨转移与骨髓纤维结构发育不良、原发性骨肿瘤等相鉴别。

　　在目前的临床实践中,放射性核素骨显像是恶性肿瘤骨转移最主要的筛查手段,单纯放射性核素骨显像阳性不能作为恶性肿瘤骨转移的诊断依据。2011 年,Yang 等人的荟萃分析结果表明,放射性核素骨显像诊断恶性肿瘤骨转移的灵敏度为 86％,特异度为 81％;2011 年,Liu 等人的荟萃分析结果表明,放射性核素骨显像诊断乳腺癌骨转移的灵敏度为 87％,特异度为 88％;2012 年,Qu 等人的荟萃分析结果表明,放射性核素骨显像诊断肺癌骨转移的灵敏度为 86％,特异度为 88％;但是,2006 年,Even-Sapir 等人的研究发现,放射性核素骨显像诊断高危前列腺癌骨转移的灵敏度仅为 70％,特异度更是低至 57％,阳性预测值与阴性预测值分别为 64％和 55％;而采用 SPECT 诊断高危前列腺癌骨转移,其灵敏度将提高至 92％,特异度可达到 82％,阳性预测值与阴性预测值分别为 86％和 90％。

3.计算机断层扫描

　　计算机断层扫描(computed tomography,CT)是目前临床上绝大多数实体瘤最主要的分期检查手段。相比于 X 线平片,CT 的空间和时间分辨力更高,但一般而言,只有当骨转移病灶超过 1cm 或骨质密度丢失 25％～50％时,骨转移病灶才会被 CT 发现。总体而言,CT 能更清晰地显示骨转移类型(溶骨性、成骨性或混合性骨转移)、病变范围、是否伴有软组织肿块等信息,对复杂解剖区域(如脊柱、颅骨、胸骨、肋骨或骨盆骨等)的骨转移的判定优势更为明显;CT 可更准确地评估脊柱旁或椎管内肿瘤浸润情况,可清晰显示髋关节肿瘤及软组织肿块是否侵犯血管和神经;CT 可以更准确地评估骨皮质的破坏程度,可替代 X 线平片用于评估病理性骨折的发生风险,还可用于鉴别骨质疏松症与骨转移导致的病理性骨折;CT 可在骨质破坏前就较准确地评估是否存在肿瘤骨髓侵犯,当骨髓中脂肪组织被转移性肿瘤取代时,将导致骨髓区密度增加。因此,如果骨髓区局部 CT 值超过 20HU,或者左右对称骨的骨髓 CT 值差异超过 20HU,就应考虑肿瘤骨髓侵犯的可能;CT 检查有助于骨转移性肿瘤治疗后硬化程度的评估,而骨转移病灶治疗后硬化程度的变化可反映骨转移性肿瘤的治疗效果;CT 与功能影像技术的融合(如 SPECT、PET/CT 等),不仅能提供理想的功能诊断,而且能同时显示更精准的解剖结构;另外,随着技术的进步,多排螺旋 CT(multi-detector spiral CT,MDCT)全身低剂量扫描不仅可取代传统的

X 线平片检查作为多发性骨髓瘤的分期检查手段,联合三维重建技术还可用于评估骨转移部位的稳定性,以指导恶性肿瘤骨转移病灶的局部治疗选择(如选择外科手术治疗还是选择放射治疗)等。临床上,CT 与 X 线平片一样,也不能用于无症状骨转移病灶的筛查,但在行胸部 CT 检查时,应常规在骨窗下检查肋骨、胸骨和脊柱骨等有无病理性改变。当然,CT 检查也不属于骨转移性肿瘤的早期诊断措施。

4.磁共振成像

磁共振成像(magnetic resonance imaging,MRI)具有无辐射、高软组织分辨力、可任意方向成像等特征,是目前诊断恶性肿瘤骨转移敏感性和特异性最高的检查手段,也是恶性肿瘤骨转移最主要的早期诊断手段。MRI 在显示脂肪性骨髓改变、骨转移部位、侵犯范围、软组织肿块及转移瘤与邻近结构的关系等方面均有较大的优势。不同的骨转移类型呈现多种 MRI 表现,溶骨性骨转移病灶在 T_1 加权序列上表现为等或稍低信号,在 T_2 加权序列上表现为稍高信号影;成骨性骨转移病灶在 T_1 和 T_2 加权序列上均表现为信号强度降低,在脂肪饱和序列上表现为高信号边缘(即"靶环"或"晕轮征");而混合性骨转移病灶呈现溶骨性和成骨性骨转移病灶 T_1 加权像的融合信号,表现为从等强度信号到显著降低的信号。同相位和异相位 T_1 加权图像有助于鉴别骨的良恶性病变,正常的红骨髓中往往混杂少量脂肪,而转移瘤中则不含极细微的脂肪,因此在异相位显像中不会丢失信号。另外,由于弥散受限,骨转移瘤导致的骨折病灶的弥散系数通常比骨质疏松症导致的骨折病灶的弥散系数低,因此弥散成像可用于鉴别骨质疏松症导致的病理性骨折与恶性肿瘤骨转移所导致的病理性骨折。

多项研究结果表明,MRI 能显示骨髓腔内早期转移病灶,甚至在骨代谢发生改变前即可诊断骨转移。因此,相较于放射性核素骨显像技术,MRI 诊断恶性肿瘤骨转移的敏感性更高,特异性也更好;而随着多通道 MRI 检查技术、检查床自动移动技术、快速采集技术的广泛应用,使得全身 MRI 检查的时间大大缩短,从而使全身骨髓 MRI 检查大有取代放射性核素骨显像之势。事实上,MRI 是目前唯一一种能够以高空间分辨力直接观察骨髓及其成分的成像技术,而骨髓转移被认为是恶性肿瘤骨转移的早期表现。常规骨髓活检证实,26%~40%的转移性乳腺癌患者伴有骨髓侵犯。因此,在目前的临床实践中,MRI 是早期诊断恶性肿瘤骨转移最可靠的检查方法。Marc 等人对 18 例怀疑骨转移的恶性肿瘤患者分别采用全身骨髓 MRI 检查,并将 MRI 诊断骨转移的结果与放射性核素骨显像结果进行比较。结果显示,全身 MRI 检查共检测到 216 个骨转移病灶,而放射性核素骨显像仅检测到 159 个骨转移病灶;在随后的检查中共确认 105 个骨转移病灶,其中MRI 检测到 96 个骨转移病灶,而放射性核素骨显像仅检测到 89 个骨转移病灶。

2008 年,Yilmaz 等人的研究也是为了比较 MRI 与放射性核素骨显像诊断乳腺癌中轴骨转移的敏感性,59 例经病理证实的乳腺癌患者,在 15 个月随访期间均接受 MRI 与全身放射性核素骨显像检查,用于乳腺癌分期、随访或评估骨痛的原因。结果显示,MRI 确认 59 例乳腺癌患者全部发生转移,灵敏度为 95%,特异度为 100%,阳性预测值为 100%,59 个病灶被确认为转移,所有这些病灶在 T_1 加权像上均表现为低信号;在脂肪抑制序列上表现为中高强度信号;在 59 个骨转移病灶中,54 个病灶位于中轴骨,其余 5 个骨转移病灶位于四肢骨、肋骨和胸骨;另有 4 个病灶性质不确定(2 级),还有 36 个病灶被确认为良性病变(1 级)。放射性核素全身骨显像共发现 44 例患者发生转移,灵敏度为 70%,特异度为 94%,阳性预测值为 95%;放射性核素骨显像共确认 44 个骨转移病灶,其中 36 个骨转移病灶位于中轴骨,另外 8 个骨转移病灶位于四肢骨、肋骨和胸骨;还有 29 个病灶性质不能确定(2 级),26 个病灶被确认为良性(1 级);放射性核素骨显像提示为性质不明的 5 个病灶,MRI 检查定性为退行性变或良性压缩(1 级);MRI 与放射性核素骨显像定性一致的 11 个病灶,2 个病灶最终定性为转移(3 级);放射性核素骨显像定性为 2 级的 11 个病灶,经 MRI 检查未发现病理性信号强度;放射性核素骨显像定性为无活性的 18 个病灶,经 MRI 检查后定性为转移(3 级)。总之,对恶性肿瘤骨转移的诊断,MRI 比放射性核素骨显像的敏感性更高,特异性也更好,全身骨髓 MRI 检查可替代放射性核素骨显像用于骨转移风险较高的恶性肿瘤患者的筛查和诊断。

5. 正电子发射断层显像

正电子发射断层显像(positron emission tomography,PET)是一类敏感的分子成像技术。相比于放射性核素骨显像技术,PET 的空间分辨力更高,可以观察更细微的结构,还能提供软组织转移的信息,能更全面地评估全身肿瘤状况;PET 既能定性,也可定量,这使其对恶性肿瘤骨转移诊断的敏感性更高。而 PET 的定量优势不仅有助于监测骨转移性肿瘤对治疗的反应及疾病进展情况,还可通过计算病灶的标准摄取值高低用于良恶性疾病的鉴别诊断。临床上,PET 常与解剖影像技术(如 CT、MRI 等)有机融合,PET/CT、PET/MRI 不仅可提供灵敏的功能影像信息,还能清晰地显示病变区的解剖结构。在目前的临床实践中,^{18}F-FDG PET/CT 被广泛用于良恶性肿瘤的鉴别诊断与恶性肿瘤患者的分期检查。^{18}F-FDG PET/CT 对大多数实体瘤骨转移的诊断效果良好,尤其对高代谢活性的肿瘤,如乳腺癌、肺癌、恶性黑色素瘤和淋巴瘤等,但对低代谢活性肿瘤的检测效果欠佳,如前列腺癌、类癌和分化性甲状腺癌等;另外,非肿瘤性骨骼病变 ^{18}F-FDG PET/CT 检查可能表现为假阳性,如骨折、骨退行性变、感染性病变等,在接受粒细胞-巨噬细胞集落刺激因子(granulocyte-macrophage colony-stimulating factor,GM-CSF)治疗时,红骨髓含量丰富的骨骼 ^{18}F-FDG PET/CT 检查也可表现为异常浓聚。

与 MRI 相似,PET/CT 也能较灵敏地显示骨髓微转移病灶,因此也是骨转移性肿瘤的早期诊断手段之一。为了探讨 ^{18}F-FDG PET/CT 对乳腺癌骨髓转移的检测价值,2017 年 Kusai 等人对 35 例乳腺癌骨转移患者进行了回顾性分析,所有入组患者的平均年龄为 48.1 岁,其中 20 例为新近诊断的乳腺癌骨转移患者,15 例为数年前确诊的乳腺癌骨转移幸存患者。所有患者均接受 ^{18}F-FDG PET/CT 检查,如 PET 图像显示局部骨骼 ^{18}F-FDG 摄取增加,但 CT 图像上相应骨质结构完整,则这种隐性转移即被认为是骨髓转移;如 PET 图像显示局部骨骼 ^{18}F-FDG 摄取增加,且 CT 图像上相应部位骨质结构呈现破坏征象(包括溶骨性、成骨性或混合性骨质破坏),则被认为是骨转移。结果发现,在全部 35 例乳腺癌骨转移患者中,18 例患者除了伴有骨转移病灶外,还显示有骨髓转移病灶,每例患者平均骨髓转移病灶数目为 23 个(2~70 个),骨髓转移病灶数目占全部转移病灶(骨转移与骨髓转移病灶)数目的 24%;治疗后 3~10 个月,26 例患者接受 ^{18}F-FDG PET/CT 复查,其中 23%(17/75)的骨髓转移病灶获得完全缓解且未导致骨质破坏(即骨髓转移未进展为临床可见的骨转移),65%(49/75)的骨髓转移病灶进展为骨转移病灶,大部分进展为溶骨性或混合性骨转移病灶,仅少数表现为成骨性骨转移病灶,其余 12%(9/75)的骨髓转移病灶经治疗后持续存在。因此,该研究结果表明,^{18}F-FDG PET/CT 显示的骨髓转移是乳腺癌骨转移的早期表现,经系统治疗后,如果 ^{18}F-FDG PET/CT 显示能早期清除骨髓内的转移病灶,那么可以阻止骨髓转移进展为骨转移。

三、恶性肿瘤骨转移的生物标志物检测

骨骼主要由 Ⅰ 型胶原构成,还包括非胶原蛋白和蛋白多糖,它们在矿化过程中硬化,矿化作用增加骨骼强度和抗压能力。骨骼是代谢活跃的组织,成年后的正常骨组织依然处于不断重塑的过程。简而言之,这一过程就是破骨细胞不断吸收旧骨,而成骨细胞不断形成新骨。总体而言,每年大约 10% 的骨组织被更新,其中松质骨每年大约更新 25%,皮质骨每年大约更新 3%。在正常生理状态下,成人骨吸收与骨形成处于动态平衡,不会导致骨净重增加或丢失,但在病理条件(如恶性肿瘤骨转移或骨质疏松症等)下,骨吸收与骨形成的动态平衡被打破。但无论在生理性还是在病理性骨吸收和骨形成过程中,都会导致直接参与骨结构组成或代谢过程的蛋白质、蛋白质碎片和矿物质成分脱落至血液和尿液中,这些物质就是在骨转换过程中产生的骨生物标志物。骨生物标志物是一类可反映骨组织正常生理或病理过程及对治疗干预的药理学反应的物质,这些物质通常是蛋白或肽类物质。恶性肿瘤骨转移是肿瘤干细胞与骨髓微环境相互作用的结果,成功占据骨髓干细胞微环境的肿瘤细胞通过释放骨源性生长因子和细胞因子,从而促进肿瘤细胞快速增殖并加速骨质破坏。因此,从某种意义上讲,恶性肿瘤骨转移就是骨吸收与骨形成不平衡的结果,在骨转移过程中会加速骨质转换,而骨质转换势必导致更多的骨生物标志物释放入血液和尿液中,这类标志物也被称为骨转换标志物(bone turnover markers,BTM)。骨转移导致的病理性改变是一个漫长的过程,这种病理性改变被常规影像学检查手段(如 X 线平片或 CT 等)发现需要更长的时间,而反映骨病理性或对治疗反应潜在变化的骨生物标志物的变化远早于影像学改变。因此,早期定量检测血液和尿液中的骨生物标志物不仅有助于监测恶性肿瘤患者骨转移的发生风险,早期确定骨转移的存在,而且有利于监测骨转移性肿瘤对抗肿瘤治疗的反应,还可作为骨转移性肿瘤临床研究的替代终点指标。

反映骨溶解的生物标志物主要包括 Ⅰ 型胶原碳端肽(C-terminal cross-linked telopeptide of type Ⅰ collagen,CTX)、Ⅰ 型胶原氮端肽(N-terminal cross-linked telopeptide of type Ⅰ collagen,NTX)、骨保护蛋白(osteoprotogerin)、钙(calcium)、羟脯氨酸(hydroxyproline)、Ⅰ 型胶原的脱氧吡啶交联(deoxypyridinoline cross links of type Ⅰ collagen,DPD)、Ⅰ 型胶原的吡啶交联(pyridinoline cross links of type Ⅰ collagen,PYD)、甲状旁腺激素相关蛋白(PTHrP)和骨唾液酸糖蛋白(bone sialic acid glycoprotein,BSP)等;反映骨形成的生物标志物主要包括 Ⅰ 型前胶原氮端前肽(type Ⅰ procollagen N-terminal propeptide,PINP)、Ⅰ 型前胶原碳端前肽(type Ⅰ procollagen N-terminal propeptide,PICP)、骨特异性碱性磷酸酶(bone alkaline phosphatase,BALP)、总

碱性磷酸酶(total alkaline phosphatase,ALP)和骨钙蛋白(osteocalcin)等。在这些生物标志物中,BALP在成骨过程中大量产生,因此是反映成骨性骨转移的重要标志物。Ⅰ型胶原是骨组织中唯一的胶原成分,占骨质的90%。Ⅰ型胶原代谢产物(包括Ⅰ型胶原碳端肽和Ⅰ型胶原氮端肽)是最重要的骨转移生物标志物,可作为骨转移的辅助诊断指标,也用于骨转移性肿瘤治疗效果的预测和恶性肿瘤骨转移患者预后的评估。总之,骨生物标志物的动态检测对骨转移性肿瘤患者具有重要的临床意义。

1.骨生物标志物用于骨转移性肿瘤的诊断

一般而言,骨生物标志物对判定骨转移的存在与否具有一定的临床价值,但目前尚不能替代传统的影像学诊断技术,而且骨生物标志物也不能对骨转移病灶进行定位诊断。早期的临床研究选择尿钙与尿羟脯氨酸作为骨转移性肿瘤的辅助诊断方法,但由于尿钙与尿羟脯氨酸的特异性差,且易受饮食或联合应用的双膦酸盐类药物等因素的影响,因此对骨转移性肿瘤的诊断价值有限。近年来,多种特异性更高的骨生物标志物被用于乳腺癌、前列腺癌或肺癌等恶性肿瘤骨转移患者的辅助诊断中,包括BALP、PYD、NTX和CTX等。2014年,为了明确BALP在恶性肿瘤骨转移中的诊断价值,Du等人对19项相关临床研究共计3286例患者进行了荟萃分析。荟萃分析结果显示,骨转移性肿瘤患者平均血清BALP浓度为$(41.50 \pm 26.61)\mu g/L$,不伴骨转移的患者平均血清BALP浓度为$(14.49 \pm 5.52)\mu g/L$,两者之间的差异具有统计学意义($P < 0.05$);汇总分析发现,BALP诊断恶性肿瘤骨转移的灵敏度为74%(95%CI 62%~83%),特异度达80%(95%CI 67%~89%)。

为了评估血清NTX对实体瘤骨转移的诊断价值,2016年Zhang等人对14项相关临床研究进行了荟萃分析,在全部1279例患者中,668例患者伴有骨转移,661例患者不伴骨转移。结果显示,血清NTX浓度高低与实体瘤骨转移之间存在显著相关性(OR=1.39,95%CI 1.26~1.51,$P < 0.001$);敏感性分析发现,没有单一的研究结果可以改变荟萃分析的汇总结果。

除了这些传统的骨生物标志物用于恶性肿瘤骨转移的辅助诊断外,新近发现的一些细胞因子也可用于对骨转移性肿瘤患者的评估。2015年,Sun等人用液相芯片系统(The Luminex LiquiChip System)检测了30例肺癌骨转移患者和30例不伴骨转移的肺癌患者的13种细胞因子。结果发现,胰岛素样生长因子结合蛋白-3(insulin-like growth factor binding protein-3,IGFBP-3)浓度与肺癌患者骨转移的发生风险显著相关,伴骨转移的肺癌患者与不伴骨转移的肺癌患者血清IGFBP-3浓度分别为$(3991.17 \pm 2160.96)pg/ml$和$(1744.93 \pm 1473.94)pg/ml(P = 0.014)$,且肺癌患者血清中IGFBP-3浓度与血清中VEGF和单核细胞趋化蛋白-1(MCP-1)浓度呈正相关(P值分别为0.009和0.012);不仅如此,该研究还发现,血清中IGFBP-3浓度与肺癌骨转移患者骨骼疼痛存在与否显著相关($r = 0.701$,$P = 0.036$),与患者体力状况评分高低也显著相关($r = 0.670$,$P = 0.048$)。

2.骨生物标志物用于骨转移性肿瘤患者骨并发症的判定并评估预后

骨生物标志物不仅可以反映骨转移的存在与否,也与骨转移性肿瘤患者骨骼疼痛程度及骨转移相关事件的发生风险显著相关,甚至可以反映骨转移性肿瘤患者的生存时间。2005 年,Coleman 等人对三项双膦酸盐治疗骨转移性肿瘤的随机双盲Ⅲ期临床研究进行了回顾性分析,目的是明确骨生物标志物与接受双膦酸盐治疗的骨转移性肿瘤患者的临床结局是否存在相关性。共计 1824 例恶性肿瘤骨转移患者,1462 例患者(包括 490 例乳腺癌患者、411 例前列腺癌患者、210 例骨髓瘤患者、183 例非小细胞肺癌患者和 168 例其他类型的实体瘤患者)接受唑来膦酸治疗,362 例患者(254 例乳腺癌患者和 108 例骨髓瘤患者)接受帕米膦酸二钠治疗。在基线及治疗开始后的第 1 个月、3 个月、6 个月、9 个月、12 个月时分别检测患者血清 ALP 和尿 NTX,根据患者基线及最近一次尿 NTX 水平高低,将患者分为低浓度 NTX 组(<50nmol/mmol)、中浓度 NTX 组(50~99nmol/mmol)和高浓度 NTX 组(≥100nmol/mmol)三组;根据血清 ALP 水平高低,将患者分为低浓度 ALP 组(<146U/L)和高浓度 ALP 组(≥146U/L)两组。结果发现,不论原发肿瘤类型,中或高浓度尿 NTX 及高浓度血清 ALP,均与骨相关事件的发生风险密切相关。在所有类型的原发肿瘤骨转移患者中,尿 NTX 最高浓度组的患者与尿 NTX 最低浓度组的患者相比,骨转移相关事件的发生风险都增加 2~3 倍。具体而言,与尿 NTX 最低浓度组的骨转移性肿瘤患者相比,尿 NTX 最高浓度组的乳腺癌骨转移患者骨相关事件的发生风险增加了 2.96 倍($P<0.001$),肺癌骨转移患者骨相关事件的发生风险增加了 1.89 倍($P=0.111$);在全体骨转移性肿瘤患者中,高浓度 ALP 患者与低浓度 ALP 患者相比,骨相关事件的发生风险增加了 2 倍。血清 ALP 浓度与前列腺癌骨转移患者骨相关事件发生风险的关系最为密切,与低浓度 ALP 的前列腺癌骨转移患者相比,高浓度 ALP 的前列腺癌骨转移患者骨相关事件的发生风险增加了 3.29 倍,但乳腺癌骨转移患者血清 ALP 浓度并无显著性差异,这也反映了 ALP 主要是成骨性骨转移的生物标志物,前列腺癌主要表现为成骨性转移,乳腺癌主要表现为溶骨性骨转移,尤其是未经治疗的乳腺癌骨转移病灶。尿 NTX 浓度和血清 ALP 浓度与实体瘤骨转移病灶进展风险也密切相关,总体而言,高浓度 NTX 组患者骨转移病灶进展风险比低浓度 NTX 组患者增加 2.21 倍($P<0.001$),中浓度 NTX 组患者骨转移病灶进展风险比低浓度 NTX 组患者增加 1.57 倍($P<0.001$);在全体骨转移性肿瘤患者中,高浓度 ALP 组患者骨转移病灶进展风险比低浓度 ALP 组患者增加 2.42 倍($P<0.001$)。另外,与低浓度 NTX 组患者相比,高浓度 NTX 组患者的死亡风险增加 4.80 倍(95％CI 3.90~5.91,$P<0.001$),中浓度 NTX 组患者的死亡风险将增加 3.11 倍(95％CI 2.54~3.79,$P<0.001$);此外,血清 ALP 浓度高低也与骨转移性肿瘤患者的死亡风险显著相关,在全体骨转移性肿瘤患者中,ALP 浓度≥146U/L 组患者的死亡风险比 ALP 浓度<146U/L 组患者增加 1.78 倍(95％CI 1.34~2.36,$P<0.001$)。

3.骨生物标志物作为骨转移性肿瘤患者治疗效果的监测手段,指导患者的治疗选择

骨转移性肿瘤经治疗后,尤其经骨靶向药物治疗后,其效果往往难以被客观地评价,采用影像学方法评估治疗效果往往需要数月甚至更长时间。与影像学检查手段不同,接受治疗后的骨转移性肿瘤患者骨生物标志物在治疗伊始即可能发生变化,通过早期检测骨生物标志物的动态变化可以反映骨转移性肿瘤对治疗的反应性。在临床实践和临床研究中,骨生物标志物也常被作为反映骨转移性肿瘤治疗效果快速而简便的替代观察终点,

甚至可以利用骨生物标志物指导骨转移性肿瘤患者的个体化精准治疗。

2008 年，Allan 等人对唑来膦酸治疗骨转移性肿瘤的三项随机双盲多中心 Ⅲ 期临床研究进行了回顾性分析。在这三项临床研究中，共有 379 例乳腺癌骨转移患者、314 例去势抵抗性前列腺癌骨转移患者、204 例肺癌或其他实体瘤骨转移患者在基线与治疗后 3 个月时均检测过尿 NTX，其中 220 例乳腺癌、193 例前列腺癌和 87 例肺癌或其他实体瘤骨转移患者在基线时 NTX 浓度 $\geq 64 nmol/mmol$，经唑来膦酸治疗 3 个月后，179 例乳腺癌、135 例前列腺癌和 70 例肺癌或其他实体瘤骨转移患者的 NTX 浓度下降到正常水平（$< 64 nmol/mmol$），37 例乳腺癌、56 例前列腺癌和 11 例肺癌或其他实体瘤骨转移患者的 NTX 水平持续升高。分析后发现，与经唑来膦酸治疗后 NTX 水平持续升高的患者相比，经唑来膦酸治疗后 NTX 水平降至正常的患者死亡风险显著降低，其中乳腺癌骨转移患者的死亡风险降低了 48%（$HR = 0.52, 95\% CI\ 0.34 \sim 0.78, P = 0.0017$），前列腺癌骨转移患者的死亡风险降低了 59%（$HR = 0.41, 95\% CI\ 0.29 \sim 0.59, P < 0.0001$），肺癌或其他实体瘤骨转移患者的死亡风险降低了 57%（$HR = 0.43, 95\% CI\ 0.22 \sim 0.83, P = 0.0116$）；与此同时，经唑来膦酸治疗后 NTX 水平降至正常的患者无骨相关事件生存时间显著延长，骨转移病灶无进展生存时间也显著改善；与经唑来膦酸治疗后 NTX 水平持续升高的患者相比，经唑来膦酸治疗后 NTX 水平降至正常的乳腺癌、前列腺癌、肺癌或其他实体瘤骨转移患者的无骨相关事件生存时间分别提高了 51%（$P = 0.0004$）、49%（$P = 0.0009$）和 45%（$P = 0.1309$）；另外，在肺癌或其他实体瘤骨转移患者中，经唑来膦酸治疗后 NTX 水平降至正常的患者与 NTX 水平持续升高的患者相比，骨转移病灶无进展生存时间提高了 61%（$P = 0.0227$）。

2016 年，Mikah 等人的研究发现，接受醋酸阿比特龙治疗的前列腺癌骨转移患者血清 ALP 的动态变化与其生存时间密切相关。84 例伴有骨转移的前列腺癌患者接受醋酸阿比特龙治疗，所有患者均动态监测血清 LDH、ALP 和 PSA 水平。在中位 14 个月随访期间，有 34 例患者出现 ALP 反弹现象（定义：不论基线时 ALP 水平高低，醋酸阿比特龙开始治疗后的前 2~4 周血清 ALP 水平快速升高，而在继续醋酸阿比特龙治疗 8 周后，血清 ALP 水平下降至治疗前水平甚至更低水平，这种改变往往先于血清 PSA 水平改变），ALP 反弹现象更好发于基线时少有内脏转移的前列腺癌患者（$P = 0.032$）。与未出现 ALP 反弹现象的前列腺癌患者相比，经醋酸阿比特龙治疗后出现 ALP 反弹现象的前列腺癌骨转移患者的疾病控制率（CR＋PR＋SD）更高，分别为 76% 和 100%（$P < 0.001$），LDH 降至正常水平的患者占比更高，分别为 27.0% 和 59.1%（$P = 0.015$）；亚组分析发现，在出现 ALP 反弹现象的患者中，68% 的患者 PSA 水平降低不低于 50%，24% 的患者 PSA 水平降低不低于 90%，而在未出现 ALP 反弹现象的患者中，仅 30% 的患者 PSA 水平降低不低于 50%（$P < 0.001$），5% 的患者 PSA 水平降低不低于 90%（$P < 0.001$）；单因素分析发现，PSA 水平下降低于 50% 与未出现 ALP 反弹现象的前列腺癌骨转移患者的疾病进展风险更高（P 值分别为 0.003 和 0.021），PSA 水平下降低于 50%、未出现 ALP 反弹现象以及醋酸阿比特龙治疗 12 周时 ALP 水平升高的患者生存时间更短（P 值均小于 0.001）；多因素分析发现，PSA 水平下降不低于 50% 依然是前列腺癌骨转移患者独立

的生存良好的预测因子。在随访期间,所有出现 ALP 反弹现象的前列腺癌骨转移患者均未出现疾病进展;治疗 12 周后 ALP 水平升高的前列腺癌骨转移患者未从继续醋酸阿比特龙治疗中获益。

总之,骨生物标志物可以先于传统的影像学诊断技术早期反映骨转移的存在与否,还能评估骨转移性肿瘤患者骨相关事件的发生风险,也可提示骨转移性肿瘤患者的预后,并用于指导骨转移性肿瘤患者的治疗选择。但是,骨生物标志物在骨转移性肿瘤患者中的应用尚存在诸多局限,其敏感性受多种因素的影响,包括患者的年龄和性别、饮食、昼夜节律与四季更替等,特异性也不高;不同的骨生物标志物在不同类型的原发肿瘤骨转移患者中的临床意义不同,甚至相左;骨生物标志物水平也不能用于骨转移性肿瘤病灶的解剖定位诊断。因此,骨生物标志物在骨转移性肿瘤患者中的临床应用价值依然存在诸多疑问,在目前的临床实践中,骨生物标志物不能替代传统的影像学诊断技术在骨转移性肿瘤患者中的诊断地位。

四、恶性肿瘤骨转移的诊断标准

恶性肿瘤骨转移的诊断有赖于临床表现、影像学表现和组织病理学三个方面,但一般而言,有无临床症状或体征不影响骨转移的诊断。因此,临床上确诊骨转移只要满足下面两个条件即可:一是组织病理学或细胞学证实是恶性肿瘤患者,二是影像学证实为骨转移。组织病理学或细胞学是恶性肿瘤骨转移诊断的“金标准”,组织病理学或细胞学可以来自原发肿瘤,也可以是骨转移性肿瘤病灶;影像学诊断依据可以来自 X 线平片、CT、MRI、PET/CT 或 PET/MRI,但单纯放射性核素骨显像不能作为诊断骨转移的影像学依据,只能用于骨转移的筛查;对于既无原发肿瘤病理学或细胞学证实,又无病变骨组织病理学或细胞学证实,不论骨病灶的影像学检查如何典型,也不能确诊为恶性肿瘤骨转移;常规检验指标,如全血细胞计数可以用于评估贫血和骨髓抑制,血清钙、磷和 ALP 水平可用于确定骨转换与评估高钙血症,其他骨生物标志物(如反映骨代谢的甲状旁腺激素和反映骨转换的 NTX 等)虽然不能作为骨转移的直接诊断依据,但对恶性肿瘤患者而言,这些指标出现异常强烈提示骨转移存在,需要进一步明确;另外,在临床实践中,骨生物标志物不仅可作为恶性肿瘤骨转移诊断的参考指标,也常被用于骨转移性肿瘤患者治疗效果的评判和预后的评估。

组织病理学或细胞学是诊断恶性肿瘤骨转移的“金标准”。一般而言,对于原发肿瘤已经经组织病理学或细胞学确诊的患者,只要有明确且典型的影像学表现,即可诊断为恶性肿瘤骨转移,而无须对骨转移病灶行穿刺活检。但是,由于骨转移性肿瘤的临床表现往往缺乏特异性,组织病理学和影像学表现复杂多变,对于缺乏典型影像学表现的可疑骨转移患者,应考虑对可疑骨转移病灶行穿刺活检。具体而言,骨穿刺活检适合以下情形:寡转移性肿瘤患者,尤其是怀疑为孤立性骨转移的患者,只要安全,对于可疑骨转移病灶,均建议获取组织病理学或细胞学证实;对原发肿瘤病灶无法取得组织病理学或细胞学证实,临床考虑为原发灶不明的骨转移性肿瘤患者,或需要结合免疫组织化学检查协助寻找原发肿瘤病灶或需要进一步确定原发肿瘤类型的患者;另外,部分恶性肿瘤患者经治疗后出现骨转移病灶进展或新发骨转移病灶,特别是经分子靶向治疗后的非小细胞肺癌患者或经内分泌治疗后的乳腺癌患者,如果仅限于骨转移病灶进展,那么应建议对骨转移病灶行穿刺活检,以进一步明确骨转移性肿瘤病灶的病理亚型和分子分型,为后续个体化精准治疗提供依据。

临床上恶性肿瘤骨转移往往表现为多发,对每一处骨转移病灶都行穿刺活检既不现实也没必要,但任何影像学检查技术都存在一定比例的假阳性率或假阴性率。近年来,液态活检技术的应用为骨转移性肿瘤的确诊带来了极大的方便。临床上,液态活检技术用于骨转移性肿瘤的确诊流程建议如下:对影像学(X线平片、CT或MRI)怀疑为骨转移的恶性肿瘤患者,行液态活检(血清),检测循环肿瘤细胞(circulating tumor cell,CTC),如果血清CTC检测为阳性,那么即可确诊为骨转移;如果血清CTC检测为阴性,那么应行骨髓液态活检,检测骨髓中的播散肿瘤细胞,如骨髓中播散肿瘤细胞检测为阳性,也可确诊为骨转移;如骨髓液态活检为阴性,则应在CT或MRI引导下对可疑骨转移病灶行穿刺活检,如找到恶性肿瘤细胞,也可确诊为骨转移;如CT或MRI引导下骨转移病灶穿刺活检依然未找到恶性肿瘤依据,则不能诊断为骨转移,可能是其他骨疾病。

第4节　恶性肿瘤骨转移患者的预后评估

骨转移性肿瘤是一大类高度异质性的疾病,同为骨转移,承重骨转移与非承重骨转移带来的后果不同,局部治疗选择也不同,预后也不同。同为骨转移,原发肿瘤类型不同,或者相同类型的原发肿瘤但分子亚型不同,甚至相同类型的原发肿瘤、不同的患者,其发生骨转移后的预后也不同,治疗选择也有差异。临床上大部分骨转移性肿瘤患者的生存时间按月记,如恶性黑色素瘤骨转移患者的中位生存时间仅为6个月,非小细胞肺癌骨转移患者的中位生存时间为6~12个月;但部分恶性肿瘤骨转移患者的生存时间按年记,如前列腺癌、乳腺癌和甲状腺癌骨转移患者的中位生存时间分别为12~53个月、19~25个月、48个月,尤其是不伴内脏转移的前列腺癌、乳腺癌和甲状腺癌骨转移患者的生存时间更长。此外,同为骨转移,患者的体力状况差异、骨转移性肿瘤负荷大小、伴发或不伴发骨相关事件、合并或不合并内脏转移或脑转移等因素均显著影响骨转移性肿瘤患者的治疗选择和预期生存时间。

准确预测骨转移性肿瘤患者的预期生存时间具有重要的临床意义,这是因为预期生存时间的长短关乎恶性肿瘤骨转移患者的治疗策略选择,尤其是局部治疗方式的选择。选择合适的治疗策略,既可防止因治疗不足而损害患者的利益,也可避免因过度治疗而徒增患者的负担,浪费医疗资源。例如,对于预期生存时间较长的骨转移性肿瘤患者,如伴有脊髓压迫或脊柱不稳定等因素,则往往会给予积极的外科手术干预;对于预期生存时间很短的患者,即使伴有脊髓压迫或病理性骨折,也可能不需要外科手术干预,给予单纯支持对症治疗或姑息放射治疗即可,而姑息放射治疗通常会选择单分次放射治疗,不会选择长疗程的放射治疗;对于预期生存时间很短的四肢病理性骨折的骨转移性肿瘤患者,给予简单的外固定可能是更好的选择,而不需要行创伤较大的内固定手术,更不需要行骨置换或关节置换术。

一、恶性肿瘤骨转移患者预后评分

临床上,用于骨转移性肿瘤患者预后评估的评分系统有多种,由于对骨转移性肿瘤的局部治疗手段主要包括放射治疗和外科手术治疗,因此历史上对骨转移性肿瘤患者预后评估的各种评分系统或由骨科医师主导,如 Tokuhashi 预后评分、Tomita 预后评分及 Bauer 预后评分等,或由放射治疗科医师主导,如 Rades 预后评分、van der Linden 预后评分和 Mizumoto 预后评分等。由于专业的局限性,由单一专业构建的预后评分系统往往不可避免或多或少存在偏倚。当然,也有针对特殊转移部位的预后评分系统,主要用于指导骨转移性肿瘤外科手术方式的选择,如脊柱转移性肿瘤患者的 Tomita 评分系统、长骨转移性肿瘤患者的 Mirels 评分系统等。此外,还有针对特定的原发肿瘤骨转移患者的评分系统,如乳腺癌骨转移患者的预后评分、前列腺癌骨转移患者的预后评分等。总体而言,各种预后评分系统对骨转移性肿瘤患者的预后判断及局部治疗策略的选择均有一定的参考价值,但也存在各自局限性,目前尚无公认的最佳预后评分系统。

相较而言,Katagiri 预后评分系统(表 3-4-1)既适合选择外科手术治疗的骨转移性肿瘤患者,也适合选择放射治疗的骨转移性肿瘤患者。最初的 Katagiri 预后评分系统发布于 2005 年,Katagiri 等人通过回顾性分析 1992—1999 年 350 例骨转移性肿瘤患者的临床与影像学资料,采用多因素分析发现,原发肿瘤类型是影响骨转移性肿瘤患者预后的最重要因素,其中乳腺癌、前列腺癌、甲状腺癌、多发性骨髓瘤和恶性淋巴瘤骨转移患者的预后最好(第一组),而胃癌、肺癌和肝细胞癌骨转移患者的预后最差(第三组),其他实体瘤骨转移患者(第二组)的预后介于这两大类恶性肿瘤患者之间;相比于第一组骨转移性肿瘤患者,第三组骨转移性肿瘤患者的死亡风险增加 5.19 倍,第二组骨转移性肿瘤患者的死亡风险也增加 2.48 倍。其他与骨转移性肿瘤患者预后相关的因素还包括患者的体力状况评分(ECOG PS 3～4 分)、同时伴有内脏或脑转移、既往接受过化学药物治疗及多个部位骨转移等,相比于体力状况评分较好(ECOG PS 0～2 分)的骨转移性肿瘤患者,体力状况评分差(ECOG PS 3～4 分)的骨转移性肿瘤患者的死亡风险增加 50%;相比于既往未接受细胞毒药物治疗的骨转移性肿瘤患者,既往接受过细胞毒药物治疗的骨转移性肿瘤患者的死亡风险增加 54%;相比于单发骨转移患者,多发骨转移患者的死亡风险增加 40%;而伴有内脏或脑转移的骨转移性肿瘤患者与不伴内脏或脑转移的骨转移性肿瘤患者相比,死亡风险增加 2.22 倍。根据上述各个预后因素估算的相应回归系数对骨转移性肿瘤患者预后影响的程度,对应不同的得分,计算各个预后因素得分之和即为该患者的最终预后评分,其中预后评分为 0～2 分的患者预后最好,3～5 分的患者预后次之,6～8 分的患者预后最差;三组患者的 6 个月生存率分别为 97.9%、70.6% 和 31.3%,12 个月生存率分别为 89.1%、48.8% 和 10.9%,24 个月生存率分别为 75.3%、27.8% 和 2.3%($P<$ 0.0001)。因此,研究者认为,Katagiri 预后评分可以较准确地预测骨转移性肿瘤患者的预期生存时间,从而为伴有病理性骨折或脊髓压迫症的骨转移性肿瘤患者选择合适的治

疗手段提供重要的参考依据。

表 3-4-1　骨转移性肿瘤患者 Katagiri 预后评分系统

预后因素	得分
原发肿瘤部位	
快速生长肿瘤（肝细胞癌、胃癌、肺癌）	3
慢速生长肿瘤（乳腺癌、前列腺癌、多发性骨髓瘤、淋巴瘤、甲状腺癌）	0
中速生长肿瘤［其他实体瘤（包括肉瘤）］	2
内脏或脑转移	2
体力状况评分（ECOG PS 3~4 分）	1
既往接受过细胞毒药物治疗	1
多部位骨转移	1

　　2005 年版的 Katagiri 预后评分系统是基于回顾性病例资料，未考虑到患者的某些实验室检查结果也可能影响骨转移性肿瘤患者的预后。为此，2014 年，Katagiri 等人对 2005 年版的 Katagiri 预后评分系统进行了更新。更新版的 Katagiri 预后评分系统是基于 2005—2008 年 808 例骨转移性肿瘤患者的前瞻性登记数据，其中男性患者 441 例，全组患者的中位年龄为 64 岁，749 例患者骨转移病灶接受非手术治疗，59 例患者骨转移病灶接受外科手术治疗。经多因素分析发现，除原发肿瘤类型、是否合并内脏或脑转移、体力状况评分、既往是否接受过细胞毒药物治疗及多部位骨转移等因素外，某些异常的实验室检查结果也显著影响骨转移性肿瘤患者的生存时间。其中，影响骨转移性肿瘤患者生存时间最重要的因素依然是原发肿瘤类型，相比于生长缓慢的恶性肿瘤骨转移患者（包括激素依赖性乳腺癌和前列腺癌、分化性甲状腺癌、多发性骨髓瘤及恶性淋巴瘤等），快速生长的恶性肿瘤骨转移患者（包括不能接受分子靶向药物治疗的肺癌、结直肠癌、胃癌、胰腺癌、头颈部鳞癌、食管癌、除前列腺癌和肾细胞癌以外的其他泌尿系统肿瘤、恶性黑色素瘤、肝细胞癌、胆管癌、宫颈癌和原发灶不明的转移癌等）的死亡风险增加 5.09 倍，生长速度中等的恶性肿瘤骨转移患者（如可接受分子靶向治疗的肺癌、激素抵抗性乳腺癌和前列腺癌、肾细胞癌、子宫内膜癌、卵巢癌、软组织肉瘤等）的死亡风险增加 2.63 倍；相比于无内脏或脑转移的骨转移性肿瘤患者，伴有结节性内脏或脑转移的骨转移性肿瘤患者死亡风险增加 1.89 倍，伴有弥漫性内脏或脑转移的骨转移患者死亡风险增加 3.06 倍；相比于实验室检查数据正常的骨转移性肿瘤患者，伴一般实验室检查指标异常的骨转移性肿瘤患者（包括 CRP≥4mg/L，LDH≥250U/L 或血清白蛋白<37g/L）死亡风险增加 1.93 倍，伴关键实验室检查指标异常（包括血小板计数<100×10^9/L，血清钙≥10.3mmol/L 或总胆红素≥1.4μmol/L）的骨转移性肿瘤患者死亡风险增加 2.87 倍；另外，相比于体力状况评分较好（ECOG PS 0~2 分）的骨转移性肿瘤患者，体力状况评分差（ECOG PS 3~4 分）的骨转移性肿瘤患者死亡风险增加 2.23 倍；相比于既往未接受细胞毒药物治疗的骨转移性肿瘤患者，既往接受过细胞毒药物治疗的骨转移性肿瘤患者死亡风险增加 1.39

倍;相比于单发骨转移患者,多发骨转移患者的死亡风险增加 2.23 倍。根据上述预后因素估算的相应回归系数对骨转移性肿瘤患者预后影响的程度,对应不同的得分,计算各个预后因素得分之和即为该患者的最终预后评分。预后评分为 0～3 分的患者预后最好(低危组),4～6 分的患者预后次之(中危组),7～10 分的患者预后最差(高危组)。低危组患者占全部骨转移患者的 13%,该组患者 6 个月、12 个月和 24 个月生存率分别为 98.1%、91.4%、77.8%;中危组患者占全部骨转移患者的 44%,该组患者 6 个月、12 个月和 24 个月生存率分别为 74.0%、49.3%、27.6%;高危组患者占全部骨转移患者的 43%,该组患者 6 个月、12 个月和 24 个月生存率分别为 26.9%、6.0%、2.1%。各组患者 6 个月、12 个月和 24 个月生存率的差异均具有统计学意义($P<0.0001$)。研究者认为,改良版的 Katagiri 预后评分系统(表 3-4-2)能更好地评估骨转移性肿瘤患者的预后,为患者选择最佳的局部治疗手段提供更为理想的参考依据。

表 3-4-2　骨转移性肿瘤患者改良版的 Katagiri 预后评分系统

预后因素	回归系数	得分
原发肿瘤部位	0.99	2
缓慢生长肿瘤(激素依赖的乳腺癌和前列腺癌、甲状腺癌、多发性骨髓瘤及恶性淋巴瘤等)	1.70	3
中速生长肿瘤(可接受分子靶向治疗的肺癌、激素抵抗性乳腺癌和前列腺癌、肾细胞癌、子宫内膜癌、卵巢癌、肉瘤等)	0.65	1
快速生长肿瘤(无分子靶向药物治疗的肺癌、结直肠癌、胃癌、胰腺癌、头颈部鳞癌、食管癌、其他泌尿系统肿瘤、恶性黑色素瘤、肝细胞癌、胆管癌、宫颈癌和原发灶不明转移癌等)	1.11	2
内脏或脑转移	0.64	1
结节性内脏或脑转移	1.04	2
弥漫性转移	0.73	1
实验室检查数据	0.32	1
CRP≥4mg/L,LDH≥250U/L 或血清白蛋白<37g/L	0.43	1
血小板计数<100×10⁹/L,血清钙≥10.3mmol/L 或总胆红素≥1.4μmol/L		2
体力状况评分(ECOG PS 3～4 分)		1
既往接受过细胞毒药物治疗		1
多部位骨转移		1
总分		10

2019 年,Kubota 等人对改良的 Katagiri 预后评分系统进行了验证性试验,回顾性分析 2004—2013 年 616 例骨转移性肿瘤患者,经中位 42 个月(对存活患者)随访后,共发生 574 个死亡事件,42 例患者仍然存活。单因素分析发现,患者的年龄及多部位骨转移并不影响骨转移性肿瘤患者的生存时间;多因素分析发现,患者的性别、体力状况评分(ECOG PS)、原发肿瘤类型、内脏转移、实验室检查数据及既往接受细胞毒药物治疗等因素均显

著影响骨转移性肿瘤患者的生存时间。Katagiri 预后评分低危组（0～3 分）患者 6 个月、12 个月和 24 个月生存率分别为 94.4％、77.8％、61.1％,中危组（4～6 分）患者 6 个月、12 个月和 24 个月生存率分别为 67.7％、48.7％、31.2％,高危组（7～10 分）患者 6 个月、12 个月和 24 个月生存率分别为 39.1％、22.1 ％、9.0％,各组患者 6 个月、12 个月和 24 个月生存率的差异也具有统计学意义（$P<0.0001$）。因此,该验证试验结果表明,改良的 Katagiri 预后评分系统确实能够较好地评估骨转移性肿瘤患者的预后,并可以为骨转移性肿瘤患者选择最佳的局部治疗手段提供重要的参考依据。

二、恶性肿瘤脊柱转移患者预后评分

脊柱是骨转移最好发的部位,70％以上的骨转移性肿瘤患者伴发脊柱转移,且脊柱转移往往是骨转移的首发部位甚至唯一的骨转移部位。脊柱转移好发部位依次为胸椎、腰椎和颈椎。在伴有脊柱转移的患者中,46％的患者仅累及一个椎体,而累及相邻多个椎体的患者占 28％。Laurens 等人对 1379 例脊柱转移患者的临床病理资料进行总结后发现,最好发脊柱转移的恶性肿瘤分别为乳腺癌、肺癌和前列腺癌,这三类肿瘤分别占全部脊柱转移患者的 28％、23％、19％。脊柱转移常导致剧烈疼痛和神经功能障碍,甚至截瘫,大约 10％的脊柱转移患者伴发脊髓压迫症,严重影响骨转移性肿瘤患者的生活质量。同时,脊柱也是最致命的骨转移部位,脊柱转移患者的中位生存时间为 5.1 个月,而出现脊髓压迫症状的脊柱转移患者中位生存时间仅为 3 个月。外科手术虽可有效缓解脊柱转移患者的疼痛,解除神经压迫症状,稳定或重建脊柱的稳定性,但脊柱转移病灶外科手术特别是开放性手术（如后路减压术、全脊椎整块切除术等）的创伤大,对患者的身体条件要求较高,一般情况差、合并症多、预期生存时间短的患者往往不能从开放性手术治疗中取得生存获益。Bunger 等人的研究发现,脊柱转移瘤患者术后 6 个月内病死率达 50％,手术并发症的发生率为 20％～48％。正因如此,临床上对拟接受手术治疗的恶性肿瘤脊柱转移患者应尽可能准确地评估预期生存时间,对预期生存时间有限的脊柱转移患者应尽可能避免不必要的外科手术治疗。

为了准确评估恶性肿瘤脊柱转移患者的预后,为脊柱转移患者的最佳治疗选择提供临床依据,临床上先后创建了多个预后评分系统,其中影响力最大的预后评分系统主要包括 Tokuhashi 评分系统、Tomita 评分系统、Bauer 评分系统、van der Linden 评分系统、Rades 评分系统和 Bollen 评分系统等,而目前临床实践中最常用的评分系统是 Tomita 评分系统和修正版的 Tokuhashi 评分系统。

1990 年创建的 Tokuhashi 评分系统具有里程碑式的临床意义。Tokuhashi 等人基于 64 例接受外科手术治疗的恶性肿瘤脊柱转移患者的临床病理资料,从中筛选出 6 项影响脊柱转移瘤患者预后的相关因素,并分别给予不同的权重分值而创建了 Tokuhashi 预后评分系统。这 6 项预后因素分别是患者的体力状况评分、脊柱外骨转移病灶数量、椎体转移数量、内脏转移情况、原发肿瘤类型及是否伴有脊髓瘫痪等。对上述 6 项预后因素进行综合评分,其中每项因素根据程度不同分别计 0～2 分,总得分越高的患者预后越好。Tokuhashi 评分 9～12 分的患者预后最好,中位生存时间预计将超过 12 个月,局部治疗的建议是积极的手术干预；而 Tokuhashi 评分 5 分以下的患者一般生存时间不超过 3 个月，往往不适合外科手术干预，以最佳支持对症治疗及姑息放射治疗为宜。

其后，越来越多的证据表明原发肿瘤类型是骨转移性肿瘤患者最重要的预后因素。因此，2005 年，Tokuhashi 等人基于 246 例恶性肿瘤脊柱转移患者的临床病理资料，对 1990 年版的 Tokuhashi 评分系统进行了修订。更新后的 Tokuhashi 评分系统仍然由 6 个预后因素组成，并在原基础上增加了原发肿瘤类型分值的权重，原发肿瘤类型的分值由原先的 0～2 分增加到 0～5 分，其中原发肿瘤为肺癌、骨肉瘤、胃癌、膀胱癌、食管癌和胰腺癌的患者得 0 分，原发肿瘤为肝癌、胆囊癌或原发灶未明的患者得 1 分，原发肿瘤为肾细胞癌和子宫癌的患者得 3 分，原发肿瘤为直肠癌的患者得 4 分，原发肿瘤为甲状腺癌、前列腺癌、乳腺癌和良性肿瘤的患者得 5 分，其他类型的原发肿瘤患者得 2 分。因此，改良版的 Tokuhashi 预后评分系统（表 3-4-3）最高得分由原来的 12 分增加到 15 分。总体而言，分值之和越高的患者越能从积极的局部治疗中取得生存获益，预后也更好。

表 3-4-3　脊柱转移性肿瘤患者改良版的 Tokuhashi 预后评分系统（2005 年）

预后因素	评分
体力状况（KPS 评分）	
低（10～40 分）	0
中等（50～70 分）	1
高（80～100 分）	2
脊椎外骨转移病灶数量	
≥3 个	0
1～2 个	1
0 个	2
内脏转移情况	
无法切除	0
可以切除	1
无转移	2
原发肿瘤部位	
肺癌、骨肉瘤、胃癌、膀胱癌、食管癌或胰腺癌	0
肝癌、胆囊癌或原发灶未明	1
其他类型	2
肾细胞癌或子宫癌	3
直肠癌	4
甲状腺癌、前列腺癌、乳腺癌和良性肿瘤	5
脊髓瘫痪	

续表

预后因素	评分
完全(Frankel A,B)	0
不完全(Frankel C,D)	1
无瘫痪(Frankel E)	2
中位生存时间	
≤3 个月	0~8
≥6 个月	9~11
≥12 个月	12~15
总分	

2001 年，Tomita 等人通过回顾性分析 67 例恶性肿瘤脊柱转移患者的临床病理资料，计算出原发肿瘤部位(生长速度)、脏器转移及骨转移情况三项重要预后因素各自对脊柱转移患者预后影响的风险比，采用风险比值作为脊柱转移瘤患者的评分分值，形成了脊柱转移性肿瘤患者 Tomita 预后评分系统(表 3-4-4)。Tomita 预后评分系统的总分分值为 2~10 分，根据分值高低用于指导选择不同的治疗策略，其中得分 2~3 分的脊柱转移患者中位生存时间接近 2 年，对这类患者的脊柱转移瘤应推荐广泛或边缘性切除术，目的是达到长期的局部控制；得分 4~5 分的脊柱转移瘤患者中位生存时间 1~2 年，对这类患者应推荐边缘性切除或病灶内切除；得分 6~7 分的脊柱转移瘤患者中位生存时间为 6~12 个月，对这类患者应推荐姑息手术治疗；得分 8~10 分的脊柱转移瘤患者中位生存时间一般不超过 3 个月，对这类患者仅适合行最佳支持对症治疗，而不宜推荐外科手术治疗。

表 3-4-4　脊柱转移患者 Tomita 预后评分系统

预后因素	得分
原发肿瘤部位	
慢速生长肿瘤	1
中速生长肿瘤	2
快速生长肿瘤	4
内脏转移情况	
无内脏转移	0
伴内脏转移,可以治疗	2
伴内脏转移,不可治疗	4
骨转移情况	
单发或孤立的脊柱转移病灶	1
多发的骨转移病灶	2

　　不可否认,自恶性肿瘤脊柱转移患者六大预后评分系统问世以来,确实对脊柱转移性肿瘤患者的预后判定并在指导治疗选择上发挥了重大的临床价值。但不得不承认,六大预后评分系统都是基于回顾性临床研究数据,且多数研究的病例数量有限,Rades 评分系统的病例数量尽管达到 2029 例,但所有患者均仅仅接受放射治疗。尽管这些预后评分系统均接受过相关的临床研究验证,但验证的临床研究多为回顾性临床研究,病例数也不够多。因此,目前用于临床的上述预后评分系统的临床应用价值一直备受诟病,尚无任何一种评分系统被临床广为接受。

　　为了进一步评估并比较这六大预后评分系统对脊柱转移性肿瘤患者生存时间预测的精准性,2016 年 Bollen 等人开展了一项国际多中心回顾性队列研究。2000 年 1 月至 2010 年 12 月,来自荷兰与奥地利两家三级转诊中心共计 1379 例伴有临床症状的脊柱转移性肿瘤患者,其中 52% 为男性,平均年龄为 64.6 岁 ±12.4 岁;以胸椎转移最常见,占 27%,53% 的患者椎体转移病灶数目 ≥3 个;原发肿瘤主要为乳腺癌、肺癌和前列腺癌,分别占 28%、23%、19%;另有 7% 的肾细胞癌和 5% 的结肠癌,其余 18% 的脊柱转移瘤患者来自其他 16 种不同类型的原发肿瘤;66% 的患者伴脊柱外骨转移,44% 的患者伴内脏转移或脑转移,54% 的患者不伴神经功能缺失症状,34% 的患者仅伴轻微的神经功能缺失症状;83% 的患者接受放射治疗,8% 的患者接受外科手术联合放射治疗,2% 的患者仅接受了外科手术治疗,7% 的患者选择保守治疗。经中位 6.7 年随访后发现,全组患者的中位生存时间为 5.1 个月(95%CI 4.6~5.6 个月),2 个月内病死率为 27%,19% 的患者生存时间超过 2 年;每一个预后评分系统经多因素分析后发现,原发肿瘤类型、患者的体力状况评分、是否伴有内脏转移及脊柱转移发生的时间等因素均显著影响脊柱转移性肿瘤患者的总生存时间,但神经功能状况或是否卧床、椎体转移病灶数目及脊柱外骨转移病灶数目等均与脊柱转移患者的总生存时间无显著相关性;尽管每一个预后评分系统都可将脊柱转移性肿瘤患者分为预期短期生存者或预期长期生存者,但不同预后评分系统的长期生存或短期生存的患者数目相差极大;Tokuhashi 评分系统、Bauer 评分系统、Tomita 评分系统与 van der Linden 评分系统的 C 统计量(ROC 曲线下面积)相似,介于 0.64 与 0.66 之间,预测脊柱转移患者 4 个月生存率的准确率介于 62% 与 65% 之间;Rades 评分系统和 Bollen 评分系统的 C 统计量分别为 0.44、0.70,预测脊柱转移患者 4 个月生存率的准确率分别为 69% 和 70%。总之,该回顾性队列研究结果表明,相比于其他预后评分系统,Bollen 评分系统预测脊柱转移患者生存时间的准确性相对较好,但所有预后评分系统均有待进一步改进。

　　类似的,2018 年 David 等人的前瞻性队列研究结果也表明,现有的预测脊柱转移患者预期生存时间的六大评分系统均不能十分准确地预测脊柱转移性肿瘤患者的预后。2016 年 9 月 1 日,来自全球脊柱肿瘤研究组(The Global Spine Tumour Study Group,GSTSG)云数据库连续收治的、接受外科手术治疗且均伴有临床症状的 2148 例脊柱转移性肿瘤患者,其中 1496 例患者的数据被用于评估六大评分系统预测脊柱转移患者预期的生存时间与真实的生存时间的差异。结果发现,所有预后评分系统均能将脊柱转移患者的生存时间长短区分开,但没有一种评分系统预测的生存时间与真实的生存时间达到良好的一致性,Bollen 评分系统与 Tomita 评分系统的 C 统计量最高,分别为 0.66 和 0.65,均未达到 0.7 这一代表良好一致性的数值;Tokuhashi 评分系统、Bauer 评分系统、Rades 评分系统和 van der Linden 评分系统的 C 统计量分别为 0.62、0.60、0.54、0.55。

总之,准确预测骨转移性肿瘤患者尤其是伴有脊柱转移的骨转移性肿瘤患者的预期生存时间是选择合适治疗的前提,现有的预后评分系统在骨转移性肿瘤患者的预后预测和治疗策略的选择上发挥了一定的作用。但整体而言,这些预后评分系统均存在较大的局限性,对骨转移性肿瘤患者特别是伴脊柱转移的骨转移性肿瘤患者预后预测的精确性尚有较大的差距。随着恶性肿瘤患者系统治疗疗效的提高,现有的预后预测模型需要及时更新,以便为骨转移性肿瘤患者的局部治疗选择提供更为理想的依据,避免出现过度治疗或治疗不足的现象。

第5节　恶性肿瘤骨转移患者的治疗

对恶性肿瘤骨转移患者而言,骨转移往往意味着疾病进程中的终末期,现有的抗肿瘤治疗手段常难以达到根治的目的。因此,临床上对绝大多数恶性肿瘤骨转移患者的整体治疗策略是姑息减症,提高生活质量和延长生存时间。总体而言,对恶性肿瘤骨转移患者的治疗目标应包括以下三个方面:一是缓解疼痛症状,恢复功能,改善生活质量;二是预防或延缓骨相关事件的发生;三是控制肿瘤,改善生存。为了实现上述目标,对恶性肿瘤骨转移患者的治疗往往需要"三管齐下":一是系统抗肿瘤治疗,目的是控制系统肿瘤发展,改善骨转移性肿瘤患者的总生存时间;二是靶向骨转移微环境的治疗,目的是阻断恶性肿瘤与骨微环境之间的恶性循环;三是针对骨转移病灶的局部治疗,目的是控制局部肿瘤进展,预防或治疗骨转移相关事件,改善生活质量。当然,对于处于寡转移状态下的骨转移性肿瘤患者,应强调根治性局部治疗与系统治疗并行,旨在治愈。

恶性肿瘤本身是骨转移发生的根本原因,因此能否控制系统性肿瘤进展是关乎骨转移性肿瘤患者治疗成功之关键所在。即使是处于寡转移状态下的骨转移性肿瘤患者,其病期也属于传统分期意义上的晚期,依然属于系统性疾病。因此,系统抗肿瘤治疗是骨转移性肿瘤患者多学科综合治疗的重要组成部分。一般而言,骨转移本身与骨相关事件都不影响骨转移性肿瘤患者对系统治疗的选择,包括传统的细胞毒药物治疗、分子靶向治疗、内分泌治疗或免疫治疗等。骨转移导致的骨质破坏本质是恶性肿瘤细胞与骨微环境之间的恶性循环所致,破骨细胞是导致骨吸收与骨破坏的主要因素。因此,靶向骨微环境特别是靶向破骨细胞的治疗策略是骨转移性肿瘤患者重要的辅助治疗手段,不仅可以有效缓解患者骨骼疼痛症状,还可预防或延缓骨转移相关事件的发生,提高患者的生活质量。对绝大多数骨转移性肿瘤患者而言,治愈已然不可能,而骨转移是恶性肿瘤患者自主生活能力和健康相关的生活质量下降的主要原因,因此针对骨转移病灶的局部姑息治疗就尤为重要。骨转移病灶的局部治疗手段(如外科手术、放射治疗等)可以镇痛,维持或恢复骨骼的完整性,改善骨转移患者的生活质量,对部分寡转移性肿瘤患者可以达到长期疾病控制甚至治愈的目的。

尽管骨转移性肿瘤是高度异质性的一大类疾病的总称,不同类型的原发肿瘤或同一类型原发肿瘤但不同分子亚型的肿瘤骨转移,其系统抗肿瘤治疗策略差异较大,但临床上对恶性肿瘤骨转移患者的治疗也具有一定的共性,包括针对骨转移病灶的局部治疗及靶向骨转移微环境的治疗等。

一、靶向骨转移微环境的治疗

恶性肿瘤骨转移是由多种因素参与、多个步骤完成的复杂过程。恶性肿瘤骨转移的级联反应中涉及多种细胞和细胞因子,主要包括破骨细胞、成骨细胞、骨细胞、内皮细胞、免疫细胞及细胞外基质等。理论上,所有参与骨转移事件的细胞或细胞因子都是骨转移性肿瘤患者潜在的治疗靶点。恶性肿瘤骨转移所导致的骨质破坏是骨转移相关事件发生的直接原因,而导致骨质破坏的元凶是破骨细胞,而不是肿瘤细胞本身。因此,抑制破骨细胞的骨质吸收活性就成为骨靶向治疗的主要手段。在临床前研究和临床实践中可用于治疗骨转移抑制骨吸收的药物主要包括双膦酸盐、核转录因子 κB 受体活化因子配体(RANKL)抗体、组织蛋白酶 K 抑制剂、mTOR 抑制剂和 Src 抑制剂等。其中,双膦酸盐与 RANKL 抗体已被证实能预防和治疗骨转移相关事件,改善恶性肿瘤骨转移患者的生活质量。恶性肿瘤骨转移导致的骨质破坏是骨吸收与骨形成不平衡的结果,因此在恶性肿瘤骨转移的骨靶向治疗策略中,成骨细胞也是潜在的关键治疗靶点,靶向成骨细胞的药物(如 Romosozumab)治疗目的是促进骨形成,恢复骨吸收与骨形成之间的平衡。此外,蛋白酶体抑制剂类药物(如 Bortezomib 等)被认为对破骨细胞和成骨细胞具有双重调节作用,既可激活成骨细胞活性,又能抑制破骨细胞活性,也可能是恶性肿瘤骨转移患者重要的潜在治疗选择。所有这些以骨微环境作为治疗靶点的治疗手段统称骨调节治疗,又称骨靶向治疗(bone-targeted therapy)。

(一)双膦酸盐

双膦酸盐是目前临床上应用最广泛的骨调节剂(bone-modifying agents)。双膦酸盐为内生性焦磷酸盐的同分异构体,以 P-C-P(phosphorus-carbon-phosphorus)基团取代焦磷酸盐结构中的 P-O-P 基团,其骨架 P-C-P 结构是二膦酸盐发挥作用的基础结构,并对 C 原子的侧链(R_1、R_2)进行化学修饰,从而改变焦磷酸盐的理化性质,R_1 基团决定了双膦酸盐与骨的亲和力,R_2 基团决定了双膦酸盐的抗骨吸收活性。自 1986 年第一个双膦酸盐(即氯屈膦酸)用于骨转移性肿瘤的治疗以来,先后开发出了数百种双膦酸盐类药物,目前常用于临床的双膦酸盐类药物在 10 种以上。

临床上,根据双膦酸盐研究开发和临床应用的时间顺序,可将双膦酸盐分为一代、二代和三代,一代双膦酸盐以氯屈膦酸(Clodronate)为代表,还包括依替膦酸(Etidronate)和氨羟二膦酸(Aminoglyphosate)等;二代双膦酸盐的代表为帕米膦酸二钠(Pamidronate)和阿仑膦酸钠(Alendronate)等;三代双膦酸盐主要包括含氮杂环结构的唑来膦酸(Zoledronic)和含氮不含杂环结构的伊班膦酸钠(Ibandronate),其他三代双膦酸盐还包括替鲁膦酸钠(Tiludronate)、利塞膦酸钠(Risedronate)和奥帕膦酸钠(Olpadronic)

等。根据化学结构中是否含有氮可将双膦酸盐分为含氮双膦酸盐和不含氮双膦酸盐,含氮双膦酸盐主要包括帕米膦酸二钠、唑来膦酸和伊班膦酸钠等二代或三代双膦酸盐;不含氮双膦酸盐主要包括一代双膦酸盐中的氯屈膦酸和依替膦酸等。按给药途径可将双膦酸盐分为口服给药双膦酸盐和静脉途径给药双膦酸盐,口服给药双膦酸盐主要包括氯屈膦酸、阿仑膦酸钠和伊班膦酸钠等;静脉途径给药双膦酸盐主要包括氯屈膦酸、帕米膦酸二钠、唑来膦酸、伊班膦酸钠等。总体而言,从帕米膦酸、阿仑膦酸、因卡膦酸、伊班膦酸、利塞膦酸到唑来膦酸,其对骨吸收的抑制能力依次增强。

双膦酸盐用于恶性肿瘤骨转移患者的辅助治疗已近 40 年,研究表明,双膦酸盐主要是通过抑制破骨细胞介导的骨吸收而达到治疗骨转移的目的的。不同的双膦酸盐分子结构不尽相同,其抑制破骨细胞功能的分子机制也不同。总体而言,临床上双膦酸盐抑制破骨细胞功能的机制可归纳为两种。进入人体内的双膦酸盐凭借其 P-C-P 结构及螯合钙离子的能力,迅速靶向于骨骼中的矿物质(即羟磷灰石),从而被骨骼优先摄取,而骨骼中的双膦酸盐又优先被转运至骨转换加速的部位,尤其是骨转移部位。双膦酸盐一旦在骨转移部位的骨吸收过程中从骨矿物质表面释放出来,就会在破骨细胞内聚集。结构简单的一代不含氮双膦酸盐(如氯屈膦酸盐)代谢为 AppCp 型三磷酸腺苷(adenosine triphosphate,ATP)的非水解类似物,通过抑制线粒体腺嘌呤核苷酸转移酶(adenine nucleotide transferase,ANT)而具有细胞毒效应,从而影响线粒体功能,最终导致破骨细胞凋亡而达到抑制破骨细胞功能的目的;含氮的、结果复杂的双膦酸盐(如帕米膦酸二钠、唑来膦酸和伊班膦酸钠等)不能发生代谢反应,却能有效抑制甲羟戊酸途径的关键酶——法烯基焦磷酸(farnesyl pyrophosphate,FPP)的合成,从而干扰甲羟戊酸途径中异戊二烯类脂质的产生,进而阻止破骨细胞发挥功能所必需的异戊二烯类脂质的合成;而抑制 FPP合酶还将导致上游代谢物二磷酸异戊酯的积聚,并将其整合到有毒的核苷酸代谢物中(APPL)。也就是说,含氮的双膦酸盐是通过破坏破骨细胞功能和生存来抑制破骨细胞的骨吸收能力的。总之,无论是含氮双膦酸盐,还是不含氮双膦酸盐,其净效应均为抑制破骨细胞的骨吸收能力,从而减少骨溶解和骨吸收。

近年来的研究还发现,双膦酸盐的作用靶点不仅仅局限于破骨细胞,体内和体外研究表明,双膦酸盐的潜在治疗靶细胞还可能包括肿瘤相关的巨噬细胞、中性粒细胞、γδ-T 细胞、内皮细胞和成骨细胞等;另外,在特定的微环境中,双膦酸盐的作用靶点甚至不局限于骨骼,对骨外病灶也有治疗作用,如对乳腺癌细胞的雌激素剥夺作用。总之,双膦酸盐治疗恶性肿瘤骨转移的机制不仅涉及骨转移病变及骨代谢的多个环节和多个部位,如抑制破骨细胞成熟和功能,诱导破骨细胞凋亡,抑制破骨细胞在骨吸收部位的聚集,减少细胞因子如 IL-6 的产生等;此外,双膦酸盐也显示出直接的抗肿瘤效应,如诱导肿瘤细胞凋亡或溶解、抑制肿瘤细胞增殖、抑制基质金属蛋白酶-Ⅰ 的活性,从而抑制肿瘤细胞扩散、浸润和黏附能力等;另外,双膦酸盐还具有抑制肿瘤新生血管生成及发挥雌激素剥夺效应等作用。

1. 双膦酸盐在骨转移性肿瘤患者治疗中的价值

双膦酸盐在骨转移性肿瘤患者中的应用最早可以追溯到 1986 年。数十年来,双膦酸盐被试用于几乎所有类型的恶性肿瘤骨转移患者,其在恶性肿瘤骨转移患者中的应用价值也得到了充分的证明。总体而言,对恶性肿瘤骨转移患者而言,双膦酸盐可以缓解骨转移相关的骨骼疼痛症状,预防或推迟骨转移相关事件的发生风险。例如,2003 年 Ross 等人的荟萃分析共入组 18 项双膦酸盐治疗恶性肿瘤骨转移的相关临床研究,包括当时尚未公开发表的 3 项大型随机对照Ⅲ临床研究。在全部 18 项临床研究中,有 3 项临床研究的数据只能用于评估至首次骨相关事件发生的时间;在其余 15 项临床研究中,3 项临床研究是两种双膦酸盐的头对头比较,12 项临床研究是双膦酸盐对比安慰剂。结果发现,相比于安慰剂治疗,双膦酸盐治疗大大降低了恶性肿瘤骨转移患者骨相关事件的发生风险,其中恶性肿瘤骨转移患者椎体骨折的发生风险降低了 31%(OR＝0.69,95%CI 0.57～0.84,$P<0.0001$),非椎体骨折的发生风险降低了 35%(OR＝0.65,95%CI 0.54～0.79,$P<0.0001$),复合性骨折的发生风险降低了 35%(OR＝0.65,95%CI 0.55～0.78,$P<0.0001$),姑息镇痛放射治疗的使用率降低了 33%(OR＝0.67,95%CI 0.57～0.79,$P<0.0001$),高钙血症的发生风险降低了 46%(OR＝0.54,95%CI 0.36～0.81,$P=0.003$);尽管双膦酸盐未能显著降低骨转移病灶外科手术的参与率(OR＝0.70,95%CI 0.46～1.05,$P=0.086$),但随着时间的推移,相比于安慰剂治疗组患者,双膦酸盐治疗组患者对外科手术的需求显著下降,在随访时间超过 12 个月的临床研究中发现,骨转移性肿瘤患者外科手术的需求率下降了近 40%(OR＝0.587,95%CI 0.393～0.875,$P<0.009$);但可能由于脊髓压迫症发生风险较低,相比于安慰剂治疗,双膦酸盐未能显著降低恶性肿瘤骨转移患者脊髓压迫症的发生风险(OR＝0.71,95%CI 0.47～1.08,$P=0.113$);另外,有 10 项临床研究报道了首次骨转移相关事件的发生时间,其中有 8 项临床研究结果证实双膦酸盐治疗显著延缓了恶性肿瘤骨转移患者至首次骨相关事件的发生时间,但所有临床研究均未显示双膦酸盐治疗可以改善恶性肿瘤骨转移患者的总生存时间。总之,该荟萃分析结果表明,相比于安慰剂治疗,双膦酸盐治疗显著降低了恶性肿瘤骨转移患者病理性骨折、高钙血症和因骨骼疼痛而接受放射治疗的风险,延缓了骨转移相关事件发生的时间;但双膦酸盐治疗未能显著降低恶性肿瘤骨转移患者脊髓压迫的发生风险,也未改善骨转移性肿瘤患者的总生存时间。因此,对于临床上确诊为骨转移的恶性肿瘤患者,应尽早使用双膦酸盐治疗,使用时间应不少于 6 个月。

　　临床上,乳腺癌和前列腺癌患者最好发骨转移,而尽管肺癌骨转移的发生率相对较低,但肺癌患者人口基数大,因此 2/3 的骨转移病例来自乳腺癌、前列腺癌和肺癌。为了明确双膦酸盐在乳腺癌、前列腺癌和肺癌骨转移性肿瘤患者中的治疗价值,2015 年 Liu 等人对 19 项相关临床研究进行了荟萃分析。结果发现,在所有 19 项随机对照临床研究中,有 16 项研究结果表明,相比于安慰剂治疗,双膦酸盐治疗能显著降低乳腺癌、前列腺癌和肺癌骨转移患者骨相关事件的发生风险。其中,对于肺癌骨转移患者,双膦酸盐治疗可使新发的骨转移病灶骨相关事件发生风险降低 19%(OR＝0.81,95%CI 0.69～0.95,$P=0.008$);对于乳腺癌骨转移患者,双膦酸盐治疗可使新发的骨转移病灶骨相关事件发生风险降低 38%(OR＝0.62,95%CI 0.54～0.71,$P<0.001$);对于前列腺癌骨转移患者,双膦酸盐治疗可使新发的骨转移病灶骨相关事件发生风险降低 38%(OR＝0.62,

95％CI 0.45～0.86,P=0.004)。

乳腺癌患者骨转移的发生风险高,双膦酸盐在乳腺癌骨转移患者中的应用也最普遍,而乳腺癌骨转移患者从双膦酸盐治疗中的获益也最多。自 2002 年以来,Cochrane 乳腺癌组(Cochrane Breast Cancer Group)对双膦酸盐在乳腺癌骨转移患者中的应用所做的荟萃分析已进行数次更新,在 2018 年最近的一次数据更新中发现,与安慰剂或非双膦酸盐治疗相比,不论是口服还是静脉注射双膦酸盐类药物,均可使乳腺癌骨转移患者骨转移相关事件的发生风险降低 14％(RR=0.86,95％CI 0.78～0.95,P=0.003)(共 9 项随机对照临床研究,2810 例女性乳腺癌骨转移患者,具有异质性的高质量证据);此外,双膦酸盐的使用还显著延缓了至骨转移相关事件发生的中位时间(RR=1.43,95％CI 1.29～1.58,P<0.00001)(共 9 项随机对照临床研究,2891 例女性乳腺癌骨转移患者,无异质性的高质量证据);在 11 项随机对照临床研究中,有 6 项研究结果表明,双膦酸盐治疗降低了乳腺癌骨转移患者的骨骼疼痛程度(中等质量证据);但双膦酸盐治疗不影响乳腺癌骨转移患者的总生存时间(RR=1.01,95％CI 0.91～1.11,P=0.85)(共 7 项随机对照临床研究,1935 例女性乳腺癌骨转移患者,显著异质性的中等质量证据)。总之,Cochrane 乳腺癌组更新的荟萃分析结果表明,与安慰剂或非双膦酸盐治疗相比,双膦酸盐治疗降低了乳腺癌骨转移患者骨转移相关事件的发生风险,延迟了骨转移相关事件发生的时间,并能缓解乳腺癌骨转移患者骨转移相关的骨骼疼痛症状,但双膦酸盐治疗未改善乳腺癌骨转移患者的总生存时间。

与乳腺癌相似,前列腺癌也好发骨转移,但与乳腺癌骨转移不同,前列腺癌骨转移以成骨性骨转移为主。尽管双膦酸盐也广泛用于前列腺癌骨转移患者的辅助治疗,但前列腺癌骨转移患者从双膦酸盐辅助治疗中的获益远不如乳腺癌骨转移患者,特别在缓解骨骼疼痛方面。同样来自 Cochrane 数据库资料,2017 年更新版的双膦酸盐治疗晚期前列腺癌患者的荟萃分析共入组 18 项临床研究 4843 例前列腺癌骨转移患者,结果显示,双膦酸盐治疗并未显著缓解前列腺癌骨转移患者的骨骼疼痛症状(RR=1.15,95％CI 0.93～1.43,P=0.20)(3 项临床研究,低质量证据),双膦酸盐辅助治疗也不降低前列腺癌骨转移患者镇痛药物的使用量(RR=1.19,95％CI 0.87～1.63,P=0.28);双膦酸盐辅助治疗可能降低前列腺癌骨转移患者骨转移相关事件的发生风险(RR=0.87,95％CI 0.81～0.94,P=0.27,I^2=19％)(9 项临床研究,共 3153 例患者,中等质量证据);此外,双膦酸盐治疗也不降低前列腺癌骨转移患者的死亡风险(RR=0.97,95％CI 0.91～1.04,P=0.43)(9 项临床研究,2450 例患者,中等质量证据);但双膦酸盐辅助治疗显著降低了前列腺癌骨转移患者的疾病进展风险(RR=0.94,95％CI 0.90～0.98,P=0.006)(7 项临床研究,2115 例患者,中等质量证据)。总之,该荟萃分析结果表明,对于前列腺癌骨转移患者,双膦酸盐辅助治疗尽管不能显著改善骨骼疼痛症状,但显著降低了疾病进展风险;同时,双膦酸盐辅助治疗也可能降低前列腺癌骨转移患者骨相关事件的发生风险;但是,对于前列腺癌骨转移患者,在选择双膦酸盐治疗时,应充分权衡双膦酸盐带来的潜在临床获益与所伴发的毒性反应(主要包括恶心、肾脏毒性等)。

双膦酸盐在肺癌骨转移患者中的应用虽不及乳腺癌和前列腺癌患者普及,但循证医学证据表明,双膦酸盐可显著缓解肺癌骨转移患者相关的骨骼疼痛症状,并可预防骨转移相关事件的发生或降低发生风险。2012 年,Maria 等人对双膦酸盐治疗肺癌骨转移的 12项临床研究进行了系统回顾和荟萃分析,其中有 6 项临床研究(1170 例肺癌骨转移患者)报道了骨转移相关事件。汇总结果估计,应用唑来膦酸治疗使肺癌骨转移患者前两年新发的骨相关事件发生风险降低了 19%(RR=0.81,95%CI 0.67~0.97),唑来膦酸与伊班膦酸钠对骨转移相关事件的预防价值无显著差异;6 项临床研究(500 例肺癌骨转移患者)评估了双膦酸盐治疗对骨骼疼痛症状的缓解情况,结果显示,在细胞毒药物治疗或放射治疗的基础上,联合应用双膦酸盐治疗可显著缓解肺癌骨转移相关的骨骼疼痛症状(RR=1.18,95%CI 1.0~1.4);另外,双膦酸盐辅助治疗有延长肺癌骨转移患者总生存时间的趋势,使患者的中位生存时间延长了 72 天(95%CI 8.9~152.9 天)(P=0.08)。总之,该荟萃分析结果表明,对于肺癌骨转移患者,双膦酸盐(唑来膦酸、帕米膦酸二钠和氯屈膦酸)辅助治疗可预防骨转移相关事件的发生或降低发生风险;当与其他治疗手段(如化疗、放射治疗或放射性同位素治疗)联合应用时,双膦酸盐对骨转移相关的骨骼疼痛症状的控制效果更佳,骨转移病灶的控制效果更好,患者的生活质量也更高。

2.早期乳腺癌患者双膦酸盐辅助治疗的价值

在实体瘤早期阶段,部分肿瘤细胞即可离开原发肿瘤部位进入血液循环,尽管远处转移是一个十分低效的过程,仅 0.02%的循环肿瘤细胞可能发展为临床可检测到的转移病灶,但早期播散的肿瘤细胞是肿瘤远处复发的根源,研究发现 80%以上的远处转移来自早期播散的肿瘤细胞。早期进入血液循环的肿瘤细胞易被吸引至骨髓中,并竞争性侵占造血干细胞微环境;在骨髓微环境中,浸润的肿瘤细胞可以保持休眠状态多年,而一旦条件成熟,这些休眠的肿瘤细胞即可快速增殖,进展为微转移病灶,并在此基础上发展为宏转移病灶。因此,从某种意义上讲,实体瘤从一开始就是系统性疾病,只是系统性疾病并不都处于晚期。临床上,系统性疾病可分为两个阶段,即临床前期或隐性转移期(M0)和临床期或显性转移期(M1)。以现有的治疗手段,临床期转移患者(即当前分期意义上的M1 期患者)往往难以被根治,而肿瘤由临床前期转移发展为临床期转移期间,是预防肿瘤远期复发的重要时间窗口。临床上,对于已接受根治性局部治疗的早期或局部晚期实体瘤患者实施辅助性系统治疗的原理即在于此。事实上,部分实体瘤根治性局部治疗后辅助性系统治疗(包括化疗、分子靶向治疗、内分泌治疗及免疫治疗等)不仅降低了局部与远处复发风险,也改善了患者的总生存时间,如乳腺癌、非小细胞肺癌、结肠癌和胃癌等。

多学科综合治疗大大改善了早期乳腺癌患者的预后,其整体 5 年生存率达到甚至超过 90%;但即便如此,20%~30%的早期乳腺癌患者依然面临复发,其中骨骼是早期乳腺癌患者最主要的远处复发部位,27%~50%的早期乳腺癌患者以骨转移作为首发甚至唯一的复发部位。乳腺癌骨转移的发生风险高,而双膦酸盐可预防乳腺癌骨转移患者骨相关事件的发生或显著降低发生风险;体外研究表明,双膦酸盐不仅能抑制破骨细胞活性,还具有直接抗肿瘤作用及雌激素剥夺效应。因此,临床上双膦酸盐常被用于早期乳腺癌患者的辅助治疗,目的是控制骨骼中对系统治疗抗拒的残留肿瘤细胞或微转移病灶,以延缓骨转移的发生或降低发生风险。当然,还有一个原因是双膦酸盐不仅可以用于治疗骨转移,也用于治疗骨质疏松症,而乳腺癌患者尤其是正在接受内分泌治疗的乳腺癌患者骨质疏松症的发生率较高,总体骨骼健康状况较差。

有关双膦酸盐用于早期乳腺癌辅助治疗的临床研究最早可追溯到 20 多年前,但早期的临床研究结论并不一致,甚至相互矛盾。首个显示双膦酸盐能改善早期乳腺癌患者无病生存时间的临床研究是 2015 年报道的 ABCSG-12 研究。该研究共入组 1803 例激素受体阳性绝经前早期乳腺癌患者,所有患者均接受内分泌治疗联合卵巢功能抑制(ovarian function suppression,OFS)治疗,并在此基础上联合或不联合唑来膦酸治疗。经中位 94.4 个月随访后发现,3 年内共 6 次(每年 2 次)唑来膦酸辅助治疗使早期绝经前激素受体阳性的乳腺癌患者的疾病进展风险降低了 23%(HR=0.77,95%CI 0.60～0.99,P=0.042),死亡风险降低了 34%(HR=0.66,95%CI 0.43～1.02,P=0.064),疾病进展风险的绝对值下降了 3.4%,死亡风险的绝对值下降了 2.2%。因此,该研究结果表明,对于绝经前激素受体阳性的乳腺癌患者,在卵巢功能抑制联合内分泌治疗的基础上,辅助性唑来膦酸治疗改善了早期绝经前激素受体阳性的乳腺癌患者的无病生存时间,40 岁以上的乳腺癌患者更能从唑来膦酸辅助治疗中获益。

但其后进行的规模更大、唑来膦酸应用强度也更大的 AZURE 研究未能发现唑来膦酸辅助治疗能改善早期乳腺癌患者的预后。AZURE 研究共入组 3360 例 Ⅱ/Ⅲ 期乳腺癌术后患者,这些患者随机接受标准的系统治疗联合或不联合唑来膦酸治疗,唑来膦酸每 3～4 周 1 次,6 次后降低唑来膦酸治疗的频次。唑来膦酸辅助治疗持续 5 年,主要研究终点为无病生存时间,次要研究终点包括无浸润性疾病生存时间、总生存时间和骨骼并发症等。经中位 117 个月随访后发现,唑来膦酸辅助治疗未能改善早期乳腺癌患者的无病生存时间(HR=0.94,95%CI 0.84～1.06,P=0.340),也未改善无浸润性疾病生存时间(HR=0.91,95%CI 0.82～1.02,P=0.0116);但将随访时间延长至 10 年后的亚组分析发现,唑来膦酸辅助治疗改善了绝经后早期乳腺癌患者的无病生存时间(HR=0.82,95%CI 0.67～1.00),也延长了绝经后早期乳腺癌患者无浸润性疾病生存时间(HR=0.78,95%CI 0.64～0.94)。

从 ABCSG-12 研究与 AZURE 研究亚组分析可以推测出,对于早期乳腺癌患者,双膦酸盐辅助治疗的获益人群可能仅局限于激素水平较低的患者,而激素水平较高的早期乳腺癌患者不能从双膦酸盐辅助治疗中获益。为了进一步明确究竟是哪些早期乳腺癌患者能从双膦酸盐辅助治疗中取得临床获益,2015 年早期乳腺癌试验者协作组(Early Breast Cancer Trialists Collaborative Group,EBCTCG)对双膦酸盐用于早期乳腺癌术后辅助治疗的相关临床研究进行了基于个体病例资料的荟萃分析。该荟萃分析共入组 26 项临床研究,在总共 18766 例早期乳腺癌患者中,97%(18206 例)的患者接受了为期 2～5 年的双膦酸盐辅助治疗。荟萃分析结果表明:①在全体人群中,与未接受双膦酸盐辅助治疗的患者相比,接受双膦酸盐辅助治疗的早期乳腺癌患者复发风险降低了 6%(RR=0.94,95%CI 0.87～1.01,2P=0.08);10 年远处复发率分别为 20.4% 和 21.8%,双膦酸盐辅助治疗使早期乳腺癌患者 10 年远处复发风险降低了 8%(RR=0.92,95%CI 0.85～0.99,2P=0.03);10 年病死率分别为 16.6% 和 18.4%,双膦酸盐辅助治疗使早期乳腺癌患者的死亡风险降低了 9%(RR=0.91,95%CI 0.83～0.99,2P=0.04)。也就是说,双膦酸盐辅助治疗对早期乳腺癌患者的复发率、远处转移率和病死率均有所改善,但其差异均仅达到边缘统计学意义。②进一步研究发现,双膦酸盐辅助治疗降低早期乳腺癌患者的远处复发风险主要是源于降低骨转移风险。与未接受双膦酸盐辅助治疗的早期乳腺癌患者相比,接受双膦酸盐辅助治疗的早期乳腺癌患者骨转移发生风险降低了 17%,10 年骨转移发生率分别为 7.8% 和 9.0%(RR=0.83,95%CI 0.73～0.94,2P=0.004);双膦酸盐辅助治疗对早期乳腺癌患者骨转移发生率的影响(P=0.04)显著超过对其他部位首次复发的影响(RR=0.98,95%CI 0.89～1.08,2P=0.69)。③亚组分析发现,双膦酸盐辅助治疗对早期乳腺癌患者骨转移的影响与患者的年龄和月经状况相关,在 4616 例 45 岁以下的女性患者中,双膦酸盐辅助治疗并不能降低骨转移的发生风险(RR=1.00,95%CI 0.79～1.26,2P=0.97);但在 7388 例年龄≥55 岁的女性患者中,双膦酸盐辅助治疗显著降低了骨转移的发生风险(RR=0.72,95%CI 0.59～0.88,2P=0.002)。④与骨转移情形相似的是,双膦酸盐辅助治疗对任何部位远处复发的影响与患者的年龄和月经状况也相关,年龄越大的女性患者,任何部位远处复发风险就越低(2P=0.003),绝经后女性任何部位远处复发风险也显著低于绝经前女性(2P=0.01)。⑤总体而言,在 11767 例绝经后女性患者中,双膦酸盐辅助治疗使早期乳腺癌患者的复发风险降低了 14%(RR=0.86,95%CI 0.78～0.94,2P=0.002),远处复发风险降低了 18%(RR=0.82,95%CI 0.74～0.92,2P=0.0003),骨转移的发生风险降低了 28%(RR=0.72,95%CI 0.60～0.86,2P=0.0002),乳腺癌死亡风险降低了 18%(RR=0.82,95%CI 0.73～0.93,2P=0.002)。⑥即使对骨转移的影响,双膦酸盐辅助治疗能否获益也与患者的年龄(2P=0.03)和月经状况密切相关(2P=0.06)。在全部 18766 例患者中,有 13341 例患者提供了骨折发生的信息,即在接受双膦酸盐辅助治疗的 6649 例患者中,共 422 例患者发生了骨折,而在未接受双膦酸盐辅助治疗的 6692 例患者中,共 487 例患者发生了骨折,双膦酸盐辅助治疗使早期乳腺癌患者的骨折发生风险降低了 15%(RR=0.85,95%CI 0.75～0.97,2P=0.02);双膦酸盐辅助治疗降低早期乳腺癌患者骨折发生风险的获益集中在治疗开始后的第 1—4 年。⑦双膦酸盐辅助治疗能否获益与双膦酸盐的种类、治疗强度、激素受体状况、淋巴结转移状况、肿瘤分级及是否接受同步化疗等因素均无相关性,乳腺癌患者非乳腺癌相关死亡风险与双膦酸盐辅助治疗也无相关性(RR=0.99,95%CI 0.82～1.19,2P=0.91)。基于此,在北美和欧洲的各项临床指南中,对于绝经后具有中高复发风险的早期乳腺癌患者,均推荐双膦酸盐辅助治疗。

　　总之,双膦酸盐能通过抑制破骨细胞对骨小梁的溶解和破坏而阻止肿瘤转移引起的溶骨性病变,减少骨溶解和骨吸收,从而缓解骨转移相关的骨骼疼痛,预防或延缓由骨转移所致的高钙血症、病理性骨折、为缓解疼痛所采用的放射治疗及其他骨转移相关事件的发生风险,维持健康相关的生活质量。综合文献资料表明,双膦酸盐治疗可使骨转移性肿瘤患者的骨相关事件的发生风险降低 20%～50%;作为早期实体瘤的辅助治疗手段,双膦酸盐可显著降低早期乳腺癌患者骨转移的发生风险和死亡风险,但现有的证据表明,双膦酸盐辅助治疗的获益人群仅限于绝经后的早期乳腺癌患者;即便如此,在临床实践中,仍需严密监测双膦酸盐的相关不良反应,尤其是骨坏死的发生。当然,对于绝大多数恶性肿瘤骨转移患者,双膦酸盐治疗相关的骨坏死的发生风险远低于骨转移相关事件的发生风险。因此,对于恶性肿瘤骨转移患者,双膦酸盐治疗绝不是两害相权取其轻,而是实实在在的临床获益。

(二)RANKL 抗体

核转录因子 κB 受体活化因子配体(Nuclear Factor Kappa B Receptor Activator Ligand,RANKL)为核转录因子 κB 受体活化因子(RANK)的诱饵受体,是骨基质相互作用最终的共同通路,也是调节破骨细胞形成、存活与活性的强有力的诱导因子和关键的效应因子,因而在骨转移进程中起着关键的作用。地诺单抗(Denosumab)是 RANKL 完全人源化的单克隆抗体,可与 RANKL 结合并中和 RANKL,从而抑制破骨细胞功能,阻止骨吸收和骨破坏的发生。

临床上,地诺单抗用于恶性肿瘤骨转移的治疗已开展了多项随机对照临床研究。2013 年,Prashanth 等人对地诺单抗治疗恶性肿瘤骨转移的相关临床研究进行了系统回顾和荟萃分析,共入组 6 项临床研究,其中 3 项为 Ⅱ 期临床研究,3 项为随机对照 Ⅲ 期临床研究,共包括 6142 例恶性肿瘤骨转移患者。所有临床研究均是比较地诺单抗与双膦酸盐治疗恶性肿瘤骨转移的效果和安全性,其中 3191 例患者接受地诺单抗治疗,2951 例患者接受双膦酸盐(唑来膦酸或帕米膦酸或伊班膦酸钠)治疗。荟萃分析结果显示,在全部 6 项临床研究中,有 5 项临床研究比较了地诺单抗与双膦酸盐治疗后骨相关事件的发生情况,在接受地诺单抗治疗的患者中,有 1389 例患者发生了骨相关事件,而接受双膦酸盐治疗的患者中,有 1628 例患者发生了骨相关事件,接受地诺单抗治疗的恶性肿瘤骨转移患者发生骨相关事件的绝对值比接受双膦酸盐治疗的患者降低了 11%(95%CI 8.6%~13.5%),相比于接受双膦酸盐治疗的患者,接受地诺单抗治疗的患者骨转移相关事件的发生风险降低了 16%(RR=0.84,95%CI 0.80~0.88);3 项随机对照 Ⅲ 期临床研究均报道了至骨相关事件发生的时间,汇总分析发现,与双膦酸盐治疗相比,地诺单抗治疗显著延迟了骨转移相关事件发生的时间(HR=0.83,95%CI 0.75~0.90);此外,地诺单抗治疗也显著推迟了骨转移性肿瘤患者至骨骼疼痛恶化的时间(RR=0.84,95%CI 0.77~0.91);但与双膦酸盐治疗相比,地诺单抗治疗未能改善恶性肿瘤骨转移患者的总生存时间(汇总的 HR=0.98,95%CI 0.90~1.00);从治疗的安全性来看,地诺单抗与双膦酸盐总体毒性反应发生率和颌骨骨坏死的发生率均无显著差异,RR 分别为 0.97(95%CI 0.89~1.0)、1.4(95%CI 0.92~2.10),但相比于双膦酸盐治疗,地诺单抗治疗相关的 3 级及 3 级以上毒性反应的发生率更低(HR=0.87,95%CI 0.77~0.97),接受地诺单抗治疗的患者肾脏毒性的发生率也更低(RR=0.76,95%CI 0.59~0.98),急性期反应如流感样症状的发生率也更低(RR=0.42,95%CI 0.37~0.49),但接受地诺单抗治疗的患者低钙血症的发生风险显著高于接受双膦酸盐治疗的患者(RR=1.9,95%CI 1.6~2.3)。

总之,地诺单抗是继双膦酸盐后临床上最重要的抗骨吸收治疗药物。相比于双膦酸盐,地诺单抗为皮下注射,使用更方便,且不经肾脏排泄,因此可用于慢性肾病患者;另外,地诺单抗不会在骨质中蓄积,因而对骨质吸收的抑制作用更短暂,停药后可在短时间内恢复。现有的证据表明,对于恶性肿瘤骨转移患者,与双膦酸盐治疗相比,接受地诺单抗治疗的患者骨转移相关事件的发生风险更低,至骨转移相关事件发生的时间更长,至骨转移相关的骨骼疼痛恶化的时间也更长;此外,对于既往接受口服双膦酸盐治疗的绝经后骨质疏松症女性患者,相比唑来膦酸治疗,采用地诺单抗治疗的患者骨质密度更高,而接受双膦酸盐治疗不再有效的恶性肿瘤骨转移患者依然可以从地诺单抗治疗中获益。

(三)抗骨质吸收药物治疗相关的骨坏死

总体而言,无论是双膦酸盐,还是地诺单抗,两者的安全性均较好,不良反应发生率低,耐受性好,使用也方便。双膦酸盐最常见的不良反应是流感样症状,发生率大约为9%,表现为骨骼疼痛、发热、寒战、疲劳和关节肌肉疼痛等,其他不良反应包括恶心、呕吐,食欲减退,血细胞减少,肾功能损伤,低钙血症与低磷血症等。地诺单抗治疗相关的常见不良反应主要表现为恶心、腹泻和疲倦。与双膦酸盐治疗相比,地诺单抗治疗相关的肾毒性和急性期反应(如流感样症状)的发生率更低,但地诺单抗治疗相关的低钙血症发生风险显著高于双膦酸盐治疗。双膦酸盐与地诺单抗治疗相关的最严重的不良反应是骨坏死,主要表现为颌骨骨坏死;尤其是下颌骨骨坏死;但可能不局限于颌骨骨坏死,临床上曾经有双膦酸盐治疗导致骨盆骨坏死的病案报道。

最早报道双膦酸盐治疗相关的颌骨骨坏死(bisphosphonate-associated osteonecrosis of the jaw,BPONJ)可追溯到 2003 年,其后发现接受地诺单抗治疗的患者也可并发颌骨骨坏死。药物治疗相关的颌骨骨坏死(medication-related osteonecrosis of the jaw,MRONJ)是抗骨转移治疗药物(包括双膦酸盐、地诺单抗和抗新生血管生成药物等)严重而罕见的不良反应,严重影响肿瘤患者的生活质量和后续抗肿瘤治疗的顺利进行。

临床上多个学术组织或机构对抗骨吸收药物治疗相关的颌骨骨坏死给予了各自的定义,并制定了相应的防治指南。国际颌骨骨坏死工作组(The International Task Force on Osteonecrosis of the Jaw)对抗骨吸收药物治疗相关的颌骨骨坏死定义为:①经卫生保健工作者鉴定,暴露于颌面部的颌骨在 8 周内未愈;②暴露于抗骨吸收药物治疗中;③既往颅面部未接受放射治疗。临床上,抗骨吸收药物治疗相关的颌骨骨坏死主要发生在下颌骨,占73%,上颌骨骨坏死的发生率为 22.5%,极小部分患者可发生上下颌骨复合性骨坏死。文献报道的抗骨吸收药物治疗相关的颌骨骨坏死的发生率相差较大,但总体而言,相比于治疗骨质疏松症,治疗恶性肿瘤骨转移时抗骨吸收药物的使用剂量更大,使用频率更高,持续时间也更长,骨转移性肿瘤患者抗骨吸收药物的累积剂量通常是骨质疏松症患者的 6～10 倍。因此,相比于骨质疏松症患者,接受抗骨吸收药物治疗的恶性肿瘤骨转移患者颌骨骨坏死的发生风险更高。综合文献资料表明,口服剂型的双膦酸盐治疗骨质疏松症所致的颌骨骨坏死的年发生率为(1.04～69)/10 万,静脉注射剂型的双膦酸盐治疗骨质疏松症所致的颌骨骨坏死的年发生率为(0～90)/10 万,而地诺单抗治疗骨质疏松症所致的颌骨骨坏死的年发生率为(0～30.2)/10 万;恶性肿瘤骨转移患者接受双膦酸盐治疗所致的颌骨骨坏死的年发生率为(0～12222)/10 万,而接受地诺单抗治疗所致的颌骨骨坏死的年发生率为(0～2316)/10 万。

抗骨吸收治疗药物,包括双膦酸盐和地诺单抗导致的颌骨骨坏死的确切生物学机制目前尚不明确,但一般认为可能与感染、抑制破骨细胞骨吸收和骨重建、抑制新生血管生成或局部反复微创伤、细胞或体液免疫抑制及遗传易感性等因素相关。所有这些可能的机制都有待进一步证实,如感染与颌骨骨坏死的因果关系,究竟是感染导致了颌骨骨坏死,还是在颌骨骨坏死的基础上并发感染,目前并没有定论;双膦酸盐具有抗新生血管生成的作用,似乎可以解释其为何可以导致颌骨骨坏死,而目前所知地诺单抗并无抗新生血管生成的作用,但同样可导致颌骨骨坏死等。抗骨吸收药物治疗相关的颌骨骨坏死的典型临床表现为颌骨骨质暴露和骨质坏死伴或不伴局部感染,周围牙龈与口腔黏膜炎性反应,溃疡或持续性疼痛,可伴有牙齿松动、脱落,严重者可发生颌骨病理性骨折。根据颌骨骨坏死的严重程度,美国口腔颌面外科医师协会(American Association of Oral and Maxillofacial Surgeons,AAOMS)将药物治疗相关的颌骨骨坏死分为四期:0 期——无颌骨骨坏死的临床依据,但伴有非特异的临床表现、影像学改变和临床症状;1 期——骨质暴露和骨质坏死或窦道形成可探及骨质,无临床症状和感染征象;2 期——骨质暴露和骨质坏死或窦道形成可探及骨质,伴有感染;3 期——骨质暴露和骨质坏死或窦道形成可探及骨质,伴有感染和其他并发症,如病理性骨折等。临床上,颌骨骨坏死的临床分期是指导颌骨骨坏死治疗选择的重要依据之一。

抗骨吸收药物治疗相关的颌骨骨坏死的发生风险与多种因素相关,其中抗骨吸收药物本身是导致颌骨骨坏死的最主要因素,不同类型的抗骨吸收药物所致的颌骨骨坏死的发生风险不尽相同。同一类型的抗骨吸收药物所致的颌骨骨坏死与其使用剂量和持续给药时间密切相关,单次剂量越大,治疗周期越长,或者抗骨吸收药物单位时间内的累积剂量越大,颌骨骨坏死的发生风险就越高。事实上,临床上 90% 以上的抗骨吸收药物治疗相关的颌骨骨坏死发生于接受高剂量双膦酸盐静脉注射治疗的患者,或发生于高剂量地诺单抗皮下注射(每 4 周 120mg)治疗的患者,但目前双膦酸盐与地诺单抗治疗相关的颌骨骨坏死的剂量阈值并不明确。在 2011 年 Herny 等人的随机双盲安慰剂对照的Ⅲ期临床研究中,886 例恶性肿瘤骨转移患者接受地诺单抗治疗(每 4 周 120mg),890 例患者接受唑来膦酸治疗(每 4 周 4mg),中位治疗时间为 7 个月。结果发现,有 1.1% 接受地诺单抗治疗的患者和 1.3% 接受唑来膦酸治疗的患者发生了药物治疗相关的颌骨骨坏死。

不同类型的抗骨吸收药物的作用机制不同,抗骨吸收效能也存在差异,所导致的颌骨骨坏死的发生风险也不同。目前,临床常用的抗骨吸收药物中,唑来膦酸所致的颌骨骨坏死的发生风险高于帕米膦酸二钠,而帕米膦酸二钠所致的颌骨骨坏死的发生风险又高于地诺单抗。但 Stopeck 等人的研究并未发现这种差异,该研究结果显示,接受地诺单抗治疗的乳腺癌骨转移患者 1 年、2 年和 3 年累积的颌骨骨坏死的发生率分别为 0.8%、1.9%、2.0%;接受唑来膦酸治疗的乳腺癌骨转移患者 1 年、2 年和 3 年累积的颌骨骨坏死的发生率分别为 0.5%、1.2%、1.4%。除抗骨吸收药物本身外,联合应用放射治疗、细胞毒药物治疗、糖皮质激素类药物治疗、促红细胞生成素治疗、拔牙、合并牙周病、糖尿病、义齿、吸烟、甲状腺功能亢进、肾透析及高龄等因素也会显著增加颌骨骨坏死的发生风险。

药物治疗相关的颌骨骨坏死会严重影响恶性肿瘤患者的生活质量与后续抗肿瘤治疗的顺利进行,甚至影响后续抗肿瘤治疗的效果,且目前尚缺乏有效的治疗措施。因此,临床上对药物治疗相关的颌骨骨坏死重在预防,而不是治疗。而在药物治疗相关的颌骨骨坏死防治中,口腔科医师起着至关重要的作用。事实上,研究表明,对于拟接受抗骨吸收药物治疗的患者,在治疗前进行专业的评估并采取有效的预防措施,可以大大降低颌骨骨坏死的发生风险。ESMO 也声称,在接受唑来膦酸或地诺单抗等抗骨吸收药物治疗前,应对所有患者进行必要的口腔检查和适当的预防性牙科治疗,并要求患者保持良好的口腔卫生。另外,由于药物治疗相关的颌骨骨坏死的发生风险与抗骨吸收药物的累积剂量成正相关性,因此在不影响治疗效果的前提下,应尽可能降低抗骨吸收药物的治疗强度。

无论是对口腔颌面外科医师还是对肿瘤科医师,抗骨吸收药物治疗相关的颌骨骨坏死都是巨大挑战,临床上对药物治疗相关的颌骨骨坏死至今仍缺乏广为接受的标准治疗选择。对恶性肿瘤骨转移患者所伴发的药物治疗相关的颌骨骨坏死的总体治疗原则是缓解症状并控制感染,治疗手段包括保守的非手术治疗和早期手术干预,治疗策略应强调个体化。而具体治疗选择应综合考虑颌骨骨坏死的临床分期、患者的年龄和性别、基础疾病(是骨质疏松症还是恶性肿瘤骨转移)、所暴露药物的种类与累积剂量、患者的全身肿瘤状况与预期生存时间长短、对生活质量的追求及当地处理颌骨骨坏死的能力等因素。

二、骨转移性肿瘤的外科手术治疗

绝大多数恶性肿瘤骨转移患者骨转移病灶的局部治疗无须外科手术干预,对需要外科手术干预的绝大多数恶性肿瘤骨转移患者而言,外科手术治疗的目的是缓解疼痛,保存或恢复骨骼(关节)功能。当然,对寡转移性肿瘤患者而言,骨转移病灶的根治性手术切除是潜在的治愈性治疗手段。一般而言,恶性肿瘤骨转移患者外科手术干预的适应人群主要包括:①病理性骨折,尤其是四肢长骨和髋关节骨折患者,外科手术干预的目的是缓解疼痛,恢复骨骼的连续性和功能;②即将发生病理性骨折的患者,外科手术干预的目的是预防病理性骨折的发生,缓解疼痛,维持患者的自主生活能力;③药物与放射治疗无法缓解的顽固性疼痛患者,外科手术干预的目的是缓解疼痛,改善患者的生活质量;④脊髓压迫或脊柱不稳及椎体病变存在神经功能恶化高风险的患者,外科手术干预的目的是椎管减压,稳定脊柱,恢复或保存功能。

对于恶性肿瘤骨转移患者,选择的外科手术方式可以是微创的经皮椎体成形术到全脊椎骨节段切除术等,但不论采取何种手术方式,需要谨记的是,对于绝大多数恶性肿瘤骨转移患者,外科手术干预的最终目标是在患者可接受的手术风险的前提下达到姑息治疗的目的。而要达到这一目标,一是权衡手术规模与患者对所采取的手术的承受能力,二是患者应该拥有足够长的预期寿命。预期生存时间是决定恶性肿瘤骨转移患者选择治疗方式最重要的因素,一般而言,接受外科手术干预的恶性肿瘤骨转移患者的预期寿命应不少于 6 周～3 个月,对于预期寿命不到 6 周～3 个月的骨转移性肿瘤患者,即使发生四肢长骨病理性骨折,也可能无须开放手术,单纯的外固定联合其他姑息治疗手段是更好的选择。因此,对于拟接受外科手术干预的恶性肿瘤骨转移患者,既要保证患者能从术中尽快恢复,还要使患者从手术干预中取得临床获益,包括更好的疼痛控制、更好的功能保存、更好的自主生活能力和生活质量,或者是更长的生存时间等。

总之,对于恶性肿瘤骨转移患者,外科手术干预与否及采取何种手术方式既要评估患者对手术的耐受能力,也要考虑患者的预期生存时间,要综合考虑患者的体力状况评分、伴发疾病、原发肿瘤类型、对系统治疗的反应性、对放射治疗的敏感性、全身肿瘤负荷大小、既往治疗情况、是否伴有神经功能缺失及神经功能缺失的持续时间、骨转移本身对患者生活质量的影响及患者对生活质量的要求、周围正常骨组织的质量、周围是否伴有软组织肿块、准备实施的手术创伤和患者预计的恢复时间等因素。尽管临床上有多种预后评分系统用于指导骨转移性肿瘤患者的手术治疗,但无论是在决定具体病例是否最适合选择手术治疗及选择何种手术方式上,还是在判定手术干预的最佳时机上,对骨科或脊柱外科医师及肿瘤专科医师而言都是巨大的挑战,尤其在预防性手术的抉择上,因为对于恶性肿瘤骨转移伴发病理性骨折或截瘫的患者,即使实施外科手术干预,术后一半的患者生存时间不超过半年,仅少数患者可获得长期生存,并保持较高的生活质量。

(一)四肢长骨转移瘤的外科治疗

临床上 10%的骨转移发生于四肢长骨,10%～20%的病理性骨折发生于承重的长骨,尤以股骨近端最为常见,其次是肱骨近端,而远端长骨病理性骨折的发生风险相对较低。病理性骨折是恶性肿瘤骨转移患者严重的骨相关事件,严重影响骨转移性肿瘤患者的自主生活能力和生活质量,甚至是总生存时间,因此原则上对所有伴发四肢长骨转移的患者均应评估其继发病理性骨折的风险。早在 1981 年 Fidler 等人就发现,长骨病理性骨折的发生风险与 X 线平片所显示的骨皮质受累程度相关,当骨皮质侵犯范围为 25%～50%时,病理性骨折的发生风险为 3.7%;当骨皮质侵犯范围为 51%～75%时,病理性骨折的发生风险上升到 61%;而当骨皮质侵犯范围超过 75%时,病理性骨折的发生风险将达到 79%。1988 年,Mencke 等人建议,当骨转移病灶的宽度与骨直径之比超过 0.60,或者股骨颈轴向骨皮质破坏范围≥13mm 时,或者当股骨干骨皮质破坏范围≥30mm 或(和)股骨干骨皮质破坏范围≥50%时,均应考虑给予预防性内固定。尽管 X 线平片或 CT 三维重建能很好地区分四肢长骨溶骨性骨转移病变的范围、边缘及与正常骨组织间的过渡区,但临床上不能仅依靠影像学资料来判定即将发生的病理性骨折,还应结合患者的临床症状和骨转移病变是否位于骨折高风险部位等因素加以综合考虑。

1989 年,Mirels 等人通过对 38 例患者 78 个仅接受放射治疗而未接受预防性手术治疗的长骨转移病灶的影像学资料与疼痛程度进行分析后,制定了长骨转移性肿瘤病灶病理性骨折 Mirels 评分系统(表 3-5-1)。Mirels 评分系统共纳入四个变量,分别是病灶位置、疼痛程度、病变类型和骨质破坏程度等,每一变量又细分为三个不同的等级,每一变量不同的等级分别对应不同的分值,四个变量不同等级的得分之和即为该转移病灶的最终得分,最高分为 12 分,总得分越高的病灶,发生病理性骨折的风险就越高。全组患者在随后 6 个月的随访期间,共确认 27 个骨转移病灶处发生了病理性骨折,其余 51 个骨转移病灶处未发生病理性骨折;未发生病理性骨折的 51 个骨转移病灶 Mirels 评分平均分值为 7 分,而 27 个发生病理性骨折的骨转移病灶 Mirels 评分平均分值为 10 分;Mirels 评分≤7 分的患者长骨骨折的发生风险<4%,Mirels 评分 8 分的患者长骨骨折的发生风险达到 15%,而当 Mirels 评分达到 9 分时,长骨骨折的发生风险上升到 33%。因此,根据该研究

结果,研究者推荐:对于 Mirels 评分≤7 分的长骨骨转移病灶,可以单纯采用放射治疗与观察,无须外科手术干预;对于 Mirels 评分 8 分的长骨骨转移病灶,应结合其他临床因素给予相应处理;而对于 Mirels 评分≥9 分的长骨骨转移病灶,应在接受放射治疗前先实施预防性内固定术。

表 3-5-1　长骨转移性肿瘤病灶病理性骨折 Mirels 评分系统

项目	Mirels 评分		
	1 分	2 分	3 分
病灶位置	上肢	下肢	转子周围
疼痛程度	轻度	中度	重度
病变类型	成骨性	混合性	溶骨性
骨质破坏程度	<周径 1/3	周径 1/3～2/3	>周径 2/3

其后,临床上对 Mirels 评分系统的可重复性、有效性及对不同经验水平和训练背景的医师适用性进行了验证。总体而言,这些验证试验结果表明,Mirels 评分系统对预测长骨病理性骨折的可重复性较强,适用于不同专业、不同层级的临床医师。因此,直到今天,Mirels 评分系统依然是临床上最常采用的预测四肢长骨病理性骨折发生风险的评分系统。但即便如此,采用 Mirels 评分系统预测长骨病理性骨折的敏感性和特异性并不十分理想。例如,在 2003 年 Damran 等人报道的研究中,Mirels 评分系统对预测长骨病理性骨折的假阴性率较高,特异度仅为 35%,灵敏度则达到了 95%;另外,在 2008 年 Andrew 等人报道的研究中,采用 Mirels 评分系统定义的 9 分及 9 分以上作为即将发生病理性骨折的截断值,其预测肱骨病理性骨折的灵敏度与特异度分别为 14.5% 和 82.9%,将即将发生病理性骨折的截断值定义为 7 分及 7 分以上,其预测肱骨病理性骨折的灵敏度提高到 81%,但特异度下降至 32%。因此,既往的研究结果表明,如果严格遵循 Mirels 评分系统对长骨转移患者实施预防性外科手术干预,那么将导致一定程度的过度治疗,使近 2/3 的长骨转移患者接受不必要的预防性手术治疗。

绝大多数不伴病理性骨折的四肢长骨转移的恶性肿瘤患者往往仅接受系统治疗和局部放射治疗即可,而无须接受预防性外科手术。四肢长骨转移病灶预防性手术仅限用于病理性骨折高风险人群及其他治疗手段无效的顽固性疼痛患者;当然,对于四肢长骨已经发生病理性骨折的恶性肿瘤患者,往往需要外科手术干预。恶性肿瘤骨转移外科重建技术主要包括开放复位内固定术(open reduction internal fixation,ORIF)、髓内钉技术(intramedullary nailing,IMN)、使用甲基丙烯酸甲酯骨水泥、关节成形术、假体植入或单纯切除术等。2010 年,中华医学会骨科学分会骨肿瘤学组发布的《骨转移性肿瘤外科治疗专家共识》指出,长骨转移性肿瘤手术治疗的原则是:外科手术操作的目的是防止病理性骨折的发生或恢复病理性骨折的连续性;应尽可能减少对骨周围软组织的损伤;选择最有效的固定方式,使患者术后在最短的时间内恢复肢体功能;对于皮质破坏不严重者,可采用闭合性髓内钉技术,破坏广泛者应切开清除肿瘤,填充骨水泥和应用内固定;对于肿瘤破坏关节影响功能者,可进行肿瘤型关节置换;对于血运丰富者,术前可行动脉栓塞治疗;尽可能降低手术创伤和手术相关病死率。

临床上,病理性骨折或即将发生的病理性骨折,以及其他治疗手段难以控制的顽固性疼痛是长骨转移性肿瘤患者最主要的手术适应证。2013年,来自斯堪的纳维亚骨转移登记处的资料显示,在1999年6月至2009年10月,1107例非脊柱骨转移性肿瘤患者共1195处骨转移病灶接受外科手术治疗。原发肿瘤以乳腺癌最常见,占31%;此外,还包括17%的前列腺癌、12%的肾细胞癌、11%的肺癌和8%的骨髓瘤。股骨是最常见的转移部位,共764例患者为股骨转移,而在股骨转移的患者中,79%的股骨转移发生于股骨颈,14%的股骨转移发生于股骨干,股骨远端转移仅占7%,非股骨转移部位主要包括肱骨、骨盆骨和胫骨,而尺骨、肩胛骨和桡骨转移均不到1%。在全部接受手术治疗的骨转移性肿瘤患者中,74.2%的患者接受外科手术治疗的原因是治疗已发生的病理性骨折;18.3%的患者为了预防病理性骨折而接受外科手术治疗,还有4.8%的患者源于顽固性疼痛而接受外科手术治疗。全组患者手术治疗后6个月的生存率为58%,1年生存率为41%,有2%的患者生存时间超过5年,生存时间与原发肿瘤类型相关,骨髓瘤患者的生存时间最长,中位生存时间达到26.3个月;甲状腺癌、乳腺癌和肾细胞癌患者的中位生存时间分别为22.7个月、12个月、10个月,恶性黑色素瘤患者的中位生存时间最短,仅为2.3个月。相比于因病理性骨折而接受手术治疗的患者,因顽固性疼痛而接受手术治疗及为了预防病理性骨折而接受预防性手术治疗的患者生存时间更长,三组患者的中位生存时间分别为7.5个月、11.6个月和11.9个月。因即将发生病理性骨折而接受预防性手术治疗的患者以肾细胞癌、肺癌和原发灶不明转移性癌患者居多,分别占全部接受手术治疗的肾细胞癌、肺癌和原发灶不明转移性癌患者的26.5%、22.7%、24.6%。因即将发生病理性骨折而接受预防性手术治疗的骨转移病灶以近端股骨转移最为多见,达到21%(49/219),其次为股骨转子转移,为16.4%(36/219)。在手术方式的选择上,46.6%的患者接受了假体重建,46.4%的患者接受了髓内钉或钢板固定术。总体手术并发症的发生率为12.9%(154/1195),18例患者发生系统性并发症,包括肺栓塞、肝功能损伤和吸入性肺炎等。根据该研究结果,研究者认为,综合骨转移病灶数目、是否存在内脏转移、发病年龄、体力状况评分、病理性骨折及原发肿瘤类型这6项因素,可以预测非椎体骨转移患者的预期生存时间。

为了更客观地评价外科手术在恶性肿瘤骨转移领域中的治疗价值,以及外科手术对长骨与骨盆骨/髋臼骨骨转移患者疼痛缓解和功能改善情况,也为了明确恶性肿瘤骨转移患者围手术期并发症发生率和围手术期死亡风险,2014年Thomas等人对45项相关临床研究进行了系统分析。这45项临床研究共包括807例接受外科手术治疗的肱骨、股骨、骨盆骨/髋臼骨骨转移的恶性肿瘤患者,其中380例患者术前已经发生病理性骨折。结果发现,外科手术治疗对肱骨、股骨、骨盆骨/髋臼骨骨转移所致的疼痛缓解率分别为93%(95%CI 87%～97%)、91%(95%CI 84%～97%)和93%(95%CI 82%～99%);外科手术治疗对肱骨、股骨、骨盆骨/髋臼骨骨转移功能维持或功能改善率分别为94%(95%CI 88%～98%)、89%(95%CI 83%～94%)和94%(95%CI 85%～99%);接受外科手术治疗的患者围手术期并发症的发生率为17%(95%CI 13%～23%),主要包括深静脉血栓栓塞症、肺栓塞、感染、机械性损伤、骨折不愈合、移位、外周神经麻痹等,围手术期病死率为 4%(95%CI 3%~6%)。总之,这一系统综述结果表明,外科手术能改善肱骨、股骨、骨盆骨/髋臼骨骨转移患者的临床结局,包括疼痛缓解和功能维持或功能改善等,但同时外科手术也会带来较高的围手术期并发症发生率和围手术期死亡风险。

因此,对于伴四肢长骨转移的患者,外科手术干预的价值仍需要大宗病例的随机对照临床研究进一步证实,尤其是预防性手术治疗的价值。另外,外科手术的获益人群及外科手术的参与时机等也需要进一步明确。筛选出从外科手术干预中获益最大的人群是一大挑战,近年来临床上涌现了多个预后模型用于预测伴四肢骨转移患者的预后,如改良的 Katagiri 模型、PathFx 模型、Ratasvuori SSG 评分、Janssen 阵线图、OPTI 模型、SPRING13 阵线图等,这些预后模型的提出为长骨转移患者选择恰当的治疗手段提供了重要的参考依据。

为了比较这些预后模型对长骨转移患者预后预测的准确性,为外科手术的介入提供理想的临床依据,2019 年 Charles 等人应用上述 6 项预后模型对股骨转移性肿瘤患者手术治疗后生存时间的预测进行了比较。他们采用改良的 Katagiri 模型、PathFx 模型、Ratasvuori SSG 评分、Janssen 阵线图、OPTI 模型、SPRING13 阵线图等预测模型分别对 114 例股骨转移患者预期生存时间进行了回顾性计算。多因素分析发现,与既往文献报道相一致,多种因素影响接受外科手术治疗的股骨转移性肿瘤患者的预后,其中 OPTI 模型预测股骨转移患者接受手术治疗后 12 个月和 24 个月生存时间的准确性最高,曲线下面积(area under the curve,AUC)分别为 0.79 和 0.77;PathFx 模型预测股骨转移性肿瘤患者接受手术治疗后 3 个月和 6 个月生存时间的准确性最高,AUC 分别为 0.70 和 0.70。该研究结果表明,对于拟接受外科手术固定治疗的股骨转移性肿瘤患者,采用 OPTI 模型预测患者 12 个月生存时间最为准确,而采用 PathFx 模型预测股骨转移患者任何时间段的生存情况均最稳定、可靠。总之,上述预后模型尤其是 PathFx 模型可对伴有长骨转移患者是否选择外科手术治疗提供重要的参考依据。

(二)脊柱转移瘤的外科治疗

5%~10%的恶性肿瘤患者在病程中会发生脊柱转移,而 70%的骨转移性肿瘤患者伴有脊柱转移。脊柱骨是最常见的骨转移部位,尤以胸椎骨转移最为常见,其次为腰椎骨,颈椎骨转移则相对少见。任何恶性肿瘤均可发生脊柱转移,临床上 2/3 以上的脊柱转移源自乳腺癌、前列腺癌和肺癌。取决于脊柱转移瘤的发生部位和侵犯范围大小,脊柱转移瘤可引起疼痛或(和)硬膜外脊髓压迫,从而导致感觉或(和)运动功能障碍。90%以上的脊柱转移瘤伴有疼痛,夜间痛为甚。90%~95%的脊柱转移瘤患者首发症状即为疼痛,疼痛可能源于椎体骨破裂或椎体塌陷,也可能源于椎体骨内骨膜受压、神经根或脊髓受压。突发且严重的背部疼痛或伴发脊柱侧弯或脊柱后凸畸形,往往提示椎体骨折;局部背部疼痛随卧位而缓解,往往提示脊柱不稳;放射痛或肢体麻木提示神经根压迫;四肢无力、共济失调或步态不稳、对称的感觉异常辐射到全身则意味着脊髓压迫。脊柱转移瘤所致的硬膜外脊髓压迫是恶性肿瘤患者最致命的并发症之一,2.5%~5.0%的脊柱转移瘤患者伴发硬膜外脊髓压迫,从而导致截瘫、四肢麻痹或马尾综合征等临床症状。

脊柱转移瘤的治疗往往需要多学科参与,而对治疗策略的选择应强调个体化。对于脊柱转移瘤患者,在决定其局部治疗手段尤其在是否选择外科手术治疗时,至少应综合考虑患者的预期生存时间、脊柱稳定性、体力状况评分、是否伴有神经功能缺失及神经功能缺失的时间、椎体转移数目及周围软组织浸润程度和患者的治疗意愿等因素,其中预期寿命和脊柱稳定性是影响脊柱转移瘤患者局部治疗手段选择最重要的因素。临床上有多种预后模型被用于评估脊柱转移瘤患者的预期生存时间,现有的预后模型虽然均不能十分准确地反映脊柱转移瘤患者的真实生存时间,但在指导脊柱转移瘤患者是否选择外科手术干预方面具有一定的参考价值。临床实践中可以任选 Tomita 评分系统、van der Linden 评分系统或 Bollen 评分系统用于预测脊柱转移瘤患者的预期寿命,欧洲人更多选择 Bollen 评分系统,而亚洲人更偏好 Tomita 评分系统。

除预期生存时间外,脊柱的稳定性也是确定脊柱转移瘤患者外科手术干预与否及外科手术干预时机的重要因素。2010 年,国际脊柱肿瘤研究组(The Spinal Oncology Study Group,SOSG)提出了脊柱转移瘤患者脊柱不稳定新的分类系统,即 SINS(The Spine Instability Neoplastic Score)系统。SINS 是一个以共识为基础的指南,旨在帮助临床医师评估脊柱转移瘤患者的脊柱稳定性,并用于指导脊柱转移瘤患者的治疗选择。SINS 由 6 个参数组成,包括脊柱内全部转移瘤的部位、是否存在疼痛及疼痛的性质、病变部位的骨骼质量、脊柱排列情况、椎体塌陷程度和脊髓后侧受累情况,根据这 6 个参数的综合得分高低,将脊柱分为稳定型、潜在不稳定型和不稳定型三类。SINS 可以帮助放射治疗科医师和肿瘤内科医师选择合适的时机将脊柱转移瘤患者及时转诊给脊柱外科医师,也有助于脊柱外科医师对脊柱转移瘤患者的手术抉择。一般而言,对于脊柱潜在不稳定型和不稳定型患者,应推荐外科手术干预。为了证实 SINS 在脊柱转移瘤患者中的应用价值,2018 年 Masuda 等人对 44 例接受手术治疗的脊柱转移瘤患者进行了分析。结果发现,在全部 44 例脊柱转移瘤患者中,24 例患者 SINS 评分为 7~12 分,为脊柱稳定型;另外 20 例患者 SINS 评分为 13~16 分,为脊柱不稳定型。脊柱稳定型和脊柱不稳定型患者的 6 个月生存率分别为 80%、37%,前者中位生存时间尚未达到,后者中位生存时间为 14 个月,两组患者中位生存时间的差异具有统计学意义($P=0.01$)。因此,该研究结果表明,SINS 不仅可作为脊柱转移瘤患者是否选择外科手术干预的重要依据,也可用于预测脊柱转移瘤患者的预期生存时间。

一般而言,对于脊柱转移瘤患者,外科手术干预主要适用于以下情形:预期生存时间较长(一般不少于 3 个月);脊柱处于潜在不稳定或不稳定状态;其他治疗手段无法缓解的顽固性疼痛;肿瘤压迫神经而导致神经功能进行性减退;原发灶不明或病理不明等。对于多发脊髓节段压迫(超过 3 个椎体)、预期生存时间不到 3 个月、转移瘤邻近区域骨量不足的患者,一般不考虑行外科手术干预。脊柱转移瘤的手术技术范围可以是简单的椎体成形术到复杂的整块切除受累的脊柱节段,绝大多数情况下手术治疗的目的是姑息减症,是缓解疼痛,保持或恢复脊柱稳定性,维持或恢复神经功能,改善患者的自主生活能力和生活质量;少数情况下,如对于寡转移患者尤其是脊柱孤立性转移患者,椎体整块根治性切除可能达到根治的目的。

　　一般认为,与传统的开放手术相比,脊柱微创手术的并发症发生风险更低,但目前尚缺乏相应的随机对照临床研究加以比较,而不同的开放手术方式或开放手术的前后路径孰优孰劣也还不得而知。因此,在目前的临床实践中,对脊柱转移瘤患者的手术方式没有基于循证医学证据的标准推荐。另外,即使脊柱转移瘤外科手术可以取得较为理想的疼痛控制和神经功能保存或神经功能恢复,但脊柱手术的并发症发生率仍较高($20\%\sim37\%$),包括术中出血、脊髓损伤、血肿等,而且脊柱转移瘤患者能否从开放性脊柱手术中尽快恢复也是临床上面临的巨大挑战,因为绝大多数脊柱转移瘤患者在外科手术后需要接受系统治疗或巩固性放射治疗,而不能及时从脊柱手术创伤中恢复的患者其后续抗肿瘤治疗也难以顺利实施,从而影响患者的预后。因此,对于脊柱转移瘤患者,即使采用微创的手术干预,其预期生存时间也不应少于 3 个月;而对于拟选择开放性外科手术治疗的脊柱转移瘤患者,其预期生存时间应不少于 6 个月。

　　与传统的开放性手术相比,微创手术具有软组织损伤小、术后恢复快等优点。经皮椎体成形术(percutaneous vertebroplasty)与经皮椎体后凸成形术(percutaneous kyphoplasty)是目前临床上椎体转移瘤患者最常采用的微创手术方式,其技术核心是在 CT 或 X 线平片引导下经皮椎体内注射骨黏固剂。骨黏固剂俗称骨水泥或骨结合剂(bone cement),其主要成分为聚甲基丙烯酸甲酯(polymethylmethacrylate,PMMA)。向转移的椎体内注射骨水泥可以稳定椎体,缓解微骨折所导致的疼痛,防止椎体进一步塌陷。经皮椎体成形术与经皮椎体后凸成形术主要适用于椎体后缘完整、溶骨性骨转移病变患者,伴有明确神经根受压症状和体征的脊柱转移瘤患者往往不适合接受此类手术。对于伴有脊髓压迫症的患者,也不宜采用经皮椎体成形术或经皮椎体后凸成形术,因为此类手术可能加重脊髓压迫症患者的神经功能缺失症状。综合文献资料结果表明,$74\%\sim100\%$的椎体转移瘤患者接受椎体成形术或椎体后凸成形术后,疼痛症状获得缓解,其中疼痛完全缓解率可达到 31%。经皮椎体成形术与经皮椎体后凸成形术最常见的并发症是骨水泥渗漏,但多数情况下无任何临床症状,很少因骨水泥外渗而造成硬膜外受压或并发肺栓塞事件。PMMA 的黏度过低、注射量过大及椎体骨皮质破坏程度严重是导致骨水泥渗漏的主要因素。

　　临床上,脊柱转移瘤开放手术包括单纯减压术和椎体切除术。对于体力状况较差、不能耐受较大手术或同时累及多个椎体的脊柱转移瘤患者,可考虑后路椎板切除椎管减压术。对于伴有脊髓压迫症的患者,单纯椎板切除而不行脊柱固定不仅无法充分暴露病变,而且可能导致术后脊柱不稳或加重已经发生的脊柱不稳状况,术后神经功能缓解率仅为 30%左右。因此,对于接受椎板减压手术的脊柱转移瘤患者,应同时给予椎弓根内固定,以增加脊柱的稳定性。对于体力状况较好、椎体转移数目有限,特别是 Tomita 评分$\leqslant 3$分的寡转移性肿瘤患者,尤其是椎体孤立性转移患者,应考虑行椎体局部分段切除甚至椎体整块切除术,并采用可扩张的支架或同种异体骨进行椎体重建。Tomita 等人对 64 例脊柱转移瘤患者实施全椎体整块切除术,患者的 2 年生存率高达 66.6%,5 年生存率也达到 46.6%。Boriani 等人对 220 例接受全椎体整块切除术的脊柱肿瘤(包括原发或转移性脊柱肿瘤)患者进行分析后发现,全椎体整块切除术可改善所有患者的神经功能,局部复发率仅为 15.28%;但全椎体整块切除术的手术技术要求高,风险大,术后并发症发生率高达 46.2%,其中 4.6% 的患者死于术后并发症。

早在 20 世纪 80 年代就有脊柱转移瘤手术干预的相关临床研究报道。2005 年,Klimo 等人对脊柱转移瘤外科手术干预的相关临床研究进行了荟萃分析,并与单纯放射治疗的 4 项临床研究进行了比较。涉及外科手术的相关临床研究共 24 项,999 例脊柱转移瘤患者共计 1020 个脊柱转移病灶接受手术治疗;在 4 项脊柱转移瘤单纯放射治疗的相关临床研究中,543 例脊柱转移瘤患者共计 578 个脊柱转移病灶接受放射治疗。荟萃分析结果显示,相比于单纯放射治疗,外科手术的参与使脊柱转移瘤患者非卧床率增加了 1.3 倍(RR=1.28,95%CI 1.20~1.37,P<0.001),在接受外科手术治疗的 999 例脊柱转移瘤患者中,615 例患者治疗前不需要卧床,治疗后 843 例患者不需要卧床;而在 543 例接受单纯放射治疗的脊柱转移瘤患者中,278 例患者治疗前不需要卧床,治疗后 357 例患者不需要卧床,总的非卧床率分别为 85% 和 64%。因此,该荟萃分析结果表明,外科手术可作为脊柱转移瘤患者的主要治疗手段,而放射治疗应作为脊柱转移瘤患者术后辅助治疗推荐。

但是,Klimo 等人的荟萃分析所纳入的临床研究入组的病例数较少,几乎都是非随机、非对照的前瞻性或回顾性队列研究,因此其证据级别较低。临床上真正奠定外科手术在脊柱转移瘤患者治疗中地位的是 2005 年 Patchell 等人报道的多中心随机对照临床研究。在 Patchell 等人的研究中,101 例脊柱转移伴脊髓压迫症的患者随机接受外科手术联合术后辅助放射治疗($n=50$)或单纯放射治疗($n=51$),放射治疗的分割方式均为 30Gy/10f,2 周完成。主要研究终点为步行能力,次要研究终点包括小便控制能力、肌肉力量和功能状态、镇痛药物和糖皮质激素类药物需求及生存时间等。结果发现,外科手术联合术后辅助放射治疗组与单纯放射治疗组分别有 84%(42/50)和 57%(29/51)的患者能够步行(OR=6.2,95%CI 2.0~19.8,P=0.001),且外科手术联合术后辅助放射治疗组患者维持步行能力的中位时间更长,分别为 122 天和 13 天(P=0.003);亚组分析发现,在初始可以步行的患者中,94%(32/34)的外科手术联合术后辅助放射治疗组患者在治疗后依然能够步行,而仅 74%(26/35)的单纯放射治疗组患者在治疗后依然能够步行(P=0.024),相比于单纯放射治疗组患者,外科手术联合术后辅助放射治疗组患者维持步行能力的中位时间更长,分别为 153 天和 54 天(P=0.024);32 个治疗前不能步行的脊柱转移伴脊髓压迫症患者,外科手术联合术后辅助放射治疗后有 62%(10/16)的患者重新获得了步行能力,而单纯放射治疗后仅 19%(3/16)的患者重新获得了步行能力(P=0.01);此外,外科手术联合术后辅助放射治疗组患者镇痛药物和糖皮质激素类药物的使用量显著低于单纯放射治疗组患者,联合治疗组患者括约肌功能维持、肌肉力量和功能状态更好,中位生存时间也更长,分别为 126 天和 100 天(P=0.033)。此外,2016 年,Michael 等人的前瞻性多中心临床研究(AOSpine 研究)结果也证实,对于脊柱转移伴脊髓压迫症的患者,外科手术联合术后辅助放射治疗可以显著改善脊柱转移瘤患者的疼痛、神经功能和健康相关的生活质量,中位生存时间达到 7.7 个月,术后 30 天和术后 12 个月病死率分别为 9%、62%。

在目前的临床实践中,对于经选择的脊柱转移瘤患者,相比于单纯放射治疗,外科手术联合术后辅助放射治疗是更好的选择。但即便如此,脊柱转移瘤患者外科手术治疗的适应证、禁忌证、外科手术方式的选择等至今仍然没有统一的标准。为了总结接受外科手术治疗的脊柱转移瘤患者的流行病学特征,进一步明确影响脊柱转移瘤患者外科手术治疗选择的因素,更好地帮助临床医师选择更适合接受外科手术治疗的脊柱转移瘤患者,2019 年 Li 等人对 580 例接受外科手术治疗的脊柱转移瘤患者进行了回顾性分析。在全部 580 例脊柱转移瘤患者中,男性 332 例,平均年龄为 58.26 岁(13～86 岁),术中平均出血量为 1334.98ml(5～9000ml),平均手术时间为 216.31 分钟(60～680 分钟)。最常受累的椎体为胸椎,共 190 例(32.76％),其次为腰椎,共 146 例(25.17％),颈椎 47 例(8.10％),骶椎 35 例(6.03％),其余 162 例(27.93％)患者病变累及两个或两个以上部位的椎体,270 例(46.55％)患者仅伴单个脊柱节段转移,其余 310 例(53.45％)患者伴有两个或两个以上脊柱节段转移。198 例(34.14％)患者原发肿瘤来自肺癌,其他原发肿瘤包括 41 例(7.07％)肾细胞癌、39 例(6.72％)乳腺癌、38 例(6.55％)胃肠道恶性肿瘤、35 例(6.03％)淋巴瘤或骨髓瘤、25 例(4.31％)前列腺癌、24 例(4.14％)肝细胞癌、23 例(3.97％)间叶源性肿瘤、20 例(3.45％)甲状腺癌及 84 例(14.48％)原发灶不明转移性癌。单因素分析发现,脊柱转移瘤患者的体力状况评分(KPS 评分)、脊柱稳定性评分(SINS 评分)、疼痛程度评分(VAS 评分)、预后评分(Tokuhashi 评分)、脊柱病理性骨折、转移瘤类型(溶骨性、成骨性或混合性骨转移)等因素均显著影响脊柱转移瘤患者的手术选择。在全组患者中,63 例(10.86％)患者接受了微创手术。研究表明,体力状况良好(KPS 评分在 70 分以上)、无大小便失禁及内脏转移的脊柱转移瘤患者更适合接受微创手术治疗。但有研究者认为,对于椎体后缘和椎弓根侵犯的脊柱转移瘤患者,应慎重选择微创手术。在全组患者中,460 例(79.31％)患者接受了姑息性手术,其中 290 例患者接受后路椎板切除术,155 例患者接受椎体次全切除术,15 例患者接受椎体次全切除术联合术中微波消融和椎体成形术。大部分接受姑息性手术治疗的脊柱转移瘤患者伴有严重的疼痛和脊柱不稳定,但接受手术治疗的患者体力状况多半较好(KPS 评分在 60 分以上),且神经功能评分较高(Frankel 评分为 D 或 E)。而更新版的 Tokuhashi 评分表明,预期寿命在 6 个月以上的骨转移性肿瘤患者才应该考虑接受姑息性外科手术治疗,因此即使接受姑息性手术,也可能仅适合预期生存时间在 6 个月以上的脊柱转移瘤患者。对于脊柱转移瘤患者,仅少数患者的脊柱转移病灶可以达到根治性切除。在该组患者中,57 例(9.83％)患者脊柱转移病灶接受了根治性手术切除,其中 36 例患者接受全椎体切除术,21 例患者接受全脊椎整块切除术。考虑到脊柱转移瘤手术的复杂性和高风险性,一般认为,根治性手术适用于单个胸椎转移或腰椎转移或不超过 2 个邻近椎体骨转移、原发肿瘤控制良好、对系统治疗敏感、不伴内脏转移、预期生存时间较长、Tokuhashi 评分为 12～15 分的患者。总之,基于该组脊柱转移瘤患者的流行病学特征,研究者认为,绝大多数脊柱转移瘤患者手术治疗的目的是缓解疼痛,维持或重建脊柱稳定,改善神经功能,控制局部肿瘤,提高患者的生活质量;对于全身情况较好、伴有严重疼痛、脊柱病理性骨折、脊柱不稳定、无大小便失禁的中老年脊柱转移瘤患者,应尽早实施外科手术干预。

　　总之,外科手术是恶性肿瘤骨转移患者多学科综合治疗的重要组成部分,随着恶性肿瘤患者整体生存时间的改善,外科手术在骨转移性肿瘤患者中的治疗地位也越来越高。总体而言,外科手术主要适用于四肢长骨转移伴病理性骨折或即将发生病理性骨折的患者,也用于其他治疗无效的顽固性疼痛的患者;对于脊柱转移瘤患者,外科手术主要适用于存在脊柱不稳、神经根受压及脊髓压迫症患者的治疗。尽管在骨转移性肿瘤的治疗中外科手术的主要价值是姑息减症,但对于部分寡转移性肿瘤患者尤其是孤立性骨转移患者,根治性手术治疗是潜在的治愈性治疗手段。

三、骨转移性肿瘤的放射治疗

　　近百年来,放射治疗一直都是恶性肿瘤骨转移患者的治疗基石,也是骨转移性肿瘤使用频率最高的局部治疗手段,肿瘤放射治疗科医师平均每天 $10\%\sim15\%$ 的精力用于骨转移性肿瘤的治疗。在骨转移性肿瘤放射治疗历程中,放射治疗技术从简单的单野或对穿两野照射,发展到三维适形/调强放射治疗和影像引导的放射治疗。今天,立体定向放射治疗也已成为部分骨转移性肿瘤的标准治疗推荐。而骨转移性肿瘤放射治疗的分割方式也历经数十年的摸索,对非复杂性的骨转移病灶,单分次大剂量照射(800cGy)已被证实不劣于甚至优于传统的多分次低分割放射治疗。随着放射治疗技术的进步和放射治疗设备的改善,放射治疗在骨转移性肿瘤患者中的治疗地位有增无减,治疗价值也不再局限于被动的姑息镇痛。事实上,放射治疗也被广泛用于骨转移性肿瘤病灶的预防性治疗,如因肿瘤侵犯骨皮质即将发生的病理性骨折及可能发生的脊髓或神经根压迫;此外,放射治疗还可用于缓解骨转移伴发的软组织肿块所产生的压迫症状;而对于脊柱转移或脊柱旁软组织转移所致的神经根或脊髓压迫症患者,放射治疗依然是最主要的局部治疗选择;对于经外科手术干预的骨转移性肿瘤病灶,放射治疗往往是不可或缺的辅助性治疗手段;对于寡转移性肿瘤患者,寡转移病灶的根治性立体定向放射治疗有望获得持久的疾病控制,从而改善骨寡转移性肿瘤患者的总生存时间,甚至因此获得潜在治愈。

(一)放射治疗缓解骨转移性肿瘤相关的骨骼疼痛

　　临床上,50%的癌性疼痛源于骨转移相关的骨骼疼痛,65%~75%的骨转移性肿瘤病灶在病程中伴发骨骼疼痛,而骨转移相关的骨骼疼痛往往是骨转移性肿瘤患者最常见的临床症状,骨骼疼痛也是影响恶性肿瘤骨转移患者生活质量和自主生活能力的主要原因。骨转移相关的骨骼疼痛主要源于机械损伤和炎症刺激。具体而言,骨转移相关的骨骼疼痛的发生,一是因为转移至骨骼中的肿瘤细胞打破骨骼中成骨细胞和破骨细胞之间的生理平衡,从而导致骨骼结构的退行性改变;二是因为肿瘤细胞可以直接侵犯神经根或通过增加化学介质(如前列腺素 E_2 等)的释放而加重对神经纤维的刺激;三是为了保持骨骼的稳定性,骨转移病灶附近的肌肉组织发生痉挛而导致疼痛;此外,骨转移病灶中的骨折碎片对骨膜和骨内神经的损伤也是骨转移相关的骨骼疼痛发生的原因之一。

　　1. 放射治疗缓解骨转移性肿瘤相关的骨骼疼痛的可能机制

　　放射治疗用于缓解骨转移性肿瘤相关的骨骼疼痛已近百年,遗憾的是,其确切机制目前尚未完全阐明。早期的观点认为,放射治疗镇痛是源于放射治疗对骨转移部位的肿瘤细胞的直接杀伤效应,即放射线对肿瘤细胞的直接细胞毒作用可使肿瘤体积缩小,瘤内压力得以降低,并因此减轻肿瘤对神经纤维的压迫作用,从而发挥镇痛效应。但这种观点并不能很好地解释为何放射治疗的镇痛效应可在放射治疗开始后的短时间内(通常在 24～48 小时内)即可达到,也就是说,放射治疗的镇痛效果往往发生在肉眼肿瘤退缩之前。而对绝大多数实体瘤而言,放射治疗往往需要数天甚至数周的时间才能使肿瘤体积缩小;另外,对于骨转移性肿瘤所致的骨骼疼痛,放射治疗的镇痛效果与放射治疗的剂量强度并不存在明确的量效关系,对骨转移病灶加大照射剂量往往不能进一步改善骨骼疼痛症状。而早在 20 世纪 80 年代人们就发现,单分次分割放射治疗与多分次低分割放射治疗缓解骨转移性肿瘤所致的疼痛的效果相当。因此,除了对肿瘤细胞的直接细胞毒作用外,放射治疗缓解骨转移性肿瘤相关的骨骼疼痛必然还蕴含其他机制。

事实上,近年来的研究表明,放射治疗不仅可以直接杀伤肿瘤细胞,还能降低破骨细胞活性,促进破骨细胞凋亡,从而产生成骨效应。而目前认为,放射治疗所导致的成骨效应正是放射治疗缓解骨转移相关的骨骼疼痛的关键所在。研究发现,放射治疗结束后3～6 周即可见到骨转移病灶内再骨化形成,至放射治疗结束后 6 个月时再骨化效应达到高峰,而在未发生病理性骨折的溶骨性病灶中,经放射治疗后再骨化率为 65%～85%。至于放射治疗为何能够在很短的时间内即可达到镇痛的效果,骨疼痛试验工作组的解释是继发于放射治疗导致肿瘤微环境中的炎症细胞(如淋巴细胞、巨噬细胞等)的损伤,相比于肿瘤细胞,肿瘤微环境中的炎症细胞对放射线的敏感性更高,随着肿瘤微环境中炎症细胞被放射线杀伤,肿瘤微环境中的炎症介质(如前列腺素 E_2 等)的释放也减少,对神经纤维的刺激也就得以降低,从而使放射治疗可以在短时间内达到缓解骨转移相关的骨骼疼痛的目的。

总之,尽管目前对放射治疗缓解骨转移性肿瘤相关的骨骼疼痛的确切生物学机制尚未完全阐明,但一般认为,放射治疗后短期内(48 小时内)的疼痛缓解主要是源于放射治疗对肿瘤微环境中炎症细胞的杀伤,从而减少炎症介质释放;而放射治疗后长期的疼痛缓解则主要归功于放射治疗对肿瘤细胞的直接杀伤效应,使得肿瘤负荷减小;除此以外,放射治疗对破骨细胞的灭活所产生的成骨效应也是放射镇痛的重要机制。

2. 放射治疗对骨转移性肿瘤相关的骨骼疼痛的控制效果

疼痛主要是一种主观感受,因此临床上没有任何方法与仪器设备可以客观地评价疼痛的性质和强度。同样的,放射治疗对骨转移性肿瘤疼痛的缓解也缺乏客观的评价指标。在临床实践和临床研究中,也有采用"症状改善率"(symptom improvement rate,SIR)或"需要治疗的人数"(number needed to treat,NNT)等指标来评价某种治疗手段对患者主观症状的改善情况,但这些指标均难以量化放射治疗对骨转移性肿瘤相关的骨骼疼痛的缓解情况。为了更客观地评价姑息放射治疗对骨转性肿瘤患者骨骼疼痛的治疗价值,也为了便于学术交流,ASTRO、ESTRO 等国际权威放射治疗组织对相关的放射治疗专家进行了调查,并形成了骨转移性肿瘤姑息放射治疗疗效评价终点的国际共识。根据该共识,骨转移性肿瘤姑息放射治疗的疼痛缓解率是指经放射治疗后疼痛评分至少降低 2 分(数字评分法,0～10分,0分代表无痛,10分代表最剧烈的疼痛)且不同时增加镇痛药物剂量的患者占全部接受放射治疗的患者的比值,其中放射治疗后疼痛完全缓解被定义为照射部位疼痛评分为0分,且不需要增加镇痛药物剂量(每日口服吗啡等效剂量稳定或减少);疼痛部分缓解被定义为照射部位疼痛评分降低不少于2分,且不需要增加镇痛药物剂量,或与基线时相比,镇痛药物剂量减少不少于25%而疼痛不加重;疼痛进展(pain progression,PP)被定义为在镇痛药物剂量不变的前提下,照射部位疼痛评分较基线时增加不少于2分,或每日口服吗啡等效剂量较基线时增加不少于25%,而疼痛评分稳定或增加不少于1分。其中,疼痛完全缓解和疼痛部分缓解的病例数之和占接受放射治疗的全部病例数的比值即为疼痛缓解率。另外,在此基础上增加了疼痛不确定的概念。疼痛不确定(indeterminate response,INR)是指经放射治疗后照射部位的疼痛既不符合完全缓解标准,又不符合部分缓解标准,也不符合疼痛进展的标准。

早在1925年就有利用放射线来缓解骨转移相关的骨骼疼痛并取得理想镇痛效果的个案报道,1930年有报道应用放射线来治疗骨转移导致的病理性骨折。时至今日,放射治疗依然是缓解骨转移性肿瘤相关疼痛的标准治疗选择。数十年来,大量临床研究结果证实,放射治疗可有效缓解骨转移性肿瘤相关的骨骼疼痛。综合文献资料表明,采用常规放射治疗技术,姑息放射治疗对骨转移性肿瘤所致的骨骼疼痛的完全缓解率为15%～54%,疼痛部分缓解率为28%～89%。骨疼痛试验工作组的数据显示,骨转移性肿瘤放射治疗后至疼痛缓解的中位时间大约为1个月,至疼痛完全缓解的中位时间为3～4个月,疼痛一旦获得缓解,其缓解的持续时间往往在12个月或12个月以上。RTOG 9702研究结果发现,在1016例接受不同分割方式姑息放射治疗的骨转移性肿瘤患者中,经姑息放射治疗后,83%的患者骨骼疼痛症状获得缓解,其中54%的患者骨骼疼痛症状获得完全缓解;经放射治疗后,至疼痛缓解的时间在3～7周不等,相比于四肢骨或脊柱骨转移病灶,骨盆骨转移病灶经放射治疗后疼痛缓解的持续时间更长;接受姑息放射治疗前基线疼痛程度与放射治疗后疼痛缓解程度具有显著相关性,与基线疼痛程度评分为4～6分的患者相比,基线疼痛评分在9分或9分以上的患者经放射治疗后疼痛部分缓解率更低,分别为89%和79%($P<0.001$);同样的,疼痛完全缓解率也更低,分别为60%和49%($P=0.004$);此外,原发肿瘤类型也显著影响放射治疗对疼痛的缓解,相比于肺癌及其他类型的恶性肿瘤,乳腺癌和前列腺癌骨转移病灶经放射治疗后疼痛缓解率更高,包括疼痛完全缓解率($P<0.001$)和疼痛轻微缓解率($P<0.001$);96%的患者在姑息放射治疗后4周内疼痛均有不同程度的缓解,接近50%的患者疼痛完全缓解发生在开始放射治疗后的4周以后,而疼痛一旦获得缓解,70%以上的患者在临死前该部位的疼痛不再出现,疼痛持续完全缓解的中位时间达到12周。

2018年,Shayna等人对骨转移性肿瘤单分次高剂量分割放射治疗与多分次低分割放射治疗相关的随机对照临床研究更新数据,并进行系统综述发现,在意向治疗人群中,单分次分割放射治疗与多分次低分割放射治疗对骨转移性肿瘤相关的骨骼疼痛的缓解率分别为61%(1867/3059)和62%(1890/3040)($OR=0.98$,95%CI 0.95～1.04,$P=0.25$);疼痛完全缓解率分别为23%(645/2802)和24%(660/2783)($OR=0.97$,95%CI 0.89～

$1.06,P=0.55$);在可评价的患者中,单分次分割放射治疗与多分次低分割放射治疗对骨转移性肿瘤相关的骨骼疼痛的缓解率分别为 72%(1807/2497)和 75%(1820/2429)(OR $=0.96,95\%$ CI $0.93\sim0.99$),疼痛完全缓解率分别为 28%(645/2321)和 29%(663/2255)。

　　一般而言,相比于前瞻性随机对照临床研究结果,前瞻性非随机对照临床研究结果更接近临床真实情况。2019 年,Tetsuo 等人对 12 项骨转移性肿瘤常规技术放射治疗的前瞻性非随机对照临床研究进行了系统综述,目的同样是确定姑息性常规技术放射治疗对骨转移相关疼痛的缓解情况。结果发现,在可评价的患者中,姑息性常规技术放射治疗对骨转移相关疼痛的缓解率为 55%(754/1379),其中疼痛完全缓解率为 15%(196/1348);在意向治疗人群中,姑息性常规技术放射治疗对骨转移相关疼痛的缓解率仅为 29%(754/2559),疼痛完全缓解率仅为 8%(196/2528)。因此,该系统综述结果表明,在更接近临床真实情况的非随机对照临床研究中,骨转移性肿瘤姑息放射治疗的效果并不理想,无论是疼痛的总体缓解率还是疼痛的完全缓解率。研究者认为,在非随机对照临床研究中,骨转移性肿瘤姑息放射治疗的效果之所以不如随机对照临床研究一样理想,原因可能是多方面的,如疼痛疗效评估方案不统一、放射治疗与镇痛药物的磨合期信息缺乏、非随机对照临床研究掺和了过多的复杂性骨转移患者及非目标病灶疼痛的影响等,此外,非随机对照临床研究的病例脱落率更高等。因此,研究者建议,在今后的临床研究中,有关骨转移性肿瘤姑息放射治疗的信息应包括放射治疗前镇痛药物的磨合期信息,区分复杂性骨转移与非复杂性骨转移,还应关注非靶病灶疼痛对评估放射治疗疗效的影响等。

　　临床上,不仅希望骨转移性肿瘤姑息放射治疗能获得更高的疼痛缓解率,还希望对疼痛的缓解能够持久。事实上,骨转移性肿瘤姑息放射治疗后,即使疼痛得到缓解甚至完全缓解,其缓解的持续时间也仅 4 个月左右,部分患者照射野内疼痛复发往往在所难免。毫无疑问,对骨转移性肿瘤相关的骨骼疼痛的持久控制具有重要的临床意义,不仅可以使骨转移性肿瘤患者持续维持理想的生活质量,还能使骨转移性肿瘤患者免受长期服用镇痛药物之苦,也能避免(或延缓)接受再程放射治疗。在临床实践或临床研究中,评价姑息放射治疗对骨转移相关的骨骼疼痛的控制,人们早就不满足于姑息放射治疗的疼痛缓解率,同时重视疼痛缓解的持续时间,甚至早在 1986 年 Salazar 等人就率先提出了"净疼痛缓解"(net pain relief,NPR)这一概念。

　　相比于骨转移相关疼痛的其他评价指标,净疼痛缓解可以更客观地反映姑息放射治疗对骨转移相关的骨骼疼痛控制的持久性。根据 Salazar 等人对净疼痛缓解的定义,净疼痛缓解(率)是指骨转移性肿瘤患者经姑息放射治疗后骨骼疼痛缓解的持续时间与患者整个余生生存时间的比值,也就是说,净疼痛缓解率=姑息放射治疗后骨骼疼痛缓解的持续时间/患者余生生存时间。净疼痛缓解率越高,意味着姑息放射治疗对骨骼疼痛控制的相对时间就越长,如某个骨转移病灶经姑息放射治疗后疼痛持续得到控制,直到患者临死时该部位都未再出现疼痛,则这个骨转移病灶姑息放射治疗后的净疼痛缓解率为 100%;如果某个骨转移病灶经姑息放射治疗后疼痛缓解时间为 4 个月,但这个患者生存时间长达8 个月,那么这个骨转移病灶经姑息放射治疗后的净疼痛缓解率就是 50%。

　　临床上,骨转移性肿瘤不同分割方式的放射治疗对骨骼疼痛的缓解率基本相似,但对疼痛控制的持续时间可能不同,也就是净疼痛缓解率可能不同。例如,一系列的临床研究包括持续更新的荟萃分析结果表明,单分次高剂量分割放射治疗(8Gy/1f)与多分次低分割放射治疗对骨转移相关的骨骼疼痛的缓解率无显著差异,但两类分割方式的放射治疗对骨骼疼痛控制的持续时间即净疼痛缓解率未必相同。事实上,相比于接受多分次低分割放射治疗的患者,接受单分次高剂量分割放射治疗的骨转移性肿瘤患者再程放射治疗的比例更高,这就意味着相比于接受多分次低分割放射治疗的患者,接受单分次高剂量分割放射治疗的患者净疼痛缓解率更低。2019 年,Katie 等人通过对 1999 年首次报道的荷兰骨转移研究(The Dutch Bone Metastasis Study,DBMS)进行再次分析,证实了这一发现。DBMS 是全球规模最大的比较单分次高剂量分割放射治疗与多分次低分割放射治疗对骨转移性肿瘤相关的骨骼疼痛控制情况的前瞻性随机对照临床研究,其中 1171 例实体瘤骨转移患者随机接受 8Gy×1f($n=585$)或 4Gy×6f($n=586$)的姑息放射治疗,两种分割方式的放射治疗对骨转移相关疼痛的缓解率无显著差异($P=0.24$),但 8Gy×1f 组与 4Gy×6f 组患者再程放射治疗的比例分别为 25% 和 7%。当然,再程放射治疗并不都是源于疼痛复发,但 Katie 等人通过计算两组患者的净疼痛缓解率后发现,在全组患者中,经姑息放射治疗后疼痛获得完全缓解的患者,在患者 56.6%(36.1%~62.1%)的余生时间中,照射部位内不再出现疼痛,也就是说,姑息放射治疗后骨转移病灶净疼痛缓解率为 56.6%;如果不考虑再程放射治疗对疼痛控制的影响,那么 8Gy×1f 组患者与 4Gy×6f 组患者的净疼痛缓解率分别为 49.0% 和 56.5%($P=0.004$),如果算上再程放射治疗对疼痛控制的贡献,那么两组患者的净疼痛缓解率分别为 55.4% 和 57.7%($P=0.191$)。总之,该研究结果表明,骨转移性肿瘤病灶经姑息放射治疗后,在患者的余生中,一半以上的时间接受照射的部位不再出现疼痛;虽然单分次高剂量分割放射治疗与多分次低分割放射治疗对骨转移相关的疼痛缓解率无显著差异,但如果是单程放射治疗,那么多分次低分割放射治疗的净疼痛缓解率优于单分次高剂量分割放射治疗;如累加上再程放射治疗对疼痛控制的贡献,则两种分割方式的放射治疗对骨转移性肿瘤病灶的净疼痛缓解率无显著差异;在临床研究和临床实践中,净疼痛缓解率可能是评价姑息放射治疗对骨转移相关的疼痛有重要临床意义的研究终点。

　　3. 无疼痛症状的骨转移病灶预防性放射治疗的价值

　　尽管骨骼疼痛是骨转移性肿瘤最常见的临床表现,但初始诊断的骨转移性肿瘤病灶一半以上不伴有骨骼疼痛,而随着影像和监测技术水平的不断提高,临床上无症状的骨转移性肿瘤的诊断率也越来越高。2010 年 Mitsuru 等人的研究显示,60%(396/666)初始诊断的乳腺癌骨转移患者不伴骨骼疼痛症状,而 2013 年 Kuchuk 等人的报道也得出类似的结果,264 例转移性乳腺癌患者,195 例患者伴发骨转移,其中 58% 的骨转移病灶不伴有任何临床症状,仅 40.3% 的骨转移病灶伴发骨骼疼痛,12.5% 的骨转移病灶伴发骨相关事件,而在伴有骨相关事件的骨转移病灶中,86% 的骨转移病灶同时伴发骨骼疼痛。

　　在既往甚至当前的临床实践中,对伴发疼痛症状的骨转移性肿瘤病灶实施姑息放射治疗似乎是顺理成章的事,对不伴有疼痛症状的骨转移性肿瘤病灶仅给予系统治疗而忽视局部治疗好像也理所当然。但这种治疗策略是不是过于消极很值得反思，毕竟目前的放射治疗技术已不同于以往，对骨转移病灶（即使是无任何临床症状的骨转移病灶）有选择地实施放射治疗，不至于使骨转移性肿瘤患者承受额外的负担。另外，既往的临床研究和临床实践发现，待骨转移病灶出现疼痛症状或并发骨相关事件后才实施姑息放射治疗的患者，姑息放射治疗后的生存时间往往太过短暂，部分患者甚至因为病情快速进展而失去姑息放射治疗的机会。2017 年，Yang 等人对因骨骼疼痛而住院治疗的骨转移性肿瘤患者的临床特征及预后进行了分析，结果发现，在被要求咨询的 1151 例患者中，共 319 例（28%）患者是为了评估有症状的骨转移；在有疼痛症状的骨转移患者中，仅 208 例（61%）224 个骨转移病灶接受姑息放射治疗；在因疼痛而接受姑息放射治疗的 224 个骨转移病灶中，60%（$n=134$）的骨转移病灶在接受放射治疗前 4 个月就已经被影像学证实；骨转移病灶姑息放射治疗后中位生存时间为 4.6 个月（95%CI 0.03～19.3 个月），在已经死亡的 140 例患者中，79 例（56%）患者死于姑息放射治疗后 2 个月内，125 例（89%）患者死于姑息放射治疗后 6 个月内，18 例（9%）患者因转入临终关怀病房而终止姑息放射治疗，17 例（8%）患者死于姑息放射治疗结束前。基于此，研究者认为，对初始诊断无疼痛症状的骨转移性肿瘤病灶也许应该早期放射治疗干预，以避免其进展为有症状的骨转移病灶。

对无症状的骨转移性肿瘤病灶实施预防性放射治疗的潜在价值在临床研究中很少被提及，在 2019 年 Rebecca 等人报道的研究中，171 例无症状的骨转移性肿瘤患者，其中 87 例为前列腺癌骨转移，51 例为肺癌骨转移，33 例为乳腺癌骨转移，共 28 例（16%）患者无症状的骨转移病灶接受了外放射治疗。单因素分析显示，骨转移病灶数目不超过 3 个或既往接受过骨保护剂治疗的前列腺癌无症状的骨转移病灶更多地接受了放射治疗；在全部类型的骨转移患者中，无症状的骨转移病灶未接受预防性放射治疗的患者与接受预防性放射治疗的患者自诊断为无症状的骨转移至出现疼痛或骨相关事件的中位时间分别为 25 个月和 81 个月（$P<0.001$）；在每一类型原发肿瘤骨转移患者中，无症状的骨转移病灶未接受预防性放射治疗的前列腺癌患者与接受预防性放射治疗的前列腺癌患者自诊断为无症状的骨转移至出现疼痛或骨相关事件的中位时间分别为 44 个月和 81 个月（$P=0.025$）；在肺癌骨转移患者中，尽管预防性放射治疗显著延迟了骨骼并发症的发生（$P=0.029$），但至出现骨相关事件的时间在肺癌患者中无法计算；与前列腺癌和肺癌骨转移患者不同的是，乳腺癌骨转移患者无症状骨转移病灶预防性放射治疗未显著延迟中至重度骨骼疼痛的发生，也不显著推迟骨相关事件的发生；多因素分析表明，在全部类型的骨转移患者中，无症状骨转移病灶预防性放射治疗显著降低了骨骼疼痛和骨相关事件的发生风险（$P=0.006$），但未能改善骨转移患者的生存时间。

尽管已证明早期姑息治疗可改善晚期肿瘤患者的总生存时间和生活质量，但目前对无症状的骨转移病灶早期放射治疗干预缺乏临床依据，除非是寡转移性肿瘤患者。当然，对所有无症状的骨转移病灶均实施预防性放射治疗不仅没有依据，而且也没有必要，更不可行。但对所有早已被影像学确诊的骨转移病灶均采取被动地观察等待，则过于消极，因为一旦进展为有症状的骨转移病灶，不仅会严重影响患者的生活质量，而且部分患者甚至失去姑息放射治疗的机会。对于无症状的骨寡转移病灶，在标准的系统治疗的基础上，骨骶寡转移病灶根治性消融治疗应是合理的选择；对于无症状或仅伴轻微症状的非寡转移的骨转移病灶，选择性地提前实施放射治疗干预也许是不错的选择，这有待临床研究去验证。问题的关键是哪些无症状的骨转移病灶需要提前放射治疗干预，或者提前放射治疗干预能使哪些无症状的骨转移病灶取得临床获益。Daniel 等人正在开展的随机对照临床研究提出了一个新的概念，即"高危骨转移"（high-risk bone metastases）。高危骨转移病灶可能需要放射治疗早期干预，并能从早期放射治疗干预中获益。所谓高危骨转移，目前并无标准定义，更未得到验证，但总体而言，高危骨转移的确定应综合多种临床参数，如骨转移病灶的大小、骨转移病灶的部位、骨皮质破坏的严重程度、脊柱的稳定性等。

4. 放射治疗相关的疼痛闪耀现象

尽管放射治疗是缓解骨转移性肿瘤相关疼痛最有效的治疗手段之一，但部分骨转移性肿瘤患者在放射治疗开始后会经历短时间的照射部位骨骼疼痛加重的现象，这就是所谓的疼痛闪耀现象（pain flare effect，PFE）。放射治疗导致的疼痛闪耀现象被定义为：在镇痛药物不减量的情况下，照射部位骨骼疼痛程度较基线时增加不少于 2 分，或在镇痛药物增量≥25％的情况下，照射部位疼痛未获得任何缓解，随后疼痛恢复至基线水平甚至低于基线水平。放射治疗导致的疼痛闪耀现象于 2005 年由 Edward 等人首次报道，但疼痛闪耀现象并不是放射治疗所特有的并发症。其实，在认识放射治疗存在疼痛闪耀现象前，人们就已发现激素受体阳性的乳腺癌骨转移患者在接受内分泌治疗时也会出现疼痛闪耀现象。此外，骨转移性肿瘤患者在接受放射性同位素治疗时出现疼痛闪耀现象的概率也较高。

前瞻性临床研究结果表明，放射治疗相关的疼痛闪耀现象发生率为 2％～44％，在首次放射治疗的当天即可发生，88％的疼痛闪耀现象发生在放射治疗开始后的前 5 天内，平均持续时间大约为 3 天。一般认为，放射治疗导致的疼痛闪耀现象是源于放射治疗的细胞毒效应，由放射治疗导致的肿瘤微环境炎症反应所触发。肿瘤微环境中的淋巴细胞和巨噬细胞放射敏感性高，继发于这些细胞的放射损伤会导致肿瘤微环境中促炎症细胞因子和趋化因子产生增加；与此同时，肿瘤微环境中的 IL-8 和 IL-10 及巨噬细胞演化的趋化因子水平较低，从而引起受照射部位的骨膜水肿，导致照射部位疼痛加重。另外，Anthony 等人的研究还发现，某些遗传学改变如单核苷酸多态性可以预示疼痛闪耀现象的发生风险，并能预测地塞米松对疼痛闪耀现象的治疗效果；此外，疼痛闪耀现象还与放射治疗的分割方式相关。在 Pan 等人的研究中，脊柱转移瘤患者接受姑息性放射治疗，经多因素分析后发现，相比于多分次立体定向放射治疗，采用单分次高剂量立体定向放射治疗的患者疼痛闪耀现象的发生风险增加 2.48 倍（OR＝2.48，95％CI 1.23～4.98，P＝0.011）。而 Andrew 等人的研究也发现，脊柱转移瘤患者接受立体定向放射治疗后疼痛闪耀现象的发生率高达 68.3％（28/41）；多因素分析显示，体力状况评分好、颈椎转移与腰椎转移患者更易发生疼痛闪耀现象。

疼痛闪耀现象是骨转移性肿瘤患者接受放射治疗潜在的并发症，不仅影响患者的生活质量和自主生活能力，也严重影响患者对放射治疗的信心和放射治疗的顺利进行。借助于糖皮质激素类药物的强大抗炎作用，临床上常采用糖皮质激素类药物来预防和治疗放射治疗相关的疼痛闪耀现象。多项研究(包括 Edward 等人的随机对照临床研究)结果表明,预防性使用地塞米松可有效减少放射治疗相关的疼痛闪耀现象。2019 年,Carles 等人对糖皮质激素类药物预防放射治疗导致的疼痛闪耀现象相关的临床研究进行了系统综述,共入组 6 项临床研究 580 例接受姑息放射治疗的骨转移性肿瘤患者,其中 329 例患者接受预防性糖皮质激素类药物治疗,251 例患者未接受糖皮质激素类药物预防性治疗。结果发现,在全部接受放射治疗的骨转移性肿瘤患者中,放射治疗导致的疼痛闪耀现象发生率为 28%;相比于未预防性使用糖皮质激素类药物治疗组的患者,预防性使用糖皮质激素类药物治疗组的患者发生疼痛闪耀现象的相对风险降低了 43%(95% CI 26%～57%,$P<0.05$),未接受与接受预防性糖皮质激素类药物治疗的患者放射治疗相关的疼痛闪耀现象发生率分别为 37%(93/251)和 21%(69/329);在三项糖皮质激素类药物与安慰剂对照的临床研究中,预防性使用糖皮质激素类药物使放射治疗导致的疼痛闪耀现象相对风险分别降低了 25%、67% 和 72%。因此,该系统综述结果表明,对于拟接受姑息放射治疗的骨转移性肿瘤患者,预防性使用糖皮质激素类药物可有效降低放射治疗导致的疼痛闪耀现象的发生风险。

但遗憾的是,2020 年荷兰报道的 DEXA 研究未能证实预防性使用地塞米松能降低放射治疗相关的疼痛闪耀现象的发生风险。DEXA 研究是一项多中心双盲安慰剂对照的Ⅲ期临床研究,目的是比较两种剂量的地塞米松相比于安慰剂治疗能否预防放射治疗相关的疼痛闪耀现象。在 2012 年 1 月至 2016 年 4 月,295 例实体瘤骨转移拟接受姑息放射治疗的患者被随机分为三组,A 组患者($n=100$)在放射治疗前至少 1 小时口服 8mg 地塞米松,每日 1 次,共 4 天;B 组患者($n=95$)在第一次放射治疗前至少 1 小时口服 8mg 地塞米松,第 2—4 天口服安慰剂治疗;C 组患者仅接受每日 1 次的安慰剂治疗,共 4 天。主要评价指标是疼痛闪耀现象的发生率。结果发现,在意向治疗分析中,共 103 例患者在放射治疗开始后的 14 天内发生了疼痛闪耀现象,其中 A 组 38 例(38%)、B 组 26 例(27%)、C 组 39 例(39%)患者发生了疼痛闪耀现象,各组间疼痛闪耀现象的发生率无显著差异($P=0.07$);既未发生疼痛闪耀现象,疼痛又未加重的患者在三组中分别占 48%、50% 和 37%;共 38 例患者资料遗失,去除资料遗失的患者,三组患者疼痛闪耀现象的发生率分别为 38.5%、23% 和 38.5%,依然无显著差异($P=0.07$);尽管 B 组患者疼痛闪耀现象的发生率最低,但在放射治疗结束后该组更多的患者疼痛未能恢复到基线水平,意味着 B 组患者放射治疗后疼痛进展率更高;三组患者疼痛闪耀现象的持续时间分别为 2.1 天、4.5 天和 3.3 天($P=0.0567$);尽管地塞米松未能有效预防疼痛闪耀现象的发生,但预防性使用地塞米松延缓了疼痛闪耀现象的发生时间,在三组患者中,分别为 52%、73% 和 99% 的疼痛闪耀现象发生于放射治疗开始后的第 2—5 天($P=0.02$);相比于 B 组和 C 组患者,在放射治疗开始后的第 2—5 天,A 组患者的疼痛评分最低($P<0.001$)。总之,该随机双盲多中心Ⅲ期临床研究尽管未能证实地塞米松能减少或预防放射治疗诱导的疼痛闪耀现象的发生,但预防性使用地塞米松能够带来短暂的疼痛控制,也就是推迟放射治疗诱导的疼痛闪耀现象的发生。放射治疗诱导的疼痛闪耀现象的发生机制、好发人群,糖皮质激素类药物治疗的价值及使用时限等因素均有待进一步探讨。

总之,姑息性放射治疗能有效缓解骨转移性肿瘤相关的骨骼疼痛,维持或改善骨转移性肿瘤患者自主生活能力和生活质量,其对骨转移瘤相关的骨骼疼痛症状的总体缓解率超过60%,疼痛完全缓解率接近30%;骨转移性肿瘤患者对姑息性放射治疗的耐受性良好,但放射治疗相关的疼痛闪耀现象发生率为30%~40%,显著影响患者对放射治疗的接受程度,预防性使用糖皮质激素类药物可能降低放射治疗相关的疼痛闪耀现象的发生风险或推迟疼痛闪耀现象的发生时间,尤其是接受单次高剂量照射的患者。

(二)骨转移性肿瘤放射治疗分割方式

临床上,骨转移性肿瘤放射治疗的分割方式可谓五花八门。2009年,Alysa等人对骨转移性肿瘤姑息镇痛放射治疗的分割方式进行了基于互联网的调查,在962个被调查者中,3/4的被调查者为ASTRO会员。结果发现,在临床实践中,对骨转移性肿瘤存在101种不同的时间-剂量-分割方式,照射剂量范围从3Gy/1f到60Gy/20f不等,中位照射剂量为30Gy/10f。早期的骨转移性肿瘤放射治疗多数是采用多分次低分割放射治疗模式,常用的分割方式主要包括30Gy/10f、20Gy/5f、24Gy/6f等,当然也有采用常规分割方式,如40Gy/20f、30Gy/15f等。尽管早在20世纪80年代中后期就有研究表明,骨转移性肿瘤单分次高剂量分割放射治疗与多分次低分割放射治疗的效果相似,但在目前的临床实践中,对于骨转移性肿瘤,多分次低分割放射治疗依然是最常采用的放射治疗分割方式。

1. 多分次低分割放射治疗

骨转移性肿瘤不同模式的多分次低分割放射治疗究竟孰优孰劣,早在1982年RTOG 9702研究就进行过比较,但不同的多分次低分割放射治疗模式对骨转移性肿瘤的治疗效果是否存在差异,或者何种形式的多分次低分割放射治疗模式对骨转移性肿瘤的镇痛效果最佳,至今依然是颇具争议的话题。

为了比较不同的多分次低分割放射治疗模式对骨转移性肿瘤的镇痛效果,2017年Ronald等人对常规放射治疗技术条件下不同模式的多分次低分割放射治疗非复杂性骨转移性肿瘤病灶的镇痛效果的相关临床研究进行了系统综述。在搜索确定的3719篇文章中,共17项临床研究可用于定量分析,主要研究终点是不同分割方式的放射治疗对骨转移性肿瘤疼痛缓解的差异。结果发现,没有任何一种分割方式的放射治疗显示其对骨转移性肿瘤的疼痛缓解率显著优于其他分割方式的放射治疗,但对意向治疗人群进行分析后发现,22.5Gy/5f这种分割方式的放射治疗对骨转移性肿瘤相关疼痛的缓解率最高,达到80%;其次是20Gy/10f和30Gy/15f,疼痛缓解率分别为78%和76%,而24Gy/6f、20Gy/5f、30Gy/10f、20Gy/2f对骨转移性肿瘤相关疼痛的缓解率分别为64%、60%、51%和48%。30Gy/15f分割方式的放射治疗疼痛完全缓解率最高,达到41%;其次依次为22.5Gy/5f和20Gy/10f的37%、24Gy/6f的30%、20Gy/5f的24%、30Gy/10f的14%。20Gy/10f分割方式的放射治疗疼痛部分缓解率最高,达到41%;22.5Gy/5f和30Gy/10f的疼痛部分缓解率均为38%,20Gy/5f、30Gy/15f和24Gy/6f的疼痛部分缓解率分别为36%、34%、32%。对可评价的患者进行分析后发现,22.5Gy/5f分割方式的放射治疗对疼痛的缓解率依然最高,达到92%,而20Gy/10f、30Gy/15f、30Gy/10f、24Gy/6f、20Gy/5f

和 20Gy/2f 对疼痛的缓解率分别为 78％、76％、75％、69％、67％、48％。疼痛完全缓解率也以 22.5Gy/5f 分割方式最高，达到 42％；30Gy/15f 次之，为 41％；20Gy/10f、24Gy/6f、20Gy/5f 和 30Gy/10f 疼痛完全缓解率分别为 37％、33％、27％、21％。疼痛部分缓解率最高的是 30Gy/10f 和 22.5Gy/5f，分别为 56％ 和 44％，20Gy/10f、20Gy/5f、24Gy/6f 和 30Gy/15f 的疼痛部分缓解率分别为 41％、40％、36％、34％。采用 20Gy/5f 分割方式的患者需要再程放射治疗的比例最高，达到 16％，其次分别为 30Gy/10f 的 11％ 和 24Gy/6f 的 7％。接受 20Gy/5f 分割方式放射治疗的患者发生脊髓压迫症的概率也最高，达到 6％；其次分别为 24Gy/6f 的 2％ 和 30Gy/10f 的 1％。接受 30Gy/10f 和 20Gy/5f 的患者病理性骨折的发生风险最高，分别为 5％、2％。另外，胃肠道毒性反应的发生率以 20Gy/5f 最高，达到 29％，高于 30Gy/10f 的 19％；20Gy/2f 比 24Gy/6f 的患者恶心和呕吐发生率更高，分别为 37％ vs.27％，7％ vs.0。

总之，基于既往的临床研究结果表明，对于非复杂性骨转移性肿瘤病灶，不同方式的多分次低分割放射治疗，无论是镇痛效果还是放射治疗相关的毒副作用发生率等，均无显著差异；另外，对于骨转移性肿瘤相关的骨骼疼痛，放射治疗对疼痛缓解程度与照射剂量之间不存在量效关系，也与原发肿瘤的放射敏感性无明显的相关性。

2.骨转移性肿瘤单分次高剂量放射治疗

对绝大多数骨转移性肿瘤患者而言，放射治疗的目的是姑息减症，以缓解疼痛，维持骨骼功能和保持骨骼完整性。因此，放射治疗应在尽可能短的时间内完成。在尽可能短的时间内完成骨转移性肿瘤的姑息放射治疗还有一个好处就是不影响系统抗肿瘤治疗的进行，而单分次高剂量放射治疗（8Gy/1f）毫无疑问是用时最短的放射治疗分割方式。事实上，在过去 30 多年中，骨转移性肿瘤的放射治疗就是单分次高剂量放射治疗与多分次低分割放射治疗之争。相比于常规分割放射治疗和多分次低分割放射治疗，单分次高剂量放射治疗最大的优势是方便，将放射治疗的总时间压缩到了极限，减少了患者来回奔波之苦，特别适合行动不便或卧床不起的患者；单分次高剂量放射治疗避免了分次放射治疗间的不确定因素，如分次放射治疗间的摆位误差等，放射治疗相关的短期毒副作用更少，患者的依从性更高；单分次高剂量放射治疗节约了医疗资源，减少了放射治疗相关人员的工作量，更符合成本效益原则；另外，在放射生物学层面，单分次高剂量放射治疗由于单次剂量高，肿瘤细胞 DNA 双链断裂的概率更高，理论上可克服放射欠敏感的肿瘤组织（如肾细胞癌、软组织肉瘤等）对放射治疗的抗拒性；而在放射免疫学层面，单分次高剂量的放射治疗更有利于活化环鸟苷酸-腺苷酸合成酶（cyclic GMP-AMP synthase，cGAS）-STING 信号通路，激发放射治疗的免疫增强效应。

最早采用单分次高剂量放射治疗治疗骨转移性肿瘤可追溯到 30 多年前，1986 年 Price 等人的前瞻性随机对照临床研究是骨转移性肿瘤单分次高剂量放射治疗的里程碑。在为期 28 个月的时间内，Price 等人对 288 例骨转移性肿瘤患者分别实施 8Gy/1f 的放射治疗或 30Gy/10f 的放射治疗，结果发现，两种分割方式的放射治疗，无论是在疼痛缓解的持续时间，还是在疼痛缓解的速度上均无差异，只是接受 8Gy/1f 放射治疗的患者接受再程放射治疗的比例更高。其后发表的近十项随机对照临床研究比较了单分次高剂量放射治疗与多分次低分割放射治疗在骨转移性肿瘤患者中的疗效差异,主要研究终点几乎都是对疼痛的缓解率,包括 1999 年英国的随机对照临床研究、2005 年报道的 RTOG 9704 研究及 2006 年荷兰报道的多中心随机对照临床研究等。在这些随机对照临床研究中,接受单分次照射的患者绝大多数选择 8Gy/1f,只有 Gaze 等人的研究选择 10Gy/1f;而多数多分次低分割放射治疗采用 30Gy/10f,也有采用 20Gy/5f、24Gy/6f 或 22.5Gy/5f 等方式。总体而言,单分次高剂量放射治疗与多分次低分割放射治疗对骨转移性肿瘤相关疼痛的缓解率无显著差异,包括完全缓解率和部分缓解率;更为关键的是,相比于多分次低分割放射治疗,单分次高剂量放射治疗并未显著增加放射治疗相关的毒性反应,但几乎所有的研究结果毫无例外地显示,接受单分次高剂量放射治疗的患者需要接受再程放射治疗的比例更高,也就是说,接受单分次高剂量放射治疗的患者照射部位因疼痛未缓解或疼痛复发需要接受再一次放射治疗的比例更高。

自 2003 年以来,先后有多项有关骨转移性肿瘤放射治疗的最佳分割方式的荟萃分析问世,焦点依然是比较单分次高剂量放射治疗与多分次低分割放射治疗对骨转移性肿瘤相关疼痛的缓解率,最近的一项荟萃分析来自 2018 年的 Shayna 等人。在 2012 年 Edward 等人的荟萃分析的基础上,Shayna 等人的荟萃分析额外增加了 5 项随机对照临床研究,共 26 项随机对照临床研究被纳入 Shayna 等人的荟萃分析中。总体而言,更新的荟萃分析结果与 2012 年的荟萃分析结果相似,在治疗意向人群中,3059 例患者接受单分次高剂量放射治疗,1867 例患者疼痛症状获得缓解,疼痛缓解率为 61%;3040 例患者接受多分次低分割放射治疗,1890 例患者疼痛症状获得缓解,疼痛缓解率为 62%。每一项研究的风险比介于 0.84 和 1.08 之间,汇总的风险比为 0.98(95%CI 0.95~1.01)。共 21 项临床研究提供了疼痛完全缓解数据,在意向治疗人群中,单分次高剂量放射治疗组患者与多分次低分割放射治疗组患者的疼痛完全缓解率分别为 23%(645/2802)和 24%(660/2783),汇总的风险比为 0.97(95%CI 0.89~1.06)。共 16 项临床研究报道了再程放射治疗的数据,单分次高剂量放射治疗组患者与多分次低分割放射治疗组患者再程放射治疗的比例分别为 20%(497/2482)和 8%(192/2468),单分次高剂量放射治疗组患者与多分次低分割放射治疗组患者相比,再程放射治疗的风险增加了 2.42 倍,汇总的风险比为 2.42(95%CI 1.87~3.12,$P<0.00001$)。几乎所有的临床研究结果都显示,骨转移性肿瘤放射治疗后病理性骨折的发生风险均低于 5%,与多分次低分割放射治疗相比,接受单分次高剂量放射治疗的患者病理性骨折的发生风险并无显著增加,两组患者病理性骨折的发生率分别为 4% 和 3%($P=0.42$)。与 2012 年的荟萃分析结果不同的是,在可评价患者中,相比于接受单分次高剂量放射治疗组患者,接受多分次低分割放射治疗组患者的疼痛缓解率更高,分别为 72% 和 75%,汇总的风险比为 0.96(95%CI 0.93~0.99,$P=0.01$);但疼痛完全缓解率并无差异,分别为 28% 和 29%,汇总的风险比为 0.94(95%CI 0.84~1.02)。

3.单分次高剂量放射治疗在骨转移性肿瘤患者中的推广之路

正是基于多项随机对照临床研究与荟萃分析的结果,2004 年 Wu 等人就在安大略省癌症护理实践指南倡议(Cancer Care Ontario's Practice Guidelines Initiative)中首次将单分次高剂量放射治疗(8～10Gy/1f)作为骨转移性肿瘤放射治疗的标准推荐。在该指南中,专家们断定:对于经影像学证实、不伴病理性骨折或脊髓压迫,既往未接受放射治疗的任何组织学类型的成人骨转移性肿瘤患者,如果治疗目的是缓解疼痛,那么对照射靶区合适的非复杂性骨转移病灶,应推荐 8Gy/1f 这种分割方式放射治疗作为标准的放射治疗模式。到 2013 年,基于更多的高级别循证医学证据,也为了鼓励临床更多地使用短程放射治疗治疗骨转移性肿瘤,ASTRO 发起了著名的"明智的选择运动"(Choosing Wisely),推荐对骨转移性肿瘤的姑息放射治疗不要常规选择长程分割方式(≥10 分次)的放射治疗,并强调单分次高剂量放射治疗的价值,但同时也承认接受单分次高剂量放射治疗的骨转移性肿瘤患者照射部位需要再程放射治疗的风险更高。2017 年,ASTRO 骨转移性肿瘤姑息放射治疗更新版的循证指南再次强调,更新的高质量的循证医学证据再一次表明,对于未曾接受放射治疗的骨转移病灶,8Gy/1f 分割方式的放射治疗与 20Gy/5f、24Gy/6f、30Gy/10f 等分割方式的放射治疗对骨转移性肿瘤相关的骨骼疼痛的效果相当,但患者应充分知情,相比于多分次低分割放射治疗,接受 8Gy/1f 分割方式放射治疗骨转移病灶需要再程放射治疗的风险更高;8Gy/1f 分割方式放射治疗适用于大多数骨转移性肿瘤,以及大多数骨转移部位,包括累及脊柱或其他关键部位的非复杂性骨转移病灶;对于伴有疼痛的脊柱转移患者,相比于多分次低分割放射治疗,8Gy/1f 分割方式放射治疗的镇痛效果并不差。因此,对于预期生存时间较短的脊柱转移瘤患者,8Gy/1f 分割方式放射治疗是更方便、更明智的选择。

对于非复杂性骨转移病灶,8Gy/1f 分割方式的放射治疗的临床证据确凿,各临床指南与 ASTRO 的"明智的选择运动",甚至是多国的临床路径都推荐或鼓励选择这种分割方式;但在临床实践中,无论是放射治疗科医师,还是肿瘤患者,都不太愿意选择 8Gy/1f 分割方式的放射治疗。在既往的多项问卷调查中,被调查者对假想的骨转移性肿瘤患者推荐给予 8Gy/1f 分割方式放射治疗的比例仅为 1%～15.6%。在临床实践中,8Gy/1f 分割方式的放射治疗更多地被推荐用于预期生存时间较短或体力状况较差的患者,对体力状况较好或预期生存时间较长的恶性肿瘤骨转移患者还是更多选择长程的姑息放射治疗方案。但事实上,对于预期生存时间较长的患者,并没有证据表明长程的姑息放射治疗优于 8Gy/1f 分割方式的放射治疗。

日本人的调查发现,85% 的放射治疗科医师对骨转移性肿瘤 8Gy/1f 分割方式的放射治疗最大的顾虑是接受 8Gy/1f 分割方式放射治疗的患者照射部位至疼痛复发的时间更短,需要接受再程放射治疗的比例更高。除此以外,29% 的放射治疗科医师还担心 8Gy/1f 分割方式放射治疗可能增加骨转移性肿瘤患者照射部位病理性骨折的发生风险,50% 的放射治疗科医师担心 8Gy/1f 分割方式的放射治疗可能增加骨转移性肿瘤患者脊髓压迫症的发生风险。相比于多分次低分割放射治疗,骨转移性肿瘤接受 8Gy/1f 分割方式的放射治疗后再程放射治疗的比例更高是不争的事实;但在临床实践中,8Gy/1f 分割方式的放射治疗后再程放射治疗的临床依据也更为明确,而多分次低分割放射治疗后的再程放射治疗却缺乏相应的临床证据支持,甚至有研究发现,对于既往接受多分次低分割放射治疗的骨转移病灶,再程放射治疗的效果似乎较差。

目前并无证据表明,与多分次低分割放射治疗相比,8Gy/1f分割方式的放射治疗会显著增加病理性骨折和脊髓压迫症的发生风险。在2018年Shayna等人的荟萃分析中,接受8Gy/1f分割方式放射治疗组的患者与接受多分次低分割放射治疗组的患者病理性骨折的发生率分别为4%和3%,其差异无统计学意义($P=0.42$)。尽管在Shayna等人的荟萃分析中有关脊髓压迫症并无新的数据,但在2012年Edward等人的荟萃分析中,8Gy/1f分割方式放射治疗组患者与多分次低分割放射治疗组患者脊髓压迫症的发生率分别为2.8%(41/1443)和1.9%(28/1443),8Gy/1f分割方式的放射治疗有增加脊髓压迫症发生风险的趋势,但差异并无统计学意义(OR=1.44,95%CI 0.90~2.30,$P=0.13$);在基线即伴有脊柱转移的患者中,同样未发现采用8Gy/1f分割方式放射治疗的患者脊髓压迫症的发生风险更高;在伴脊柱转移的患者中,8Gy/1f分割方式放射治疗组患者与多分次低分割放射治疗组患者脊髓压迫症的发生率分别为5.7%(21/371)和4.1%(15/368)(OR=1.40,95%CI 0.73~2.67)。

另外,2015年Dirk等人的配对分析发现,即使是基线就伴有脊髓压迫症状的患者,8Gy/1f分割方式的放射治疗也是不错的选择。经年龄、性别、体力状况、原发肿瘤类型、椎体转移病灶数目、非椎体骨转移、内脏转移、自肿瘤诊断至脊髓压迫症出现的时间、放射治疗前行动状况及放射治疗前运动缺失的时间等配对后,预计生存时间有限的121例伴有症状的脊髓压迫症患者接受8Gy/1f分割方式的放射治疗,另外121例伴有症状的脊髓压迫症患者接受20Gy/5f分割方式的放射治疗,主要研究终点为照射野内因脊髓压迫症需要再程放射治疗的比例、总生存时间和不同分割方式放射治疗对运动功能的影响等。结果发现,8Gy/1f分割方式放射治疗组患者与20Gy/5f分割方式放射治疗组患者照射野内因脊髓压迫症需要再程放射治疗的比例在放射治疗后6个月时分别18%和9%,放射治疗后12个月时分别为30%和22%($P=0.11$);此外,放射治疗分割方式也不影响脊髓压迫症患者的总生存时间和放射治疗后的运动功能,两组患者6个月生存率分别为24%和25%,12个月生存率分别为9%和13%($P=0.65$),两组患者放射治疗后运动功能的改善率分别为17%和23%。因此,该配对分析结果表明,即使是伴有临床症状的脊髓压迫症患者,8Gy/1f分割方式的放射治疗也是合理的选择。

尽管骨转移性肿瘤8Gy/1f分割方式的放射治疗推广十分困难,但这种分割方式的放射治疗的优势十分明显。正是因为8Gy/1f分割方式的放射治疗所拥有的无可比拟的优势,使得这种分割方式的放射治疗在临床实践中的应用率逐年上升。2020年,Rodney等人对美国国家癌症数据库(NCDB)的资料进行了分析,在2010—2015年,符合入组标准的17859例骨转移性肿瘤患者接受放射治疗,全组患者的中位年龄67岁,67%的患者为肺癌骨转移,62%的患者接受放射治疗的部位是脊柱骨转移病灶。结果发现,在全部患者中,82%的患者接受的分割方式是30Gy/10f或>30Gy/10f等,仅5%的患者接受8Gy/1f分割方式的放射治疗;从骨转移性肿瘤放射治疗分割方式的趋势来看,接受短程放射治疗的比例在逐年增加,而接受长程放射治疗的比例在逐年下降,其中接受8Gy/1f分割方式放射治疗的骨转移性肿瘤患者从2010年的3%增加到了2015年的7%,而同时期内接受长程放射治疗(>30Gy/10f)的患者从34%下降到了15%,但30Gy/10f依然是骨转移性肿瘤最常采用的放射治疗分割方式,50％～60％的骨转移性肿瘤患者接受的分割方式是 30Gy/10f;采用多变量逻辑回归分析发现,采用 8Gy/1f 分割方式放射治疗的预测因素包括年长的患者、不接受系统治疗的患者、距离放射治疗中心较远的患者、在教学医院接受治疗的患者、非脊柱或(和)颅骨转移的患者以及新近年份治疗的患者等。

4.复杂性骨转移病灶放射治疗的分割方式

并非所有的骨转移性肿瘤患者或所有的骨转移病灶均适合接受 8Gy/1f 分割方式的放射治疗,如复杂性骨转移病灶、伴神经病理性疼痛的骨转移病灶、伴有明确软组织肿块的骨转移病灶、脊柱转移伴脊柱不稳定的骨转移病灶等可能均不是单分次高剂量放射治疗的理想选择。准确区分复杂性骨转移病灶与非复杂性骨转移病灶是决定骨转移性肿瘤局部治疗策略的重要依据。2014 年,Paul 等人通过对既往骨转移性肿瘤单分次高剂量放射治疗与多分次低分割放射治疗的相关临床研究进行回顾分析后,对非复杂性骨转移病灶给出了如下定义:非复杂性骨转移病灶是指骨转移所伴发的疼痛与病理性骨折或将要发生的病理性骨折及脊髓压迫或马尾神经压迫无关的骨转移病灶。言下之意就是,如果骨转移相关的疼痛是源于病理性骨折或将要发生的病理性骨折,或者是由脊髓压迫或马尾神经压迫所致,那么这类骨转移病灶就是复杂性骨转移病灶,反之就是非复杂性骨转移病灶。在有关骨转移性肿瘤单分次高剂量放射治疗与多分次低分割放射治疗的随机对照临床研究中,入组病例的标准多限于非复杂性骨转移病灶,荟萃分析得出的结论也是对非复杂性骨转移病灶,单分次高剂量放射治疗与多分次低分割放射治疗的效果相当;而对于复杂性骨转移病灶,目前并无证据表明也可选择单分次高剂量的放射治疗,或者对于复杂性骨转移病灶,单分次高剂量放射治疗与多分次低分割放射治疗的临床获益相当。

尽管在 Paul 等人的定义中并未明确伴有软组织肿块或伴发神经病理性疼痛的骨转移病灶是否属于复杂性骨转移病灶范畴,但一般而言,单分次高剂量放射治疗对伴有软组织肿块的骨转移病灶即使可以取得较为理想的镇痛效果,但缩小软组织肿块并维持较长时间的镇痛效果可能是困难的,毕竟放射治疗对局部肿瘤的控制效应具有明确的剂量效应关系;而相比于多分次低分割放射治疗(如 30Gy/10f),8Gy/1f 分割方式的放射治疗的生物有效剂量低很多。对于伴有脊髓压迫症的患者,Dirk 等人的配对分析结果虽然显示 8Gy/1f 分割方式的放射治疗与多分次低分割放射治疗(20Gy/5f)的效果相当,但 2005 年 Dirk 等人的回顾性分析发现,相比于接受长程分割放射治疗的患者,接受短程放射治疗(包括 8Gy/1f 与 20Gy/5f)的患者肿瘤的局部控制率更低。在 1992 年 1 月至 2003 年 12 月,1304 例脊柱转移伴脊髓压迫症患者分别接受 8Gy/1f($n=261$)、20Gy/5f($n=279$)、30Gy/10f($n=274$)、37.5Gy/15f($n=233$)、40Gy/20f($n=257$)等不同分割方式的放射治疗,结果显示,5 种分割方式放射治疗后脊柱转移伴脊髓压迫症患者的运动功能改善率分别为 26％、28％、27％、31％和 28％;非卧床率分别为 69％、68％、63％、66％和 74％($P=0.578$);2 年内照射野内复发率分别为 24％、26％、14％、9％和 7％($P<0.001$),这意味着对于脊柱转移伴脊髓压迫症患者,短程放射治疗的局部控制率更低。

另外,2019 年报道的 SCORAD 研究结果也表明,对于脊柱转移伴脊髓压迫症患者,单分次高剂量放射治疗也未能证实非劣效于多分次低分割放射治疗。SCORAD 研究是非劣效设计的国际多中心随机对照临床研究,686 例脊柱转移伴脊髓或马尾神经压迫症患者随机接受单分次高剂量放射治疗(8Gy/1f)或多分次低分割放射治疗(20Gy/5f),主要研究终点为 8 周时能步行率,预设的两组患者能步行率差异的非劣效边缘为－11%。结果显示,8 周时,单分次高剂量放射治疗组患者 1 级或 2 级步行率为 69.3%(115/166),多分次低分割放射治疗组患者 1 级或 2 级步行率为 72.7%(128/176),差异为－3.5%,一侧 95%CI －11.5 至无穷大,$P_{非劣效}$＝0.06;两组患者 12 周时总生存率分别为 50% 和 55%(HR＝1.02,95%CI 0.74～1.41)。

临床上,15%～25% 的骨转移性肿瘤患者伴有神经病理性疼痛,而既往有关骨转移性肿瘤姑息放射治疗的绝大多数临床研究并未将神经病理性疼痛独立开来。RTOG 96.05 研究是一项多国参与的多中心随机对照临床研究,272 例伴有神经病理性疼痛的骨转移性肿瘤患者随机接受 8Gy/1f 放射治疗或 20Gy/5f 放射治疗,89% 的骨转移靶病灶位于脊柱。研究结果显示,在意向治疗人群中,接受 8Gy/1f 分割方式放射治疗组的患者与接受 20Gy/5f 分割方式放射治疗组的患者神经病理性疼痛的缓解率分别为 53% 和 61%(P＝0.18),神经病理性疼痛的完全缓解率分别为 26% 和 27%(P＝0.89);排除 38 例不可评价的病例后,在可评价的患者中,接受 8Gy/1f 分割方式放射治疗组的患者与接受 20Gy/5f 分割方式放射治疗组的患者神经病理性疼痛的缓解率分别为 61% 和 72%;两种分割方式放射治疗组患者在再程放射治疗、脊髓压迫和病理性骨折等方面均无显著差异,但接受 8Gy/1f 分割方式放射治疗组的患者放射治疗相关的疼痛闪耀现象发生率更高。对该非劣效设计的研究结果进行分析和解释是十分复杂的,总体而言,对于伴有神经病理性疼痛的骨转移性肿瘤患者,单分次高剂量放射治疗的镇痛效果并不显著劣于多分次低分割放射治疗,但也不能认为单分次高剂量放射治疗对神经病理性疼痛的镇痛效果与多分次低分割放射治疗的镇痛效果相当。因此,根据该研究结果,对于伴有神经病理性疼痛的骨转移性肿瘤患者,相比于 8Gy/1f 分割方式的放射治疗,20Gy/5f 分割方式的放射治疗可能依然是更好的选择。当然,对于体力状况差、预期生存时间短的骨转移性肿瘤患者,即使伴神经病理性疼痛,8Gy/1f 分割方式的放射治疗也是可靠的选择。另外,对 RTOG 96.05 研究中某单一中心的临床病例资料进行回顾性分析后还发现,对于伴有神经病理性疼痛的脊柱转移瘤患者,尤其是合并脊柱不稳定的脊柱转移瘤患者,应避免采用单分次高剂量放射治疗。

总之,对于非复杂性骨转移性肿瘤病灶,单分次大剂量照射(8Gy/1f)与传统的多分次低分割放射治疗的效果相当、毒副作用相似,目前均是骨转移性肿瘤经典的放射治疗模式;一般而言,对于体力状况差、行动不便和预期生存时间较短的患者,单分次大剂量放射治疗是更为理想的选择;但在临床实践中,单分次高剂量放射治疗的接受度始终不是很高,推广较为困难。单分次高剂量放射治疗最大的制约因素是接受单分次高剂量放射治疗的患者照射部位疼痛缓解的持续时间较短,疼痛复发风险较高,更多的患者需要接受再程放射治疗,而且单分次高剂量放射治疗的患者疼痛闪耀现象的发生风险也更高;另外,单分次高剂量放射治疗可能不适合对复杂性骨转移病灶的治疗,对于伴有神经病理性疼痛、软组织肿块、脊柱不稳定及脊髓压迫症的患者,多分次低分割放射治疗可能是更好的选择。

(三)骨转移性肿瘤的再程放射治疗

放射治疗是骨转移性肿瘤最有效的局部治疗手段之一,无论是缓解疼痛症状,还是维持骨骼功能和骨骼结构的完整性,都是重要的治疗手段。尽管如此,近 40％的骨转移性肿瘤患者的骨骼疼痛在首程放射治疗中未获得缓解,骨骼疼痛取得完全缓解的患者不到30％,而即使是首程放射治疗后疼痛获得缓解的患者,近 40％的患者在原照射部位或邻近部位疼痛会再次出现。因此,对于骨转移性肿瘤患者,原照射部位或邻近区域接受再程放射治疗往往难以避免。事实上,8％～42％的骨转移性肿瘤患者需要接受再程放射治疗。

骨转移性肿瘤患者再程放射治疗的概率与首程放射治疗时放射治疗的分割方式显著相关。Shayna 等人的荟萃分析结果表明,相比于接受多分次低分割放射治疗的患者,首程放射治疗时接受单分次大剂量放射治疗的患者接受再程放射治疗的比例更高,分别为20％和 8％。单分次大剂量放射治疗的骨转移病灶再程放射治疗的比例高,原因可能是多方面的:①单分次大剂量放射治疗与多分次低分割放射治疗对骨转移相关疼痛的缓解率虽然无差异,但单分次大剂量放射治疗的生物有效剂量较低,肿瘤的局部控制率相对较低,疼痛缓解的持续时间也较短,因此需要接受再程放射治疗的比例自然也更高。②对于首程放射治疗时接受单分次大剂量放射治疗的患者,放射治疗科医师的心理预期是可能需要接受再程放射治疗;而对于接受多分次低分割放射治疗的患者,放射治疗科医师原来就无计划给予再程放射治疗;另外,对接受多分次低分割放射治疗的骨转移病灶实施再程放射治疗,放射治疗科医师往往会对放射治疗的耐受性有更多顾虑,尤其在对脊柱转移病灶进行再程放射治疗时,会更担心伴发更高风险的放射性脊髓炎的发生。总体而言,11％～42％的单分次高剂量放射治疗的骨转移病灶需要接受再程放射治疗,不超过 24％的多分次低分割放射治疗的骨转移病灶需要接受再程放射治疗。

对于骨转移性肿瘤患者,骨转移病灶再程放射治疗的适应证主要包括三个方面:一是首程姑息放射治疗后疼痛未获得缓解的患者;二是经首程放射治疗后疼痛仅得到部分缓解,希望借助再程放射治疗以获得更理想的疼痛控制;三是经首程姑息放射治疗后疼痛复发的患者。荷兰骨转移研究(DBMS)是一项大型的骨转移性肿瘤单分次高剂量放射治疗(8Gy/1f)对比多分次低分割放射治疗(24Gy/6f)的随机对照临床研究。在该研究中,患者是否接受再程放射治疗取决于放射治疗科医师,在接受 8Gy/1f 放射治疗组的患者中,有 24％的患者接受了再程放射治疗,远高于接受 24Gy/6f 放射治疗组患者的 6％。2004年,Yvette 等人对该研究进行再次分析后发现,首程放射治疗后,接受 8Gy/1f 放射治疗组的患者与接受 24Gy/6f 放射治疗组的患者疼痛缓解率分别为 71％和 73％(P＝0.84),经再程放射治疗后,接受 8Gy/1f 放射治疗组的患者总体疼痛缓解率提高到了 75％,而接受 24Gy/6f 放射治疗的患者疼痛缓解率依然维持在 73％(P＝0.54)。再程放射治疗的总体有效率为 63％。接受再程放射治疗的原因主要包括:①首程放射治疗无效。161 例接受 8Gy/1f 放射治疗的患者与 149 例接受 24Gy/6f 放射治疗的患者经首程放射治疗后疼痛未获得缓解,其中分别有 35％和 8％经首程放射治疗无效的患者接受了再程放射治疗。②首程放射治疗后疼痛仅取得部分缓解。在首程放射治疗后疼痛仅取得部分缓解的患者中,35 例(9%)接受 8Gy/1f 放射治疗的患者与 6 例(2%)接受 24Gy/6f 放射治疗的患者为了进一步改善疼痛或维持疼痛缓解而接受再程放射治疗。③首程放射治疗后疼痛复发或进展。在首程放射治疗后疼痛获得缓解的 789 例患者中,共 387 例(49%)患者疼痛复发或进展,其中 201 例(51%)接受 8Gy/1f 放射治疗的患者与 186 例(47%)接受 24Gy/6f 放射治疗的患者出现疼痛复发或进展;在疼痛复发或进展的患者中,两组分别有 45 例(22%)和 18 例(10%)患者接受再程放射治疗。采用逻辑回归分析发现,骨转移性肿瘤再程放射治疗的应用与首程放射治疗时的随机分组及再程放射治疗前 1 周疼痛评分结果密切相关,不管首程放射治疗的效果如何,随机分组到单分次高剂量放射治疗组的患者比随机分组到多分次低分割放射治疗组的患者接受再程放射治疗的风险增加了 4.6 倍(HR=4.6,95%CI 3.0～6.9,$P=0.0001$)。也就是说,不论首程放射治疗的镇痛效果如何,临床医师更愿意对首程放射治疗时接受单分次高剂量放射治疗的骨转移性肿瘤病灶实施再程放射治疗。

骨转移性肿瘤再程放射治疗的临床应用已有数十年,长期应用的经验告诉我们,骨转移性肿瘤再程放射治疗的效果确切,患者对再程放射治疗的耐受性良好。不过与首程放射治疗相比,有关骨转移性肿瘤再程放射治疗设计良好的前瞻性随机对照临床研究相对较少,再程放射治疗的决定权主要掌握在放射治疗科医师手中,主观性较大,并且再程放射治疗的技术与分割方式也缺乏统一的标准。为了明确再程放射治疗对骨转移性肿瘤的镇痛效果,2012 年 Merel 等人对相关临床研究进行了系统综述与荟萃分析,共 7 项研究可作为定量分析,总体质量评价为一般。荟萃分析结果表明,在全部 2694 例接受姑息放射治疗的骨转移性肿瘤患者中,首程放射治疗后 527 例患者(20%)接受了再程放射治疗,再程放射治疗的使用率为 11%～42%;在接受再程放射治疗的患者中,首程放射治疗以单分次高剂量放射治疗为主,再程放射治疗的分割方式以单分次高剂量放射治疗为主,也有采用多分次低分割放射治疗;接受再程放射治疗的患者以乳腺癌、肺癌和前列腺癌最常见,分别占 33%、23%和 21%,再程放射治疗的部位 36%为脊柱骨,38%为骨盆骨,近端长骨占 12%;在 527 例接受再程放射治疗的患者中,440 例(84%)患者疼痛可以评估,其中 260 例患者再程放射治疗后疼痛获得缓解,汇总的疼痛缓解率为 58%(95%CI 49%～67%),其中疼痛完全缓解率为 16%～28%,疼痛部分缓解率为 28%～45%,再程放射治疗后至疼痛缓解的时间为 3～5 周,再程放射治疗后疼痛缓解持续时间为 15～22 周。

在非复杂性骨转移病灶的首程放射治疗中,单分次高剂量放射治疗的效果不劣于多分次低分割放射治疗。那么,在骨转移性肿瘤病灶的再程放射治疗中,单分次高剂量放射治疗的效果是否也不劣于多分次低分割放射治疗呢?2014 年,Edward 等人的非盲法随机对照非劣效设计的临床研究就是为了解答这个问题。在 2004 年 1 月至 2012 年 5 月,850 例骨转移性肿瘤患者分别接受了 8Gy/1f 和 20Gy/5～8f 的再程放射治疗,接受 8Gy/1f放射治疗组的患者和接受 20Gy/5～8f 放射治疗组的患者接受再程放射治疗的原因分别为首程放射治疗无效(两组均为 17%)、首程放射治疗后疼痛仅为部分缓解而为了进一步改善疼痛症状(两组分别为 9%和 11%)、首程放射治疗后疼痛缓解的患者疼痛复发或进展(两组分别为 73%和 72%)、原因不明(两组均为 1%),主要研究终点为 2 个月时疼痛的缓解率。结果发现,在接受 8Gy/1f 再程放射治疗的患者与接受 20Gy/5～8f 再程放射治疗的患者中,分别有 258 例和 263 例患者可评价疼痛缓解情况;在意向治疗人群中,分别有 28％(118/425)和 32％(135/425)的患者疼痛获得缓解,两组患者疼痛缓解的有效率绝对值相差 4％,95％CI 上限为 9.2,未超过预先设计的 10％的上限(P＝0.21);在符合方案集人群中,两组患者经再程放射治疗后的疼痛缓解率分别为 45％(116/258)和 51％(134/263),两组患者疼痛缓解的有效率绝对值相差 6％,95％CI 上限为 13.2,超过预先设计的 10％的上限(P＝0.17);在放射治疗相关的毒性反应方面,接受 20Gy/5～8f 放射治疗的患者食欲下降与腹泻的发生率更高,病理性骨折和脊髓压迫症的发生率两组间无显著差异。总之,该研究结果表明,对于拟接受再程放射治疗的骨转移性肿瘤患者,单分次高剂量(8Gy/1f)再程放射治疗的镇痛效果并不劣于多分次低分割再程放射治疗(20Gy/5～8f),而单分次高剂量再程放射治疗相关的毒性反应发生风险更低,但该研究符合方案集的人群过少。

正是基于 Merel 等人的荟萃分析和 Edward 等人的国际多中心随机对照临床研究结果,2017 年 ASTRO 骨转移性肿瘤姑息放射治疗更新版的循证指南指出,在邻近正常组织接受的放射治疗剂量不超过现有文献推荐的限量限制的前提下,对首程外放射治疗后超过 1 个月持续疼痛或疼痛进展的外周性骨转移病灶应给予再程放射治疗(高级别循证医学证据,强烈推荐);在邻近正常组织接受的放射治疗剂量不超过现有文献推荐的限量限制的前提下,对首程外放射治疗后超过 1 个月脊柱疼痛复发的脊柱转移病灶应给予再程放射治疗(高级别循证医学证据,强烈推荐)。但需要注意的是,在 Edward 等人的研究中,对于外周骨(肋骨或四肢骨)转移病灶,首程放射治疗强度＞30Gy/10f 的患者被排除在再程放射治疗中;对于首程放射治疗时伴有脊髓压迫、脊柱首程放射治疗强度≥24Gy/6f(或 27Gy/8f 或 30Gy/10f)、任何包括肠道在内的骨盆骨转移患者,均不宜实施再程放射治疗。

总之,对首程放射治疗无效、首程放射治疗后疼痛仅获得部分缓解、首程放射治疗后疼痛复发或进展的骨转移性肿瘤病灶应给予再程放射治疗,但前提是邻近正常组织所受照射剂量应不超过文献规定的限量要求;无论是脊柱骨还是外周骨转移病灶,目前推荐的再程放射治疗距首程放射治疗结束的时间间隔为 1 个月;不论首程放射治疗的分割方式如何,再程放射治疗时单分次高剂量放射治疗方式可能是更好的选择;再程放射治疗的疼痛缓解率为 45％～58％,但再程放射治疗的价值有待多中心随机对照临床研究结果进一步证实,特别对首程放射治疗无效的骨转移病灶;另外,为了避免不可接受的放射治疗相关的远期并发症,再程放射治疗可能需要更精准的放射治疗技术,如立体定向放射治疗等。

(四)骨转移性肿瘤的立体定向放射治疗

对于骨转移性肿瘤患者,常规姑息性放射治疗虽能有效缓解骨转移性肿瘤相关的骨骼疼痛,改善患者的自主生活能力和生活质量,但常规姑息性放射治疗并未显著改善患者的总生存时间,且对骨转移病灶的局部控制率也较低,症状缓解的持续时间仅 4 个月左右,多数患者照射野内病灶会再次进展。在过去 30 多年里,骨转移性肿瘤姑息放射治疗领域主要就是单分次高剂量放射治疗与多分次低分割放射治疗之争,尽管两种类型分割方式放射治疗的镇痛效果、毒副作用等均相当,但单分次高剂量放射治疗最大的局限就是照射的生物有效剂量较低,骨转移病灶的局部控制率不理想,对骨转移相关疼痛控制的持续时间也较短,因而更多的患者需要接受再程放射治疗;而多分次低分割放射治疗最大的局限是整个治疗周期较长,给患者特别是行动不便的患者带来诸多不便,也不符合成本效益原则,同时还会增加放射治疗人员的工作量。此外,无论是单分次高剂量放射治疗,还是多分次低分割放射治疗,两者往往都以单野或对穿两野照射为主,所采用的放射治疗技术多半是传统的二维或三维适形放射治疗技术,照射野往往较大,会给予过多的预防性照射,因此放射治疗相关的毒性反应发生率也较高。

近年来兴起的立体定向放射治疗(stereotactic body radiation therapy,SBRT)或立体定向消融放射治疗(stereotactic ablative radiotherapy,SABR)能将高强度的照射剂量分少数几次精准投射到确定的靶区,而靶区边缘剂量快速跌落,因而可使周围正常组织免受高剂量照射。也就是说,立体定向放射治疗既能对肿瘤实施消融性的高生物有效剂量照射,同时又能很好地保护靶区周围的正常组织器官。按照加拿大放射肿瘤学会(Canadian Society for Radiation Oncology,CSRO)的定义,立体定向放射治疗是指在图像引导下,对颅外确定的靶区,实施高度适形的单次或少数几次外放射治疗,被照射靶区的生物有效剂量至少不低于长疗程根治性的常规放射治疗。一般而言,立体定向放射治疗单次照射剂量为 $8\sim24Gy$,照射次数为 $1\sim5$ 次,这就意味着立体定向放射治疗融合了骨转移性肿瘤常规单分次高剂量放射治疗与多分次低分割放射治疗的优点:治疗周期短且方便,又能对靶区实施更高生物有效剂量的照射。因此,至少在理论上,对于骨转移性肿瘤病灶,相比于传统的放射治疗模式,立体定向放射治疗是更佳的治疗选择,既能获得更为理想的镇痛效果,又能取得更好的局部肿瘤控制,而治疗周期也不至于过长。

虽然骨转移是恶性肿瘤的晚期事件,但以分子靶向治疗和免疫治疗为代表的现代系统治疗手段改变了部分晚期肿瘤患者的治疗结局。正是得益于现代系统治疗有效率的提高和患者生存时间的延长,才使得更有效的镇痛治疗手段有了更多的表现机会和临床需求,而患者生存时间的延长也需要更理想的局部治疗手段参与,以便获得更持久的局部肿瘤控制和更好的生活质量。因此,对于骨转移性肿瘤患者,立体定向放射治疗主要适用于以下两种情形:一是骨转移性肿瘤病灶的再程放射治疗,二是作为骨寡转移病灶潜在的根治性治疗手段。

得益于立体定向放射治疗的物理学优势,再程放射治疗采用立体定向放射治疗既能达到镇痛目的,又能有效地保护靶区周围正常组织器官免受高剂量照射。对寡转移性肿瘤病变采用立体定向放射治疗的理由更简单,因为寡转移性肿瘤患者有潜在治愈的可能,而潜在治愈有赖于对寡转移病灶的持久控制。当然,立体定向放射治疗也适用于部分骨转移病灶的初始治疗,特别适用于放射敏感性较差的骨转移病灶的治疗。另外,立体定向放射治疗也被试用于骨转移性肿瘤术后辅助治疗,甚至术中治疗。不过,对于骨转移性肿瘤患者,立体定向放射治疗也存在较大的局限性。相比于常规放射治疗技术,立体定向放射治疗需要良好的体位固定和图像引导,这就不可避免大大增加了分次治疗的时间,对伴有明显骨骼疼痛或需要保持特殊体位的患者实施立体定向放射治疗就较为困难;另外,立体定向放射治疗一般仅适用于直径<5cm、单个椎体或不超过连续 3 个椎体转移病灶的治疗,对于较大范围的骨转移病灶,立体定向放射治疗难以实现理想的边缘剂量快速跌落,周围正常组织难以避免受到损伤。因此,并非任何骨转移病灶均适合接受立体定向放射治疗。

1.骨转移性肿瘤立体定向放射治疗的效果

对骨转移性肿瘤实施立体定向放射治疗的主要目的是获得更理想的疼痛缓解和更持久的肿瘤局部控制,同时不增加或降低放射治疗相关的毒性反应。2019 年,Katie 等人对发表在 2017 年 4 月 15 日前有关骨转移性肿瘤立体定向放射治疗的相关临床研究进行了系统回顾性分析,共涉及 57 项临床研究 3995 例骨转移性肿瘤患者,其中 38 项临床研究报道了立体定向放射治疗对骨骼疼痛的控制情况,45 项临床研究报道了立体定向放射治疗对骨转移病灶的局部控制情况。尽管各项研究所入组患者的异质性明显,但绝大多数临床研究结果显示立体定向放射治疗对骨转移病灶的局部控制率超过 80%;而且超过半数的研究结果显示,在全部治疗人群中,立体定向放射治疗对骨骼疼痛的缓解率超过 75%,远优于传统外照射的 61%,而且安全性良好,鲜有严重并发症发生。

另外,2019 年 MD 安德森癌症中心报道的单中心前瞻性随机对照非劣效设计的 II 期临床研究入组 160 例以非椎体骨为主的骨转移性肿瘤患者,其中 81 例患者随机接受单分次立体定向放射治疗(直径≥4cm 病灶接受 12Gy/1f,直径<4cm 病灶接受 16Gy/1f),79 例患者随机接受标准的多分次低分割放射治疗(30Gy/10f),主要研究终点为疼痛控制率。结果显示,放射治疗后 1 个月时,立体定向放射治疗组患者与标准多分次低分割放射治疗组患者的疼痛缓解率分别为 44% 和 30%($P=0.18$);3 个月时,疼痛缓解率分别为 38% 和 21%($P=0.05$)。在可评价的符合方案集的患者中,立体定向放射治疗组患者与标准多分次低分割放射治疗组患者 2 周后疼痛缓解率分别为 62%(34/55)和 36%(19/52)($P=0.01$);3 个月时,疼痛缓解率分别为 72%(31/43)和 49%(17/35)($P=0.03$);9 个月时,疼痛缓解率分别为 77%(17/22)和 46%(12/26)($P=0.04$)。接受立体定向放射治疗组的患者局部无进展生存率更高,两组患者 1 年局部无进展生存率分别为 100% 和 90.5%,2 年局部无进展生存率分别为 100% 和 75.6%($P=0.01$)。两组患者放射治疗相关的毒性反应发生率无显著差异。因此,该研究结果表明,对于骨转移性肿瘤相关的骨骼疼痛,立体定向放射治疗是一种有效的治疗手段;相比于传统的多分次低分割放射治疗,立体定向放射治疗对骨转移性肿瘤相关的骨骼疼痛缓解率更高,局部控制率也更高。

对于骨转移性肿瘤,传统的姑息放射治疗分割方式有上百种,但不论采取何种分割方式,总生物有效剂量均较低,因此对骨转移病灶的局部控制率都不甚理想,疼痛缓解也难以持久。相比于骨转移性肿瘤经典的放射治疗模式,立体定向放射治疗可提供更高的生物有效剂量照射。因此,立体定向放射治疗后骨转移病灶的局部控制率更高,并可能因此进一步提高骨转移性肿瘤的疼痛缓解率。在 2018 年 Sprave 等人的随机对照 II 期临床研究中,55 例初始治疗的脊柱转移患者随机接受单分次立体定向放射治疗(24Gy/1f)或常规的三维适形放射治疗(30Gy/10f),主要研究终点为放射治疗结束后 3 个月时照射区视觉模拟评分(VAS)疼痛缓解＞2 点的比例。结果发现,尽管两组患者在放射治疗后 3 个月时照射区疼痛 VAS 评分无显著差异($P=0.13$),但立体定向放射治疗组患者疼痛完全缓解率更高,立体定向放射治疗组患者与三维适形放射治疗组患者放射治疗后 3 个月时疼痛完全缓解率分别为 43.5％和 17.4％($P=0.0568$),放射治疗后 6 个月时疼痛完全缓解率分别为 52.6％和 10.0％($P=0.003$);在此期间,73.7％的立体定向放射治疗组患者与 35.0％的三维适形放射治疗组患者被归类为疼痛缓解($P=0.015$);此外,接受立体定向放射治疗组的患者疼痛缓解速度更快($P=0.001$),放射治疗后 6 个月,立体定向放射治疗组患者疼痛 VAS 评分更低($P=0.002$)。对该研究进行二次分析后发现,在放射治疗结束后 3 个月和 6 个月,立体定向放射治疗组患者与三维适形放射治疗组患者的骨质密度无显著差异;亚组分析结果显示,溶骨性转移病灶经立体定向放射治疗后,骨密度有所增加,但三维适形放射治疗并无此改变;立体定向放射治疗组患者病理性骨折的发生风险有所增加,放射治疗后 3 个月,两组患者新发的病理性骨折发生率分别为 8.7％和 4.3％。总之,现有的研究结果表明,无论是对脊柱转移病灶还是对非脊柱转移病灶,相比于经典的单分次高剂量放射治疗或多分次低分割放射治疗,立体定向放射治疗对骨转移相关的疼痛缓解率更高,疼痛缓解更彻底,缓解持续时间更长,骨转移病灶的局部控制率更高、控制更持久。

　　骨转移性肿瘤立体定向放射治疗分割方式可以是单分次分割放射治疗,即立体定向放射外科治疗,俗称 γ 刀或 X 刀;也可以是多分次分割放射治疗(2～5 次,一般不超过 8 次),即为立体定向放射治疗。为了明确不同分割方式的立体定向放射治疗对骨转移性肿瘤患者的效果与安全性,2019 年 Gong 等人对 38 项相关临床研究进行了系统综述。2009—2019 年报道的 38 项临床研究共有 3754 例骨转移性肿瘤患者,计 4731 个骨转移性肿瘤病灶接受不同分割方式的立体定向放射治疗。结果发现,接受单分次分割立体定向放射外科治疗(15～24Gy/1f)的患者 1 年平均局部控制率为 92.7％,1 年生存率为 53.0％;在单分次分割放射治疗的患者中,多数患者接受 24Gy/1f,接受 24Gy/1f 放射治疗的患者 1 年局部控制率为 98.1％,1 年生存率为 60.9％;接受 2 个分次分割立体定向放射治疗的患者 1 年平均局部控制率为 84.6％,1 年生存率为 70.4％,其中接受 24Gy/2f 放射治疗的患者,1 年局部控制率和生存率分别为 85.4％和 70.8％;接受 3 个分次分割立体定向放射治疗的患者 1 年局部控制率为 86.8％,1 年生存率为 60.1％;接受 4 个分次分割立体定向放射治疗的患者 1 年局部控制率为 82.6％,1 年生存率为 48.0％;接受 5 个分次分割立体定向放射治疗的患者 1 年局部控制率为 80.6％,1 年生存率为 80.0％。全部患者椎体压缩性骨折的发生率为 10.3％,其中单分次分割立体定向放射治疗组患者椎体压缩性骨折的发生率为 10.7％,多分次分割立体定向放射治疗组患者椎体压缩性骨折的发生率为 10.1％。全组患者放射性脊髓炎的发生率为 0.19％。因此,该系统综述结果表明,立体定向放射治疗对骨转移性肿瘤病灶的局部控制率高,安全性可接受;相比于多分次立体定向放射治疗,接受单分次分割立体定向放射治疗的患者局部控制率更高,但放射治疗相关的椎体压缩性骨折的发生风险也更高。

2. 立体定向放射治疗作为骨转移性肿瘤的再程放射治疗

从放射物理学角度看,立体定向放射治疗更适用于骨转移性肿瘤的再程放射治疗。回顾性临床研究结果表明,不论是作为骨转移性肿瘤的首程镇痛治疗,还是用于骨转移性肿瘤的再程放射治疗,立体定向放射治疗对骨转移性肿瘤相关的骨骼疼痛的缓解率为74.3%～86%。但这些回顾性临床研究对立体定向放射治疗的镇痛效果往往缺乏详细的报道,包括疼痛缓解的持续时间、至疼痛缓解的时间及镇痛药物的应用等。

2018 年,Hiroaki 等人对 2013 年 9 月至 2017 年 12 月单中心的前瞻性临床资料进行了回顾性分析,共有 84 例因骨骼疼痛而接受再程放射治疗的骨转移性肿瘤患者,其中 66 例患者符合分析要求,中位年龄为 65 岁,距首程放射治疗的中位时间间隔为 21 个月(4～192 个月),首程放射治疗的中位照射剂量为 30Gy(8～70.4Gy),以 α/β 值为 10Gy 计算,首程放射治疗的中位生物有效剂量(BED10)为 53.4Gy(14.4～168Gy)。再程放射治疗均采用立体定向放射治疗,55 例(77%)椎体骨转移患者转移病灶的处方剂量为 24Gy/2f,13 例(20%)非椎体骨转移患者转移病灶的处方剂量为 30Gy/5f,另外 2 例(3%)非椎体骨转移患者转移病灶的处方剂量为 35Gy/5f。结果发现,立体定向再程放射治疗对骨转移病灶疼痛缓解率达到 86%(57/66),其中 52%(34/66)的患者疼痛获得完全缓解,仅 6 例(9%)患者经立体定向放射治疗后骨骼疼痛出现进展,其中 1 例患者疼痛进展源于椎体压缩性骨折;基线及立体定向放射治疗后 1～3 个月、4～6 个月、7～9 个月和 10～12 个月时,平均疼痛评分分别为 5.7 分、2.1 分、2.2 分、2.3 分和 1.6 分,与基线时相比,立体定向放射治疗后疼痛评分均有显著下降;中位疼痛无失败时间为 13 个月,1 年疼痛无失败率达到 55%;6 例患者发生 4 级毒性反应,其中 5 例患者表现为椎体压缩性骨折,1 例患者发生放射性脊髓炎,无其他 3 级以上毒性反应发生。因此,该研究结果表明,对于首程放射治疗失败的骨转移性肿瘤患者,以立体定向放射治疗作为再程放射治疗可取得理想且持久的疼痛控制。

尽管骨转移性肿瘤再程放射治疗的效果明确,ASTRO 指南也强烈推荐再程放射治疗,但对于首程放射治疗强度＞24Gy/6f 的患者,再程放射治疗的临床依据尚不足,其安全性也有待证实。放射治疗科医师对首程放射治疗强度较大的患者实施再程放射治疗最大的顾虑在于放射治疗相关的远期并发症,尤其是放射性脊髓炎。立体定向放射治疗由于靶区边缘剂量快速跌落,可以更好地保护靶区周围危及器官(如脊髓)免受高剂量照射,因而是骨转移性肿瘤再程放射治疗的理想选择,更适合首程放射治疗强度较大的患者。2016 年,Hashmi 等人对 7 个机构 215 例患者共计 247 个脊柱转移病灶所接受的再程立体定向放射治疗进行了分析,所有患者首程放射治疗的中位总剂量强度为 30Gy/10f。再程放射治疗均采用立体定向放射治疗技术,60% 的患者接受单分次立体定向放射治疗,中位剂量为 16.6Gy(EQD2/10＝36.8Gy),40% 的患者接受分次立体定向放射治疗,中位剂量为 24Gy/3f(EQD2/10＝36Gy)。首程放射治疗距再程放射治疗的中位时间为 13.5 个月。经中位 8.1 个月随访后发现,全组患者 6 个月、12 个月生存率分别为 64% 和 48%,骨转移病灶经再程立体定向放射治疗后累积的局部复发率为 13%,6 个月、12 个月局部控制率分别为 93% 和 83%;多因素分析发现,体力状况评分(KPS 评分)＜70 分会显著影响接受再程放射治疗的骨转移性肿瘤患者的总生存时间,而相比于接受分次立体定向放射治疗的患者,接受单次立体定向放射治疗的患者骨转移病灶的局部控制率更高;脊柱转移患者再程立体定向放射治疗的安全性良好,仅 4.5% 的患者发生椎体压缩性骨折,无一例患者发生放射性脊髓炎。

2017 年,Myrehaug 等人对 9 项相关临床研究进行了系统回顾分析,目的是解答两个问题:就局部控制和症状控制而言,脊柱转移病灶再程立体定向放射治疗是否有效? 脊柱转移病灶再程立体定向放射治疗是否安全? 结果显示,脊柱转移病灶再程立体定向放射治疗后 1 年局部控制率达到 76%(66%～90%),立体定向放射治疗后疼痛评分改善率为 65%～81%;脊柱转移病灶再程立体定向放射治疗也是安全的,虽有 12%(≤22%)的患者伴发椎体压缩性骨折,但放射性脊髓炎的发生率仅为 1.2%。

3.骨寡转移性肿瘤的立体定向放射治疗

尽管缺乏前瞻性随机对照Ⅲ期临床研究结果证实,但对寡转移性肿瘤患者而言,根治性局部治疗的价值已初步显现,而立体定向放射治疗是寡转移性肿瘤病灶最主要的局部治疗手段。在既往的临床研究中,对于寡转移性肿瘤患者,立体定向放射治疗主要集中应用于颅脑、肺和肝等脏器寡转移病灶,而有关骨骼寡转移病灶立体定向放射治疗的研究相对较少,甚至 2017 年 ASTRO 骨转移性肿瘤姑息放射治疗更新版的循证指南也未涉及骨骼寡转移病灶的立体定向放射治疗。无论是对肺、肝、肾上腺、软组织、淋巴结寡转移性肿瘤病灶,还是对骨骼寡转移性肿瘤病灶,局部治疗的目的都是获得持久的局部控制,而骨转移性肿瘤传统的放射治疗,包括单分次高剂量放射治疗和多分次低分割放射治疗虽可取得较为理想的疼痛控制,但由于放射治疗的生物有效剂量较低,因此对骨转移病灶的局部控制率差,疼痛控制的中位时间也仅为 4 个月左右。

综合文献资料表明,对于骨寡转移性肿瘤病灶,立体定向放射治疗后的局部控制率为 80%～95%。2011 年,William 等人对脊柱骨转移瘤立体定向放射外科治疗相关的临床研究进行了基于证据的综述,1388 例脊柱骨转移患者,共计 1775 个脊柱骨转移病灶接受立体定向放射外科治疗,其中 888 个病灶在接受立体定向放射外科治疗前曾接受姑息放射治疗,中位随访时间为 15 个月。结果发现,立体定向放射外科治疗对脊柱骨转移瘤的疼痛缓解率达到 79%,局部控制率为 90%,立体定向放射外科治疗后放射性脊髓炎的发生率并不高,仅为 0.4%。因此,对于脊柱转移性肿瘤病灶,立体定向放射外科治疗不仅安全,而且能获得更理想的疼痛缓解率和持久的局部控制,即使作为再程治疗也是安全、可行的。

2018 年 Chia-Lin 等人的研究是迄今脊柱转移性肿瘤立体定向放射治疗病例数最多的单中心临床研究,连续收治的 145 例脊柱转移性肿瘤患者,共计 279 个未曾治疗的脊柱转移病灶接受立体定向放射治疗,立体定向放射治疗的分割方式是 24Gy/2f,主要研究终点为总生存时间、局部复发率和累积的椎体压缩性骨折的发生风险。经中位 15 个月(0.1～71.6 个月)随访后发现,脊柱转移瘤患者经立体定向放射治疗后的 1 年生存率为 73.1%,2 年生存率为 60.7%,中位生存时间达到 33.3 个月。经多因素分析发现,影响脊柱转移性肿瘤患者立体定向放射治疗后生存时间的因素主要包括存在硬膜外病变($P<$

0.0001)、原发肿瘤为肺癌($P=0.0415$)或肾细胞癌($P<0.0001$)及基线时转移病灶数目超过 5 个($P=0.034$)等。脊柱转移瘤立体定向放射治疗后的 1 年局部失败率为 9.7%,2 年局部失败率为 17.6%,中位至局部失败的时间为 9.2 个月(0.4~31.3 个月),存在硬膜外病变显著影响立体定向放射治疗对脊柱转移病灶的局部控制($P<0.0001$)。脊柱转移性肿瘤经立体定向放射治疗后累积的 1 年、2 年椎体压缩性骨折发生率分别为 8.5% 和 13.8%,而增加椎体压缩性骨折发生的因素包括溶骨性骨转移($P=0.0143$)或混合性骨转移($P=0.0214$)、脊柱排列不整齐($P=0.0121$)及 90% 的等剂量线所包含的计划靶体积(PTV D90)大小($P=0.0085$)等。基于该研究结果,研究者认为,对于脊柱转移瘤患者,24Gy/2f 分割方式的立体定向放射治疗的安全性高、局部控制率高,尤其适合无硬膜外病变及寡转移性肿瘤患者的治疗。在此基础上,加拿大正在开展 SC-24 随机对照临床研究。

立体定向放射治疗不仅用于脊柱骨转移瘤的治疗,也可安全地用于非脊柱骨骨转移病灶的治疗。2018 年,Darby 等人回顾性分析了 2011—2014 年 81 例骨转移性肿瘤患者共计 106 个非脊柱骨骨转移病灶接受立体定向放射治疗的结果,其中 63% 的病例为寡转移,17.3% 的病例为寡进展,2.4% 的病例为再程治疗。中位随访时间为 13 个月(0.25~45.6 个月),全组患者的中位年龄为 66.4 岁,男性占 60.5%,32% 的患者为前列腺癌骨转移,立体定向放射治疗的分割方式主要包括 30Gy/5f 和 35Gy/5f,41.5% 的骨转移病灶位于骨盆。立体定向放射治疗后累积的 6 个月、18 个月、24 个月局部复发率分别为 4.7%、8.3% 和 13.3%,中位复发时间为 11.8 个月(3.9~23.4 个月),局部复发风险高低与放射治疗的计划靶体积(PTV)大小呈正相关($P=0.02$);照射范围内影像学证实的病理性骨折发生率为 8.5%(9/106),至发生病理性骨折的中位时间为 8.4 个月(0.7~32.5 个月),溶骨性骨转移病变($P=0.11$)与女性患者($P=0.09$)病理性骨折的发生风险相对更高。总之,对于非脊柱骨骨转移病灶,立体定向放射治疗也可取得理想的局部肿瘤控制,且放射治疗相关的病理性骨折的发生风险并不高。

正在开展的 STEREO-OS 研究是一项开放标签随机对照、优效性设计的多中心 Ⅲ 期临床研究,其目的是证实对于仅限于骨转移且骨转移病灶数目不超过 3 个的寡转移性肿瘤患者,在标准治疗的基础上联合骨寡转移病灶以根治为目的的立体定向放射治疗,其无进展生存时间优于单纯接受标准治疗的患者。该研究计划在 4 年时间内招募 196 例患者,主要研究终点是 1 年无进展生存率,次要研究终点包括骨转移病灶无进展生存时间、局部控制率、癌症特异性生存时间、总生存时间及疼痛评分分析等。

4. 骨转移性肿瘤立体定向放射治疗的安全性

尽管骨转移性肿瘤立体定向放射治疗最佳的分割方式仍在探索中,但从安全性和治疗效果而言,Michael 等人认为分次的立体定向放射治疗优于单分次的立体定向放射治疗,因单分次立体定向放射治疗与多分次立体定向放射治疗的效果相当,但接受单分次立体定向放射治疗的患者疼痛闪耀现象及椎体压缩性骨折的发生风险更高。总体而言,骨转移性肿瘤立体定向放射治疗的安全性较高,尽管放射相关的脊髓炎是潜在的灾难性事件,但幸运的是,立体定向放射治疗相关的脊髓炎发生率并不高。在 2011 年 Hall 等人报道的系统回顾分析中，1388 例接受立体定向放射治疗的脊柱转移患者放射性脊髓炎的发生率仅为 0.4%。无论是单分次还是多分次立体定向放射治疗，其生物有效剂量高，因而部分放射治疗相关的毒性反应发生率较为突出，如放射治疗相关的疼痛闪耀现象和椎体压缩性骨折等。骨转移性肿瘤放射治疗相关的疼痛闪耀现象的发生风险与分次照射剂量相关，在骨转移性肿瘤经典放射治疗模式中，接受单分次高剂量放射治疗的患者疼痛闪耀现象的发生风险也高于接受多分次低分割放射治疗的患者，总体发生率为 30%～40%，而立体定向放射治疗时疼痛闪耀现象的发生率更高，最高达到 68.3%。相比于分次的立体定向放射治疗，接受大剂量单分次立体定向放射治疗的患者疼痛闪耀现象的发生风险更高，不论采取何种分割方式的放射治疗，预防性应用糖皮质激素类药物可能降低疼痛闪耀现象的发生风险或推迟疼痛闪耀现象发生的时间。

脊柱转移瘤立体定向放射治疗后椎体压缩性骨折是较为常见的并发症。2018 年，Salman 等人回顾分析了 11 项相关临床研究，共计 2911 个脊柱节段接受立体定向放射治疗。结果发现，404 个(13.9%，介于 5% 和 39% 之间)脊柱节段发生了椎体压缩性骨折，远高于骨转移性肿瘤经典放射治疗的 3% 以下。一般而言，高剂量单分次立体定向放射治疗导致的椎体压缩性骨折的发生风险高于分次立体定向放射治疗，而分次立体定向放射治疗又高于经典的放射治疗模式。立体定向放射治疗诱发的椎体压缩性骨折确切的病理生理机制尚不明确，可能与立体定向放射治疗引起的剧烈炎症反应、放射性骨坏死和骨髓纤维化等因素相关，高剂量放射治疗导致的胶原损伤和纤维化会降低骨质代谢活性，损害骨质修复和重塑能力，从而造成骨质力量和功能降低，增加病理性骨折的发生风险。另外，既往的研究表明，除了高分次剂量照射和单分次高剂量放射治疗外，治疗前脊柱不稳定也是导致椎体压缩性骨折的重要基础所在。2013 年 Lee 等人的研究发现，立体定向放射治疗前脊椎肿瘤不稳定评分(SINS)可以预测椎体压缩性骨折的发生风险。结果发现，治疗前 SINS 评分高的患者在 24 个月随访期间椎体压缩性骨折的发生率高达 66.3%，而 SINS 评分低的患者椎体压缩性骨折的发生率仅为 21.3%。Salman 等人的研究发现，溶骨性病变(HR=2.76～12.2)、基线伴有椎体压缩性骨折(HR=1.69～9.25)、高剂量单分次立体定向放射治疗(HR=5.03～682)、脊柱畸形(HR=2.99～11.1)、高龄(HR=2.15～5.67)及超过 40%～50% 的椎体累及(HR=3.9～4.46)等因素都显著增加椎体压缩性骨折的发生风险。

治疗前脊柱稳定性好的患者经立体定向放射治疗后椎体压缩性骨折的发生风险并不高。2020 年澳大利亚一项研究发现，84 例患者共计 113 个脊柱节段接受立体定向放射治疗(30Gy/3f)，在中位 11.9 个月随访期间，仅 4.4% 的患者发生了椎体压缩性骨折，中位至椎体压缩性骨折的时间为 9.2 个月，与骨转移性肿瘤经典放射治疗所致的椎体压缩性骨折发生风险相似；单因素分析发现，基线椎体压缩性骨折和 SINS 评分＞6 分是立体定向放射治疗后椎体压缩性骨折的重要预测因子。研究者认为，在他们的研究中，椎体压缩性骨折的发生风险低源于多种因素：一是近一半(49.6%)的患者为前列腺癌骨转移，成骨性骨转移比例更高；二是在全部 113 个脊柱节段转移的患者中，绝大多数(81.4%)脊柱节段在基线时不伴压缩性骨折或超过 50% 的椎体受累；三是在治疗前 SINS 评分中，84.1%

的脊柱节段 SINS 评分为稳定,无脊柱不稳定患者入组,在 SINS 评分为稳定的 95 个脊柱节段中,仅 2 个(2.1%)脊柱节段发生压缩性骨折,而在 18 个 SINS 评分为潜在不稳定的脊柱节段中,有 3 个(16.7%)脊柱节段发生压缩性骨折。因此,对于拟接受立体定向放射治疗的脊柱转移性肿瘤患者,在治疗前应进行脊柱稳定性评分,并进行多学科会诊,对基线脊柱不稳定的患者在接受立体定向放射治疗前应先予外科干预。

总之,尽管立体定向放射治疗尚不能作为骨转移性肿瘤标准治疗推荐,也不是所有的骨转移病灶均适合接受立体定向放射治疗,但现有的临床研究结果表明,立体定向放射治疗对骨转移性肿瘤的疼痛缓解率更高、缓解更持久,对骨转移病灶的局部控制率也更高、缓解更持久;得益于常规放射治疗技术难以比拟的物理学和生物学优势,立体定向放射治疗更适合作为骨转移性肿瘤病灶的再程放射治疗及骨寡转移病灶的根治性治疗;骨转移性肿瘤立体定向放射治疗总体而言安全性良好,但由于立体定向放射治疗的复杂性和潜在的严重毒性反应(如放射性脊髓炎和椎体压缩性骨折等),因此在立体定向放射治疗的组织架构、治疗计划、剂量分割和治疗实施方面应严格保证质量。

(五)骨转移性肿瘤手术干预后的辅助性放射治疗

在骨转移性肿瘤的治疗中,外科手术的目的主要是维持或重建骨骼的完整性,缓解疼痛,解除神经压迫症状。因此,外科手术主要适用于病理性骨折或将要发生的病理性骨折及脊柱不稳或脊髓压迫症患者。骨转移性肿瘤的手术方式可以是微创的经皮椎体成形术或开放性内固定术,甚至是开放的肿瘤整块切除术等,但无论采取何种手术方式,术后辅助放射治疗的价值均得到肯定,没有证据表明骨转移病灶手术干预后不需要辅助放射治疗。骨转移性肿瘤术后辅助性放射治疗的价值主要包括以下三个方面:①术后辅助放射治疗可以控制骨髓中或手术区内残留肿瘤细胞,从而提高肿瘤局部控制率,降低复发及第二次手术风险;②术后辅助放射治疗可以抑制局部炎症反应,减少炎性渗出,有利于疼痛缓解及术后功能恢复;③术后辅助放射治疗可以抑制破骨细胞活性,消除骨转移的恶性循环,促进骨质钙化,有利于骨质愈合。骨转移性肿瘤术后辅助放射治疗常采用经典的多分次低分割放射治疗模式(长程分割方式,30Gy/10f),对体力状况差或行动不便的患者也可采用单分次高剂量放射治疗;相比于经典的单分次高剂量放射治疗或多分次低分割放射治疗,立体定向放射治疗的局部控制率更高,镇痛效果更理想也更持久,近年来也被用于骨转移性肿瘤术后辅助治疗,尤其是脊柱转移瘤术后辅助治疗。

病理性骨折或将要发生的病理性骨折是四肢长骨转移性肿瘤患者手术干预的主要适应证,四肢长骨转移性肿瘤手术应选择最有效的固定方式,以尽快恢复肢体功能。对于骨皮质破坏不严重的长骨转移病灶,可采用髓内钉固定技术;对于骨皮质破坏严重的长骨转移病灶,可选择填充骨水泥联合内固定技术;对于肿瘤破坏关节影响关节功能的长骨转移病灶,可考虑行肿瘤型关节置换术。不论采取何种手术方式,术后辅助放射治疗一直都是四肢长骨转移性肿瘤患者临床上惯用的治疗模式,尽管四肢长骨转移性肿瘤术后辅助放射治疗的价值目前并无前瞻性随机对照临床研究证实。2016 年,Willeumier 等人基于两项 20 世纪 90 年代发表的回顾性队列研究结果认为,目前尚不能确定术后辅助放射治疗能否作为长骨转移性肿瘤术后患者的标准治疗选择。但这项系统回顾分析仅收集两项回顾性队列研究,病例数分别为 64 例和 110 例,其中仅 55％和 28％的患者接受了术后辅助放射治疗,术后辅助放射治疗的决定权在于外科医师,采用的是非标准的测量终点,且统计分析也不全面。

　　而在 2017 年 Drost 等人的研究中,65 例四肢骨转移患者共计 74 个四肢骨转移病灶接受手术治疗并行术后辅助放射治疗。结果发现,仅 2 例患者分别在辅助放射治疗后的第 9 个月和第 10 个月接受了第二次手术治疗;仅 7 例患者因疼痛加重接受了再程放射治疗,至再程放射治疗的中位时间为 9.3 个月;在 47 例提供影像学信息的患者中,8 例患者出现局部复发,仅 1 例患者出现假体骨移位。因此,该研究结果支持长骨转移性肿瘤患者接受术后辅助放射治疗。另外,在 2018 年 Irenäus 等人的回顾性临床研究中,61 例共 55 个股骨、13 个肱骨转移病灶术后患者接受中位 34.7Gy±7.8Gy 的术后辅助放射治疗,研究目的是明确长骨转移病灶术后辅助放射治疗对四肢功能恢复的影响,主要研究终点为患者的功能状态、再次手术干预率及术后总生存时间。结果发现,75％的患者在术后 12 周时功能恢复正常,存活患者的功能恢复率达到 93％,中位生存时间为 17 个月(95％CI 13.7～20.2 个月),再次手术干预率为 4.4％(3 例);多因素分析显示,仅放射治疗开始前患者的体力状态评分($P=0.011$)与原发肿瘤增殖潜能($P=0.049$)显著影响患者的功能恢复情况。因此,该研究结果同样支持对四肢骨转移病灶术后患者实施辅助放射治疗。

　　恶性肿瘤脊柱转移导致的脊柱不稳及脊髓或脊神经根压迫等都是外科手术干预的适应证,尽管同样缺乏高级别的循证医学证据,但相比于长骨转移性肿瘤,脊柱转移瘤术后辅助放射治疗临床应用更普遍,临床接受度也更高。这是因为脊柱转移瘤手术难度大,对患者体力状况等条件要求高。脊柱转移病灶手术治疗的主要目的是缓解疼痛,保护神经功能,维持或重建脊柱稳定性。手术方式以脊髓环绕减压加或不加脊柱固定为主,部分患者甚至仅需接受经皮椎体成形术或椎体后凸成形术,而鲜有可能实施全椎体切除术。也就是说,几乎所有椎体转移瘤手术干预的目的都是姑息减症,而不是根除或控制局部肿瘤。因此,即使手术可快速缓解疼痛,解除脊髓压迫或恢复脊柱的稳定性,但绝大多数情况下脊柱转移病灶依然存在,骨转移恶性循环并没有消除。为了维持并进一步改善手术治疗的效果,临床上几乎所有脊柱转移瘤术后患者均需要接受辅助放射治疗。事实上,临床上几乎没有脊柱转移瘤患者单纯接受手术治疗的相关报道,也没有单纯手术与单纯放射治疗的随机对照临床研究,而脊柱转移瘤外科手术联合术后辅助放射治疗与单纯放射治疗的临床研究则不少。早在 2005 年 Klimo 等人的荟萃分析及 Patchell 等人的随机对照临床研究结果已经证实,对于脊柱转移瘤特别是伴发脊髓压迫症的患者,外科手术联合术后辅助放射治疗优于传统的单纯放射治疗。在临床实践中,如果没有辅助放射治疗的禁忌,那么任何脊柱转移瘤术后患者均应常规接受术后辅助放射治疗。

　　无论是单纯放射治疗,还是术后辅助放射治疗,早期的脊柱转移瘤放射治疗多采用常规的放射治疗技术、经典的骨转移性肿瘤单分次高剂量放射治疗或多分次低分割放射治疗模式,但采用经典的骨转移性肿瘤放射治疗模式,肿瘤局部控制率并不理想。综合文献资料表明,脊柱转移瘤术后辅助放射治疗的局部控制率为 4％～79％,1 年内局部复发率超过 70％。对于预期生存时间有限的脊柱转移瘤患者,往往存在局部未控情况,因为这些患者往往因为系统疾病未控而致治疗失败,脊柱转移病灶未控往往不是主要的失败因素。随着新型抗肿瘤药物在临床上广为应用,这极大地改善了部分晚期肿瘤患者的生存时间,对这部分患者而言,脊柱转移瘤能否获得持久的控制将成为治疗成功的关键。临床上,对于预期生存时间长,尤其是寡转移性肿瘤患者,局部控制率低不仅影响患者的生活质量,未控的局部肿瘤也是继发转移并最终导致治疗失败的根本原因。因此,对于预期生存时间较长的脊柱转移瘤患者,脊柱转移病灶的局部控制就显得尤为重要,而相比于经典的骨转移性肿瘤单分次分割放射治疗或多分次低分割放射治疗,立体定向放射治疗不仅镇痛效果更好、更持久,而且局部控制率更高、控制更持久。正因如此,近年来立体定向放射治疗也被用于骨转移性肿瘤术后辅助治疗。

尽管缺乏前瞻性随机对照临床研究结果证实,也没有脊柱转移瘤术后辅助性立体定向放射治疗与术后辅助性常规外放射治疗的随机对照临床研究,但综合文献资料发现,脊柱转移瘤术后辅助性立体定向放射治疗无论是局部控制,还是对疼痛的缓解,均优于常规外放射治疗技术。总体而言,脊柱转移瘤手术联合术后辅助放射治疗,其局部控制率达到88.6%(介于70%和100%之间),持久的疼痛缓解率为92%~100%。意料之中的是,脊柱转移瘤术后辅助性立体定向放射治疗的局部控制率与较高的生物有效剂量相关。2013年,在 Ilya 等人的回顾性临床研究中,186 例脊柱转移伴脊髓压迫症患者术后接受辅助性立体定向放射治疗,其中 40 例患者接受单分次高剂量照射(24Gy/1f),37 例患者接受高分次剂量的立体定向放射治疗(24~30Gy/3f),其余 109 例患者接受低分次剂量的立体定向放射治疗(18~36Gy/5~6f)。结果发现,脊柱转移伴脊髓压迫症患者术后辅助性立体定向放射治疗后 1 年内累积的局部进展率为 16.4%(95%CI 10.7%~22.2%);多元格雷竞争风险分析显示,相较于接受低分次剂量立体定向放射治疗的患者,接受高分次剂量立体定向放射治疗的患者局部控制率更高,无进展生存时间更长,接受 18~36Gy/5~6f 放射治疗的患者 1 年内累积的局部进展率为 22.6%(95%CI 14.3%~30.8%),接受 24~30Gy/3f 放射治疗的患者 1 年内累积的局部进展率为 4.1%(95%CI 0~12.2%),与接受低分次剂量立体定向放射治疗相比,接受高分次剂量立体定向放射治疗的患者疾病进展或死亡风险降低了 88%(HR=0.12,P=0.04);接受 24Gy/1f 立体定向放射治疗的患者1 年内累积的局部进展率为 9.0%(95%CI 0~19.0%),与接受低分次剂量立体定向放射治疗的患者相比,接受 24Gy/1f 立体定向放射治疗的患者疾病进展或死亡风险降低了55%(HR=0.45,P=0.09);尽管单因素分析显示,对于既往接受过放射治疗的脊柱转移病灶,挽救性立体定向放射治疗的局部控制率较低,但多因素分析表明,既往接受过放射治疗并不影响挽救性立体定向放射治疗对脊柱转移病灶的局部控制。

立体定向放射治疗对技术、设备等的要求较高,由于手术操作的影响,脊柱转移瘤术后辅助性立体定向放射治疗靶区定义难度更高,危及器官限量要求与最佳的分割方式也缺乏高质量循证医学依据,甚至术后辅助性立体定向放射治疗的理想人群选择也缺乏统一的标准。为了使立体定向放射治疗安全、有效地应用于脊柱转移瘤术后患者的辅助治疗中,2017 年 Kristin 等人通过一项国际问卷调查形成了脊柱转移瘤术后辅助性立体定向放射治疗的共识指南。来自美国、加拿大、德国和韩国四个国家 19 个中心的 15 位放射治疗科医师与 5 位神经科医师接受了共计 19 个问题的问卷调查。这些被调查者均长期（中位时间为 14.7 年）从事脊柱转移瘤术后辅助性立体定向放射治疗工作，累积的脊柱转移瘤术后辅助性立体定向放射治疗的病例数超过 1300 例。结果显示：①被调查者一致认为脊柱转移瘤术后辅助性立体定向放射治疗适用于放射治疗抗拒的原发肿瘤、限于 1～2 个连续的脊柱节段病灶、被照射部位与既往接受的常规外放射治疗区域有重叠。②脊柱转移瘤术后立体定向放射治疗不适用于病变累及 3 个及 3 个以上脊柱节段、未保留运动或感觉功能的完全性脊髓损伤［美国脊髓损伤学会（American Spinal Injury Association，ASIA）分级为 A 级］的患者，以及脊髓压迫且脊髓周围无脑脊液（术后 Bilsky 分级为 3 级）的病灶。③大体肿瘤体积（GTV）即为 MRI 显示的术后残留肿瘤病灶。临床靶体积（CTV）即为瘤床，包括术前整个肿瘤范围、相关的解剖腔室及任何残留的肿瘤组织，不包括外科植入物及手术切口。计划靶体积（PTV）的外扩范围存在争议，一般为 CTV 外扩不超过 2mm。④主要危及器官是脊髓，但脊髓勾画存在争议，多数被调查者认为脊髓 PRV 就是脊髓，在实际操作中脊髓 PRV 可以是脊髓外扩 1.5～2.0mm，或者包括整个囊膜而不外扩。⑤脊柱转移瘤术后辅助性立体定向放射治疗的处方剂量和脊髓耐受剂量均存在争议，应综合考虑患者的神经功能状况、与既往放射治疗靶区重叠情况、距首程放射治疗的时间间隔等。多数被调查者认为，相较于多分次分割方式，单分次分割方式的放射治疗局部控制率更高。⑥未来有关脊柱转移瘤术后辅助性立体定向放射治疗的研究应着重解决硬膜外腔治疗的必要性、脊柱旁外扩范围及最佳的时间-剂量-分割方式等。

总之，对于经手术干预的骨转移性肿瘤病灶，术后辅助性放射治疗可以进一步改善骨骼疼痛症状，提高局部肿瘤控制率，降低复发和第二次手术风险；相较于常规放射治疗技术和经典的骨转移性肿瘤放射治疗分割方式，术后辅助性立体定向放射治疗的局部控制率更高，是预期生存时间长尤其是寡转移性肿瘤患者的理想选择，也更适用于既往接受过放射治疗的转移病灶的治疗，但目前尚缺乏高质量的循证医学证据支持。

四、骨转移性肿瘤的其他治疗

近年来，恶性肿瘤治疗手段越来越丰富，有关骨转移性肿瘤病灶的局部治疗手段也不再局限于传统的放射治疗和外科手术干预等，以往的内放射治疗技术已焕发出新的活力，而新兴的介入治疗学也已成为骨转移性肿瘤患者重要的补充或替代治疗选择。这些新的治疗手段能有效缓解骨转移性肿瘤相关的疼痛症状，部分经选择的患者可以因此而取得生存获益甚至治愈的可能。

（一）骨转移性肿瘤的放射性核素治疗

亲骨性的放射性核素经注射或口服等方式，选择性地积聚在骨转移部位，并持续释放 α、β 或 γ 射线，从而控制骨转移性肿瘤相关的疼痛症状，这就是骨转移性肿瘤的放射性核素治疗。临床上，骨转移性肿瘤放射性核素治疗又称内放射治疗或系统放射治疗，以区别于骨转移性肿瘤传统的外放射治疗技术。在目前的临床实践中，多种放射性核素被用于骨转移性肿瘤的治疗，包括 ^{89}Sr、$^{89}SrCl_2$、^{153}Sm、^{153}Sm-EDTMP、^{32}P、^{223}Ra、$^{223}RaCl_2$、^{186}Re、^{188}Re、^{186}Re-HEDP 及 ^{188}Re-HEDP 等，其中 ^{89}Sr、^{153}Sm 和 ^{32}P 等是临床上治疗骨转移性肿瘤最常

使用的 β 射线放射性核素。[89]Sr 几乎是纯 β 射线放射性核素,最大能量为 1.49MeV,平均能量为 0.58MeV(580keV),平均软组织穿透范围为 2.4mm,物理半衰期为 50.5 天;[153]Sm 也主要是 β 射线放射性核素,最大能量为 0.81MeV,平均能量为 0.23MeV,平均软组织穿透范围为 0.6mm,物理半衰期为 1.94 天;[32]P 是纯 β 射线放射性核素,无 γ 射线辐射,最大能量为 1.71MeV,平均能量为 0.70MeV,平均软组织穿透范围为 3.0mm,物理半衰期为 14.3 天。

放射性核素治疗骨转移性肿瘤的最大优势在于可同时治疗多个部位及难以定位的骨骼相关的疼痛,治疗方法简便,可重复使用,一般不影响其他抗肿瘤治疗的进行,包括传统的外放射治疗、外科手术治疗、双膦酸盐治疗及系统抗肿瘤治疗。但由于放射性核素治疗潜在的长期骨髓毒性反应及较高的疼痛闪耀现象,因此在临床应用中并不像外放射治疗或外科手术一样普及。欧洲核医学协会(The European Association of Nuclear Medicine,EANM)2018 年发布的《β 射线放射性核素治疗骨转移性肿瘤指南》推荐,β 射线放射性核素主要适用于:放射性核素骨扫描证实强烈摄取放射性核素且伴有疼痛的成骨性或混合性骨转移性肿瘤患者的治疗,放射性核素骨扫描证实强烈摄取放射性核素伴成骨反应的原发性骨肿瘤虽然也可接受放射性核素治疗,但其适应证目前尚未被批准。放射性核素治疗的绝对禁忌证是妊娠与哺乳期女性,相对禁忌证主要包括骨髓功能受损及预期生存时间不到 4 周的患者(接受放射性核素治疗的骨转移性肿瘤患者预期生存时间最好超过 3 个月)。肿瘤骨髓侵犯虽不是放射性核素治疗的禁忌证,但放射性核素治疗前血红蛋白浓度≥90g/L,外周血白细胞计数≥3.5×10^9/L,血小板计数≥100×10^9/L;此外,肾功能不全会导致亲骨性放射性核素血浆清除能力下降,增加放射性核素在全身的蓄积和骨髓毒性。因此,对于严重的肾功能不全,如血肌酐浓度＞180μmol/L 或肾小球滤过率＜30ml/min 的患者,应避免实施放射性核素治疗。

放射性核素治疗骨转移性肿瘤相关的骨骼疼痛最早可追溯到 20 世纪 40 年代,但放射性核素治疗恶性肿瘤骨转移的大型临床研究并不多。综合文献资料表明,放射性核素治疗成骨性或混合性骨转移性肿瘤患者疗效确切,总体疼痛缓解率为 50％～90％,其中疼痛完全缓解率为 12％～33％。2012 年,D'Angelo 等人对发表于 2001—2011 年的 57 项放射性核素治疗骨转移性肿瘤的相关临床研究进行了系统综述和荟萃分析,其中 46 项临床研究是放射性核素单独治疗骨转移性肿瘤,另外 15 项临床研究是放射性核素联合其他治疗手段治疗骨转移性肿瘤,多数临床研究收集的是前列腺癌骨转移病例,主要研究终点是放射性核素治疗骨转移性肿瘤的效果与毒性反应。结果显示,亲骨性放射性核素单独治疗骨转移性肿瘤的有效率为 70％(95％CI 65％～75％,$P<0.001$),疼痛完全缓解率为 27％;其中[89]Sr 单独治疗骨转移性肿瘤疼痛缓解率为 70％(95％CI 63％～77％,$P<0.001$),[153]Sm 单独治疗骨转移性肿瘤疼痛缓解率也为 70％(95％CI 63％～96％,$P<0.001$);放射性核素联合其他治疗手段治疗骨转移性肿瘤疼痛缓解率为 74％(95％CI 59％～88％,$P<0.001$);放射性核素治疗前列腺癌骨转移患者的疼痛缓解率为 70％(95％CI 62％～76％),治疗乳腺癌骨转移患者的疼痛缓解率为 79％(95％CI 72％～84％,$P<0.001$);治疗相关的毒性反应的发生率为 15％,单独实施放射性核素治疗的毒

性反应的发生率为 11%。因此，该荟萃分析结果表明，对于骨转移性肿瘤患者，无论是单独使用还是联合其他治疗手段，亲骨性放射性核素治疗都可取得较为理想的疼痛缓解率。放射性核素治疗耐受性好，安全性高。基于此，EANM 指南将放射性核素治疗作为成骨性或混合性骨转移性肿瘤患者姑息镇痛治疗的 A 级推荐。

尽管已有足够的证据表明 β 射线放射性核素治疗可有效缓解成骨性或混合性骨转移性肿瘤患者相关的骨骼疼痛，但没有证据表明 β 射线放射性核素（包括 ^{89}Sr、^{153}Sm、^{32}P 等）能改善骨转移性肿瘤患者的总生存时间。与 β 射线放射性核素不同，^{223}Ra 不仅能有效缓解去势抵抗性前列腺癌骨转移患者的骨骼疼痛症状，而且能改善其总生存时间。^{223}Ra 是首个也是目前唯一的 α 粒子辐射放射性核素，其活性部分模拟了钙离子，通过与骨骼中的羟基磷灰石形成复合物，选择性地靶向骨骼组织。α 粒子辐射属于高线性能量传递（linear energy transfer，LET）射线，能够使肿瘤细胞 DNA 分子双链断裂，从而产生强效的细胞毒效应。^{223}Ra 治疗改善去势抵抗性前列腺癌骨转移患者总生存时间的主要临床依据来自 2013 年报道的 ALSYMPCA 研究。ALSYMPCA 研究是一项全球多中心随机双盲安慰剂对照的Ⅲ期临床研究，在 2008 年 6 月至 2011 年 2 月，来自全球 19 个国家 136 个研究中心的 921 例去势抵抗性前列腺癌骨转移患者随机接受 ^{223}Ra 治疗（$n=614$）或安慰剂治疗（$n=307$），中位治疗周期数分别为 6 次和 5 次，主要研究终点为总生存时间。中期分析时（$n=809$）发现，^{223}Ra 治疗组患者的死亡风险较安慰剂治疗组患者降低了 30%，两组患者的中位生存时间分别为 14.0 个月和 11.2 个月（HR＝0.70，95% CI 0.55～0.88，$P=0.002$）；待 921 例患者入组完成后更新的中位生存时间分别为 14.9 个月和 11.3 个月（HR＝0.70，95% CI 0.58～0.83，$P<0.001$）；此外，与安慰剂治疗相比，^{223}Ra 治疗显著延迟了至首个有症状骨相关事件的发生时间，^{223}Ra 治疗组患者和安慰剂治疗组患者至发生首个有症状的骨相关事件的时间分别为 15.6 个月和 9.8 个月（HR＝0.66，95% CI 0.52～0.83，$P<0.001$）；此外，^{223}Ra 治疗显著延迟了至总碱性磷酸酶水平升高的时间（HR＝0.17，95% CI 0.13～0.22，$P<0.001$），也显著延迟了至 PSA 水平升高的时间（HR＝0.64，95% CI 0.54～0.77，$P<0.001$）；^{223}Ra 治疗相关的总体毒性反应发生率较安慰剂治疗更低，但有 1 例患者死于 ^{223}Ra 治疗相关的血小板减少症。基于此，^{223}Ra 被 EMEA 指南推荐用于治疗去势抵抗性前列腺癌伴有疼痛症状的骨转移患者，但不推荐用于同时伴有明确内脏转移的前列腺癌骨转移患者。

总之，放射性核素治疗是伴有多部位疼痛或疼痛难以定位的骨转移性肿瘤患者重要的姑息治疗选择之一，β 射线放射性核素治疗对成骨性或混合性骨转移性肿瘤患者的疼痛缓解率为 50%～90%，^{223}Ra 治疗不仅能显著缓解去势抵抗性前列腺癌骨转移患者的疼痛症状，而且可以改善去势抵抗性前列腺癌骨转移患者的总生存时间；而放射性核素治疗潜在的骨髓毒性与疼痛闪耀现象是限制其临床应用的主要原因。

（二）骨转移性肿瘤的介入治疗

介入治疗（interventional therapy）是近年来快速发展起来的一门融医学影像学技术与临床治疗于一体的新兴学科。骨转移性肿瘤介入治疗指在影像指导或监视下，利用骨穿刺针经皮向骨转移病灶内导入硬化材料或物理能量，以达到支撑、固定骨骼组织或（和）

销蚀骨转移性肿瘤的目的。骨转移性肿瘤介入治疗最大的优势是微创、并发症少、对患者体力状况要求较低、效果确切。目前临床上骨转移性肿瘤介入治疗方法主要包括椎体成形术、骨转移性肿瘤热消融术等,这些方法可单独使用,也可与其他治疗手段(如放射治疗、外科手术治疗等)联合应用,因此是骨转移性肿瘤重要的补充或替代治疗手段。

1. 骨转移性肿瘤椎体充填扩张术

椎体转移或者脊柱转移病灶放射治疗后导致的椎体压缩性骨折会严重影响骨转移性肿瘤患者的生活质量和自主生活能力。椎体充填扩张术(vertebral augmentation therapy)能有效增强椎体内部的稳定性,早在 1987 年就被用于临床,尽管其间也存在不少争议,但目前椎体充填扩张术已成为椎体压缩性骨折患者综合治疗的重要组成部分。广义上,任何能提高椎体内部稳定性的经皮微创操作均属于椎体充填扩张术或椎体强化术。具体而言,椎体充填扩张术指在影像引导下,经皮往脆弱的椎体内注射骨黏固剂,以增强椎体内部的稳定性。临床上椎体充填扩张术主要有两种形式,即椎体成形术和椎体后凸成形术,其目的都是稳定塌陷的椎体,并缓解压缩性骨折伴发的疼痛。椎体成形术(vertebroplasty)指在影像引导下,通过骨穿刺针将骨水泥(聚甲基丙烯酸甲酯,polymethylmethacrylate,PMMA)或乳化剂注射到椎体内,以达到固定骨折并在内部支撑起塌陷骨骼的目的。椎体后凸成形术(kyphoplasty)指通过引导针将球囊植入椎体内,目的是在椎体内形成空腔或适度恢复椎体高度,以减少脊柱后凸或成角畸形,然后再缓慢注入骨水泥或乳化剂。

除了骨质疏松症导致的椎体压缩性骨折外,椎体充填扩张术也广泛用于各类恶性肿瘤椎体转移或椎体放射治疗后所致的椎体压缩性骨折患者。尽管也用于亚急性或慢性椎体压缩性骨折的患者,特别是骨质疏松症患者,但对恶性肿瘤患者而言,椎体充填扩张术对急性椎体压缩性骨折患者的治疗效果更为理想,对于没有明确椎体压缩性骨折的患者,不推荐预防性使用椎体充填扩张术;但是,对于 MRI 或其他影像学证实的椎体微骨折且伴有症状及经 CT 证实的椎体溶骨性转移,即使是椎体高度没有明显丢失的患者,也可考虑行椎体充填扩张术。中华医学会骨科学分会骨肿瘤学组发布的《骨转移性肿瘤外科治疗专家共识》认为,经皮椎体成形术或椎体后凸成形术适用于:溶骨性病变;椎体后缘完整;由于椎体变形引起的严重疼痛,但不能耐受全麻手术者;不存在明确的神经根受压症状和体征。近年来,弯曲针、生物黏合剂及植入技术的不断发展,进一步拓宽了椎体充填扩张术的适用范围,安全性也得到了进一步的提高。但临床上对于合并败血症、靶椎体活动性骨髓炎、无法纠正的凝血功能障碍及对骨水泥或乳化剂过敏的患者,禁止采用椎体充填扩张术。

综合文献资料表明,不论是采用椎体成形术,还是采用椎体后凸成形术,椎体充填扩张术对骨质疏松症导致的椎体压缩性骨折所伴发的急性疼痛缓解率达到 90%,慢性疼痛缓解率为 80%～100%;对恶性肿瘤导致的椎体压缩性骨折所伴发的疼痛缓解率为 60%～85%,对侵袭性椎体血管瘤疼痛缓解率为 80%～100%。椎体充填扩张术安全性良好,其最常见的并发症是骨水泥渗漏,文献报道的最高发生率达到 88%,但绝大多数无症状,无须特殊处理。其他较为常见的并发症包括短暂的神经功能缺失,发生率不超过 10%,而长期的神经功能缺失、邻近椎体继发性骨折、出血、气胸或血气胸等的发生率均不到 1%。

由于缺乏大宗病例的前瞻性随机对照临床研究,而既往的研究又存在相互矛盾的情况,为了进一步明确椎体充填扩张术的疗效并对椎体成形术与椎体后凸成形术进行比较,2018年 Mohsen 等人对椎体成形术与椎体后凸成形术治疗恶性肿瘤脊柱转移的 9 项临床研究进行了系统综述。在全部 622 例患者中,432 例患者接受了手术治疗,另外 190 例患者未接受手术治疗;在接受手术治疗的 432 例患者中,92 例患者接受椎体后凸成形术,97 例患者接受椎体成形术,134 例患者接受椎体成形术联合细胞毒药物治疗,68 例患者接受椎体后凸成形术联合放射治疗,41 例患者接受 Kiva 植入术;在未接受手术治疗的 190 例患者中,83 例患者仅接受化疗,46 例患者仅接受放射治疗,另外 61 例患者接受其他治疗。结果发现,尽管疼痛分析具有明显的异质性,但与未接受手术治疗的患者相比,椎体成形术和椎体后凸成形术的参与显著降低了脊柱转移患者的疼痛程度(MD＝－2.66,95%CI －3.65～－1.67,n＝205),改善了脊柱转移患者的体力状况评分(MD＝15.49,95%CI 14.71～16.27,n＝278),提高了脊柱转移患者健康相关的生活质量(MD＝9.50,95%CI 9.06～9.94,n＝163);但对于恶性肿瘤导致的椎体压缩性骨折,该系统综述并未明确椎体成形术与椎体后凸成形术究竟孰优孰劣。

2.骨转移性肿瘤热消融治疗

热消融治疗(thermal ablative therapy)是近年来介入肿瘤学领域新兴的又一重要的肿瘤微创治疗手段。初始时,热消融术仅用于软组织肿瘤的治疗,而自 1998 年 Daniel 等人报道采用射频消融技术治疗骨样骨瘤取得成功以后,热消融术就被用于骨转移性肿瘤的治疗。热消融治疗的基本原理是使靶肿瘤内的温度在短时间内急剧上升(超过 60℃)或急剧下降(下降至－40～－20℃),从而使肿瘤组织坏死与肿瘤细胞死亡。当然,热消融术治疗恶性肿瘤还可能存在其他的抗肿瘤机制,如在冷冻消融过程中形成的冰晶可破坏肿瘤细胞膜的结构和功能,使细胞内的蛋白质变性,从而中断肿瘤细胞的新陈代谢;冷冻消融术还能使血液凝固,阻断血液流向肿瘤组织,导致细胞脱水和缺血,促使肿瘤细胞凋亡和坏死。此外,目前认为,无论是射频消融术还是冷冻消融术,两者都具有潜在的免疫调节效应,热消融导致肿瘤免疫原性死亡,新抗原产生增加,从而激活机体抗肿瘤免疫反应。

在目前的临床实践中,骨转移性肿瘤经皮热消融技术主要包括冷冻消融(CA)、射频消融(RFA)、激光消融(LA)、微波消融(MWA)及 MRI 引导的聚焦超声(MR-FUS)消融等,其中冷冻消融与射频消融是骨转移性肿瘤最常使用的热消融技术。每种热消融技术都有各自的优缺点,选择何种热消融技术取决于多种因素,如肿瘤所在部位、肿瘤形状与大小、热消融设备的可及性与操作者对该技术的掌握情况等;除了 MR-FUS 外,所有热消融技术是微侵入性的,需要经皮在靶病灶内放置 11～17G 的装置;相比于冷冻消融,微波消融与射频消融所需时间短,整个消融周期在 5～15 分钟内,可快速形成消融区,出血风险低;而冷冻消融需要经历一个典型的冻结—解冻—再冻结的处理过程,整个消融时间持续 20～25 分钟,然后再主动解冻 5～15 分钟才能安全地移除探针;与射频消融相比,冷冻消融与微波消融在通过皮质骨或非常硬的骨骼时,在能量传递上具有优势,因此能形成一个更大的消融区;射频消融与微波消融限于较小肿瘤的治疗,肿瘤直径的阈值一般不超过 3～5cm,而冷冻消融可产生更大的消融区,多个探针可放置在可变结构中形成符合靶病灶大小和形状的重叠消融区,但其代价是更高的费用和更长的消融时间;由于缺乏水分和相关阻抗,射频消融治疗不适用于极硬的骨转移病灶,但由于射频消融对完整骨质的低传导性,因此在用于脊柱转移瘤治疗时,对脊髓的保护作用十分理想。

骨转移性肿瘤热消融治疗的目的是缓解疼痛症状,预防骨转移相关事件的发生,并获得持久的局部控制。理论上,任何骨转移病灶均是热消融治疗的潜在适应证,但在目前的临床实践中,热消融治疗更适用于复发或难治性伴中至重度疼痛的骨转移病灶,也适用于即将发生病理性骨折的预防性治疗或需要获得长期局部控制的寡转移性肿瘤病灶。对于伴有不能控制的出血体质、不能耐受麻醉、无合适的穿刺路径及活动性的骨髓或血行感染的患者,均不适合实施热消融治疗。虽然缺乏大宗病例的前瞻性随机对照临床研究结果证实,但多项多中心的临床研究结果表明,无论是治疗非椎体骨还是椎体骨转移病灶,热消融治疗对骨转移相关的疼痛控制效果确切,对骨转移病灶的局部控制率高,安全性良好。综合文献资料表明,射频消融、冷冻消融或微波消融治疗对骨转移性肿瘤相关的骨骼疼痛缓解率为 68%～100%,疼痛评分从平均 6.5 分下降到 3.8 分(总分 10 分);以根治为目的的热消融治疗对骨骼寡转移性肿瘤病灶的局部控制率为 36%～97%。既往报道的骨寡转移病灶热消融治疗的局部控制率差异较大,可能与病例选择有关。例如,在 2014 年 Deschamps 等人的回顾性临床研究中,89 例骨转移性肿瘤患者共 122 个骨转移病灶接受以根治为目的的热消融治疗,其中 74 个骨转移病灶接受射频消融治疗,48 个骨转移病灶接受冷冻消融治疗。经中位 22.8 个月随访后发现,在意向治疗人群中,骨转移病灶 1 年局部控制率为 67%(95%CI 50%～76%);多因素分析显示,寡转移状态、异时性转移、转移病灶小、无骨皮质侵犯及邻近神经结构未受侵犯等因素显著影响热消融治疗对骨转移病灶的局部控制。而在 2016 年 Tomasian 等人的研究中,31 个异时性椎体骨转移病灶接受冷冻消融治疗,在中位 10 个月随访期间,消融病灶的局部控制率达 96.7%。

对于骨转移性肿瘤病灶,热消融治疗可以单独使用,也可与其他局部治疗手段联合使用,包括外科手术和放射治疗等。理论上,热消融治疗与放射治疗具有协同效应,放射治疗的细胞毒效应具有明确的氧依赖性,中央区域的肿瘤坏死明显,血供差,肿瘤细胞处于缺氧或乏氧状态,放射敏感性差;热消融治疗恰恰相反,热消融的效应有赖于热传导,热传导随着与电极尖端的距离增加而消散,因此中央区域的肿瘤热消融效果好,边缘区域的肿瘤热消融效果较差,但位于边缘区域的肿瘤血供更好,放射治疗的敏感性也更高。尽管缺乏前瞻性随机对照临床研究证实,但 2011 年 Di Staso 等人的配对队列研究发现,与单纯放射治疗相比,热消融治疗联合放射治疗对骨转移性肿瘤病灶的镇痛效果更好。15 例孤立性骨转移性肿瘤患者接受射频消融治疗后再接受放射治疗,与另外 30 例仅接受放射治疗的患者进行配对分析,结果发现,在治疗后 12 周时,单纯放射治疗组患者与射频消融联合放射治疗组患者的疼痛完全缓解率分别为 16.6%(5/30)和 53.3%(8/15)($P=0.027$),总的疼痛缓解率分别为 59.9%(18/30)和 93.3%(14/15)($P=0.048$),射频消融联合放射治疗组患者的疼痛复发率也更低,两组患者的疼痛复发率分别为 26.6% 和 6.7%,但可能源于病例数少,其差异无统计学意义。热消融治疗联合放射治疗组患者治疗相关的并发症并没有显著增加。此外,2021 年报道的 R-IDEAL 研究(注册号 NCT04310410)是外放射治疗联合磁共振引导高强度聚焦超声(magnetic resonance guided high intensity focused ultrasound,MR-HIFU)治疗癌性骨痛的第一项临床研究,6 例骨转移性肿瘤患者在完成外放射治疗后 4 天内接受 MR-HIFU 治疗,治疗结束后第 7 天,5 例(86%)患者疼痛获得缓解,治疗 4 周后,60% 的患者疼痛持续缓解中。

骨转移性肿瘤热消融治疗与椎体充填扩张术同样存在协同效应,无论是椎体成形术还是椎体后凸成形术,两者都存在将肿瘤组织推挤到邻近正常组织中的风险。在实施椎体充填扩张术前先行热消融治疗能在很大程度上破坏肿瘤组织,从而降低椎体充填扩张术可能导致的肿瘤移位到邻近正常组织中的风险;对椎体后壁受累的椎体转移瘤实施椎体成形术或椎体后凸成形术,骨水泥经变弱或已经破坏的后皮层渗漏入椎管的风险大大增加,在椎体成形术或椎体后凸成形术前先给予热消融治疗,可形成一个消融腔,从而降低骨水泥渗漏到椎管中的风险;而单纯实施热消融治疗,椎体中残留的坏死腔是继发椎体压缩性骨折的潜在风险,热消融治疗后椎体充填扩张术不仅能提高热消融治疗的效果,还可预防椎体压缩性骨折的发生。在 2015 年 Wallace 等人的研究中,110 个椎体转移病灶接受热消融治疗后,105 个(95%)椎体转移病灶还接受了椎体充填扩张术,椎体转移患者在治疗前的平均疼痛评分为 8.0 分±1.9 分,中位疼痛评分为 8.0 分;治疗 1 周时,平均疼痛评分降低至 3.9 分±3.0 分,中位疼痛评分降低至 3.25 分($P<0.0001$);治疗 4 周时,平均疼痛评分降低至 2.9 分±3.0 分,中位疼痛评分降低至 2.75 分($P<0.0001$),椎体转移病灶射频消融联合椎体充填扩张术不仅有效,而且安全。另外,在 2019 年 Dawood 等人的单中心前瞻性临床研究中,30 例患者共计 34 个椎体转移病灶接受射频消融治疗联合骨水泥充填治疗,结果显示,治疗后 3 天、1 周、1 个月和 3 个月时,疼痛评分(NRS-11)从基线时的 5.77 分分别降至 4.65 分($P=0.16$)、3.33 分($P<0.01$)、2.64 分($P<0.01$)和 2.61 分($P<0.01$);神经功能评分(FACT-G7)从基线时的 13.0 分分别提升至 14.7 分($P=0.13$)、14.69 分($P=0.15$)、14.04 分($P=0.35$)和 15.11 分($P=0.07$);联合治疗没有出现严重的不良事件。

总之,在骨转移性肿瘤的治疗中,介入治疗不仅微创,且效果确切,其兴起大大丰富了骨转移性肿瘤患者的治疗选择;对于骨转移性肿瘤病灶,介入治疗可单独使用,且与传统的骨转移性肿瘤局部治疗手段联合应用时具有协同效应;当然,骨转移性肿瘤的介入治疗还需要前瞻性随机对照临床研究结果来进一步证实其价值与安全性。

参考文献

[1] Li S, Peng Y, Weinhandl E D, et al. Estimated number of prevalent cases of metastatic bone disease in the US adult population [J]. Clin Epidemiol, 2012, 4: 87-93.

[2] Hernandez R K, Wade S W, Reich A, et al. Incidence of bone metastases in patients with solid tumors: analysis of oncology electronic medical records in the

United States [J]. BMC Cancer, 2018, 18(1): 44.

[3] Katagiri H, Takahashi M, Wakai K, et al. Prognostic factors and a scoring system for patients with skeletal metastasis [J]. J Bone Joint Surg Br, 2005, 87(5): 698-703.

[4] Katagiri H, Okada R, Takagi T, et al. New prognostic factors and scoring system for patients with skeletal metastasis [J]. Cancer Med, 2014, 3(5): 1359-1367.

[5] Kubota H, Soejima T, Sulaiman N S, et al. Predicting the survival of patients with bone metastases treated with radiation therapy: a validation study of the Katagiri scoring system [J]. Radiat Oncol, 2019, 14(1): 13.

[6] Bollen L, Wibmer C, Van Der Linden Y M, et al. Predictive value of six prognostic scoring systems for spinal bone metastases: An Analysis Based on 1379 Patients [J]. Spine (Phila Pa 1976), 2016, 41(3): 155-162.

[7] Tokuhashi Y, Matsuzaki H, Oda H, et al. A revised scoring system for preoperative evaluation of metastatic spine tumor prognosis [J]. Spine (Phila Pa 1976), 2005, 30(19): 2186-2191.

[8] Tokuhashi Y, Matsuzaki H, Toriyama S, et al. Scoring system for the preoperative evaluation of metastatic spine tumor prognosis [J]. Spine (Phila Pa 1976), 1990, 15(11): 1110-1113.

[9] Tomita K, Kawahara N, Kobayashi T, et al. Surgical strategy for spinal metastases [J]. Spine (Phila Pa 1976), 2001, 26(3): 298-306.

[10] Choi D, Ricciardi F, Arts M, et al. Prediction accuracy of common prognostic scoring systems for metastatic spine disease: results of a prospective international multicentre study of 1469 patients [J]. Spine (Phila Pa 1976), 2018, 43(23): 1678-1684.

[11] Quattrocchi C C, Piciucchi S, Sammarra M, et al. Bone metastases in breast cancer: higher prevalence of osteosclerotic lesions [J]. Radiol Med, 2007, 112(7): 1049-1059.

[12] Koizumi M, Yoshimoto M, Kasumi F, et al. Post-operative breast cancer patients diagnosed with skeletal metastasis without bone pain had fewer skeletal-related events and deaths than those with bone pain [J]. BMC Cancer, 2010, 10: 423.

[13] Oster G, Lamerato L, Glass A G, et al. Natural history of skeletal-related events in patients with breast, lung, or prostate cancer and metastases to bone: a 15-year study in two large US health systems [J]. Support Care Cancer, 2013, 21(12): 3279-3286.

[14] Nørgaard M, Jensen A, Jacobsen J B, et al. Skeletal related events, bone metastasis and survival of prostate cancer: a population based cohort study in Denmark (1999 to 2007) [J]. J Urol, 2010, 184(1): 162-167.

[15] Cetin K, Christiansen C F, Jacobsen J B, et al. Bone metastasis, skeletal-related events, and mortality in lung cancer patients: a Danish population-based cohort study [J]. Lung Cancer, 2014, 86(2): 247-254.

[16] Saad F, Lipton A, Cook R, et al. Pathologic fractures correlate with reduced survival in patients with malignant bone disease [J]. Cancer, 2007, 110(8): 1860-1867.

[17] Vassiliou V, Kalogeropoulou C, Petsas T, et al. Clinical and radiological evaluation of patients with lytic, mixed and sclerotic bone metastases from solid tumors: is there a correlation between clinical status of patients and type of bone metastases? [J]. Clin Exp Metastasis, 2007, 24(1): 49-56.

[18] Loblaw D A, Laperriere N J, Mackillop W J. A population-based study of malignant spinal cord compression in Ontario [J]. Clin Oncol (R Coll Radiol), 2003, 15(4): 211-217.

[19] Hill M E, Richards M A, Gregory W M, et al. Spinal cord compression in breast cancer: a review of 70 cases [J]. Br J Cancer, 1993, 68(5): 969-973.

[20] Kaplan R N, Riba R D, Zacharoulis S, et al. VEGFR1-positive haematopoietic bone marrow progenitors initiate the pre-metastatic niche [J]. Nature, 2005, 438(7069): 820-827.

[21] Psaila B, Lyden D. The metastatic niche: adapting the foreign soil [J]. Nat Rev Cancer, 2009, 9(4): 285-293.

[22] Thorpe M P, Valentine R J, Moulton C J, et al. Breast tumors induced by N-methyl-N-nitrosourea are damaging to bone strength, structure, and mineralization in the absence of metastasis in rats [J]. J Bone Miner Res, 2011, 26(4): 769-776.

[23] González Á, García De Durango C, Alonso V, et al. Distinct osteomimetic response of androgen-dependent and independent human prostate cancer cells to mechanical action of fluid flow: prometastatic implications [J]. Prostate, 2017, 77(3): 321-333.

[24] Tan C C, Li G X, Tan L D, et al. Breast cancer cells obtain an osteomimetic feature via epithelial-mesenchymal transition that have undergone BMP2/RUNX2 signaling pathway induction [J]. Oncotarget, 2016, 7(48): 79688-79705.

[25] Kitagawa Y, Yamaoka T, Yokouchi M, et al. Diagnostic value of plain radiography for symptomatic bone metastasis at the first visit [J]. J Nippon Med Sch, 2018, 85(6): 315-321.

[26] Yang H L, Liu T, Wang X M, et al. Diagnosis of bone metastases: a meta-analysis comparing [18]FDG PET, CT, MRI and bone scintigraphy [J]. Eur Radiol, 2011, 21(12): 2604-2617.

[27] Liu T, Cheng T, Xu W, et al. A meta-analysis of [18]FDG-PET, MRI and bone

scintigraphy for diagnosis of bone metastases in patients with breast cancer [J]. Skeletal Radiol, 2011, 40(5): 523-531.

[28] Qu X, Huang X, Yan W, et al. A meta-analysis of [18]FDG-PET-CT, [18]FDG-PET, MRI and bone scintigraphy for diagnosis of bone metastases in patients with lung cancer [J]. Eur J Radiol, 2012, 81(5): 1007-1015.

[29] Even-Sapir E, Metser U, Mishani E, et al. The detection of bone metastases in patients with high-risk prostate cancer: ^{99m}Tc-MDP planar bone scintigraphy, single- and multi-field-of-view SPECT, ^{18}F-fluoride PET, and ^{18}F-fluoride PET/CT [J]. J Nucl Med, 2006, 47(2): 287-297.

[30] Steinborn M M, Heuck A F, Tiling R, et al. Whole-body bone marrow MRI in patients with metastatic disease to the skeletal system [J]. J Comput Assist Tomogr, 1999, 23(1): 123-129.

[31] Yilmaz M H, Ozguroglu M, Mert D, et al. Diagnostic value of magnetic resonance imaging and scintigraphy in patients with metastatic breast cancer of the axial skeleton: a comparative study [J]. Med Oncol, 2008, 25(3): 257-263.

[32] Al-Muqbel K M. Bone marrow metastasis is an early stage of bone metastasis in breast cancer detected clinically by ^{18}F-FDG-PET/CT imaging [J]. Biomed Res Int, 2017, 2017: 9852632.

[33] Du W X, Duan S F, Chen J J, et al. Serum bone-specific alkaline phosphatase as a biomarker for osseous metastases in patients with malignant carcinomas: a systematic review and meta-analysis [J]. J Cancer Res Ther, 2014, 10 (Special Issue): C140-C143.

[34] Zhang Y, Yi M, Cao J, et al. Serum cross-linked N-telopeptide of type I collagen for the diagnosis of bone metastases from solid tumours in the Chinese population: Meta-analysis [J]. J Int Med Res, 2016, 44(2): 192-200.

[35] Coleman R E, Major P, Lipton A, et al. Predictive value of bone resorption and formation markers in cancer patients with bone metastases receiving the bisphosphonate zoledronic acid [J]. J Clin Oncol, 2005, 23(22): 4925-4935.

[36] Sun Y, Ai X, Shen S, et al. Detection and correlation analysis of serum cytokines in non-small-cell lung cancer patients with bone and non-bone metastases [J]. Patient Prefer Adherence, 2015, 9: 1165-1169.

[37] Lipton A, Cook R, Saad F, et al. Normalization of bone markers is associated with improved survival in patients with bone metastases from solid tumors and elevated bone resorption receiving zoledronic acid [J]. Cancer, 2008, 113(1): 193-201.

[38] Mikah P, Krabbe L M, Eminaga O, et al. Dynamic changes of alkaline phosphatase are strongly associated with PSA-decline and predict best clinical benefit earlier than PSA-changes under therapy with abiraterone acetate in bone metastatic castration resistant

prostate cancer [J]. BMC Cancer, 2016, 16(214): 1-9.

[39] Rogers M J, Crockett J C, Coxon F P, et al. Biochemical and molecular mechanisms of action of bisphosphonates [J]. Bone, 2011, 49(1): 34-41.

[40] Ross J R, Saunders Y, Edmonds P M, et al. Systematic review of role of bisphosphonates on skeletal morbidity in metastatic cancer [J]. BMJ, 2003, 327(30): 1-6.

[41] Liu J, Huang W, Zhou R, et al. Bisphosphonates in the treatment of patients with metastatic breast, lung, and prostate cancer: a Meta-analysis [J]. Medicine, 2015, 94(46): 1-5.

[42] O'carrigan B, Wong M H, Willson M L, et al. Bisphosphonates and other bone agents for breast cancer [J]. Cochrane Database Syst Rev, 2017, 10: CD003474.

[43] Macherey S, Monsef I, Jahn F, et al. Bisphosphonates for advanced prostate cancer [J]. Cochrane Database Syst Rev, 2017, 12: CD006250.

[44] Lopez-Olivo M A, Shah N A, Pratt G, et al. Bisphosphonates in the treatment of patients with lung cancer and metastatic bone disease: a systematic review and meta-analysis [J]. Support Care Cancer, 2012, 20(11): 2985-2998.

[45] Gnant M, Mlineritsch B, Stoeger H, et al. Zoledronic acid combined with adjuvant endocrine therapy of tamoxifen versus anastrozol plus ovarian function suppression in premenopausal early breast cancer: final analysis of the Austrian Breast and Colorectal Cancer Study Group Trial 12 [J]. Ann Oncol, 2015, 26(2): 313-320.

[46] Coleman R E, Collinson M, Gregory W, et al. Benefits and risks of adjuvant treatment with zoledronic acid in stage II/III breast cancer. 10 years follow-up of the AZURE randomized clinical trial (BIG 01/04) [J]. J Bone Oncol, 2018, 13: 123-135.

[47] Early Breast Cancer Trialists' Collaborative Group (EBCTCG). Adjuvant bisphosphonate treatment in early breast cancer: meta-analyses of individual patient data from randomised trials [J]. Lancet, 2015, 386(10001): 1353-1361.

[48] Henry D H, Costa L, Goldwasser F, et al. Randomized, double-blind study of denosumab versus zoledronic acid in the treatment of bone metastases in patients with advanced cancer (excluding breast and prostate cancer) or multiple myeloma [J]. J Clin Oncol, 2011, 29(9): 1125-1132.

[49] Stopeck A T, Lipton A, Body J J, et al. Denosumab compared with zoledronic acid for the treatment of bone metastases in patients with advanced breast cancer: a randomized, double-blind study [J]. J Clin Oncol, 2010, 28(35): 5132-5139.

[50] Nicolatou-Galitis O, Schiødt M, Mendes R A, et al. Medication-related osteonecrosis of the jaw: definition and best practice for prevention, diagnosis, and treatment [J]. Oral Surg Oral Med Oral Pathol Oral Radiol, 2019, 127(2): 117-135.

[51] Peddi P, Lopez-Olivo M A, Pratt G F, et al. Denosumab in patients with cancer

and skeletal metastases: a systematic review and meta-analysis [J]. Cancer Treat Rev, 2013, 39(1): 97-104.

[52] Fidler M. Incidence of fracture through metastases in long bones [J]. Acta Orthop Scand, 1981, 52(6): 623-627.

[53] Menck H, Schulze S, Larsen E. Metastasis size in pathologic femoral fractures [J]. Acta Orthop Scand, 1988, 59(2): 151-154.

[54] Mirels H. Metastatic disease in long bones. A proposed scoring system for diagnosing impending pathologic fractures [J]. Clin Orthop Relat Res, 1989, 249: 256-264.

[55] Damron T A, Morgan H, Prakash D, et al. Critical evaluation of Mirels' rating system for impending pathologic fractures [J]. Clin Orthop Relat Res, 2003, 415: S201-S207.

[56] Evans A R, Bottros J, Grant W, et al. Mirels' rating for humerus lesions is both reproducible and valid [J]. Clin Orthop Relat Res, 2008, 466(6): 1279-1284.

[57] 中华医学会骨科学分会骨肿瘤学组. 骨转移性肿瘤外科治疗专家共识[J]. 中华骨科杂志, 2009, 29(12): 1177-1184.

[58] Ratasvuori M, Wedin R, Keller J, et al. Insight opinion to surgically treated metastatic bone disease: Scandinavian Sarcoma Group Skeletal Metastasis Registry report of 1195 operated skeletal metastasis [J]. Surg Oncol, 2013, 22(2): 132-138.

[59] Wood T J, Racano A, Yeung H, et al. Surgical management of bone metastases: quality of evidence and systematic review [J]. Ann Surg Oncol, 2014, 21(13): 4081-4089.

[60] Meares C, Badran A, Dewar D. Prediction of survival after surgical management of femoral metastatic bone disease - A comparison of prognostic models [J]. J Bone Oncol, 2019, 15: 100225.

[61] Fisher C G, Dipaola C P, Ryken T C, et al. A novel classification system for spinal instability in neoplastic disease: an evidence-based approach and expert consensus from the Spine Oncology Study Group [J]. Spine (Phila Pa 1976), 2010, 35(22): E1221-E1229.

[62] Boriani S, Gasbarrini A, Bandiera S, et al. En bloc resections in the spine: The Experience of 220 Patients during 25 Years [J]. World Neurosurg, 2017, 98: 217-229.

[63] Masuda K, Ebata K, Yasuhara Y, et al. Outcomes and prognosis of neurological decompression and stabilization for spinal metastasis: Is assessment with the spinal instability Neoplastic score useful for predicting surgical results? [J]. Asian Spine J, 2018, 12(5): 846-853.

[64] Klimo P Jr., Thompson C J, Kestle J R, et al. A meta-analysis of surgery versus conventional radiotherapy for the treatment of metastatic spinal epidural disease [J]. Neuro Oncol, 2005, 7(1): 64-76.

[65] Patchell R A, Tibbs P A, Regine W F, et al. Direct decompressive surgical resection in the treatment of spinal cord compression caused by metastatic cancer: a randomised trial [J]. Lancet, 2005, 366(9486): 643-648.

[66] Fehlings M G, Nater A, Tetreault L, et al. Survival and clinical outcomes in surgically treated patients with metastatic epidural spinal cord compression: Results of the Prospective Multicenter AOSpine Study [J]. J Clin Oncol, 2016, 34 (3): 268-276.

[67] Yang L, Wang F, Zhang H, et al. Patient characteristics following surgery for spinal metastases: A Multicenter Retrospective Study [J]. Orthop Surg, 2019, 11 (6): 1039-1047.

[68] Chow E, Hoskin P, Mitera G, et al. Update of the international consensus on palliative radiotherapy endpoints for future clinical trials in bone metastases [J]. Int J Radiat Oncol Biol Phys, 2012, 82(5): 1730-1737.

[69] Tong D, Gillick L, Hendrickson F R. The palliation of symptomatic osseous metastases: final results of the Study by the Radiation Therapy Oncology Group [J]. Cancer, 1982, 50(5): 893-899.

[70] Rich S E, Chow R, Raman S, et al. Update of the systematic review of palliative radiation therapy fractionation for bone metastases [J]. Radiother Oncol, 2018, 126(3): 547-557.

[71] Saito T, Toya R, Oya N. Pain response rates after conventional radiation therapy for bone metastases in prospective nonrandomized studies: A Systematic Review [J]. Pract Radiat Oncol, 2019, 9(2): 81-88.

[72] Steenland E, Leer J W, Van Houwelingen H, et al. The effect of a single fraction compared to multiple fractions on painful bone metastases: a global analysis of the Dutch Bone Metastasis Study [J]. Radiother Oncol, 1999, 52(2): 101-109.

[73] Spencer K, Velikova G, Henry A, et al. Net pain relief after palliative radiation therapy for painful bone metastases: A Useful Measure to Reflect Response Duration? A Further Analysis of the Dutch Bone Metastasis Study [J]. Int J Radiat Oncol Biol Phys, 2019, 105(3): 559-566.

[74] Kuchuk I, Hutton B, Moretto P, et al. Incidence, consequences and treatment of bone metastases in breast cancer patients-Experience from a single cancer centre [J]. J Bone Oncol, 2013, 2(4): 137-144.

[75] Meyer J M, Perlewitz K S, Hayden J B, et al. Phase I trial of preoperative chemoradiation plus sorafenib for high-risk extremity soft tissue sarcomas with

dynamic contrast-enhanced MRI correlates [J]. Clin Cancer Res, 2013, 19(24): 6902-6911.

[76] Shulman R M, Meyer J E, Li T, et al. External beam radiation therapy (EBRT) for asymptomatic bone metastases in patients with solid tumors reduces the risk of skeletal-related events (SREs) [J]. Ann Palliat Med, 2019, 8(2): 159-167.

[77] Rosen D B, Benjamin C D, Yang J C, et al. Early palliative radiation versus observation for high-risk asymptomatic or minimally symptomatic bone metastases: study protocol for a randomized controlled trial [J]. BMC Cancer, 2020, 20(1): 1115.

[78] Chow R, Hoskin P, Chan S, et al. Efficacy of multiple fraction conventional radiation therapy for painful uncomplicated bone metastases: A Systematic Review [J]. Radiother Oncol, 2017, 122(3): 323-331.

[79] Chow E, Ling A, Davis L, et al. Pain flare following external beam radiotherapy and meaningful change in pain scores in the treatment of bone metastases [J]. Radiother Oncol, 2005, 75(1): 64-69.

[80] Furfari A, Wan B A, Ding K, et al. Genetic biomarkers associated with pain flare and dexamethasone response following palliative radiotherapy in patients with painful bone metastases [J]. Ann Palliat Med, 2017, 6(Suppl 2): S240-S247.

[81] Pan H Y, Allen P K, Wang X S, et al. Incidence and predictive factors of pain flare after spine stereotactic body radiation therapy: secondary analysis of phase 1/2 trials [J]. Int J Radiat Oncol Biol Phys, 2014, 90(4): 870-876.

[82] Chiang A, Zeng L, Zhang L, et al. Pain flare is a common adverse event in steroid-naïve patients after spine stereotactic body radiation therapy: a prospective clinical trial [J]. Int J Radiat Oncol Biol Phys, 2013, 86(4): 638-642.

[83] Chow E, Meyer R M, Ding K, et al. Dexamethasone in the prophylaxis of radiation-induced pain flare after palliative radiotherapy for bone metastases: a double-blind, randomised placebo-controlled, phase 3 trial [J]. Lancet Oncol, 2015, 16(15): 1463-1472.

[84] Van Der Linden Y M, Westhoff P G, Stellato R K, et al. Dexamethasone for the prevention of a pain flare after palliative radiation therapy for painful bone metastases: The Multicenter Double-Blind Placebo-Controlled 3-Armed Randomized Dutch DEXA Study [J]. Int J Radiat Oncol Biol Phys, 2020, 108(3): 546-553.

[85] Fairchild A, Barnes E, Ghosh S, et al. International patterns of practice in palliative radiotherapy for painful bone metastases: evidence-based practice? [J]. Int J Radiat Oncol Biol Phys, 2009, 75(5): 1501-1510.

[86] Price P, Hoskin P J, Easton D, et al. Prospective randomised trial of single and

multifraction radiotherapy schedules in the treatment of painful bony metastases [J]. Radiother Oncol, 1986, 6(4): 247-255.

[87] Wu J S, Wong R K, Lloyd N S, et al. Radiotherapy fractionation for the palliation of uncomplicated painful bone metastases - an evidence-based practice guideline [J]. BMC Cancer, 2004, 4(7): 1-7.

[88] Chow E, Zeng L, Salvo N, et al. Update on the systematic review of palliative radiotherapy trials for bone metastases [J]. Clin Oncol (R Coll Radiol), 2012, 24 (2): 112-124.

[89] Lutz S, Balboni T, Jones J, et al. Palliative radiation therapy for bone metastases: Update of an ASTRO Evidence-Based Guideline [J]. Pract Radiat Oncol, 2017, 7 (1): 4-12.

[90] Rades D, Huttenlocher S, Segedin B, et al. Single-fraction versus 5-fraction radiation therapy for metastatic epidural spinal cord compression in patients with limited survival prognoses: results of a Matched-Pair Analysis [J]. Int J Radiat Oncol Biol Phys, 2015, 93(2): 368-372.

[91] Wegner R E, Matani H, Colonias A, et al. Trends in radiation fractionation for bone metastases: A Contemporary Nationwide Analysis [J]. Pract Radiat Oncol, 2020, 10(6): 402-408.

[92] Rades D, Stalpers L J, Veninga T, et al. Evaluation of five radiation schedules and prognostic factors for metastatic spinal cord compression [J]. J Clin Oncol, 2005, 23(15): 3366-3375.

[93] Hoskin P J, Hopkins K, Misra V, et al. Effect of single-fraction vs multifraction radiotherapy on ambulatory status among patients with spinal canal compression from metastatic cancer: The SCORAD Randomized Clinical Trial [J]. JAMA, 2019, 322(21): 2084-2094.

[94] Roos D E, Davis S R, Turner S L, et al. Quality assurance experience with the randomized neuropathic bone pain trial (Trans-Tasman Radiation Oncology Group, 96.05) [J]. Radiother Oncol, 2003, 67(2): 207-212.

[95] Van Der Linden Y M, Lok J J, Steenland E, et al. Single fraction radiotherapy is efficacious: a further analysis of the Dutch Bone Metastasis Study controlling for the influence of retreatment [J]. Int J Radiat Oncol Biol Phys, 2004, 59(2): 528-537.

[96] Huisman M, Van Den Bosch M A, Wijlemans J W, et al. Effectiveness of reirradiation for painful bone metastases: a systematic review and meta-analysis [J]. Int J Radiat Oncol Biol Phys, 2012, 84(1): 8-14.

[97] Chow E, Van Der Linden Y M, Roos D, et al. Single versus multiple fractions of repeat radiation for painful bone metastases: a randomised, controlled, non-

inferiority trial [J]. Lancet Oncol, 2014, 15(2): 164-171.

[98] Spencer K L, Van Der Velden J M, Wong E, et al. Systematic review of the role of stereotactic radiotherapy for bone metastases [J]. J Natl Cancer Inst, 2019, 111 (10): 1023-1032.

[99] Sprave T, Verma V, Förster R, et al. Randomized phase Ⅱ trial evaluating pain response in patients with spinal metastases following stereotactic body radiotherapy versus three-dimensional conformal radiotherapy [J]. Radiother Oncol, 2018, 128(2): 274-282.

[100] Sprave T, Verma V, Förster R, et al. Local response and pathologic fractures following stereotactic body radiotherapy versus three-dimensional conformal radiotherapy for spinal metastases - a randomized controlled trial [J]. 2018, 18 (1): 859.

[101] Nguyen Q N, Chun S G, Chow E, et al. Single-fraction stereotactic vs conventional multifraction radiotherapy for pain relief in patients with predominantly nonspine bone metastases: a randomized phase 2 trial [J]. JAMA Oncol, 2019, 5(6): 872-878.

[102] Gong Y, Xu L, Zhuang H, et al. Efficacy and safety of different fractions in stereotactic body radiotherapy for spinal metastases: a systematic review [J]. Cancer Med, 2019, 8(14): 6176-6184.

[103] Hashmi A, Guckenberger M, Kersh R, et al. Re-irradiation stereotactic body radiotherapy for spinal metastases: a multi-institutional outcome analysis [J]. J Neurosurg Spine, 2016, 25(5): 646-653.

[104] Myrehaug S, Sahgal A, Hayashi M, et al. Reirradiation spine stereotactic body radiation therapy for spinal metastases: systematic review [J]. J Neurosurg Spine, 2017, 27(4): 428-435.

[105] Hall W A, Stapleford L J, Hadjipanayis C G, et al. Stereotactic body radiosurgery for spinal metastatic disease: an evidence-based review [J]. Int J Surg Oncol, 2011, 2011: 979214.

[106] Tseng C L, Soliman H, Myrehaug S, et al. Imaging-based outcomes for 24 Gy in 2 daily fractions for patients with de Novo spinal metastases treated with spine stereotactic body radiation therapy (SBRT) [J]. Int J Radiat Oncol Biol Phys, 2018, 102(3): 499-507.

[107] Huo M, Sahgal A, Pryor D, et al. Stereotactic spine radiosurgery: review of safety and efficacy with respect to dose and fractionation [J]. Surg Neurol Int, 2017, 8: 30.

[108] Lee S H, Tatsui C E, Ghia A J, et al. Can the spinal instability neoplastic score prior to spinal radiosurgery predict compression fractures following stereotactic spinal radiosurgery for metastatic spinal tumor? a post hoc analysis of prospective

phase II single-institution trials [J]. J Neurooncol, 2016, 126(3): 509-517.

[109] Abbouchie H, Chao M, Tacey M, et al. Vertebral fractures following stereotactic body radiotherapy for spine oligometastases: a multi-institutional analysis of patient outcomes [J]. Clin Oncol (R Coll Radiol), 2020, 32(7): 433-441.

[110] Faruqi S, Tseng C L, Whyne C, et al. Vertebral compression fracture after spine stereotactic body radiation therapy: a review of the pathophysiology and risk factors [J]. Neurosurgery, 2018, 83(3): 314-322.

[111] Willeumier J J, Van Der Linden Y M, Dijkstra P D. Lack of clinical evidence for postoperative radiotherapy after surgical fixation of impending or actual pathologic fractures in the long bones in patients with cancer: a systematic review [J]. Radiother Oncol, 2016, 121(1): 138-142.

[112] Drost L, Ganesh V, Wan B A, et al. Efficacy of postoperative radiation treatment for bone metastases in the extremities [J]. Radiother Oncol, 2017, 124 (1): 45-48.

[113] Adamietz I A, Wolanczyk M J. Functional recovery after surgical stabilization and postoperative radiotherapy due to metastases of long bones [J]. Strahlenther Onkol, 2019, 195(4): 335-342.

[114] Laufer I, Iorgulescu J B, Chapman T, et al. Local disease control for spinal metastases following "separation surgery" and adjuvant hypofractionated or high-dose single-fraction stereotactic radiosurgery: outcome analysis in 186 patients [J]. J Neurosurg Spine, 2013, 18(3): 207-214.

[115] Redmond K J, Lo S S, Soltys S G, et al. Consensus guidelines for postoperative stereotactic body radiation therapy for spinal metastases: results of an international survey [J]. J Neurosurg Spine, 2017, 26(3): 299-306.

[116] D'angelo G, Sciuto R, Salvatori M, et al. Targeted "bone-seeking" radiopharmaceuticals for palliative treatment of bone metastases: a systematic review and meta-analysis [J]. Q J Nucl Med Mol Imaging, 2012, 56 (6): 538-543.

[117] Parker C, Nilsson S, Heinrich D, et al. Alpha emitter radium-223 and survival in metastatic prostate cancer [J]. N Engl J Med, 2013, 369(3): 213-223.

[118] Poeppel T D, Handkiewicz-Junak D, Andreeff M, et al. EANM guideline for radionuclide therapy with radium-223 of metastatic castration-resistant prostate cancer [J]. Eur J Nucl Med Mol Imaging, 2018, 45(5): 824-845.

[119] Sadeghi-Naini M, Aarabi S, Shokraneh F, et al. Vertebroplasty and kyphoplasty for metastatic spinal lesions: a systematic review [J]. Clin Spine Surg, 2018, 31 (5): 203-210.

[120] Deschamps F, Farouil G, Ternes N, et al. Thermal ablation techniques: a

curative treatment of bone metastases in selected patients? ［J］. Eur Radiol, 2014, 24(8): 1971-1980.

［121］Tomasian A, Wallace A, Northrup B, et al. Spine cryoablation: pain palliation and local tumor control for vertebral metastases ［J］. AJNR Am J Neuroradiol, 2016, 37(1): 189-195.

［122］Di Staso M, Zugaro L, Gravina G L, et al. A feasibility study of percutaneous radiofrequency ablation followed by radiotherapy in the management of painful osteolytic bone metastases ［J］. Eur Radiol, 2011, 21(9): 2004-2010.

［123］Bartels M, Verpalen I M, Ferrer C J, et al. Combining radiotherapy and focused ultrasound for pain palliation of cancer induced bone pain: a stage Ⅰ/Ⅱa study according to the IDEAL framework ［J］. Clin Transl Radiat Oncol, 2021, 27: 57-63.

［124］Wallace A N, Greenwood T J, Jennings J W. Radiofrequency ablation and vertebral augmentation for palliation of painful spinal metastases ［J］. J Neurooncol, 2015, 124(1): 111-118.

［125］Sayed D, Jacobs D, Sowder T, et al. Spinal radiofrequency ablation combined with cement augmentation for painful spinal vertebral metastasis: a single-center prospective study ［J］. Pain Physician, 2019, 22(5): E441-E449.

第4章 肿瘤放射治疗联合免疫治疗的机遇与挑战

第1节 放射治疗的免疫效应

1895年，德国科学家 Wilhelm Conrad Röntgen 发现 X 射线。不到 2 个月，Emil Grubbé 在芝加哥就利用 X 射线治疗了一例乳腺癌伴癌性溃疡的患者，宣告了临床放射治疗学的诞生。经过一个多世纪的发展，放射治疗学已经从初始的 X 射线实验性应用发展到今天成为恶性肿瘤的尖端治疗手段之一。多年以来，肿瘤放射治疗与肿瘤外科和肿瘤内科共同组成了恶性肿瘤传统治疗的三大支柱，其中放射治疗是使用频率最高的肿瘤局部治疗手段，超过一半的恶性肿瘤患者在病程中的不同阶段需要接受放射治疗。具体而言，对于早期或局部晚期及寡转移性实体瘤患者，放射治疗是最常用的根治性治疗手段，约 40％的癌症治愈贡献来自放射治疗；放射治疗常作为其他抗肿瘤治疗手段的辅助性或挽救性治疗措施，如对局部进展期头颈部鳞癌、宫颈癌和早期乳腺癌患者，术后辅助性放射治疗不仅提高了局部区域控制，也降低了远处转移风险，并改善了患者的总生存时间；此外，放射治疗也广泛用于晚期肿瘤患者的姑息减症治疗，姑息放射治疗对晚期肿瘤患者所伴发的疼痛、出血、梗阻、颅内高压、脊髓压迫、神经根压迫等症状的缓解率为 60％～80％，可显著改善晚期肿瘤患者的生活质量；另外，放射治疗还用于部分恶性肿瘤患者的预防性治疗，如对小细胞肺癌患者实施预防性全脑放射治疗不仅降低了颅脑转移的发生风险，也改善了小细胞肺癌患者的总生存时间；除此以外，放射治疗依然是部分良性疾病的重要治疗措施，超过 100 种良性疾病需要接受放射治疗，甚至低剂量全肺放射治疗可用于重症肺炎的治疗，包括新型冠状病毒肺炎。

但在放射治疗的发展史上，其临床应用并非一帆风顺，相反，在放射治疗的发展过程中一直伴随着质疑声，最大的质疑不是因为放射治疗的效果，而是源于放射治疗伴发的对正常组织的放射损伤。不可否认，放射治疗是一种损伤性治疗手段，任何放射治疗技术都难以完全规避对受到照射的正常组织器官造成放射损伤，尤其在一维与二维放射治疗时代，放射治疗犹如一把剑，既能治癌，也可致癌。早在 1896 年，Henry Becquerel 发现他下腹部皮肤溃疡，并意识到这是他将一管镭盐放在自己的口袋中所致。1900 年，文献报道了 5 例放射线所诱发的白血病，并发现辐射可以导致手指脱落和皮肤恶性变。1922 年，人们首次发现接受放射治疗的乳腺癌患者可继发肺纤维化，并因此诞生了乳腺癌切线野照射技术，且一直沿用至今。至于免疫系统，在过去相当长一段时间内，放射治疗几乎就是免疫抑制的代名词。这也不难理解，因为人们发现放射治疗能导致骨髓抑制，尤其是接受大面积放射治疗的患者，骨髓抑制往往在所难免。当然，有时放射治疗的目的就是完全抑制机体的造血功能，如骨髓（造血干细胞）移植前的全身放射治疗或全骨髓放射治疗等。

放射治疗能杀伤肿瘤细胞并成为恶性肿瘤最主要的局部治疗手段之一，其经典的放射生物学理论就是辐射的直接作用或间接作用引起肿瘤细胞生物大分子（主要是 DNA 分子）损伤，使肿瘤细胞分裂死亡，最终表现为凋亡、衰老、坏死或自噬等。放射治疗杀细胞的细胞毒效应同样会导致照射范围内或循环中的淋巴细胞死亡，因此人们推测放射治疗具有免疫抑制效应。事实上，无论是 T 淋巴细胞，还是 B 淋巴细胞或者是 NK 细胞，甚至是中性粒细胞等，它们都是对辐射十分敏感的细胞。而近年来的基础研究结果表明，放射治疗对肿瘤微环境的免疫抑制效应绝不仅仅源于对免疫效应细胞的直接杀伤，其还可上调多种免疫抑制因子的表达（如 TGF-β、免疫抑制性配体 PD-L1、免疫抑制性受体 PD-1/CTLA-4、血管内皮生长因子、低氧诱导因子-1α 及腺苷酸等）或促进免疫抑制细胞（如 M_2 型巨噬细胞、调节性 T 细胞和髓系来源的抑制细胞等）在肿瘤微环境中浸润，从而恶化免疫抑制的肿瘤微环境。

一味纠缠于放射治疗的免疫抑制效应是片面的、不公平的，而夸大放射治疗的免疫抑制效应也是不科学的。目前已明确，局部放射治疗不仅不会损害机体的整体免疫系统，相反，放射治疗对肿瘤微环境的免疫系统还具有正向调节作用。一直以来，放射治疗被定义为肿瘤的局部治疗手段，放射治疗对肿瘤患者生存时间的改善是源于其带来的理想的局部肿瘤控制，进而直接降低了肿瘤的系统播散。目前已有充分证据表明，放射治疗的价值绝不局限于对局部肿瘤的控制，至少部分价值归功于其所具有的系统抗肿瘤作用。事实上，早在 1916 年人们就在讨论放射治疗具有触发全身效应的可能性。而在 1953 年，Mole 教授就发现放射治疗这种传统的局部治疗手段也能带来系统抗肿瘤效应。也就是说，放射治疗这种局部治疗手段除了对照射范围内的肿瘤细胞具有杀伤效应外，对照射范围以外的肿瘤细胞也具有杀伤效应，即放射治疗诱导的异位效应。放射治疗诱导的异位肿瘤杀伤效应不是源于散射线，而是由免疫系统介导的，异位效应的发生依赖效应淋巴细胞的存在。正是因为放射治疗对异位肿瘤具有杀伤效应，而这种异位肿瘤杀伤效应又是免疫依赖的，因此可以推断出放射治疗还能激活机体抗肿瘤免疫反应，放射治疗诱导的异位效应的存在也被认为是放射治疗具有激发机体抗肿瘤免疫反应的最好佐证。放射治疗对肿瘤免疫抑制微环境的正向调节作用的潜在机制已逐渐被阐明，放射治疗与现代免疫治疗的协同效应也在临床研究和临床实践中得到了初步证实。总之，客观地说，放射治疗对免疫系统（主要是肿瘤微环境的免疫系统）具有双重调节作用，既有免疫抑制作用，也有免疫增强效应，而总体趋势是免疫增强效应胜于免疫抑制作用。

一、放射治疗的免疫抑制作用

尽管目前直接证据并不多，机制也尚未被完全阐明，但放射治疗的免疫抑制作用是客观存在的。放射治疗具有免疫抑制作用最直接的证据就是在接受造血干细胞移植前，全身放射治疗或全骨髓放射治疗可以清除患者的免疫系统。事实上,经过辐照后的造血干细胞会丧失致死性损伤修复能力,这也是血液系统肿瘤造血干细胞移植前接受全身放射治疗或全骨髓放射治疗的理论基础。但全身放射治疗或全骨髓放射治疗毕竟是特例,临床上绝大多数情况下放射治疗仅作为局部区域治疗手段。而已有证据表明,局部区域放射治疗不会对整个机体的免疫系统产生明显的影响,只会对辐照范围内的免疫微环境产生影响。一般而言,造血细胞尤其是造血干细胞属于辐射敏感的细胞,全身接受 2Gy 的照射即可造成全血细胞减少,而局部放射治疗确实能够杀伤辐照范围内的免疫细胞。但根据免疫编辑理论,在已形成的肿瘤微环境中,其浸润的免疫细胞往往是免疫抑制的细胞群,如髓系来源的抑制细胞、调节性 T 细胞和 M$_2$ 型巨噬细胞等,这些免疫抑制细胞往往是肿瘤进展和转移的根源,即使肿瘤微环境中存在免疫效应细胞(如 CD8$^+$ T 淋巴细胞等)浸润,其功能也多半处于抑制状态(如通过免疫检查点信号通路等),无法发挥有效的抗肿瘤作用,否则也就不会形成临床可见的肿瘤。因此,在绝大多数情况下,局部区域放射治疗直接杀伤肿瘤微环境中的淋巴细胞不是放射治疗所固有的免疫抑制作用的主要原因,甚至局部放射治疗可以重塑免疫微环境中的淋巴细胞库。有研究发现,经辐照后的效应 T 淋巴细胞对血管内皮细胞的黏附能力更强,这意味着经辐照后的效应 T 淋巴细胞更容易向肿瘤微环境中浸润。现有的研究表明,放射治疗诱导的多种免疫抑制因子的释放及其对肿瘤微环境中免疫细胞的重塑才是其诱发免疫抑制的真正"元凶"。

(一)放射治疗与 TGF-β

TGF-β 超家族包含约 40 种分泌性细胞因子,其可以调节多种生物学功能,如细胞增殖和凋亡、胚胎模式、干细胞维持、细胞分化、迁移和免疫监视等。在肿瘤进程中,TGF-β 具有双重调节作用。在早期阶段,TGF-β 能抑制癌前病变增殖,促使癌前细胞凋亡;而在后期阶段,随着肿瘤微环境中 TGF-β 浓度的升高,TGF-β 将加速肿瘤增殖,促使肿瘤转移。

上皮源性肿瘤细胞可通过自分泌或旁分泌的方式产生 TGF-β 来调节自身功能,肿瘤微环境中的浸润性基质细胞如成纤维细胞、白细胞、巨噬细胞、髓系来源的内皮细胞、间充质细胞和骨髓中的前驱细胞等都可产生 TGF-β。TGF-β(包括 TGF-β$_1$、TGF-β$_2$ 和 TGF-β$_3$)初始时被合成为分子质量 75kDa、无活性的同源二聚体(pro-TGF-β),而无活性的 TGF-β 又称潜伏期相关蛋白(latency associated proteins,LAPs),主要储存于细胞外基质中。在血小板反应蛋白 1(thrombospondin-1,TSP-1)的诱导下,LAPs 发生构象改变而活化为具有生物学活性的 TGF-β;除了血小板反应蛋白外,放射治疗所产生的活性氧也会使 LAPs 的构象发生改变,从而释放具有生物学活性的 TGF-β。1994 年报道的一项基础研究发现,无活性的 TGF-β 广泛分布于未接受辐照的组织中,但具有活性的 TGF-β 的分布则有严格的限制,在小鼠乳房组织受到电离辐射后的 1 小时内,乳腺组织中具有活性的 TGF-β 的表达水平显著上升,与此同时,受到电离辐射的乳腺组织中无活性的 TGF-β 的表达水平则显著下降。其后的多项临床研究还发现,放射治疗前后血清或肿瘤组织中 TGF-β 表达水平的改变与放射治疗的近期效果具有相关性,放射治疗后血清或肿瘤组织中 TGF-β 表达水平升高,则往往预示放射治疗的效果不佳。

TGF-β 是一类强有力的免疫抑制因子,之所以能促进肿瘤细胞增殖、浸润、转移,与其强大的免疫抑制作用相关。事实上,TGF-β 几乎可以作用于所有的免疫细胞,包括 NK 细胞、CD4$^+$ 和 CD8$^+$ T 淋巴细胞、树突状细胞、巨噬细胞、中性粒细胞、肥大细胞和 B 淋巴细胞等,结局是降低免疫效应细胞对肿瘤细胞的识别和杀伤效应,下调抗肿瘤免疫反应,导致肿瘤细胞逃逸机体的免疫监视。第一,TGF-β 影响细胞毒 T 淋巴细胞的功能。TGF-β 是细胞毒 T 淋巴细胞增殖的强有力的抑制因子。早在 1992 年,Marcia 等人的基础研究就发现,TGF-$β_1$ 缺失的小鼠的体内存在大量 T 淋巴细胞活化和扩增,提示 TGF-β 对 T 淋巴细胞的分化和功能具有调节作用。2005 年,Dori 等人的研究结果表明,TGF-β 对细胞毒 T 淋巴细胞的功能抑制是继发于对“细胞毒性程序”关键蛋白包括穿孔素(perforin)、颗粒酶 A(granzyme A)、颗粒酶 B(granzyme B)、Fas 配体和 IFN-γ 等的阻断所致,而中和小鼠体内的 TGF-β 即可恢复抗原特异性细胞毒 T 淋巴细胞的细胞毒基因表达并有效清除肿瘤细胞。第二,TGF-β 抑制 NK 细胞的成熟。在机体的固有免疫反应中,NK 细胞对肿瘤细胞的杀伤效应需要 IFN-γ 的参与,TGF-β 通过 SMAD3 对 IFN-γ 启动子转录效应的作用,直接抑制 NK 细胞介导的 IFN-γ 的产生,从而抑制 NK 细胞的细胞毒效应。第三,TGF-β 可改变肿瘤微环境中淋巴细胞的免疫表型。TGF-β 能刺激静止的单核细胞并抑制活化的巨噬细胞;此外,TGF-β 还能诱导肿瘤微环境中的肿瘤相关巨噬细胞的极性发生改变,从抗肿瘤的 M_1 型巨噬细胞转化为促肿瘤的 M_2 型巨噬细胞,抑制单核细胞介导的细胞死亡作用,降低肿瘤相关巨噬细胞的吞噬效应并增强其趋化性;TGF-β 可诱导 CD4$^+$、CD8$^+$ T 淋巴细胞 CD73、CD39 的表达,直接诱导肿瘤微环境中调节性 T 细胞和 Th17 细胞的分化,并诱导促炎性细胞因子的产生,加重肿瘤微环境的免疫抑制状态;TGF-β 能驱动中性粒细胞表型发生改变,即从 N_1 型中性粒细胞转化为 N_2 型中性粒细胞,从而降低其细胞毒效应,并上调炎性细胞因子的分泌。第四,TGF-β 导致 B 淋巴细胞凋亡并抑制树突状细胞成熟。TGF-β 不仅对 B 淋巴细胞具有抑制作用,而且能促进未成熟或静止的 B 淋巴细胞凋亡,使 IgA 的分泌量减少;此外,TGF-β 还能抑制树突状细胞的抗原呈递能力,减少效应 T 淋巴细胞的数量。

(二)放射治疗与 HIF-1α 和 VEGF

氧是目前已知最强的放射增敏剂。要达到相似的生物学效应,与氧合良好的肿瘤相比,乏氧区域的肿瘤往往需要接受更高的辐照剂量。分子氧能固定放射损伤,电离辐射所产生的自由基由于含有未配对的电子而具有高度活性,能与分子氧发生反应,从而产生活性氧(reactive oxygen species,ROS)。高浓度的活性氧包括超氧阴离子自由基或过氧化氢等,其可在细胞内引发有害的化学反应,从而导致 DNA 分子损伤。广为接受的观点认为,在绝大多数实体瘤的演变过程中渐渐形成了乏氧应激状况,肿瘤微环境中的肿瘤细胞与非肿瘤细胞主要通过调节低氧诱导因子家族的表达和活性来适应乏氧微环境,而实体瘤的乏氧微环境也被认为是肿瘤逃逸机体免疫监视和抗拒抗肿瘤免疫反应的重要途径。目前已知 HIF-1α 是乏氧应激下被激活的关键转录调节因子,肿瘤微环境中 HIF-1α 高表达往往提示肿瘤放射治疗的局部控制率低,远处转移风险高,患者的整体预后差。研究表明,HIF-1α 可调控多种基因和多个信号通路,从而调控多重功能,包括肿瘤细胞存活、新生血管生成、细胞外基质重塑和代谢等。除此以外，HIF-1α 还可直接或间接影响抗肿瘤免疫反应。HIF-1α 影响抗肿瘤免疫反应的主要原因是肿瘤微环境中多种免疫细胞的功能受 HIF-1α 依赖的信号机制的调控。研究表明，HIF-1α 诱导的肿瘤微环境乏氧状况可选择性上调效应 T 淋巴细胞与髓系来源的抑制细胞表面 PD-L1 的表达，从而抑制效应 T 淋巴细胞的功能，导致效应 T 淋巴细胞凋亡或功能耗竭；在乏氧状况下，树突状细胞的分化和成熟受到抑制，其抗原呈递能力也下降，从而导致效应 T 淋巴细胞的数量减少和活性受限；在乏氧状况下，肿瘤微环境中的诱导性趋化因子（CC-chemokine ligand，CCL）28 表达上调，CCL28 表达上调有利于肿瘤微环境对调节性 T 细胞的招募，从而导致肿瘤微环境的免疫状况恶化；尽管肿瘤微环境乏氧状况不影响肿瘤相关巨噬细胞（TAMs）的分化或（和）极化，但能够对 M_2 型巨噬细胞的表型进行微调；此外，HIF-1α 还能调节髓系来源的抑制细胞在肿瘤微环境中的分化与功能。

放射治疗可上调肿瘤微环境中的 HIF-1α，从而加重肿瘤微环境的免疫抑制状况，并降低肿瘤对放射治疗的敏感性。2004 年，Benjamin 等人的基础研究发现，放射治疗上调 HIF-1α 与放射治疗后肿瘤微环境再氧合相关。放射治疗后肿瘤微环境发生再氧合，源于对活性氧的反应性，从而导致 HIF-1α 在核内聚集；另外，继发于应激颗粒解聚，也可增强 HIF-1α 转录介导的下游信号的翻译能力，从而导致 HIF-1α 表达上调及活性增强。在这项基础研究中，研究者发现，在分次放射治疗期间，初始时肿瘤微环境中 HIF-1α 活性有所降低，但随着时间的推移，即在放射治疗后的 12~24 小时，HIF-1α 活性开始逐渐上升，并在放射治疗后的 48 小时达到高峰；而在空间分布上，放射治疗后 HIF-1α 率先在肿瘤周围被激活，在治疗后 24~48 小时，肿瘤中心区域的 HIF-1α 表达与活性均增强；而应用自由基清除剂 AEOL-10113 则可阻断放射治疗对 HIF-1α 活性的诱导，从而使肿瘤微环境中的血管系统发生退化，并显著延缓肿瘤生长速度。

除了对免疫细胞的影响外，HIF-1α 还能刺激肿瘤新生血管生成。在乏氧状况下，HIF-1α 能结合多种低氧反应元素，从而激活多个低氧反应基因的表达，包括 VEGF。已知绝大多数肿瘤细胞可以产生 VEGF，放射治疗可导致肿瘤微环境中 HIF-1α 表达上调，而 HIF-1α 又可诱发 VEGF 表达上调。除此以外，放射治疗还可通过 HIF-1α 非依赖的方式促使肿瘤细胞 VEGF 的分泌量增加。2003 年，在 Eva 等人的基础研究中，经 6 小时低氧孵化后的 U87 人类胶质母细胞瘤细胞分别接受单次 0Gy、2Gy、5Gy、10Gy、20Gy 剂量的照射，结果发现，培养皿中 VEGF 浓度随着辐照剂量（5~20Gy）的增加而升高，低氧环境本身虽然也可诱发肿瘤细胞 VEGF 分泌量增加，但相比于未接受照射的乏氧细胞，单次 20Gy 的照射使得乏氧肿瘤细胞 VEGF 的分泌量在此基础上又有显著增加。另外，该研究还发现，放射治疗引起乏氧肿瘤细胞 VEGF 分泌量增加并非继发于放射治疗诱发的 HIF-1α 表达上调所致。

血管内皮生长因子家族包括 VEGF-A、VEGF-B、VEGF-C、VEGF-D 和胎盘生长因子（placenta growth factor，PGF），其中 VEGF-A 是被研究最多也是最重要的血管生长因子，因此临床上常将 VEGF 特指为 VEGF-A。VEGF 不仅是最重要的血管生长因子，也是肿瘤微环境中强有力的免疫抑制因子。VEGF 几乎能影响所有免疫细胞，是恶性肿瘤免疫抑制微环境形成的主要因素之一。

1. VEGF 与效应 T 淋巴细胞

2003 年，Zhang 等人的研究发现，在高度表达 VEGF 的卵巢肿瘤组织中往往缺乏 T 淋巴细胞，而在 VEGF 低表达的卵巢癌组织中，T 淋巴细胞密度却较高；同样是在 2003 年，Ohm 等人的研究发现，VEGF 可阻碍造血祖细胞演化为 T 淋巴细胞；2012 年，Ziogas 的研究发现，VEGF 显著降低了来自外周血样本中的 T 淋巴细胞的细胞毒效应，活化的 T 淋巴细胞表面表达 VEGFR2，而抗 VEGFR2 治疗可逆转 VEGF 诱发的 T 淋巴细胞的抑制作用；此外，除了对 T 淋巴细胞的直接作用外，Motz 等人的研究发现，VEGF 还能通过与环氧化酶结合而上调内皮细胞表面 FasL 表达，进而抑制 T 淋巴细胞功能。基础与临床研究结果表明，利用抗血管生成药物抑制 VEGF/VEGFR 信号通路，不仅可以增强 T 淋巴细胞功能，而且有助于 T 淋巴细胞在肿瘤微环境中的浸润。

2. VEGF 与调节性 T 细胞

调节性 T 细胞（regulatory T cells，Tregs）具有多种亚型，可表达多种生物标志物，包括 CD25、GITR、CTLA-4 和 LAG-3，但这些标志物的特异性都不高，在其他免疫细胞中也常有表达。FOXP3 是 Tregs 高特异性生物标志物，特征性表达 CD4、CD25 和 FOXP3 的 Tregs 被认为是关键的免疫抑制细胞，能抑制和下调对效应 T 淋巴细胞的诱导，从而降低效应 T 淋巴细胞的增殖能力。2010 年，Suzuki 等人的研究首次证实，VEGFR2 选择性表达于 $CD4^+POXP3$ 高表达的 Tregs 上，而不表达于 $CD4^+POXP3$ 低表达的 Tregs 上。在 2010 年 Olivier 等人的临床研究中，28 例转移性肾细胞癌患者和 7 例可手术切除的原发性肾细胞癌患者接受多靶点抗血管生成药物舒尼替尼（Sunibinib）治疗，在舒尼替尼治疗的每个周期前后均检测外周血和肿瘤组织中 $CD3^+$、$CD4^+$、CD25 高表达和 $POXP3^+$ Tregs。结果发现，经 2～3 个周期舒尼替尼治疗后，外周血 $FOXP3^+$ Tregs 数目下降的转移性肾细胞癌患者的生存时间更长（$P<0.05$）；在接受舒尼替尼新辅助治疗的可手术切除的 7 例肾细胞癌患者中，5 例患者肿瘤微环境中 $FOXP3^+$ Tregs 数目出现下降，这 5 例患者的预后也优于另外 2 例经舒尼替尼新辅助治疗后肿瘤微环境中 $FOXP3^+$ Tregs 数目未下降的患者。

3. VEGF 与树突状细胞

树突状细胞（dendritic cells，DCs）是一种强大而特殊的抗原提呈细胞，在启动和放大抗肿瘤的固有免疫和适应性免疫反应中发挥着关键作用。DCs 分为两个功能阶段，即未成熟的 DCs 和成熟的 DCs。未成熟的 DCs 来自骨髓造血祖细胞，存在于非淋巴样组织中，其表面 MHC-Ⅰ类分子、MHC-Ⅱ类分子和共刺激分子（CD80、CD68）的表达水平较低，不能有效进行抗原呈递。未成熟的 DCs 一旦捕捉到抗原，它们将通过血液或淋巴液进入次级淋巴结构（如淋巴结、脾、扁桃体等），并渐渐分化为成熟的 DCs，其表面的 MHC 复合物及共刺激分子表达上调，进而诱发幼稚 T 淋巴细胞活化，激发抗肿瘤免疫反应的发生。无论是成熟 DCs，还是未成熟 DCs，两者均表达 VEGFR。临床前研究结果显示，VEGF 与 VEGFR1 结合会阻断转录因子 NF-κB 的活化，从而抑制未成熟的 DCs 功能成熟,并影响 DCs 功能分化。临床研究发现,肿瘤患者血清 VEGF 水平升高与外周血存在未成熟的 DCs 相关。Matteo 等人的研究发现,结直肠癌患者外周血中 DCs 数量与血清中 VEGF 水平呈负相关。

4. VEGF 与髓系来源的抑制细胞

髓系来源的抑制细胞(MDSCs)是肿瘤微环境中重要的免疫抑制细胞,最初在荷瘤小鼠中被鉴定为共表达 CD11b 和 Gr1 的细胞。MDSCs 主要包括两种类型,即单核 MDSC(M-MDSC)和多形核 MDSCs(PMN-MDSC),在荷瘤小鼠中以 PMN-MDSC 为主。而在人体研究中,M-MDSC 是抑制 T 淋巴细胞活性的主要 MDSCs 亚型。MDSCs 诱发免疫抑制效应的机制主要包括淋巴细胞营养消耗、发生氧化应激反应、干扰淋巴细胞转运和存活能力及 Tregs 的激活和扩增等。Huang 等人发现,在荷瘤小鼠中,VEGF 通过与 VEGFR2(而非 VEGFR1)结合,从而诱导 Gr1$^+$、CD11b$^+$ 细胞聚集并活化 JAK2/STAT 3 信号通路;另外,VEGF 所诱发的 MSDC 增强还能通过 TGF-β 依赖或非依赖途径导致其他免疫抑制细胞产生,包括 FOXP3$^+$ Tregs。临床前研究发现,应用 VEGF/VEGFR 抑制剂治疗能显著降低脾、骨髓和肿瘤微环境中的 MDSCs 数量。而临床研究发现,舒尼替尼治疗能降低肾细胞癌患者外周血中 MDSCs 的数量,且 MDSCs 数量减少与肾细胞癌患者 T 淋巴细胞的抑制状况呈负相关。

5. VEGF 与巨噬细胞

肿瘤驯化的肿瘤相关巨噬细胞会显著影响肿瘤患者的生存和预后,巨噬细胞来自外周血中的单核细胞。外周血单核细胞中发现有 Flt-1 基因信使 RNA,Flt-1 蛋白在单核-巨噬细胞系分化过程中也有表达,VEGFR1、VEGFR2、VEGFR3 在人类 CD14$^+$ 单核细胞中有表达。此外,在人类宫颈癌微环境中的肿瘤相关巨噬细胞中发现有 VEGF-C、VEGF-D 和 VEGFR3 的表达。肿瘤相关巨噬细胞在肿瘤血管和淋巴管生成中发挥着关键作用,但 VEGF/VEGFR 这一信号通路是否介导肿瘤相关巨噬细胞这一功能目前尚不清楚。但 Su 等人的研究发现,VEGF-C 通过 VEGFR3 在巨噬细胞向肺癌微环境浸润的过程中发挥着关键作用,而 VEGFR3 介导的巨噬细胞浸润与肺癌的放射敏感性相关。另外,有关肾透明细胞癌的研究发现,通过敲除 VEGFR1 能削弱巨噬细胞在肿瘤微环境中的浸润,并能抑制血管生成和肿瘤细胞生长。

(三)放射治疗与腺苷

三磷酸腺苷(ATP)是化学能的通用载体,存在于所有有代谢活性的细胞中。在正常组织的细胞外基质中,无论是 ATP,还是其代谢产物腺苷,两者水平均较低,但在炎症、局部缺血、存在高细胞转换或 CD39/CD73 高表达的环境下,细胞外基质中 ATP 与腺苷水平会显著升高。放射治疗尤其是单次大剂量放射治疗能使大量肿瘤细胞发生免疫原性死亡,可触发肿瘤细胞释放大量 ATP,因此 ATP 也是放射治疗诱发抗肿瘤免疫反应的重要介质。事实上,在 2014 年 Encouse 等人的基础研究中,经 pGEN2.1-pMe-Luc 转染的 TSA 乳腺癌细胞分别接受单次 0Gy、2Gy、5Gy、10Gy 和 20Gy 的照射,在放射治疗 24 小时后发现,相比于未接受放射治疗的 TSA 乳腺癌细胞细胞外基质,接受放射治疗的 TSA 乳腺癌细胞细胞外基质中 ATP 水平显著上升,且随着照射剂量的增加,其细胞外基质中

ATP 水平也随之升高。释放到细胞外空间的 ATP 通过免疫细胞上的嘌呤能受体信号传导,作为一种损伤相关分子模式(damage-associated molecular patterns,DAMPs)激活炎症小体,可招募并活化树突状细胞或其他抗原提呈细胞及巨噬细胞,进而活化 T 淋巴细胞和 NK 细胞;另外,细胞外空间的 ATP 还能特异性抑制肿瘤细胞增殖,诱导肿瘤细胞死亡。总之,释放到细胞外空间的 ATP 可促进机体先天性或适应性免疫反应。

释放至细胞外空间的 ATP 是强有力的促炎症介质,为了避免发生严重的炎症反应,释放至细胞外基质中的 ATP 在外切核苷酸酶(主要是 CD39 和 CD73)的协同作用下迅速发生逐步去磷酸化反应,并最终被降解为腺苷。首先,在外切核苷酸酶 CD39 的作用下,细胞外基质中的 ATP 降解为腺苷二磷酸(adenosine diphosphate,ADP),ADP 再次水解为腺苷一磷酸(adenosine monophosphate,AMP);然后,AMP 在 CD73 的催化下,经过不可逆的水解作用转化为腺苷。与 ATP 截然不同的是,腺苷是一种具有多效抗炎作用的神经递质,通过与高亲和力的腺苷 2a(adenosine 2a,A_{2a})受体结合或与亲和力较低的 A_{2b} 受体结合,可触发腺苷酸环化酶活性,从而导致细胞内环磷酸腺苷(cyclic AMP,cAMP)水平升高,通过 cAMP/PKA(蛋白激酶 A)介导抑制 NF-κB、TCR 和 JAK-STAT 信号通路,产生强烈的免疫抑制作用。腺苷不仅可以直接抑制抗原提呈细胞尤其是树突状细胞及效应 T 淋巴细胞的活性,而且能间接促使 Tregs 增殖,改变肿瘤相关巨噬细胞的极性,使 M_1 型巨噬细胞转变为 M_2 型巨噬细胞。因此,放射治疗所诱导的肿瘤微环境中堆积的腺苷被认为是关键的免疫抑制因子。

CD39 和 CD73 是细胞外基质中的 ATP 发生去磷酸化反应的主要外切核苷酸酶,CD73 更是催化 AMP 不可逆地去磷酸化降解为腺苷的限速酶。CD39 和 CD73 高表达于肿瘤微环境中特殊亚群的淋巴细胞表面,如 Tregs、调节性 B 细胞、内皮细胞、基质细胞、间充质干细胞和肿瘤相关干细胞等。而在乏氧区域,CD39 和 CD73 通过 HIF-1α 介导的机制可进一步上调在肿瘤微环境细胞中的表达。临床研究结果表明,肿瘤微环境中 CD73 表达水平与多种类型恶性肿瘤患者的预后呈负相关,包括三阴性乳腺癌、胃癌、结直肠癌和胆囊癌等。而临床前研究结果显示,CD73 缺失的小鼠能够抑制移植瘤生长并防止实验性肿瘤转移。CD39 在某些人类肿瘤细胞中也存在过表达现象,尽管并无证据表明 CD39 表达水平与肿瘤的生物学行为或肿瘤患者的临床分期具有相关性,但在 Jeremy 等人的基础研究中,将 CD39[+] 的肿瘤细胞与活化的 CD4[+]、CD8[+] T 淋巴细胞共同培养,结果发现 T 淋巴细胞的增殖能力受到抑制;如果联合应用抗 CD39 单抗或应用 A_{2a} 受体抑制剂,那么将解除对 T 淋巴细胞增殖的抑制作用。因此,通过阻断腺苷产生的限速酶 CD73 或阻断腺苷与 A_{2a} 受体的结合,将显著提升机体的抗肿瘤免疫反应。而腺苷轴也是潜在的重要免疫检查点治疗靶点。尽管目前对放射治疗与腺苷介导的免疫抑制所知不多,但现有的证据表明,放射治疗后肿瘤微环境中 ATP 水平会随放射治疗的剂量增加而升高,以及随之而来的肿瘤微环境中外切核苷酸酶(CD39/CD73)水平升高,最终导致肿瘤微环境中腺苷水平上升。腺苷可诱导免疫抑制性髓细胞扩增,包括 MDSCs、M_2 型巨噬细胞、N_2 型中性粒细胞,并能吸引循环髓细胞,促使其分化为产腺苷的巨噬细胞,加重肿瘤微环境的免疫抑制状况;此外,CD73/腺苷还能促进肿瘤新生血管生成和肿瘤转移,增加肿瘤细胞对放化疗的耐受性。

(四)放射治疗与免疫检查点分子(PD-1/PD-L1)

程序性细胞死亡受体配体 1(programmed cell death receptor ligand 1,PD-L1)又称 CD274 或 B7-H1,属于 B7 超家族的共抑制分子,是重要的免疫检查点分子,也是 T 淋巴细胞重要的负性调控因子,在驱动免疫抑制和促进肿瘤免疫逃逸中发挥关键作用。在正常组织中很少有 PD-L1 表达,但在多种肿瘤组织中,PD-L1 可表达于肿瘤微环境中多种细胞的细胞膜或细胞质中,包括肿瘤细胞、浸润的 T 淋巴细胞、树突状细胞及非血液性细胞。在正常生理状况下,PD-L1 与其抑制性受体 PD-1/PD-2 结合后,会导致 T 淋巴细胞凋亡和功能抑制,防止因 T 淋巴细胞过度激活而损伤自身组织。因此,PD-L1 是免疫系统重要的负向调控因子。肿瘤细胞在进化过程中通过表达 PD-L1,而 PD-L1 及其受体 PD-1 共表达可抑制 T 淋巴细胞受体介导的淋巴细胞增殖和细胞因子分泌,因此 PD-L1 表达的肿瘤细胞可成功逃逸宿主的免疫监视。目前已知 PD-1/PD-L1 信号通路是肿瘤逃逸机体免疫监视的主要途径,而阻断免疫检查点蛋白 PD-1 或其配体 PD-L1/PD-L2 已成为重要的抗肿瘤治疗手段,在临床上取得了巨大的成功,并改变了临床指南,也改变了多种恶性肿瘤患者的自然病程。

肿瘤微环境中 PD-L1 表达水平存在时间和空间异质性,且受多种因素的影响,如肿瘤微环境中促炎性细胞因子 IFN-γ 的浓度等。放射治疗或放化疗联合治疗也可改变肿瘤细胞 PD-L1 的表达。临床前研究表明,放射治疗可通过四条途径诱发肿瘤细胞 PD-L1 的表达上调,这四条途径分别是 IFN-γ 信号通路、EGFR 信号通路、DNA 损伤信号通路和 cGAS-STING 信号通路等,而所有涉及 PD-L1 表达上调的信号通路都与 JAK/STAT 信号通路密切相关。2014 年,Simon 等人的动物实验研究结果发现,低剂量分割放射治疗可导致小鼠肿瘤模型中肿瘤细胞表面 PD-L1 表达增加,而分次放射治疗后肿瘤细胞 PD-L1 表达上调是由 CD8[+] T 淋巴细胞产生的 IFN-γ 所致,肿瘤细胞 PD-L1 表达水平与肿瘤细胞的放射敏感性呈负相关;放射治疗同步 PD-1/PD-L1 单抗治疗可诱发小鼠肿瘤模型肿瘤微环境中 CD8[+] T 淋巴细胞浸润增加,并显著提高肿瘤的局部控制率,延长荷瘤小鼠的中位生存时间;也就是说,PD-1/PD-L1 拮抗剂可克服放射治疗所诱发的 PD-L1 表达上调所继发的放射抗拒性。

除了可诱导肿瘤微环境中 PD-L1 等抑制性配体的表达上调外,放射治疗也可导致 CD4[+]、CD8[+] T 淋巴细胞表面多种抑制性受体的表达上调,包括 PD-1、CTLA-4、糖皮质激素诱发的 TNFR 家族相关基因(glucocorticoid-induced TNFR family related gene,GITR)、T 细胞免疫球蛋白及黏蛋白分子-3(T cell immunoglobulin and mucin-domain containing-3,TIM-3)、淋巴细胞活化基因 3(lymphocyte-activation gene 3,LAG-3)等,从而影响 T 淋巴细胞的功能发挥,驱动免疫抑制微环境形成,并成为免疫治疗的屏障。

(五)放射治疗与免疫抑制细胞

已形成的肿瘤微环境犹如不可愈合的创伤,事实上大部分实体瘤肿瘤微环境中伴有大量骨髓细胞浸润,这些肿瘤浸润的骨髓细胞(包括肿瘤相关巨噬细胞、调节性 T 细胞和髓系来源的抑制细胞等)往往是肿瘤进展和转移的根源,也是肿瘤新生血管生成和抑制抗肿瘤免疫反应的重要屏障,并显著影响抗肿瘤治疗(如放射治疗、化学药物治疗、分子靶向治疗及免疫治疗等)的效果。放射治疗对上述免疫抑制细胞具有重要的调节效应,并可能因此加重肿瘤微环境的免疫抑制状况,帮助肿瘤细胞逃逸免疫监视,并降低放射治疗的效果。

肿瘤相关巨噬细胞(tumor-associated macrophages,TAMs)是多数实体瘤肿瘤微环境中炎性浸润细胞的主要成分。在病理状态下,TAMs 的功能随周围环境变化而变化,也就是说,TAMs 的功能具有高度可塑性,其功能范围可以是 M_1 型到 M_2 型。经典的 M_1型巨噬细胞不仅对肿瘤细胞具有高度吞噬能力,而且拥有高效的抗原呈递能力,还能分泌招募和活化 T 淋巴细胞及 NK 细胞所必需的细胞因子;而 M_2 型巨噬细胞具有组织重塑和免疫抑制作用,可产生高水平的免疫抑制因子 IL-10 并刺激肿瘤新生血管生成,从而促进肿瘤浸润和转移。不同类型实体瘤肿瘤微环境中的 TAMs 表型不同,肺癌与胃癌肿瘤微环境中以 M_1 型巨噬细胞占主导,因此肺癌与胃癌肿瘤微环境中 TAMs 浸润密度越高,预后就越好;而乳腺癌、前列腺癌、卵巢癌和宫颈癌肿瘤微环境中以 M_2 型巨噬细胞为主,因此这些类型肿瘤患者的肿瘤微环境中 TAMs 浸润密度越高,预后就越差。

放射治疗对肿瘤微环境中 TAMs 的种群具有重要的调节作用,并因此而改变肿瘤微环境的免疫状况。有证据表明:①放射治疗可以清除肿瘤微环境中的 TAMs;②放射治疗有助于肿瘤微环境对 TAMs 的招募;③放射治疗引起的肿瘤坏死和乏氧状况能促使TAMs 在肿瘤微环境中再分布;④放射治疗能改变 TAMs 的极性,使 M_1 型巨噬细胞极性发生改变,转变为 M_2 型巨噬细胞;⑤放射治疗能提高 TAMs 的抗原呈递能力。尽管放射治疗调节肿瘤微环境中 TAMs 种群的确切生物学机制目前尚未完全阐明,但比较明确的是集落刺激因子 1(colony stimulating factor 1,CSF1)在其中发挥了至关重要的作用。CSF1 是重要的生长因子,CSF1 与其同源受体酪氨酸激酶 CSF1 受体结合后就能快速启动组织中的 TAMs 增殖、分化和迁移。而基础与临床研究结果表明,放射治疗可上调肿瘤细胞系中 CSF1 的表达水平,从而使肿瘤微环境中 TAMs 的数量和表型发生改变。例如,2013 年,Xu 等人采用前列腺癌模型将放射治疗对荷瘤小鼠 TAMs 和 MDSCs 的影响进行了研究,结果发现,接受放射治疗后的小鼠肿瘤微环境中巨噬细胞集落刺激因子-1(M-CSF1)的浓度升高了 2 倍。这一发现在接受放射治疗的前列腺癌患者中也得到了证实,接受放射治疗后的前列腺癌患者血清 CSF1 水平显著上升。另外,在小鼠肿瘤模型中,阻断 CSF1/CSF1 受体信号通路会大大降低 TAMs 在肿瘤微环境中的浸润,并提高放射治疗对肿瘤的局部控制率。因此,研究者认为,CSF1/CSF1 受体信号通路是恶性肿瘤患者重要的潜在治疗靶点,CSF1 抑制剂联合放射治疗是可期待的一对组合。

除了 CSF1/CSF1 受体轴外,C-C 基序趋化因子配体 2(C-C motif ligand 2,CCL2)也被认为是放射治疗增加肿瘤微环境对 TAMs 等骨髓细胞招募的趋化因子。2017 年,Anusha 等人应用小鼠胰腺导管癌模型进行研究后发现,单次 20Gy 剂量的照射会显著增加胰腺导管癌细胞 CCL2 的释放,导致肿瘤微环境中表达 CCR2(CCL2 同源受体)的炎性巨噬细胞浸润密度增加,从而加快接受放射治疗后的胰腺导管肿瘤细胞增殖及肿瘤新生血管生成;通过CCL2/CCR2轴动员的炎性单核细胞被认为是乳腺癌、胰腺癌和肝细胞癌患者预后的不良因子,CCL2/CCR2信号通路的活化可能进一步导致胰腺导管癌对放射治疗的抗拒,CCL2遗传缺失的胰腺导管癌患者对放射治疗的敏感性也更高;应用抗CCL2单抗能选择性抑制放射治疗所致的对单核/巨噬细胞的招募,而抗CCL2抗体与放射治疗联合应用能显著抑制肿瘤生长($P<0.001$)。

放射治疗不仅能直接杀伤照射野内和循环中的淋巴细胞,而且能诱导多种免疫抑制因子的释放,并重塑肿瘤微环境中的免疫细胞,从而加重肿瘤微环境的免疫抑制状况,这不仅使肿瘤对放射治疗产生抗拒,也是放射治疗诱发肿瘤加速再增殖的重要原因。

二、放射治疗的免疫增强效应

近年来,以免疫检查点抑制剂为代表的现代免疫治疗(主要是PD-1/PD-L1抑制剂和CTLA-4抑制剂)在多种恶性肿瘤的治疗中取得了前所未有的成功,而免疫治疗与放射治疗的结合又显示出比单纯免疫治疗或单纯放射治疗更为理想的效果,从而使放射治疗与免疫系统之间的相互作用再次成为放射治疗领域的热门话题。从放射治疗可以提高免疫治疗的效果可以推测出放射治疗具有增强机体抗肿瘤免疫反应的作用,或者放射治疗具有免疫增强的效应是成立的。事实上,已有足够的证据表明,放射治疗可使肿瘤细胞免疫原性死亡,进而触发一系列分子事件,即损伤相关分子模式(DAMPs),从而将免疫抑制的肿瘤微环境转化为免疫支持的肿瘤微环境。

放射治疗的免疫增强效应最直接的证据可能来自电离辐射时,辐照范围内放射生物学效应存在"放大"现象,以及局部放射治疗所带来的系统抗肿瘤效应。一直以来,放射治疗被认为是一种局部区域治疗手段,其目的是控制照射范围内的肿瘤,进而减少肿瘤的系统播散。经典的放射生物学理论认为,放射线所诱发的肿瘤细胞死亡是源于辐射对肿瘤细胞DNA分子的直接损伤(双链或单链断裂)或继发于辐射致水分子分解所产生的活性氧介导的DNA分子损伤,最终使肿瘤细胞死亡(如凋亡、辐射诱导的衰老、自噬、坏死等)或丧失分裂能力;同样的,辐射对正常组织细胞的致畸、致突变、致癌作用也是源于电离辐射对正常组织细胞遗传物质的直接损伤。在分次放射治疗,尤其是较低剂量放射治疗时,不是所有位于照射范围内的细胞都会受到放射线的直接作用,而是随机的。根据经典的放射生物学理论推断,未受到直接辐照的细胞理论上不会出现辐射损伤。但实际情况并非如此,大量基础与临床研究结果表明,辐射的生物学效应可以被"放大",而这种放大的生物学效应主要表现在辐射的"脱靶现象",也就是说,未受到直接辐照的细胞,包括位于辐照范围内或邻近辐照范围但未受到直接辐照的细胞及远离辐照范围的细胞,都可能出现类似的辐射损伤。受到直接辐照的细胞可以影响邻近未受到辐照的细胞,也可影响远离辐照范围的细胞;同时,接受高剂量辐照的细胞也可以影响接受低剂量辐照的细胞,反之亦然。根据未受到直接辐照的细胞与直接受到辐照的细胞之间的关系及它们之间距离的远近,可以将电离辐射的脱靶效应(off-target effect)分为旁观者效应(bystander effect)和异位效应(abscopal effect),而接受不同辐照剂量的细胞之间的相互影响则被称为放射治疗的队列效应(the cohort effect)。尽管辐射的脱靶效应确切的生物学机制目前尚不明确，但已有足够的证据表明，辐射的脱靶效应尤其是异位肿瘤杀伤效应不是由散射线引起的，而是免疫依赖的，这是放射治疗可增强机体抗肿瘤免疫反应的最好佐证。

(一)旁观者效应

根据联合国原子辐射效应科学委员会(The United Nations Scientific Committee on the Effects of Atomic Radiation，UNSOCEAR)的定义，辐射诱导的旁观者效应是指从受到直接辐照的细胞向邻近未受到直接辐照的细胞传递的一种放射生物学效应，使得被辐照范围内未受到直接辐照的细胞表现出一系列癌细胞特性，包括抗拒死亡、免疫逃逸、基因组不稳定、细胞能量代谢失调、肿瘤促炎症反应、持续增殖和辐射抗拒等。在实施放射治疗，尤其是低剂量照射时，不是所有位于辐照范围内的细胞都会受到放射线的直接作用，而是随机的，仅有小部分细胞受到放射线的直接作用。经典的放射生物学理论告诉我们，只有受到直接辐照的细胞才会表现出直接杀伤效应，如基因组损伤增加、凋亡频率改变、突变形成增加、DNA分子损伤、克隆形成频率降低和癌基因转化等，但该理论不能解释却客观存在的现象是辐照范围内未受到直接辐照的细胞也可表现出上述生物学改变，这就是放射治疗诱导的旁观者效应(radiation-induced bystander effect，RIBE)。

电离辐射诱导的旁观者效应是由 Nagasawa 和 Little 于 1992 年率先提出的，最早的实验依据也来自 1992 年 Nagasawa 和 Little 的基础研究，处于 G_1 期的中国仓鼠卵巢细胞接受放射性核素钚 238(^{238}Pu)产生的低剂量 α 粒子辐照。根据微剂量学原理估计，在整个培养基中不到 1% 的细胞被 α 粒子直接贯穿的条件下，其邻近却有 30% 的细胞发生了姐妹染色体交换，也就是说，在不到 1% 的细胞受到直接电离辐射的前提下，却导致邻近 30% 的细胞遗传物质发生了改变。这种辐射带来的生物学效应"放大"现象不能用经典的放射生物学理论解释，因为经典的放射生物学理论认为，辐射剂量与生物学效应呈线性关系，而对这一现象的合理解释就是受到直接辐照的细胞导演了对邻近未受到直接辐照的细胞的生物学损伤，这就是旁观者效应。

不过，由于当时技术的限制，Hatsumi 等人的研究并不知道究竟是哪些细胞受到了 α 粒子直接辐照，而哪些细胞没有受到 α 粒子直接辐照也产生了类似受到辐照的效应。带电粒子微束的应用可以直观地证明辐射诱发的旁观者效应的存在。2000 年，Zhou 等人使用精确的带电粒子微束，随机选取 20% 的 A_L 细胞，每一个细胞接受 20 个 α 粒子辐照，其结果是得到了比预期高 3 倍的细胞突变率。这项研究为辐射诱发的旁观者效应的存在提供了更为确凿的证据，并认为细胞间的信息传递在介导旁观者效应过程中发挥了关键作用。

其后的研究发现，辐射诱发的旁观者效应不仅表现为姐妹染色体交换或诱发突变，还观察到应激反应、克隆存活、染色体畸变、细胞凋亡、微核形成、体外致癌性转变、基因组不稳定及基因表达改变等生物学改变，最终可导致旁观者细胞死亡。2005 年，Oleg 等人应用三维人体组织模型系统，每一个组织样本由直径为 8mm 的圆柱体组成，表皮模型的圆柱体高度为 $75\mu m$，全皮肤模型的圆柱体高度为 $700\mu m$，沿直径方向上每 $100\mu m$ 的范围内接受 10 个 α 粒子辐照。微光束的跨度在 $5\mu m$ 以下，不超过一个细胞的直径，由于带电粒子的固有特性，几乎没有散射剂量，因此能确保在距离被辐照细胞平面数微米范围内的细胞不会受到任何剂量的照射。辐照后的 72 小时,被辐照组织使用福尔马林固定、石蜡包埋,沿平行于被辐照细胞平面进行逐步条状切片,这种方法可以分析在距离已知被辐照细胞平面未受到直接辐照细胞的连续组织切片。结果发现,在远离被辐照细胞 1mm(即 50～75 个细胞直径距离)范围未被直接辐照的细胞中,微核细胞比例增加了 1.7 倍,凋亡细胞的比例增加了 2.8 倍,这是首次在三维组织模型中证实辐射诱发的旁观者效应的存在。

尽管电离辐射诱导的旁观者效应已在多种生物系中被证实,但直到今天,放射治疗诱导的旁观者效应确切的生物学机制依然尚未阐明。放射治疗诱导的旁观者效应通常被视为需要限制周围正常组织照射剂量的指标,但并未开发应用于肿瘤治疗中。早期的研究认为,放射治疗诱导的旁观者效应可能是受到直接辐照细胞产生的旁观者信号与邻近未受到直接辐照的细胞通过缝隙连接通信(gap junctional intercellular communication, GJIC)介导的,也就是说,旁观者信号可以通过细胞间的直接接触而传递。但细胞间的缝隙连接通信在正常组织细胞间更活跃,而肿瘤组织中细胞间的缝隙连接通信总体而言是下调的,因此细胞间的缝隙连接通信应该不是放射治疗诱导的旁观者效应产生的主要途径。放射治疗诱导的旁观者效应第二种可能的途径是通过被直接辐照细胞释放的可溶性因子介导的。被辐照细胞产生一系列细胞和分子事件,如氧化应激反应,释放出大量可溶性因子,包括离子(如钙离子等)、小分子物质[如一氧化氮(NO)等],还包括趋化因子、细胞因子及外泌体等,这些可溶性因子或以细胞外囊泡的形式,或以可溶性信号分子的形式被分泌到细胞间。在细胞稀疏的肿瘤微环境中,未受到直接辐照细胞的旁观者效应可能主要是通过被辐照细胞释放的可溶性因子介导的。2017 年,Yu 等人利用秀丽隐杆线虫(C. elegans)模型研究放射治疗诱导的旁观者效应,结果鉴定出半胱氨酸蛋白酶 CPR-4 可能是线虫类第一个放射治疗诱导的旁观者效应因子。CPR-4 是人组织蛋白酶 B 的同源类似物,经紫外线或 γ 射线辐照后的动物分泌的 CPR-4 是条件培养基的主要因子。CPR-4 可抑制细胞死亡,促使未接受辐照的动物胚胎死亡,在远离照射组织的非预期部位出现了 CPR-4 介导的效应和应激反应;在放射应答中,p53 同源类似物cep-1 能调控 CPR-4 的活性,通过胰岛素样生长因子受体 DAF-2,CPR-4 执行放射治疗诱导的旁观者效应。当然,免疫细胞也会参与到旁观者效应中,被辐照细胞释放的炎症介质(包括干扰素和某些趋化因子)可以吸引 T 淋巴细胞进入肿瘤微环境中,增加对旁观者细胞的杀伤作用。此外,放射治疗还能通过加重局部血管内皮炎症反应来增加对 T 淋巴细胞的招募,从而增加对旁观者细胞的杀伤作用。另外,被辐照细胞还能活化巨噬细胞,巨噬细胞传递旁观者信号也可增加对旁观者细胞的杀伤效应。

为了进一步明确放射治疗诱导的旁观者效应是由被直接辐照细胞释放的可溶性因子介导的,或者为了直视放射治疗诱导的旁观者效应,2020 年 Chao 等人将接受辐照的细胞与未接受辐照的细胞直接混合培养,或将接受辐照细胞的培养基与未接受辐照细胞通过不同孔径膜共同培养,经荧光显微镜检查发现,接受辐照的细胞会影响未接受辐照的细胞;在共同培养模型中经克隆形成分析发现,相比于 $0.4\mu m$ 共同培养条件,$1\mu m$ 共同培养条件下成活的细胞数更少,提示某些纳米级的物质在放射治疗诱导的旁观者效应中发挥着关键的作用；他们采用梯度离心法从辐照细胞的培养基中分离出微粒子和外泌体，应用集落形成分析发现，经辐照的肿瘤细胞所分泌的微颗粒（irradiated tumor cell-released microparticles，RT-MPs）在杀死肿瘤细胞中扮演了主要角色，而去除这些微颗粒的介质则不能有效杀死肿瘤细胞。进一步研究发现，RT-MPs 是介导放射治疗诱导的旁观者效应的主要成分，其可能是通过诱导肿瘤细胞铁死亡（ferroptosis）的方式直接杀伤肿瘤细胞的。之后，他们将分离出的 RT-MPs 用于小鼠胸膜间皮瘤伴恶性胸腔积液的治疗，结果发现 RT-MPs 可通过激活 JAK-STAT 和 MAPK 信号通路，诱导肿瘤微环境中 M_2 型肿瘤相关巨噬细胞（M_2-TAM）向 M_1 型肿瘤相关巨噬细胞（M_1-TAM）极化，从而改善免疫抑制的肿瘤微环境，增强抗肿瘤免疫反应；另外，RT-MPs 还可使肿瘤相关巨噬细胞表面的 PD-L1 的表达水平上调。总之，该研究结果证实，体外放射治疗诱导的旁观者效应的产生在很大程度上取决于经辐照细胞所分泌的微颗粒的释放，RT-MPs 不仅具有直接的抗肿瘤作用，而且可通过间接的免疫增强效应达到抗肿瘤的目的，而所有这些都为放射治疗诱导的旁观者效应应用于临床实践提供了坚实的理论基础，并因此提出间接放射治疗（indirect cancer radiotherapy）的概念，这或许将扩大放射治疗的临床适应证。

（二）异位效应

自应用于临床实践以来，放射治疗就一直被定性为一种局部区域治疗手段，尽管接受放射治疗的患者偶尔也有远离照射部位的肿瘤发生退缩的现象。接受单纯放射治疗的患者，其远离照射部位的肿瘤发生退缩的现象就是放射治疗诱导的异位效应（abscopal effect）。"abscopal"一词是由拉丁语词根"ab"和"scopus"组合而成，前者意为"远、位置偏离"，后者意为"目标、射击的标识或靶子"，abscopal 意为脱靶或远离靶标。"abscopal"于1953 年由 Mole 教授首次使用，他在见证了一例转移性肿瘤患者单个转移病灶接受放射治疗后，远离受照射病灶的肿瘤发生消失后构造了这个词。今天，这个词在以免疫检查点抑制剂为代表的现代免疫治疗时代再次成为肿瘤放射治疗领域的年度热词。根据 Mole 教授的定义，放射治疗诱导的异位效应是指在接受放射治疗的同一生物体内，远离照射部位的肿瘤病灶发生退缩的现象，暗指远离照射部位的放射治疗效应。因此，异位效应又被称为"远距离旁观者效应"（distant bystander effect）。

尽管异位效应已经是放射治疗领域的一个热词，但到目前，无论是基础研究还是临床研究，对异位效应的判定标准并未形成一个共识，部分临床研究报道的异位效应甚至模糊不清。临床上对放射治疗诱导的异位效应的判定缺乏统一的标准，2009 年 Silvia 等人将位于照射野以外的肿瘤病灶大小缩小 30% 作为放射治疗诱发的异位效应的判定标准；而2018 年 Luke 等人则参照实体肿瘤疗效评价标准（Response Evaluation Criteria in Solid Tumors，RECIST）作为放射治疗诱发的异位效应的评判标准，即同一生物体内所有非照射部位的目标转移病灶最大直径总和缩小大于或等于 30% 作为异位效应的评判标准。

放射治疗诱导的异位效应一直以来都被认为是临床上的罕见事件，临床上也从来不会将放射治疗诱导的异位效应作为实施放射治疗的目的，也就是说，临床上不会为了诱发异位效应而实施放射治疗。事实上，尽管距离认识异位效应已有数十年，但在过去的几十年中，特别是在免疫检查点抑制剂治疗时代之前，放射治疗诱导的异位效应确实仅见于零星的个案报道中。2016 年，Abuodeh 等人将 1969—2014 年报道的所有放射治疗诱导的异位效应事件进行了系统回顾性分析。结果发现，在长达 45 年的时间间隔内，放射治疗诱导的异位效应仅见于 31 篇个案报道，总共只有 46 个放射治疗诱导的异位效应事件发生，其中有 5 例患者在放射治疗期间同时接受了免疫治疗，这 5 例患者中有 4 例为恶性黑色素瘤患者；发生异位效应时患者的中位年龄为 64 岁（28～83 岁），中位放射治疗剂量为 31Gy（0.45～60.75Gy），放射治疗的中位分次剂量为 3Gy（0.15～26Gy），20 例患者接受照射的部位为转移病灶；中位随访时间为 17.5 个月（1.5～120 个月），异位效应发生的中位时间为放射治疗开始后的 2 个月（0～24 个月），出现异位效应的肿瘤病灶中位疾病进展时间为 6 个月（0.7～14 个月）。总之，Abuodeh 等人的系统回顾性分析结果表明，放射治疗诱导的异位效应可以发生于任何年龄段、任何部位、接受任何分割方式放射治疗和接受不同照射剂量的肿瘤患者。但客观地说，单纯放射治疗所诱发的异位效应确实罕见。另外，虽然任何类型的肿瘤接受放射治疗都可能发生异位效应，但一般而言，放射治疗诱导的异位效应更常见于恶性黑色素瘤、肾细胞癌和恶性淋巴瘤等免疫原性较强的肿瘤。

尽管放射治疗诱导的旁观者效应与异位效应之间没有一个明确的边际范围，但从它们的定义可以肯定，异位效应的发生绝不像旁观者效应那样是由受到辐照细胞与未受到辐照细胞通过缝隙连接通信所介导的。当然，被辐照细胞释放的非特异性炎症反应介质可以通过血液循环或淋巴管道到达机体远端（远离辐照范围），从而导致远端部位肿瘤产生类似于旁观者效应的反应（远距离旁观者效应）。但目前认为，放射治疗诱导的异位效应主要还是由免疫介导的。放射治疗诱导肿瘤细胞免疫原性死亡，使肿瘤相关抗原（tumour-associated antigens，TAAs）的释放增加，这些新抗原进入次级或三级淋巴结构中被抗原提呈细胞（如树突状细胞和巨噬细胞等）摄取，激活抗原提呈细胞，经由 MHC 或其他共刺激（如 CD80 和 CD28 等）信号通路介导，将新抗原呈递给幼稚 T 淋巴细胞，从而激活多条信号通路，触发效应 T 淋巴细胞，尤其是 $CD8^+$ 的效应 T 淋巴细胞活化并增殖，活化的效应 T 淋巴细胞离开淋巴结区域并定植于肿瘤微环境中，包括被辐照区域及远离辐照范围的肿瘤微环境中，从而发挥其对原位与异位肿瘤的杀伤效应。活化的效应 T 淋巴细胞对原位肿瘤的杀伤效应可以提高放射治疗对局部肿瘤的控制，对异位肿瘤细胞的杀伤即是放射治疗诱导的异位效应。

从发现放射治疗的异位效应到将异位效应与免疫系统联系起来，人们用了 50 年左右的时间。2003 年，Kevin 等人的动物实验结果证实，异位效应的发生与散射线无关，而是由 p53 基因介导的。p53 基因是放射治疗诱导的异位效应的关键介质，而 p53 基因下游信号通路可能在引发异位效应的过程中起关键性作用。2004 年，Sabdra 等人的基础研究则表明，放射治疗诱导的异位效应是由免疫介导的。在他们的研究中，两翼移植有同源基因乳腺癌（67NR）的小鼠，其中一侧 67NR 肿瘤接受单次剂量照射（2Gy 或 6Gy），另外一侧不给予辐照的肿瘤作为放射治疗诱发的异位效应的观察指标；接受辐照后的小鼠接受为期 10 天的 Flt3-L 治疗，目的是促进小鼠体内树突状细胞的增殖与成熟。结果发现，单纯放射治疗确实使受到直接辐照的一侧 67NR 肿瘤的生长受到了抑制；而出人意料的是，在放射治疗联合 Flt3-L 治疗的小鼠中，另外一侧未受到直接辐照的 67NR 肿瘤生长也受到了抑制,但单纯接受 Flt3-L 治疗的小鼠双侧 67NR 肿瘤生长均未受到抑制。另外,研究还发现,放射治疗诱导的异位效应呈现出肿瘤特异性,在同一小鼠中,仅辐照一侧的 67NR 肿瘤,对侧未受到直接辐照的 67NR 肿瘤生长将受到抑制,但辐照一侧的 67NR 肿瘤,对侧未受到直接辐照的 A20 淋巴瘤的生长却未受到抑制。更为重要的是,在 T 淋巴细胞缺失的小鼠(裸鼠)中,一侧 67NR 肿瘤接受放射治疗并联合 Flt3-L 治疗,不能抑制对侧未接受直接辐照的 67NR 肿瘤增殖。这意味着放射治疗诱导的异位效应需要 T 淋巴细胞参与,没有 T 淋巴细胞就没有放射治疗诱导的异位效应。

放射治疗诱导的异位效应是由免疫介导的,这在临床实践中也得到了验证。2012年,Michael 等人报道了一例经 Ipilimumab 治疗后出现疾病进展的晚期恶性黑色素瘤患者,其椎旁转移病灶接受 28.5Gy/3f 的姑息放射治疗,放射治疗结束后 1 个月复查发现椎旁肿块无明显退缩,再次给予一个周期的 Ipilimumab 治疗,3 个月后发现椎旁肿块明显缩小;更令人惊喜的是,未受到直接辐照的右侧肺门和脾转移病灶也出现了明显退缩,在放射治疗结束后 10 个月,发现仅有微小的病灶残留。这是一个典型的免疫治疗失败后局部放射治疗诱发的系统抗肿瘤效应的案例,因为右侧肺门与脾占位病灶均不在辐照范围内,这两处病灶所接受的散射线剂量分别仅为 133cGy 和 2.3cGy,尽管接受 Ipilimumab 治疗在 18～20 周时出现迟发性反应是众所周知的,但该患者在开始接受 Ipilimumab 治疗至出现疾病反应的 19 个月期间接受了放射治疗,更支持是放射治疗诱导的异位抗肿瘤免疫反应,而 Ipilimumab 只是引发放射治疗诱导的异位效应的佐剂。与此同时,他们将机体对 NY-ESO-1 的反应作为抗肿瘤免疫反应的替代生物学标志,因为研究结果发现,在体内肿瘤发生进展时,机体内抗 NY-ESO-1 抗体滴度也随之增加,而体内肿瘤消退时,机体内抗 NY-ESO-1 抗体滴度也随之下降。

尽管放射治疗诱导的异位效应主要是由免疫介导的,但由于已形成的肿瘤微环境处于典型的免疫抑制状态,而放射治疗又会加重对肿瘤微环境的免疫抑制作用,因此单纯放射治疗往往难以诱发明显的异位抗肿瘤效应。在临床上,单纯放射治疗诱导的异位效应实属罕见也就不难理解了。另外,仅局限于既往有关放射治疗诱导的异位效应的报道,可能让人产生一种误解,以为放射治疗诱导的异位效应似乎仅见于晚期肿瘤患者。事实可能并非如此,甚至恰恰相反,放射治疗诱导的异位效应在接受放射治疗的早期肿瘤患者中可能更为经典,但遗憾的是,临床上对放射治疗诱导的异位效应在早期肿瘤患者中的临床价值尚未被认识,更谈不上应用。

要想明白在早期肿瘤患者中放射治疗所诱导的异位效应,笔者认为有一个概念需要事先澄清,就是“异位效应”与“异位现象”(abscopal phenomenon)。在笔者看来,放射治疗诱导的异位效应不一定能被现有的常规检查手段发现,将能被目前的临床检查手段发现的异位效应称为“异位现象”似乎更恰当。也就是说,放射治疗诱导的异位效应是客观存在的,但未必能被临床检查发现,能被当前临床检查手段发现的异位效应实则是异位现象。如上所述,放射治疗通过杀伤肿瘤细胞,使肿瘤细胞免疫原性死亡,激活抗原提呈细胞,从而诱发肿瘤特异性细胞毒 T 淋巴细胞的产生。理论上放射治疗诱发的肿瘤特异性细胞毒 T 淋巴细胞可以随着循环系统到达全身所有部位:经循环系统浸润至辐照范围内的肿瘤特异性细胞毒 T 淋巴细胞可以杀伤辐照范围内的肿瘤细胞,从而提高放射治疗的局部控制率,并降低局部肿瘤对放射治疗的抗拒性,这是对经典放射生物学理论的挑战,当然也是对经典放射生物学理论的一种补充;进入循环中的肿瘤特异性细胞毒 T 淋巴细胞也可以杀伤临床可见的异位肿瘤并被临床检查发现,这就是经典的放射治疗诱导的异位肿瘤杀伤效应(笔者认为应该称为"异位现象"更合适);此外,进入循环中的肿瘤特异性细胞毒 T 淋巴细胞还可以杀伤(甚至可以认为是主要杀伤,因为临床不可见的肿瘤其肿瘤负荷更小,效应淋巴细胞的杀伤效能自然更高)异位的目前临床检查不可见的肿瘤细胞,包括系统内的微转移肿瘤病灶或循环肿瘤细胞,这同样是局部放射治疗所伴发的系统抗肿瘤效应,亦属于放射治疗诱导的异位肿瘤杀伤效应,只不过目前的临床检查手段不能发现这种异位肿瘤杀伤效应而已。不能被常规检查发现不代表就不存在,这也是目前临床上普遍认可的放射治疗诱导的异位效应十分"罕见"的主要原因。

以早期非小细胞肺癌根治性立体定向放射治疗和早期乳腺癌术后辅助放射治疗为例,对于可手术切除的早期非小细胞肺癌,标准的治疗模式依然是肺叶切除加系统性淋巴结清扫或采样;对于因医学原因不能手术或拒绝手术的早期非小细胞肺癌患者,根治性立体定向放射治疗(SBRT)/立体定向消融放射治疗(SABR)是目前最理想的替代治疗手段。与根治性手术治疗不同,早期非小细胞肺癌根治性立体定向放射治疗并不照射原发肿瘤所在的整个肺叶,也不对引流淋巴结(draining lymph node,DLN)采取预防性照射,而是"无视"引流淋巴结的存在。但结果显示,原发病灶单纯接受立体定向放射治疗的早期非小细胞肺癌患者引流淋巴结复发率仅为 5%~10%,远处转移率为 10%~20%,均与根治性外科手术治疗相当。相比于根治性外科手术治疗,仅对原发肿瘤病灶实施放射治疗而忽视引流淋巴结的存在,并不增加引流淋巴结的复发风险,其中缘由令人联想到是放射治疗诱发的旁观者效应或者异位效应保证了引流淋巴结范围的低复发风险(或者与外科淋巴结清扫术相似的复发风险)。需要说明的是,将术后病理分期为 I 期的非小细胞肺癌患者与临床分期为 I 期接受立体定向放射治疗的非小细胞肺癌患者比较,可能低估立体定向放射治疗的价值,因为有相当一部分临床分期为 I 期的非小细胞肺癌患者其术后病理分期会升期为 N_1/N_2,而这些患者往往会接受术后辅助治疗。这就意味着部分接受立体定向放射治疗的临床 I 期非小细胞肺癌患者真实的分期可能被低估,但即便如此,对临床分期为"早期"的非小细胞肺癌患者实施立体定向放射治疗,依然可以取得与根治性外科手术治疗病理分期为"早期"的非小细胞肺癌患者相似的临床结果。更有意思的是,2018 年,Ariel 等人的动物实验结果表明,相比于仅接受肿瘤部位立体定向放射治疗联合免疫检查点抑制剂治疗的实验小鼠,在肿瘤部位实施立体定向放射治疗联合免疫检查点抑制剂治疗的基础上,再联合应用选择性淋巴结照射(elective nodal rrradiation,ENI),不仅没有改善实验小鼠的生存时间,相反会缩短实验小鼠的生存时间;而两组实验小鼠肿瘤微环境中的趋化因子表达不同,浸润性淋巴细胞的类型和密度也大为不同。

另外,对于早期乳腺癌患者,扩大手术切除范围的主要价值是降低早期乳腺癌患者的局部与区域复发风险,而术后辅助放射治疗不仅可以提高早期乳腺癌患者的局部区域控制率,而且可以降低早期乳腺癌患者远处转移的发生风险,并显著提高早期乳腺癌患者的疾病特异性生存时间、无远处转移生存时间和总生存时间。从早期乳腺癌患者生存曲线可以发现，相比于传统的系统抗肿瘤治疗，接受术后辅助放射治疗与未接受辅助放射治疗的早期乳腺癌患者生存曲线存在明显的延迟分离现象，就像接受免疫治疗的患者生存曲线存在的"拖尾"效应。不可否认，术后辅助放射治疗之所以能够降低早期乳腺癌患者的远处转移风险并改善长期生存时间，与辅助放射治疗可以控制照射野内具有转移潜能且对系统治疗抗拒的残留肿瘤细胞密切相关，但也不能排除尚存在其他的机制，如术后辅助放射治疗所诱发的异位肿瘤杀伤效应可以控制对系统治疗抗拒的肿瘤细胞，包括照射野内残留的肿瘤细胞、循环中的肿瘤细胞及远处脏器中的微转移病灶，从而降低远处转移发生风险，并改善早期乳腺癌患者的无远处转移生存时间和总生存时间。

（三）队列效应

无论是放射治疗诱导的旁观者效应，还是异位效应，都是受到直接辐照的细胞对未受到直接辐照的细胞产生的生物学效应。目前我们尚不清楚未受到直接辐照的细胞是否也会对受到直接辐照的细胞产生影响，或者是产生何种影响。但有研究表明，受到直接辐照的细胞之间也会互相影响，包括受到高剂量辐照的细胞对受到低剂量辐照的细胞的影响，以及受到低剂量辐照的细胞对受到高剂量辐照的细胞的影响，这就是放射治疗诱导的第三种效应——队列效应。与放射治疗诱导的旁观者效应和异位效应不同，放射治疗诱导的队列效应是同一辐照范围内受到不均匀辐照的细胞之间的相互作用。在同一辐照范围内，无论是受到高剂量辐照的细胞，还是受到低剂量辐照的细胞，均可能产生基因毒性应激反应，而细胞间通信在细胞对基因毒性应激反应方面会产生显著影响。因此，同一辐照范围内受到不同剂量辐照的细胞之间必然也会相互影响，并发生一系列生物学变化。例如，2013 年 Stephen 等人的基础研究发现，与单纯接受低剂量辐照的细胞的生存率相比，当接受低剂量辐照的细胞与接受高剂量辐照的细胞混合培养时，接受相同低剂量辐照的细胞生存率显著降低。

放射治疗诱导的队列效应在临床上尚缺乏直接的证据，甚至有人认为队列效应就是旁观者效应。目前有关队列效应的发生机制尚不清楚，有人认为放射治疗诱发的旁观者信号如 TGF-β、活性氧（ROS）、一氧化氮（NO）等在放射治疗诱导的队列效应的发生中也起着关键作用。在现代放射治疗技术条件下，放射治疗诱导的队列效应将具有重要的临床意义，因为队列效应反映的是同一辐照范围内受到不均匀辐照的细胞之间的相互影响。而在目前的临床实践中，不论是采取物理适形调强放射治疗技术，还是采取生物适形调强放射治疗技术，都可以人为地改变辐照范围内不同部位的辐照剂量，使得同一辐照范围内的剂量非均一性更为明显。另外，即使采用立体定向放射治疗技术，照射野边缘剂量不可能是有和无，照射野外的部位（通常是正常组织）也会受到一定剂量的照射。由于受到高剂量辐照的细胞会影响受到低剂量辐照的细胞，反之亦然，因此在不均匀辐照的范围内，接受低剂量辐照的细胞可能取得与接受高剂量辐照的细胞相似的杀伤效应，这为近年来兴起的局部肿瘤照射提供了理论依据。

对放射治疗诱导的旁观者效应、队列效应和异位效应的认识可能颠覆传统的放射治疗模式，具有重大的临床意义。传统的根治性放射治疗原理源于肿瘤转移连续假说，与早期肿瘤的根治性手术治疗相似,原发肿瘤病灶连同引流淋巴结整块根治性照射就是早期实体瘤标准的根治性放射治疗方式;对于转移性肿瘤病灶,放射治疗的价值往往被认为仅限于姑息减症,而即使是姑息减症治疗,放射治疗范围一般也主张包括有症状部位的整个病灶。如果仅照射个体肿瘤病灶的局部而不是整个肿瘤病灶,那么往往会被认为违背了放射治疗原则,甚至认为这种放射治疗方式可能诱发肿瘤加速再增殖。因此,在既往的临床实践中,如果肿块过大而不能"安全"地实施放射治疗,那么往往会作为放射治疗的相对禁忌证。目前,尽管放射治疗诱导的旁观者效应、队列效应和异位效应距离临床应用为时尚早,但某些早期临床研究已给我们带来了诸多启发和惊喜。例如,2019年,Slavisa等人采用新的立体定向放射治疗技术仅照射单个大转移病灶的局部而非传统的整个转移病灶,目的是观察放射治疗所诱发的旁观者效应、队列效应和异位效应,并探讨其临床意义。对于23例伴有大肿块的晚期肿瘤患者,采用PET/CT和增强CT定义出大肿块的乏氧区域,即位于大肿块中央坏死区和肿瘤周围富血管高代谢之间的区域,并将其定义为旁观者肿瘤体积(bystander tumor volume, BTV)。基于肿瘤所在部位及大小,BTV给予1~3次、每次10~12Gy(70%的等剂量线作为处方剂量线)的立体定向放射治疗,BTV以外的肿块部位不给予直接照射,而用于观察BTV照射所诱发的旁观者效应或队列效应;病理证实的转移淋巴结与远处转移病灶也不给予照射,目的是观察远距离旁观者效应(即异位效应)。所有患者均不接受任何形式的系统治疗。经中位9.4个月(4~20个月)随访后发现,87%的患者依然保持疾病无进展状态,旁观者效应发生率达到96%,异位效应发生率也高达52%。虽然仅对肿瘤的局部进行了放射治疗,但大肿块体积中位缩小了70%(30%~100%),意味着旁观者效应强度达到70%;非辐照范围内的转移病灶体积中位缩小了50%(30%~100%),即大肿块局部放射治疗诱发的异位效应强度达到50%。总之,该研究结果表明,对大肿块乏氧区域实施立体定向放射治疗可取得理想的局部和远处转移病灶的控制。也就是说,这项小型临床研究直接证明了放射治疗诱导的旁观者效应、队列效应和异位效应的存在,因此具有重要的临床应用价值。

　　总之,已经形成的肿瘤微环境是一个典型的免疫抑制微环境,而放射治疗对免疫抑制的肿瘤微环境具有双重调节作用,或者说放射治疗对肿瘤免疫微环境既有抑制作用,也存在增强效应。放射治疗重塑肿瘤免疫抑制的微环境主要是源于放射治疗使肿瘤细胞免疫原性死亡:一方面,放射治疗使肿瘤细胞免疫原性死亡增加,在释放肿瘤相关抗原的同时也释放大量危险信号分子,从而招募和活化抗原提呈细胞,启动抗肿瘤免疫反应;另一方面,放射治疗可促进多种免疫抑制介质(包括免疫抑制细胞和免疫抑制因子)的产生,从而阻碍抗原提呈细胞的激活,抑制效应T淋巴细胞的产生和功能活化,影响抗肿瘤免疫反应。因此,放射治疗既可加重肿瘤微环境的免疫抑制状况,也能将免疫抑制的肿瘤微环境转化为免疫支持的微环境。当然,放射治疗对肿瘤免疫微环境的调节总体趋势是免疫增强效应胜于免疫抑制作用,或者说放射治疗对肿瘤免疫微环境的净作用是免疫增强,否则放射治疗不会应用至今,而且还在持续发展。至于具体到接受放射治疗的个体,究竟是免疫抑制作用占主导,还是免疫增强效应更强,目前尚难以量化。另外,放射治疗对肿瘤微环境的免疫调节作用可能受多种因素的影响,既包括患者本身的因素,如患者的体力状况、造血功能、全身炎症反应等；也包括肿瘤相关因素，如全身肿瘤负荷大小、肿瘤的生物学行为、肿瘤局部感染情况、肿瘤对放射治疗的敏感性等；此外，还可能包括放射治疗相关因素，如照射部位、照射范围、放射治疗技术、放射治疗的时间-剂量-分割方式等。在今后的基础研究与临床实践中，关键是如何掌控放射治疗对肿瘤微环境的双重调节作用，使其更向免疫增强效应倾斜，以利于放射治疗的抗肿瘤免疫效应的发挥。

第 2 节　放射治疗联合免疫治疗的理论基础

局部放射治疗后会发生针对肿瘤相关抗原的免疫应答，这说明放射治疗的确存在一定程度的免疫激活效应，但不可否认的是，单独放射治疗引起的免疫反应通常是一过性的，不足以引起持久的抗肿瘤效应，而且单纯放射治疗一般也难以完全颠覆已经形成的免疫抑制的肿瘤微环境。另外，放射治疗对肿瘤微环境的免疫系统具有双重调节作用，既有免疫增强效应，也存在免疫抑制作用，尽管总体趋势是向免疫增强效应倾斜，但正是因为放射治疗对肿瘤微环境的免疫系统具有双重调节作用，为了将放射治疗的免疫调节作用进一步向免疫增强效应倾斜，以利于对局部和系统肿瘤的控制，临床上往往需要采用放射治疗联合免疫治疗这一模式。除此以外，作为使用频率最高的肿瘤局部治疗手段，放射治疗依然存在诸多局限，如生物抵抗性。放射治疗对肿瘤的控制效果不仅取决于放射治疗本身，而且机体系统与肿瘤微环境的免疫状况在很大程度上也决定着放射治疗的效果。事实上，不论是采用常规分割方式的放射治疗，还是采用消融剂量的放射治疗，如果没有免疫系统的参与，那么放射治疗的效果均会大打折扣。因此，在临床实践中，多数情况下很少单独采用放射治疗，而常在放射治疗的基础上联合应用其他治疗手段，如传统的细胞毒药物治疗、分子靶向治疗，或者免疫治疗等。

早在 100 多年前，"免疫治疗之父"William Coley 教授就已预言，所有恶性肿瘤患者都是免疫治疗的潜在适应人群。事实上，免疫治疗试用于临床已有百年，从 100 多年之前的 Coley 毒素，到后来的细胞因子、肿瘤疫苗或非特异性疫苗、过继免疫疗法等，尽管缺乏高级别的循证医学证据，但这些免疫治疗手段曾是部分实体瘤患者的标准甚至唯一的治疗选择，如高剂量干扰素作为伴有中高复发风险的恶性黑色素瘤患者术后辅助治疗长达 15 年，而 15 年后发现，这种治疗模式并未给伴有中高复发风险的恶性黑色素瘤根治术后患者带来显著的生存获益。直到 2010 年后，多项前瞻性随机对照临床研究结果发现，以免疫检查点抑制剂（如 PD-1/PD-L1 单抗、CTLA-4 单抗等）为代表的现代免疫治疗在多种晚期肿瘤的治疗中取得了突破性成功，改变了部分肿瘤患者的传统治疗模式和临床结局。但即便如此，在当今的临床实践中，以 PD-1/PD-L1 单抗和 CTLA-4 单抗为代表的现代免疫治疗的效果并未达到人们的预期，在不加选择的人群中，单纯使用免疫检查点抑制剂的客观缓解率仅在 20% 左右，就客观缓解率而言甚至低于传统的细胞毒药物治疗。此外，除了较高的原发耐药外，多数初始免疫治疗有效的患者迟早会发生获得性耐药，最终导致治疗失败，甚至有 9%～29% 的患者在接受免疫治疗期间发生疾病超进展

(hyperprogression)。尽管尚未完全阐明，但一般而言，免疫检查点抑制剂的治疗效果在很大程度上取决于肿瘤微环境中预先存在的免疫响应，受制于肿瘤突变负荷低、效应淋巴细胞对肿瘤细胞的识别能力差、肿瘤微环境中多重免疫抑制因子和免疫抑制细胞的存在，以及肿瘤微环境中缺乏效应淋巴细胞浸润等因素，使得免疫检查点抑制剂的治疗效果难以尽如人意。因此，免疫治疗的未来发展之路必然是个体化或联合其他治疗手段，包括传统的细胞毒药物、新生血管生成药物、分子靶向药物，或者联合放射治疗等。

现有的基础与临床研究结果表明，放射治疗与现代免疫治疗互相影响，具有明确的协同效应，被认为是肿瘤治疗领域的一对"神仙伴侣"：一方面，局部放射治疗参与调节抗肿瘤免疫反应的多个环节，从而提高抗肿瘤免疫效应，如放射治疗增加肿瘤相关抗原的释放与呈递、启动和激活效应 T 淋巴细胞、增加肿瘤微环境对效应 T 淋巴细胞的招募并利于效应 T 淋巴细胞在肿瘤微环境中的浸润、提高效应 T 淋巴细胞对肿瘤细胞（包括原位肿瘤细胞和异位肿瘤细胞）的识别和杀伤效应等；另一方面，免疫治疗也从多个方面提高肿瘤放射治疗的敏感性，提高局部肿瘤控制并增强放射治疗的系统抗肿瘤效应，如免疫治疗可以增加 T 淋巴细胞向肿瘤微环境中浸润，而浸润的 T 淋巴细胞产生细胞因子如 IFN-γ 等，IFN-γ 等能抑制肿瘤新生血管生成，可使残存的肿瘤血管有序化，降低肿瘤微环境中的间质压力，改善肿瘤微环境中的乏氧状况，从而提高肿瘤的放射敏感性；此外，免疫治疗还可克服放射治疗所诱导的肿瘤细胞表面 PD-L1 表达增加所继发的放射抗拒，提高肿瘤的放射治疗效果。正因如此，有人认为可以将放射治疗与免疫治疗整合为一门全新的肿瘤治疗手段，即放射免疫治疗（radioimmunotherapy）或免疫放射治疗（immunoradiotherapy），而放射治疗将进入免疫放射治疗时代，免疫治疗也将进入放射免疫治疗时代。

一、放射治疗提高免疫治疗的效果

根据 Schreiber 教授等人的免疫编辑理论，任何肿瘤的形成都是肿瘤细胞成功逃逸机体免疫监视的结果，肿瘤的发生就是肿瘤生长和侵袭能力由弱到强，而机体免疫系统由活跃到沉默的此消彼长的过程。一方面，机体可通过固有免疫和获得性免疫抵抗肿瘤的发生；另一方面，肿瘤细胞试图通过多种机制来逃避机体的免疫识别和清除，而肿瘤的发生与否及肿瘤的转归就取决于这两方面的抗衡。人体是一高度发达的有机体，具有强大的纠错和防御外来侵犯的能力。已知机体免疫系统可通过多种途径来预防肿瘤的发生，如：保护宿主免受病原微生物感染，从而抑制病原微生物相关的肿瘤发生；清除病原体，缓解炎症反应，从而阻止肿瘤的发生；此外，免疫系统还可通过直接清除肿瘤细胞的方式来防止肿瘤的发生。尽管机体的免疫系统不仅可以控制肿瘤的数量，而且能控制肿瘤的质量，即肿瘤的免疫原性，但肿瘤细胞在演化过程中可以通过下调 MHC-Ⅰ类分子或其他共刺激分子的表达，降低效应淋巴细胞对其识别能力，或通过形成免疫抑制的肿瘤微环境等方式来逃逸机体的免疫监视，从而形成临床可见的肿瘤。肿瘤免疫逃逸（tumor immune escape）指肿瘤细胞通过各种机制逃避机体免疫系统识别与清除，从而得以在机体内持续生存与繁衍。逃逸机体免疫监视被认为是恶性肿瘤的十大标志性特征之一。

任何肿瘤的发生都与机体免疫系统相关，因此理论上任何肿瘤都是免疫治疗的潜在适应证。而免疫治疗的效果不仅取决于免疫治疗本身,而且很大程度上还依赖肿瘤微环境中预先存在的免疫响应,包括肿瘤微环境中浸润的免疫细胞的有无和免疫细胞的特性等。临床上将缺乏预先存在的免疫响应的肿瘤称为"冷肿瘤"(cold tumor)或"非炎症型肿瘤"(noninflamed tumor),冷肿瘤微环境往往表现为肿瘤特异性抗原水平低下或缺失、缺乏招募抗原提呈细胞的能力、缺乏协同刺激分子、遍布免疫抑制性细胞[如 M_2 型巨噬细胞、髓系来源的抑制细胞(MDSCs)和调节性 T 细胞]、缺乏功能性抗原提呈细胞等,肿瘤微环境中缺乏 PD-L1 的表达,也几乎没有细胞毒 T 淋巴细胞、Th1 细胞和 NK 细胞浸润。与冷肿瘤微环境不同,"热肿瘤"(hot tumor)或"炎症型肿瘤"(inflamed tumor)微环境中往往伴有为数众多的免疫细胞,尤其是 $CD3^+$、$CD8^+$ T 淋巴细胞浸润,只是这些浸润的效应淋巴细胞的功能常处于被抑制的状态(如通过免疫检查点信号通路),这类肿瘤的细胞能够逃避这些浸润性效应淋巴细胞的攻击,但这些肿瘤细胞能够被免疫细胞识别。"热肿瘤"的典型表现是效应淋巴细胞浸润且 PD-L1 阳性表达,因此这类肿瘤 PD-1/PD-L1 单抗治疗的疗效一般较好。遗憾的是,在人类肿瘤中,约 2/3 的肿瘤微环境属于"冷肿瘤"范畴,这也从一个侧面解释了为何在不加选择的人群中,以 PD-1/PD-L1 单抗为代表的现代免疫治疗的客观缓解率仅为 20% 左右。当然,在"冷肿瘤"与"热肿瘤"之间还存在一系列肿瘤谱,称为"可变的肿瘤"(altered tumors),这类肿瘤接受 PD-1/PD-L1 拮抗剂治疗的效果介于"冷肿瘤"与"热肿瘤"之间。

放射治疗不仅是一种高效的肿瘤局部治疗手段,而且可通过多种途径调节肿瘤微环境的免疫系统,从而改变现代免疫治疗的临床结局。简单而言,放射治疗对肿瘤免疫循环(cancer immunity cycle)中的任何一个阶段、任何一个步骤都具有潜在的影响:放射治疗可使肿瘤细胞免疫原性死亡,释放肿瘤相关抗原,诱发损伤相关分子模式(DAMPs)释放,促进抗原提呈细胞增殖和功能成熟,增强其交叉呈递能力;放射治疗可上调肿瘤细胞表面 MHC- I 类分子的表达,改变肿瘤细胞的免疫表型,增强 T 淋巴细胞对肿瘤细胞的识别能力;放射治疗(尤其是较高分次剂量的放射治疗)可通过激活 cGAS-STING 信号通路,诱发 I 型干扰素的产生,上调血管内皮黏附分子(如 VCAM/ICAM)的表达,扩充细胞毒 T 淋巴细胞库,并有利于细胞毒 T 淋巴细胞向肿瘤微环境中归巢;放射治疗能极化 M_2 型巨噬细胞,使促肿瘤的 M_2 型巨噬细胞转化为抗肿瘤的 M_1 型巨噬细胞,并降低肿瘤微环境中肿瘤诱导的调节性 T 细胞水平,改善肿瘤微环境的免疫抑制状况;此外,放射治疗还可上调肿瘤微环境中的 PD-L1、PD-1、CTLA-4 等分子的表达水平,从而提高 PD-1/PD-L1 单抗的治疗效果。总之,放射治疗可以使"冷肿瘤"微环境转变为"热肿瘤"微环境,从而改变免疫治疗这场游戏(Radiotherapy:Changing the Game in Immunotherapy)。

(一)放射治疗诱发肿瘤细胞免疫原性死亡,并改变肿瘤细胞的免疫表型,克服免疫耐受

免疫耐受(immunologic tolerance)是指对特定抗原的免疫反应无应答状态,这是肿瘤细胞逃逸机体免疫监视的重要途径之一。肿瘤细胞发生免疫耐受的方式有多种,其中低免疫原性、MHC- I 类分子表达下调或缺失、共刺激分子或黏附分子表达下调等是肿瘤细胞发生免疫耐受的惯用伎俩。肿瘤不是外来物,而是自身机体细胞"叛变"的结果,这就导致肿瘤细胞表面只有极少数异常表达的蛋白质具有免疫原性,因此自发的肿瘤免疫原性往往都较弱,难以诱发机体免疫系统产生足够强度的免疫应答;多数肿瘤细胞表面主要组织相容性复合物-Ⅰ类分子(MHC-Ⅰ)表达下调或缺失,包括乳腺癌、前列腺癌和非小细胞肺癌等,从而影响 MHC-抗原肽-T 细胞受体(TCR)复合物的形成,导致 T 细胞不能有效识别肿瘤细胞表面抗原,致使肿瘤细胞逃逸免疫细胞的识别和杀伤;此外,肿瘤细胞与抗原提呈细胞表面共刺激分子或黏附分子表达下调或缺失,也不能有效地诱导机体产生足够强度的免疫应答反应。

放射治疗不仅可以揭开覆盖在肿瘤细胞表面抗原上的面纱,而且能刺激肿瘤新生抗原的产生,故可作为诱发肿瘤特异性 T 淋巴细胞的原位疫苗恢复并激活抗肿瘤免疫应答。第一,肿瘤是基因改变性疾病,是基因突变累积的结果。在 DNA 损伤修复过程中,机体积累了高负荷的突变核酸和蛋白质,这些突变的核酸和蛋白质均可作为异种抗原,诱发抗肿瘤免疫反应的发生。但即便如此,自发的肿瘤免疫原性往往较弱,无论是数量还是质量,均难以诱发机体发生强有力的抗肿瘤免疫反应。经典放射生物学理论认为,放射治疗的主要作用靶点是肿瘤细胞的 DNA 分子,放射治疗可使肿瘤细胞 DNA 分子严重损伤,包括 DNA 碱基修饰、DNA 单链断裂或双链断裂等,这些放射诱导的 DNA 分子改变可以作为原位疫苗,增强机体的免疫监视能力,并诱发机体发生抗肿瘤免疫反应。第二,MHC-Ⅰ类分子表达下调或缺失是肿瘤细胞逃逸免疫识别的重要途径,因为效应 T 淋巴细胞的活化依赖于 T 细胞受体与肽结合的 MHC 分子的识别和结合能力。一系列体外研究结果表明,亚致死剂量的放射治疗即可上调肿瘤细胞表面 MHC-Ⅰ类分子的表达。而 Eric 等人的研究还发现,无论是在体外还是在体内,放射治疗均能上调肿瘤细胞表面或肾脏内 MHC-Ⅰ类分子的表达,且 MHC-Ⅰ类分子上调与放射治疗的剂量呈依赖性关系。MHC-Ⅰ类分子被认为是进入细胞的窗口,能为细胞毒 T 淋巴细胞呈递 8~9 个氨基酸的胞内抗原肽,使肿瘤抗原更易被细胞毒 T 淋巴细胞识别,从而增加细胞毒 T 淋巴细胞对肿瘤细胞的特异性杀伤效应。临床研究证实,肿瘤细胞表面 MHC-Ⅰ类分子的表达水平与肿瘤患者的预后呈正相关。第三,放射治疗诱导肿瘤细胞免疫原性死亡(immunogenic cell death,ICD)。免疫原性死亡是肿瘤细胞死亡的一种方式,这种细胞死亡方式能够促进 T 淋巴细胞介导的针对死亡细胞释放抗原的免疫反应。免疫原性死亡的肿瘤细胞作为外部应激源,可促进大量的损伤相关分子模式(DAMPs)分子释放,如钙网蛋白(calreticulin,CRT)、高迁移率族蛋白 B1(high mobility group box 1,HMGB1)、ATP 及热激蛋白(heat shock protein,HSP)等。CRT、HMGB1、ATP 和 HSP 等的释放是免疫原性细胞死亡的标志,无论是 CRT 还是 HMGB1,在抗原特异性 T 淋巴细胞反应中都至关重要,而 ATP 主要与树突状细胞的成熟及在肿瘤微环境中浸润相关。CRT 为内质网伴侣分子,放射治疗诱发 CRT 表达增加并从内质网移位至胞质中,通过与 CD91 分子结合,从而充当"Eat Me"信号呈递给抗原提呈细胞,主要是树突状细胞和巨噬细胞,导致肿瘤坏死因子-α、IL-6 等促炎症细胞因子释放;而 CRT-CD91 的结合还能介导抗原提呈细胞被募集到肿瘤微环境中,然后由树突状细胞吞噬肿瘤细胞,并将肿瘤抗原高效呈递到 T 淋巴细胞中,增强 T 淋巴细胞介导的肿瘤溶解效应。HMGB1 也是一种促炎症介质,由濒死、坏死或损伤的肿瘤细胞释放入肿瘤免疫微环境中,与树突状细胞/组织巨噬细胞上的 Toll 样受体-4(toll-like receptor,TLR-4)结合,介导抗原提呈细胞成熟,促进炎症基因转录,诱导肿瘤微环境中的炎症反应。放射治疗诱导的 ATP 能吸引树突状细胞进入肿瘤微环境中,ATP 通过与树突状细胞嘌呤能 P2RX7 受体结合,导致 NLRP3/ASC/caspase-1 炎症小体的激活,最终诱导 IL-18 和 IL-1β 的产生。IL-1β 是启动 IFN-γ 产生肿瘤抗原特异性 CD8$^+$ T 淋巴细胞所必需的,也是产生有效抗肿瘤免疫反应和引发进一步促炎性事件所必需的介质。总之,在免疫原性较弱的肿瘤中,肿瘤细胞免疫原性死亡是激活抗肿瘤免疫反应的一条重要途径,因为免疫原性死亡的肿瘤细胞作为原位疫苗可激发多种 DAMPs 分子释放,从而诱发先天和适应性抗肿瘤免疫反应。

(二)放射治疗激活 STING 信号通路所介导的机体固有免疫反应

STING 是一种跨膜蛋白,主要分布在免疫相关的组织细胞中,如在胸腺、脾和外周血白细胞中呈高表达。STING 是调控 I 型干扰素基因表达的重要信号分子,I 型干扰素在保护宿主免受 DNA 病原体侵害的固有免疫反应中具有重要作用;此外,I 型干扰素是树突状细胞成熟与募集的重要介质,在调控树突状细胞功能和辅助性 T 淋巴细胞分化中发挥着至关重要的作用。树突状细胞是专职的抗原提呈细胞,不仅能激发机体抗肿瘤免疫反应,而且是连接机体固有免疫反应与获得性免疫反应之间的桥梁。尽管 STING 和 I 型干扰素也可通过 ATM 或 IFI16 等与 cGAS 无关的途径激活,但 STING 信号的激活主要依赖 cGAS-cGAMP-STING 这条信号通路。而在这条信号通路中,cGAS 的活化是关键。cGAS 是一种核酸转移酶,通常情况下,cGAS 在细胞内处于不活跃状态,因为 cGAS 的活化依赖细胞质内存在的 DNA 分子。在哺乳动物中,cGAS 具有 DNA 感受器的功能,能识别细胞质中的 DNA 分子。因此,细胞质内 DNA 传感通路也成为 DNA 损伤和固有免疫之间的主要联系方式。

通常情况下,DNA 分子存在于细胞核和线粒体中。经典的放射生物学理论认为,放射治疗通过直接作用或间接作用可使肿瘤细胞 DNA 分子发生双链或单链断裂,从而诱发经典的 DNA 损伤反应(DNA damage response,DDR)。当然,除电离辐射外,DNA 损伤药物、氧化应激状态、癌基因信号、端粒酶缩短、病毒感染等因素导致的染色体错分离以及内源性逆转录酶激活等均可导致 DNA 损伤反应的发生,而任何形式的 DNA 损伤反应均可导致 DNA 分子易位至细胞质中。尽管我们对 DNA 分子损伤是如何导致 DNA 分子在细胞质中聚集还知之甚少,但 DNA 分子易位至细胞质中这类基因毒性应激反应一旦发生,都会作为一种损伤相关分子模式,从而触发机体免疫反应。目前已知核内 DNA 分子损伤可通过两种方式导致 DNA 分子在细胞质中聚集,即“微核”与“斑点”。核内 DNA 分子主要是以微核的形式进入细胞质中,某些基因组损伤导致染色体在随后的细胞分裂中发生分离错误,不能分裂成新核的染色体会以微核的形式在细胞质中积聚。微核(micronucleus,MCN)是含有小片段 DNA 分子的细胞器,类似原核的卫星灶,被认为是一种敏感的基因毒性生物标志物。微核最初通常有核膜(nuclear envelope,NE)包绕,而一旦微核的核膜发生破裂,DNA 分子就更易暴露于 cGAS 的监视中。核内 DNA 分子也可以以“斑点”(speckles)的形式在细胞质中积聚。斑点是比微核更小的 DNA 分子聚集体,是核膜破裂后渗漏到细胞质中的小片段 DNA 分子。细胞质中的 DNA 斑点主要包含单链 DNA 分子,当然也可能包含少量双链 DNA 分子。相比于双链 DNA 分子,单链 DNA 分子通常只能诱发极少量Ⅰ型干扰素产生,因为 cGAS 不与单链 DNA 分子结合。积聚在细胞质中的 DNA 分子被 Trex1 降解,而降解后的 DNA 分子可激活 cGAS,活化的 cGAS 形成二聚物,可从 GTP 和 ATP 中合成 cGAMP;cGAMP 作为第二信使激活内质网表面的 STING 分子,STING 发生二聚化并与 cGAMP 结合,从而导致构象发生改变,通过自噬小体经内质网、高尔基体再到内体,其间被泛素化后募集 TBK1 和 IKK 激酶,随后由 TBK1 和 IKK 激酶分别激活转录因子 IRF3 和 NF-κB,最后 IRF3 和 NF-κB 易位至核内诱发Ⅰ型干扰素转录和其他细胞因子产生。

放射治疗诱导的Ⅰ型干扰素主要包括 IFN-α、IFN-β 和 IFN-γ,以及目前认识较为有限的 IFN-τ、IFN-ε、IFN-κ 和 IFN-ω 等,Ⅰ型干扰素(如 IFN-γ)能促进 Th1 极化,激活细胞毒状 T 淋巴细胞,促进树突状细胞成熟并释放趋化因子 CXCL9。2013 年,Scott 等人的基础研究发现,局部高剂量放射治疗能触发Ⅰ型干扰素的产生,且放射治疗的效果取决于放射治疗诱导的Ⅰ型干扰素依赖的固有免疫反应和适应性免疫反应。他们的研究发现,野生型荷瘤小鼠接受 15Gy 的局部放射治疗后,肿瘤负荷显著降低;但在干扰素基因敲除的小鼠中,相同剂量的放射治疗却未发现肿瘤负荷降低。进一步的研究发现,在放射治疗后的第二天,瘤内 IFN-γ 水平上升,与肿瘤负荷降低直接相关,这意味着肿瘤负荷的降低不是源于 IFN-γ 的直接细胞毒作用;经放射治疗后,放射范围内的 CD8$^+$ T 淋巴细胞展现出强大的 IFN-γ 依赖的溶细胞能力,而利用抗体清除 CD8$^+$ T 淋巴细胞将使瘤内 IFN-γ 的浓度下降 90% 以上;更重要的是,清除 CD8$^+$ T 淋巴细胞会消除放射治疗的效果。总之,该研究结果表明,放射治疗可诱发Ⅰ型干扰素的产生,而Ⅰ型干扰素在介导放射治疗的抗肿瘤免疫反应方面起着关键的作用。

(三)放射治疗重塑肿瘤免疫抑制的微环境

肿瘤微环境(tumor microenvironment,TME)概念是由 Lord 教授于 1979 年率先提出的。肿瘤微环境是由肿瘤细胞与其周围环境所组成的微小生态系统,是肿瘤赖以发生、发展、浸润、转移的"温床"。除肿瘤细胞本身外,肿瘤微环境还包括众多的免疫细胞、成纤维细胞、上皮细胞、血管和淋巴管、细胞外基质,以及代谢分子、细胞因子和趋化因子等。肿瘤微环境的组成成分决定了其具有低氧、低 pH 值和高间质压等特征。除此以外,肿瘤微环境也是效应淋巴细胞发挥抗肿瘤作用的屏障。已形成的肿瘤微环境是典型的免疫抑制微环境,而免疫抑制的肿瘤微环境主要是通过减少或阻止效应淋巴细胞向肿瘤微环境中浸润、下调 MHC 分子及上调免疫抑制信号等方式形成的。越来越多的证据表明,肿瘤微环境是放射治疗发挥局部和系统抗肿瘤效应的关键介质。另外,除了直接杀伤肿瘤细胞外,放射治疗也可重塑肿瘤微环境,使免疫抑制的肿瘤微环境转化为免疫支持的肿瘤微环境。放射治疗重塑肿瘤免疫抑制的肿瘤微环境主要通过三个途径:局部释放趋化因子、细胞因子和其他可溶性因子,增加对 T 淋巴细胞的招募,降低肿瘤微环境中的免疫抑制信号;调节肿瘤相关基质和内皮细胞,有利于免疫细胞向肿瘤微环境中归巢;重塑肿瘤血管,利于免疫细胞向肿瘤微环境中浸润。

1.放射治疗重塑肿瘤血管,利于免疫细胞向肿瘤微环境中浸润

肿瘤血管是肿瘤微环境的重要组成部分,肿瘤微环境中的血管无论是结构还是功能,都是异常的,如肿瘤新生血管往往缺乏基底膜,也缺乏周细胞,因而肿瘤新生血管比正常组织中成熟血管的渗透性、渗漏性更高,从而导致肿瘤微环境处于低氧、低 pH 值和高间质压状态。肿瘤微环境中的低氧、低 pH 值和高间质压状态不仅是免疫抑制微环境形成的主要原因,也是血源性药物及效应淋巴细胞进入肿瘤微环境发挥抗肿瘤作用的巨大障碍。放射治疗不仅可以通过直接杀伤肿瘤细胞,降低肿瘤负荷,减少肿瘤微环境中的耗氧量,促进残存肿瘤的再氧合,增加瘤内灌注,而且能抑制肿瘤新生血管生成,从而重塑肿瘤血管,有利于效应淋巴细胞在肿瘤微环境中的浸润。

肿瘤新生血管的内皮细胞增殖能力强,对放射治疗的敏感性也高。放射治疗诱导的内皮细胞凋亡会使肿瘤新生血管破坏,因此放射治疗也被认为是最原始的抗血管生成治疗手段。事实上,早在 1996 年,Cynthia 等人的研究就发现,在小鼠结直肠癌模型中,单次或分次分割放射治疗可以增加肿瘤微环境中的氧分压并降低肿瘤微环境中的间质压力,尽管这种改变与放射治疗的剂量存在依赖关系,但在肉眼可见肿瘤体积缩小之前,瘤内氧分压就已升高,而间质压力也已降低,这说明放射治疗诱导的肿瘤微环境氧分压升高和间质压力降低不是源于肿瘤负荷的缩小;2002 年,Ruth 等人的基础研究也证实,低剂量的放射治疗可以使功能失调的肿瘤血管系统正常化,而正常化的肿瘤血管系统有利于肿瘤抗原特异性 T 淋巴细胞浸润至肿瘤组织,并发挥抗肿瘤效应。

2.放射治疗调节肿瘤相关基质和内皮细胞,有利于免疫细胞向肿瘤微环境中归巢

与传统的细胞毒药物治疗或分子靶向药物治疗等抗肿瘤治疗手段不同,免疫治疗归根结底是利用效应淋巴细胞杀伤肿瘤,其中抗原特异性的 T 淋巴细胞是抗肿瘤免疫治疗的主力军。而在抗肿瘤免疫治疗中,效应 T 淋巴细胞向肿瘤微环境中迁移的效率会显著影响抗肿瘤免疫治疗的效果。事实上,T 淋巴细胞通过内皮细胞向肿瘤微环境中迁移,也是临床上抗肿瘤免疫治疗的一大挑战,因为 T 淋巴细胞要迁移至肿瘤微环境中,必须附着在内皮细胞上,但由于肿瘤血管重塑等,肿瘤血管内皮细胞的功能往往是失调的,功能失调的血管内皮细胞会显著影响 T 淋巴细胞的迁移效率。1996 年,Arjan 等人利用流式细胞分析技术证实,在肾细胞癌周围的血管内皮细胞中,各种内皮黏附分子如细胞间黏附分子-1(intercellular adhesion molecule-1,ICAM-1)和血管细胞黏附蛋白-1(vascular cell adhesion protein-1,VCAM-1)的表达是下调的。2014 年,Gregory 等人的研究发现,在人类和动物肿瘤中,肿瘤血管均选择性表达死亡性介质 Fas 配体(FasL/CD95L),而在正常组织血管中则不表达 FasL。选择性表达 FasL 被认为是肿瘤血管内皮屏障形成并阻止 T 淋巴细胞向肿瘤归巢的重要原因。事实上,在 FasL 高表达的肿瘤微环境中,$CD8^+$ T 淋巴细胞往往稀少甚至缺失,取而代之的是 $FOXP3^+$ 的 Tregs 较为丰富。进一步的研究还发现,肿瘤源性血管内皮生长因子 A(VEGF-A)、IL-10 和前列腺素 E_2(PGE_2)等协同诱导血管内皮细胞表面 FasL 的表达,从而获得杀伤 $CD8^+$ T 淋巴细胞的能力,耗竭肿瘤微环境中的 $CD8^+$ T 淋巴细胞;而抑制上述因子的表达能显著降低肿瘤血管内皮细胞 FasL 的表

达,显著增加 CD8⁺T 淋巴细胞向肿瘤微环境中浸润。同样在 1996 年,Dennis 等人的基础研究发现,放射治疗可以上调肿瘤血管内皮细胞 E 选择素(E-selectin)和 ICAM-1 的表达,且放射治疗诱导的 E 选择素和 ICAM-1 的表达上调呈时间和剂量依赖性,其中诱发 ICAM-1 表达上调的放射治疗剂量阈值是 5Gy。2017 年 María 等人的研究同样发现,放射治疗能诱导肿瘤血管内皮细胞表面 ICAM-1 和 VCAM 的表达,并呈辐射剂量和时间依赖性增加。同时,ICAM-1 和 VCAM 表达增加可以很好地解释为何 T 淋巴细胞与接受辐照后的血管内皮细胞的黏附能力增强,而 T 淋巴细胞与血管内皮细胞的黏附能力增强有利于 T 淋巴细胞向肿瘤微环境中归巢。

3. 放射治疗局部释放趋化因子、细胞因子和其他可溶性因子,增加对 T 淋巴细胞的招募,并降低肿瘤微环境中的免疫抑制信号

即使拥有肿瘤相关抗原和必需的细胞表面受体,仍不能完全克服肿瘤微环境中的负向调控因子。有效的抗肿瘤免疫反应,一是需要效应 T 淋巴细胞增殖和功能成熟并能高效地浸润至肿瘤微环境中;二是需要克服肿瘤微环境中的免疫抑制因子,尤其是肿瘤微环境中浸润的免疫抑制细胞群,包括 Tregs、M₂ 型巨噬细胞和髓系来源的抑制细胞等。炎性趋化因子是效应 T 淋巴细胞向肿瘤微环境中迁移和归巢的关键因子。2009 年,Helena 等人采用基因表达谱分析证实,有 6 种趋化因子与效应 T 淋巴细胞的招募相关,包括 CCL2、CCL3、CCL4、CCL5、CXCL9 和 CXCL10 等,而阻断这些趋化因子将抑制效应 T 淋巴细胞向瘤内浸润。促炎症信号的活化对克服肿瘤微环境中免疫抑制细胞群同样是必需的,但在已形成的肿瘤微环境中,正常的趋化因子通路往往是失调的并表达不同的趋化因子,如亚硝基化的 CCL2、CCL8 等,从而导致肿瘤微环境招募上述免疫抑制细胞群,形成免疫抑制的微环境。

除了能诱发 I 型干扰素释放以促进树突状细胞增殖和成熟,从而促进 CD8⁺T 淋巴细胞增殖和成熟外,放射治疗还能改变肿瘤微环境中趋化因子信号,有利于效应 T 淋巴细胞进入肿瘤微环境中。2008 年,Satoko 等人的研究首次证实,12Gy/6f 的放射治疗可显著增加小鼠和人类乳腺癌细胞 CXCL16 的分泌,分泌的趋化因子 CXCL16 可与 Th1 细胞表面的 CXCR6 结合,从而激活 CD8⁺T 淋巴细胞;采用免疫原性弱的乳腺癌小鼠模型,他们发现放射治疗增加了 CD8⁺CXCR6⁺ 活化的 T 淋巴细胞向肿瘤内迁移;而对于 CXCR6 缺失的小鼠,不仅肿瘤微环境中活化的 CD8⁺T 淋巴细胞浸润减少,且局部放射治疗与 CTLA-4 拮抗剂治疗效果也差。

放射治疗诱导的趋化因子等不仅有利于效应淋巴细胞进入肿瘤微环境中,而且能重塑肿瘤微环境中的免疫抑制细胞。2013 年,Felix 等人的基础研究发现,低剂量放射治疗(0.5~2.0Gy)可使人类胰腺癌小鼠肿瘤微环境中的 M₂ 型巨噬细胞的极性发生改变,转化为 iNOS＋的 M₁ 型巨噬细胞;iNOS＋M₁ 型巨噬细胞通过 iNOS 刺激内皮细胞激活、Th1 趋化因子的表达,从而降低免疫抑制因子的产生,抑制肿瘤新生血管生成和肿瘤生长因子,将 CD8⁺ 和 CD4⁺ 的 T 淋巴细胞招募至肿瘤微环境中,促进 T 淋巴细胞介导的抗肿瘤免疫反应。另外,2018 年,Vinod 等人的基础研究还发现,自发的胰岛细胞瘤 Rip-Tag(RT5)转基因小鼠接受低剂量(2Gy)全身放射治疗后,通过下调 HIF-1 的表达,诱导 M₂

型巨噬细胞极性发生改变,转化为 iNOS＋M_1 型巨噬细胞,而 iNOS＋M_1 型巨噬细胞能激活肿瘤血管内皮细胞。此外,放射治疗也可调节肿瘤微环境中髓系来源的抑制细胞的数量和功能,但放射治疗是促进还是抑制髓系来源的抑制细胞取决于放射治疗的剂量分割方式,一般而言,常规分割方式的放射治疗促进 MDSCs,而高分次剂量照射则抑制 MDSCs。2015 年,Alexander 等人的研究发现,消融剂量的放射治疗(单次 30Gy)能降低 CT26 和 MC38 结肠癌细胞系肿瘤微环境中 MDSCs 的数量,随后发现肿瘤微环境中 $CD8^+$ T 淋巴细胞浸润显著增加。此外,2010 年 Rongjun 等人的基础研究发现,低剂量全身放射治疗之所以能够增强机体抗肿瘤免疫反应,源于低剂量全身放射治疗选择性地降低了肿瘤微环境中 $CD4^+CD25^+FOXP3^+$ Tregs 的比例和绝对数,相应增加了肿瘤微环境中 $CD4^+CD44^+$/$CD8^+CD44^+$ 效应 T 淋巴细胞的数量。

(四)放射治疗调节肿瘤微环境中免疫检查点分子的表达

在肿瘤免疫循环的三个阶段七个步骤中,每一个阶段每一个步骤都各自有正向和负向调控因子调控,任何阶段、任何步骤的正向或负向调控因子出现异常,均可导致肿瘤细胞逃逸机体的免疫监视。因此,理论上,肿瘤免疫循环中任何一个正向或负向调控因子都是免疫治疗的潜在靶点。但遗憾的是,在目前的临床实践中,免疫治疗的选择还十分有限,临床所述的免疫治疗一般特指 PD-1/PD-L1 和 CTLA-4 抑制剂治疗,而且主要是 PD-1/PD-L1 单抗治疗。尽管尚未完全阐明,可预测 PD-1/PD-L1 单抗治疗效果的因素主要包括肿瘤微环境中 PD-L1 的表达水平、肿瘤突变负荷高低及是否伴有错配修复基因缺失(高度微卫星不稳定)等。一般而言,肿瘤微环境中抑制性配体如 PD-L1 表达水平越高,PD-1/PD-L1 单抗的治疗效果就越好,这已在众多的瘤种和临床研究中得到了证实,包括 Keynote189 研究,甚至是 PACIFIC 亚组分析结果。在临床实践中,肿瘤微环境中 PD-L1 表达水平的检测已作为 PD-1/PD-L1 单抗治疗的伴随诊断或者补充诊断措施。

肿瘤微环境中 PD-L1 表达具有时间和空间异质性,很多因素会影响肿瘤微环境中 PD-L1 的表达水平,包括治疗因素,如放射治疗或放化疗联合治疗等。2014 年,Deng 和 Simon 的基础研究都已证实,放射治疗能上调肿瘤微环境中 PD-L1 的表达水平,且放射治疗诱导的肿瘤微环境中 PD-L1 的表达升高是继发放射抗拒的原因之一,而联合应用 PD-1/PD-L1 单抗治疗可逆转由放射治疗诱导的 PD-L1 表达上调所导致的放射抗拒。另外,2019 年 Kazue 等人对 23 例接受术前同步放化疗的非小细胞肺癌患者与 18 例单纯接受术前新辅助化疗的非小细胞肺癌患者治疗前后肿瘤细胞中 PD-L1 的表达情况进行了比较,所有患者在接受术前治疗后均接受了外科手术治疗。结果发现,在 23 例接受术前同步放化疗的患者中,有 21 例(91.3％)患者经同步放化疗后肿瘤细胞表面 PD-L1 表达上调,仅 2 例患者在同步放化疗后肿瘤细胞表面 PD-L1 表达水平下降;在全部 23 例接受同步放化疗的患者中,PD-L1 中位肿瘤比例评分(Tumour Proportion Score,TPS)从基线时的 1.0％上升到放化疗结束后的 48％($P<0.001$),同步放化疗后肿瘤细胞表面 PD-L1 表达水平与基线时肿瘤细胞表面 PD-L1 表达水平无显著相关性;在单纯接受术前新辅助化疗的 18 例患者中,与基线时相比,新辅助化疗后肿瘤细胞表面 PD-L1 表达水平未发现有显著变化;与单纯接受术前化疗的患者相比,接受术前同步放化疗的患者同步放化疗后肿瘤细胞表面

PD-L1 表达水平更高,差异具有统计学意义,中位 TPS 分别为 48.0％和 7.5％($P<0.001$),但两组患者在基线时的中位 TPS 均为 1.0％($P=0.959$)。正是因为放射治疗可诱导肿瘤微环境中 PD-L1 表达上调,而 PD-L1 表达上调可改善 PD-1/PD-L1 抑制剂的治疗效果,因此有人认为放射治疗可以作为 PD-1/PD-L1 抑制剂的新辅助治疗手段。

　　放射治疗诱发肿瘤微环境中 PD-L1 表达上调并不令人惊讶,因为 PD-L1 是机体免疫系统的重要负向调控因子,放射治疗后机体正常组织和肿瘤微环境中 PD-L1 表达上调是作为对放射治疗所导致的氧化应激反应的回应,目的是避免对健康组织细胞和恶性肿瘤细胞产生过强的自身免疫反应。从机制而言,2016 年,Anja 等人的研究发现,放射治疗或放化疗联合治疗上调肿瘤微环境中 PD-L1 的表达与肿瘤某些内在因素相关,如个体遗传背景、信号传递、肿瘤微环境及总体体细胞突变频率等;2013 年,Stefani 等人的研究则证实,IFN-γ 也可上调 PD-L1 的表达,而放射治疗可通过激活 cGAS-cGAMP-STING 信号通路诱发 IFN-γ 的产生,从而上调 PD-L1 的表达;另外,2017 年,Hiro 等人的研究发现,放射治疗诱导的 DNA 双链断裂是严重的基因毒性应激事件,可通过 ATM/ATR/检查点激酶 1(checkpoint kinase 1,Chk1)信号通路诱导肿瘤细胞表面 PD-L1 的表达上调。

二、免疫治疗提高肿瘤放射治疗的效果

　　即使是使用频率最高的肿瘤局部治疗手段的放射治疗,也存在诸多局限,主要表现在对正常组织的剂量限制性毒性和肿瘤对放射治疗的生物抵抗性。尽管放射治疗具有系统抗肿瘤效应,但其主要贡献依然在于对照射部位肿瘤的局部控制,而放射治疗对肿瘤的局部控制不仅仅取决于辐射的物理特性,也受宿主及肿瘤本身等多种因素的影响。尽管放射治疗控制肿瘤的确切机制目前尚未完全阐明,但其对肿瘤的控制在很大程度上依赖宿主和肿瘤微环境中的免疫活性。早在 1979 年,Stone 等人的基础研究就发现,被辐照的鼠纤维肉瘤的放射敏感性与宿主的免疫活性显著相关,在免疫抑制的小鼠中,控制 50％的肿瘤所需的辐照剂量(TCD$_{50}$)是免疫感受态小鼠所需辐照剂量的 1.7 倍;采用天然细菌刺激免疫系统后,动物体内肿瘤控制所需的辐照剂量大大降低,反之,对于先前接受过全身放射治疗或胸腺切除的动物(免疫系统受到损害),往往需要更大的辐照剂量才能控制其体内肿瘤的生长。即使采取消融剂量的放射治疗,其对肿瘤的控制也需要 T 淋巴细胞的参与。2009 年,Lee 等人的研究发现,对于野生型小鼠,经消融剂量(20Gy/1f)的放射治疗后,其体内 B16 肿瘤会发生显著退缩,完成放射治疗后 1～2 周,在其肿瘤微环境和淋巴样组织中发现浸润性 T 淋巴细胞数目显著增加;而对于裸鼠(T 淋巴细胞缺乏的小鼠),经相同消融剂量的放射治疗后,其体内的 B16 肿瘤依然保持对辐射抗拒;为了进一步明确 CD8$^+$T 淋巴细胞是不是放射治疗介导的肿瘤退缩所必需的,他们在对野生型小鼠 B16 肿瘤进行消融剂量放射治疗的同时采用抗体介导的方式耗竭 CD8$^+$T 淋巴细胞,结果发现,在没有 CD8$^+$T 淋巴细胞存在的情况下,放射治疗的效应大大降低,小鼠的生存率降低了 75％以上,而应用抗 NK1.1 以耗竭 NK 细胞却并不增加肿瘤对消融剂量放射治疗的抗拒性。这意味着体内肿瘤的放射治疗敏感性是 CD8$^+$T 淋巴细胞介导的,即使是消融剂量的放射治疗,其效应也依赖 CD8$^+$T 淋巴细胞。

　　既然放射治疗对局部肿瘤的控制依赖宿主与肿瘤微环境中的免疫活性,而免疫治疗可以增加肿瘤微环境中 T 淋巴细胞的浸润。因此,理论上免疫治疗可以提高肿瘤对放射治疗的敏感性,从而改善放射治疗对局部肿瘤的控制。目前认为,免疫治疗提高肿瘤放射治疗的敏感性可能源于多个方面:一是免疫治疗增加肿瘤微环境中 T 淋巴细胞浸润,浸润至肿瘤微环境中的 T 淋巴细胞分泌细胞因子如 IFN-γ 等,IFN-γ 是重要的新生血管抑制剂,可诱导肿瘤血管正常化,从而增加肿瘤内灌注,降低间质压力,提高肿瘤的氧合状态,进而提高肿瘤对放射治疗的敏感性;二是放射治疗可诱导肿瘤微环境中免疫抑制性配体 PD-L1 的表达上调,而肿瘤放射治疗的敏感性与肿瘤微环境中 PD-L1 的表达水平呈负相关,在放射治疗期间联合应用 PD-1/PD-L1 抑制剂治疗可以克服因放射治疗诱导的 PD-L1 表达上调所继发的放射抗拒;三是免疫治疗可能直接影响肿瘤内在放射敏感性。上述因素均可能改善放射治疗对局部肿瘤的控制。事实上,2020 年,Ben 等人对 32 项临床前研究和 9 项临床研究进行了系统回顾性分析,其目的就是评价免疫治疗是否对局部肿瘤的放射治疗具有增强效应(radiation enhancement factor,REF)。32 项临床前研究应用了多种小鼠肿瘤模型,放射治疗的分割次数为 1~10 次,分割剂量为 1.8~20.0Gy。结果显示,不同的免疫治疗手段对放射治疗的 REF 为 1.7~9.1,远超过临床上常用的放射增敏药物(如顺铂对放射治疗的 REF 为 1.1),意味着相同的照射剂量,放射治疗联合免疫治疗对局部肿瘤的控制率将远高于单纯放射治疗。而 9 项临床研究所采用的放射治疗分割次数为 1~37 次,分割剂量为 1.8~24.0Gy;与放射治疗联合应用时最常使用的免疫治疗药物是 CTLA-4 抑制剂 Ipilimumab 和 IL-2。结果发现,放射治疗联合免疫治疗对肿瘤的局部控制率为 66%~100%。当然,放射治疗的价值绝不局限于对局部肿瘤的控制,其也具有系统抗肿瘤效应;而免疫治疗除了能够提高放射治疗的敏感性,改善对局部肿瘤的控制外,其还能增加放射治疗对异位肿瘤的控制。

(一)免疫治疗诱导肿瘤血管正常化,提高放射治疗的敏感性

　　低氧、低 pH 值、高间质压力和免疫抑制的肿瘤微环境不仅是细胞毒药物治疗、分子靶向药物治疗和免疫治疗的屏障,而且严重影响肿瘤对放射治疗的敏感性和放射治疗的效果。已知氧是最强的放射增敏剂。事实上,早在 1909 年人们就发现,压迫照射区域的皮肤降低其血流可以降低皮肤的放射反应,从而意识到氧在放射治疗中潜在的临床意义。其后的研究发现,相较于氧合良好区域的肿瘤,相同的辐照剂量,乏氧区域的肿瘤 DNA 损伤发生率更低,而要获得相似的辐射损伤,乏氧区的肿瘤所需的辐照剂量是氧合良好区域肿瘤的 2.5~3.0 倍。乏氧可使低氧诱导因子 1(HIF-1)的聚集和稳定,HIF-1 的激活可增加驱动糖酵解的关键酶的表达,导致乳酸、丙酮酸以及抗氧化剂谷胱甘肽和还原型烟酰胺腺嘌呤二核苷酸磷酸(NADPH)积聚,后者可捕获辐射产生的活性氧,从而降低辐射对肿瘤细胞 DNA 分子的损伤;而乳酸不仅影响免疫效应细胞成熟,导致肿瘤免疫逃逸和对免疫治疗抗拒,而且能上调 HIF-1 通路,以形成对放射-免疫抗拒的恶性循环。总之,乏氧是导致肿瘤放射抗拒的主要因素。在过去 50 年里,人们在临床研究和临床实践中应用多种手段试图克服乏氧对放射治疗的影响,如增加氧的利用、增加乏氧细胞的放射敏感性或直接杀伤乏氧肿瘤细胞、靶向肿瘤血管增加肿瘤微环境的灌注、利用功能影像和调强技

术提高乏氧区肿瘤的照射剂量、应用高线性能量转换射线(高 LET 射线)等。

近年来的研究发现,免疫检查点抑制剂不仅可以释放细胞毒 T 淋巴细胞的功能直接攻击肿瘤细胞,而且可以诱导肿瘤血管正常化。免疫治疗诱导的肿瘤血管正常化表现在增加血管壁周细胞的覆盖,改善肿瘤微环境的血流灌注,降低血管壁的通透性,从而减轻肿瘤微环境的乏氧状况,而乏氧状况的改善可以提高肿瘤对放射治疗的敏感性。2018年,Zheng 等人的研究发现,在小鼠 MMTV-PyVT 乳腺肿瘤模型和 CT26/MCA38 结肠肿瘤模型中,肿瘤免疫治疗以 T 淋巴细胞依赖的方式使肿瘤血管正常化,对于抗 CTLA-4或抗 PD-1 药物治疗有效的小鼠,不仅肿瘤表现出较强的生长抑制,肿瘤微环境血流灌注也显著增加,瘤内乏氧状况得以改善;而在对抗 CTLA-4 或抗 PD-1 药物治疗抗拒的MCaP0008 和 4T1 乳腺肿瘤模型中,未能发现瘤内血流灌注增加;进一步的机制研究发现,通过耗竭 CD8$^+$ T 淋巴细胞或中和 IFN-γ 或敲除 IFN-γ 受体,抗 CTLA-4 或抗 PD-1药物治疗没有发挥抗肿瘤效应,也不能使肿瘤微环境血流灌注增加。因此,该研究结果表明,免疫检查点抑制剂治疗促进肿瘤血管正常化、增加肿瘤微环境血流灌注是通过促进CD8$^+$ T 淋巴细胞的聚集和 IFN-γ 的产生增加所致,而肿瘤微环境血流灌注可以用于预测免疫检查点抑制剂的治疗效果。

另外,2017 年,Lin 等人应用生物信息学分析确认了免疫刺激通路与血管正常化相关基因之间的关系。该研究发现,Th1 细胞与肿瘤血管正常化相关,通过阻断免疫检查点,CD4$^+$ T 淋巴细胞分泌的 IFN-γ 增加,从而促进肿瘤血管正常化,缓解肿瘤微环境的乏氧状况。因此,以上研究结果表明,免疫检查点抑制剂诱导肿瘤血管正常化不仅反过来有利于免疫效应细胞在肿瘤微环境中浸润,以增强免疫治疗效应,而且还能改善肿瘤微环境中的氧合状况,以提高肿瘤对放射治疗的敏感性。

(二)免疫治疗克服放射治疗诱导的 PD-L1 表达上调所继发的放射抗拒

已形成的肿瘤微环境中往往伴有免疫抑制性配体(如 PD-L1)或免疫抑制性受体(如 PD-1、CTLA-4)表达,当然,多种因素也可诱导肿瘤微环境中这些免疫抑制性配体或免疫抑制性受体的表达,如放射治疗。尽管也有研究发现,放射治疗后肿瘤微环境中 PD-L1 表达水平不升反降,但多数研究结果表明放射治疗会使肿瘤微环境中 PD-L1 的表达上调。不论是初始肿瘤微环境中的 PD-L1 高表达,还是诱导所致的 PD-L1 表达上调,都与肿瘤的侵袭性生物学行为和不良的预后密切相关。2017 年,Tim 等人对两个独立队列共计 293 例头颈部鳞癌患者的肿瘤组织,采用免疫组织化学方法评估了 PD-L1 和 PD-L2 的表达。结果发现,在两个独立队列的头颈部鳞癌患者中,肿瘤微环境中 PD-L1 的表达水平均与头颈部鳞癌患者的生存时间显著相关:在第一个队列中,PD-L1 低表达患者与 PD-L1 高表达患者的平均生存时间分别为 1452 天和 735 天($P<0.004$);在第二队列中,PD-L1 低表达患者与 PD-L1 高表达患者的平均生存时间分别为 2045 天和 989 天($P<0.0001$)。单因素分析显示,在两个队列中,PD-L1 染色强度均与头颈部鳞癌患者的总生存时间显著相关:在第一队列中,HR=4.269,95% CI 1.733~10.514,$P=0.002$;在第二队列中,HR=2.845,95% CI 1.808~4.479,$P<0.0001$。而多因素分析显示,肿瘤微环境中 PD-L1 高表达是独立的也是最强的预后因子,其预后价值甚至高于肿瘤大小、淋巴结转移、远处转移、肿瘤切缘状

态、脉管侵犯、肿瘤分级和包膜外侵犯等因素,甚至在第二队列中,PD-L1 强表达预示头颈部鳞癌患者的远处转移风险高($P<0.03$);而 PD-L2 表达水平与头颈部鳞癌患者的预后不存在相关性。另外,2020 年 Peng 等人的研究发现,在下咽鳞癌患者的标本中检测到 PD-L1 的表达,但在邻近正常的下咽黏膜组织中未发现 PD-L1 阳性表达;肿瘤微环境中 PD-L1 表达水平与下咽鳞癌患者的生存显著相关,多因素分析证实 PD-L1 表达是下咽鳞癌患者独立的不良预后因素。体外研究则表明,PD-L1 表达显著影响 FaDu 细胞系的增殖、迁移和浸润能力;而机制研究发现,PD-L1 可促进 FaDu 细胞上皮-间质转化(EMT),对 PD-L1 进行敲除则发现可抑制 FaDu 细胞系增殖,而 PD-L1 过表达可激活 AKT-mTOR 信号通路,应用 AKT 抑制剂可逆转因 PD-L1 过表达所诱导的上皮-间质转化。

肿瘤微环境中 PD-L1 表达上调不仅是肿瘤患者独立的不良预后因子,而且 PD-L1 表达上调与肿瘤放射治疗的敏感性呈负相关,而放射治疗联合阻断 PD-1/PD-L1 轴可以提高放射治疗的效果。2013 年,Jing 等人的研究对 GL261 胶质瘤移植小鼠分别给予观察(对照组)、单纯接受放射治疗、单纯接受 PD-1 单抗治疗和放射治疗联合 PD-1 单抗治疗,结果发现,四组小鼠的中位生存时间分别为 25 天、28 天、27 天和 53 天,联合治疗组小鼠的生存时间显著延长,与其他三组小鼠相比,差异具有统计学意义($P<0.05$),并且只在放射治疗联合 PD-1 单抗治疗组小鼠中见到有长期存活者。在放射治疗联合 PD-1 单抗治疗的小鼠中,15%～40% 的小鼠生存时间超过 180 天。通过对肿瘤微环境中的免疫数据进行分析发现,在治疗开始后的第 21 天,与单纯接受放射治疗或单纯接受 PD-1 单抗治疗组的小鼠相比,放射治疗联合 PD-1 单抗治疗组小鼠的肿瘤微环境中细胞毒 T 淋巴细胞($CD8^+/IFN-\gamma^+/TNF-\alpha^+$)浸润更多,而调节性 T 细胞($CD4^+$ $FOXP3^+$)数目明显减少,$CD8^+$ T 淋巴细胞/Tregs 比值明显升高。

2014 年,Simon 等人的研究发现,常规分割方式放射治疗(10Gy/5f)导致肿瘤细胞 PD-L1 表达上调是继发于 $CD8^+$ T 淋巴细胞产生的 IFN-γ;放射治疗联合 PD-1/PD-L1 单抗治疗可以提高放射治疗的效应,与对照组小鼠相比,10Gy/5f 的放射治疗联合 PD-1/PD-L1 单抗治疗显著提高了荷 CT26 肿瘤小鼠的中位生存时间和局部肿瘤控制率($P<0.005$ 和 $P<0.0001$),长期生存的小鼠可产生免疫记忆细胞阻止肿瘤复发;相比于单纯放射治疗,放射治疗联合 PD-1/PD-L1 单抗治疗阻断 PD-1/PD-L1 轴使荷 4T1 肿瘤小鼠的肿瘤负荷降低了 38%,放射治疗开始后的第 10 天,单纯放射治疗组小鼠和放射治疗联合 PD-1/PD-L1 单抗治疗组小鼠的肿瘤体积分别为(184.3 ± 13.5)mm^3、(292.8 ± 14.3)mm^3($P<0.001$);相比于单纯放射治疗,放射治疗联合 PD-1/PD-L1 单抗治疗也显著延长了荷 4T1 肿瘤小鼠的生存时间($P<0.001$)。此外,2014 年 Deng 等人的研究发现,放射治疗联合抗 PD-L1 治疗可刺激 $CD8^+$ T 淋巴细胞反应,以降低髓系来源的抑制细胞在肿瘤微环境中聚集,并通过肿瘤坏死因子(TNF)来优化肿瘤微环境,最终促使肿瘤退缩。

2017 年,Heath 等人采取综合分析确认 AXL-PI3K-PD-L1 信号轴与头颈部鳞癌辐射抗拒相关。该研究结果显示,与对照组相比,辐射抗拒的头颈部鳞癌细胞系表现为 AXL和 PI3K 及 PD-L1 表达上调,而抑制 AXL 或 PI3K 可降低 PD-L1 的表达;将临床样本在单独的队列中进行反向蛋白阵列(reverse phase protein array,RPPA)和 mRNA 表达分析发现,PD-L1表达与AXL和PI3K均相关,并与放射治疗后局部失败显著相关;且这一发现通过使用免疫组织化学检测在第三个队列中得到了证实。事实上,对于PD-L1高表达的头颈部鳞癌患者,放射治疗后局部失败率分别为60%、70%和50%;而对于PD-L1低表达的头颈部鳞癌患者,放射治疗后局部失败率分别为20%、25%和20%(P值分别为0.01、1.9×10^{-3}和9×10^{-4})。因此,该研究结果证实,AXL-PI3K-PD-L1信号轴与肿瘤的辐射抗拒高度相关,这一发现为放射治疗联合PD-1/PD-L1抑制剂治疗提供了理论基础。同时,应用AXL或PI3K抑制剂既可影响肿瘤的放射敏感性,也能改变免疫治疗的抗肿瘤效应。

(三)免疫治疗调节肿瘤内在放射敏感性

尽管肿瘤内在放射敏感性(intrinsic radiosensitivity)的机制目前尚未完全阐明,但比较肯定的是,肿瘤内在放射敏感性下降的部分原因是DNA损伤修复能力的缺失。有证据表明,与放射敏感性相关的通路也可能调节肿瘤细胞的免疫原性,并用于预测其对免疫治疗的反应性。2017年,Giovanni等人的研究发现,DNA损伤修复机制的缺失(错配修复基因缺失/高度微卫星不稳定)可增加肿瘤新抗原的产生并引发免疫反应,而错配修复基因缺失/高度微卫星不稳定的存在也是免疫治疗疗效的重要预测因子。事实上,伴错配修复基因缺失/高度微卫星不稳定的恶性肿瘤患者往往预示其能从PD-1/PD-L1单抗治疗中获益。而在目前的临床实践中,对于伴有错配修复基因缺失/高度微卫星不稳定的晚期肿瘤(如结直肠癌、胰腺癌等)患者,推荐优先选择PD-1/PD-L1单抗治疗。在2020年ASCO年会上报道的Keynote177研究结果表明,对于伴错配修复基因缺失的晚期结直肠癌患者,一线治疗选择PD-1单抗(Pembrolizumab)治疗,其效果显著优于传统的细胞毒药物联合分子靶向药物(贝伐珠单抗或西妥昔单抗)治疗,两组患者的中位无进展生存时间分别为16.5个月和8.2个月(HR=0.60,95%CI 0.45~0.80,P=0.0002)。

除错配修复基因外,多聚二磷酸腺苷核糖聚合酶(poly adp-ribose polymerase,PARP)也是DNA损伤重要的修复酶。2016年,Moureq等人的研究发现,PARP抑制剂能抑制肿瘤细胞DNA分子损伤修复,并通过促进肿瘤细胞衰老而提高其对放射治疗的敏感性。此外,有研究发现,$BRCA2$或$Ku70/80$缺失与肿瘤细胞放射治疗后PD-L1表达上调相关,$p53$基因通过miRNA-34调控肿瘤微环境中PD-L1的表达水平,而在卵巢癌患者中发现,肿瘤微环境中PD-1和PD-L1的表达水平与$BRCA1/2$和$p53$基因突变状态相关。即使有越来越多的证据表明DNA修复缺失可调节肿瘤免疫检查点通路,但通过阻断免疫检查点通路是否反过来也可调节DNA修复,进而影响肿瘤内在的放射敏感性有待进一步探讨。

(四)免疫治疗增强放射治疗的系统抗肿瘤效应

不可否认,放射治疗的主要作用在于其对局部肿瘤的控制,但放射治疗的价值又绝不局限于对局部肿瘤的控制。诚如前所述,早在1953年人们就认识到放射治疗对远离照射部位的肿瘤也有控制作用,即异位效应,意为局部放射治疗具有系统抗肿瘤效应。但也不得不承认,单纯放射治疗所诱发的异位抗肿瘤现象少之又少,因为已形成的肿瘤微环境是典型的免疫抑制微环境,通常情况下单纯放射治疗对已形成的临床可见的肿瘤不足以诱发有效的系统抗肿瘤效应,而放射治疗对肿瘤免疫微环境本就具有双重调节作用。尽管单纯放射治疗诱发的异位效应并不常见,但联合应用免疫治疗或免疫调节治疗则使放射治疗诱导的异位效应变得司空见惯。2015 年,德国人的原理验证试验结果表明,放射治疗联合粒细胞-巨噬细胞集落刺激因子(GM-CSF),异位效应发生率达到 26.8%(11/41);2014 年,Grimaldi 等人的回顾性临床研究发现,对于 Ipilimumab 治疗失败后的恶性黑色素瘤患者,姑息性放射治疗所诱导的异位效应的发生率更是高达 52%(11/21)。

尽管放射治疗诱导的异位效应发生的确切机制目前尚未完全阐明,但比较明确的是,放射治疗诱导的异位效应是通过 T 淋巴细胞介导的。放射治疗可致肿瘤细胞免疫原性死亡,释放肿瘤相关抗原并进入次级或三级淋巴结构内,激活抗原提呈细胞(树突状细胞或巨噬细胞),抗原提呈细胞与肿瘤相关抗原相互作用,并呈递给幼稚 T 淋巴细胞,通过激活多条信号通路,T 淋巴细胞尤其是 $CD8^+$ T 淋巴细胞被激活并增殖,随后活化的 T 淋巴细胞从次级或三级淋巴结构中移出,从次级或三级淋巴结构中移出的 T 淋巴细胞可以进入辐照范围内杀伤照射范围内的肿瘤细胞,从而提高放射治疗对局部肿瘤的控制;T 淋巴细胞也可随循环系统进入未受到直接照射的异位肿瘤部位,杀伤异位肿瘤。然而,放射治疗能否激活细胞毒 T 淋巴细胞,激活的细胞毒 T 淋巴细胞能否进入异位肿瘤微环境,进入异位肿瘤微环境中的细胞毒 T 淋巴细胞能否杀灭异位肿瘤细胞等均受到多种因素的影响,包括抗原提呈细胞的数量和功能、免疫检查点分子的负向调控等。联合应用 GM-CSF 或 Flt3-L,可以促进树突状细胞增殖和功能成熟,增强其抗原呈递能力;联合应用 CTLA-4 拮抗剂,可以通过解除 CTLA-4 与 CD80/CD86 的结合,释放细胞毒 T 淋巴细胞的功能,并抑制 Tregs 的功能;联合应用 PD-1/PD-L1 拮抗剂,可以解除肿瘤细胞通过 PD-1/PD-L1 轴对细胞毒 T 淋巴细胞的抑制作用,恢复细胞毒 T 淋巴细胞的抗肿瘤效应;而联合应用 IL-2 或 IFN-γ 等细胞因子,可以刺激效应 T 淋巴细胞的功能,或诱导肿瘤微环境中的血管正常化,有利于细胞毒 T 淋巴细胞在肿瘤微环境中浸润。所有上述免疫治疗或免疫调节治疗手段均可增强放射治疗对异位肿瘤的控制,提高放射治疗诱导的异位抗肿瘤效应。

总之,在理论上,放射治疗与免疫治疗互相影响,相辅相成,具有明确的协同效应,即放射治疗可增强免疫治疗的抗肿瘤效应;反之,免疫治疗也能增强肿瘤对放射治疗的敏感性,并提高放射治疗对异位肿瘤的杀伤效应。具体而言,放射治疗诱导肿瘤细胞免疫原性死亡,释放肿瘤相关抗原、损伤相关分子模式和炎性细胞因子、趋化因子等,活化树突状细胞和其他抗原提呈细胞,而活化的树突状细胞和其他抗原提呈细胞将肿瘤相关抗原呈递至引流淋巴结中的幼稚免疫细胞,刺激多克隆抗原特异性 T 淋巴细胞增殖和功能成熟;放射治疗能上调肿瘤细胞表面 MHC-Ⅰ类分子和其他共刺激分子的表达,增加细胞毒 T 淋巴细胞对肿瘤抗原的识别能力;放射治疗能使肿瘤血管正常化,增加细胞间黏附分子释放,有利于抗原特异性 T 淋巴细胞向肿瘤微环境中归巢;放射治疗活化的抗原特异性 T 淋巴细胞随循环系统既可进入照射野内杀伤照射范围内的肿瘤细胞,也可攻击照射野外的肿瘤细胞。而上述放射治疗诱导的肿瘤特异性反应可以通过免疫治疗(如免疫检查点抑制剂)激活免疫微环境而增强。反之,免疫治疗也可以增加 T 淋巴细胞在肿瘤微环境中浸润,浸润至肿瘤微环境中的 T 淋巴细胞分泌细胞因子如 IFN-γ 等,IFN-γ 等可以诱导肿瘤血管正常化,从而增加肿瘤微环境灌注、降低间质压力、改善氧合状况,提高肿瘤对放射治疗的敏感性;另外,放射治疗还可诱导肿瘤微环境中 PD-L1 等免疫抑制性配体和 PD-1、CTLA-4 等免疫抑制性受体的表达增加,这些免疫抑制性配体或受体表达上调虽可导致肿瘤对放射治疗抗拒,但可提高免疫检查点抑制剂的治疗效果,而放射治疗联合应用 PD-1/PD-L1 单抗治疗又能克服因放射治疗诱导的 PD-L1 表达上调所继发的放射抗拒;此外,对于接受免疫检查点抑制剂治疗的患者,放射治疗早期参与可以阻止免疫治疗相关的肿瘤超进展,当然这都有待于在临床实践中被证实。

第 3 节　放射治疗联合免疫治疗的机遇

尽管早在 1953 年人们就发现,一直被标注为局部治疗手段的放射治疗对异位的肿瘤具有杀灭效应,1979 年又明确了放射治疗对局部肿瘤的控制在很大程度上依赖机体和肿瘤微环境中的免疫活性,但在其后数十年里,放射治疗与免疫系统之间这种说不清道不明的关系一直未被临床所重视,放射治疗与免疫治疗这对"神仙伴侣"也一直未被临床医师"撮合"到一起。直到 2005 年,才有疫苗联合根治性放射治疗治疗局限性前列腺癌的首次报道,其后又开展了多项临床研究,试图验证放射治疗与免疫治疗之间的协同效应。但总体而言,在免疫检查点抑制剂成功用于临床之前,放射治疗与其他任何类型的免疫治疗联合应用均未给临床带来足够的惊喜。

2010 年,Hodi 等人的随机双盲 Ⅲ 期临床研究证实了 CTLA-4 单克隆抗体 Ipilimumab 联合或不联合肿瘤疫苗作为晚期恶性黑色素瘤患者的后线治疗取得了前所未有的成功,从此开创了全新的肿瘤免疫治疗时代。2013 年,《科学》(Science)杂志更是将免疫治疗列为年度科学突破。在此期间,Michael 和 Susan 各自报道了一例经 Ipilimumab 治疗失败的晚期恶性黑色素瘤患者,在部分转移病灶接受姑息放射治疗后,不仅照射野内的肿瘤病灶发生了退缩,照射野以外的转移病灶也发生了退缩,从而推断免疫治疗能增强放射治疗对异位肿瘤的杀伤效应。受此启发,随后开展了数百项放射治疗联合免疫治疗的相关临床研究,这些研究的目的是利用放射治疗来增强免疫检查点抑制剂的临床疗效,或利用免疫检查点抑制剂治疗来增强放射治疗对异位肿瘤的杀伤效应,以至于放射治疗的"异位效应"再度成为肿瘤领域中的年度热词。而 2017 年报道的 PACIFIC 研究更是将放射治疗联合免疫治疗的临床应用推向又一个高峰。PACIFIC 研究结果证明,放射治疗联合免疫治疗不仅可用于晚期实体瘤的治疗,而且这种联合治疗模式会给可根治的局部晚期实体瘤患者带来显著的生存获益。

放射治疗与免疫治疗互相影响,两者之间的协同效应表现在两个方面:一是局部放射治疗可改善免疫治疗的抗肿瘤效应,二是免疫治疗可提高肿瘤对局部放射治疗的敏感性并增加放射治疗对异位肿瘤的杀伤效应。在临床实践中,我们无须纠结究竟是放射治疗改善了免疫治疗的抗肿瘤效应,还是免疫治疗提高了肿瘤的放射敏感性,只要这种联合治疗模式能够获得"1+1>2"的协同效应就是"王道",即是成功。

一、放射治疗联合免疫检查点抑制剂以外的免疫治疗手段在临床上的应用

从肿瘤的免疫循环理论可以推断,恶性肿瘤的免疫治疗包括多种策略,从激活先天性或适应性免疫效应机制,到中和或逆转免疫抑制机制,都是癌症免疫治疗的潜在策略。尽管这些策略未曾取得任何突破性成功,甚至没有任何证据表明免疫检查点抑制剂以外的任何免疫治疗措施能给肿瘤患者带来任何生存获益,但在免疫检查点抑制剂用于临床之前,多种免疫治疗手段被广泛用于临床实践中,包括细胞因子、共刺激分子、Toll 样受体拮抗剂、过继免疫细胞、非特异性疫苗和肿瘤疫苗等。在临床实践中,这些免疫治疗手段不仅单独用于肿瘤患者的治疗(如大剂量干扰素用于中高复发风险的恶性黑色素瘤术后患者的辅助治疗、高剂量 IL-2 用于晚期肾细胞癌的姑息治疗等),而且也常与其他抗肿瘤治疗手段联合应用(如联合传统的细胞毒药物治疗、外科手术治疗或放射治疗等)。

2005 年,James 等人报道的随机对照Ⅱ期临床研究是第一项肿瘤疫苗联合根治性放射治疗治疗实体瘤的临床研究,也是第一项探讨放射治疗对特异性免疫反应影响的临床研究。30 例局限性前列腺癌患者按 2∶1 比例被随机分组,19 例患者接受疫苗联合根治性放射治疗(联合或不联合雄激素剥夺治疗),11 例患者仅接受单纯根治性放射治疗(联合或不联合雄激素剥夺治疗)。接受疫苗治疗组的患者先接受一次 rV-PSA/rV-B7.1 治疗,作为启动疫苗;在随后的 7 个月,每 28 天为一个周期,在每个周期的第 2 天接受一次重组鸡痘 PSA(NSC694450)治疗,作为强化疫苗,并在每个周期的第 1—4 天,在疫苗注射的部位皮下注射 GM-CSF 沙格司亭(Sargramostim)100μg;在每个周期的第 8—12 天,在腹部皮下注射阿地白介素(aldesleukin,IL-2)4MU/m^2;在疫苗治疗 3 个月后开始行前列腺癌根治性放射治疗。研究目的是观察编码前列腺特异性抗原(prostate-specific antigen,PSA)痘病毒疫苗联合放射治疗能否诱导 PSA 特异的 T 淋巴细胞反应。结果发现,在疫苗联合放射治疗组的 19 例患者中,17 例患者完成了所有 8 个周期的疫苗治疗,其中在 13 例患者中检测到 PSA 特异的 T 淋巴细胞数目至少增加了 3 倍,而在单纯放射治疗组的患者中没有检测到 PSA 特异的 T 淋巴细胞数目增加($P<0.0005$)。所有患者对疫苗治疗的耐受性良好。因此,该研究结果表明,对于局限性前列腺癌患者,疫苗联合根治性放射治疗可产生 PSA 特异的细胞免疫反应。

异常糖基化的癌症相关 MUC1 黏蛋白往往在多种腺癌组织中高度表达,包括肺腺癌、胰腺癌、结直肠癌、前列腺癌和卵巢癌等,参与受体酪氨酸激酶和其他细胞表面受体的异常相互作用,从而触发细胞内信号通路异常激活,导致肿瘤细胞生长、增殖和存活。Tecemotide(既往称为 L-BLP25 或 Stimuvax)是一种靶向 MUC1 糖蛋白抗原的疫苗,旨在诱发针对 MUC1 抗原特异性细胞免疫反应。2010 年报道的一项开放标签单臂Ⅱ期临床研究,对于局部晚期不可手术切除的非小细胞肺癌患者,放化疗后应用 Tecemotide 作为巩固治疗。结果发现,放化疗后的局部晚期非小细胞肺癌患者对 Tecemotide 治疗的耐受性良好,并取得了理想的治疗效果,1 年、2 年生存率分别达到 82%、64%。在此基础上

开展 START 研究,其目的是评估对经放化疗后疾病得到控制的不可手术切除的局部晚期非小细胞肺癌患者采用 Tecemotide 巩固治疗能否带来额外的生存获益。这是一项随机双盲Ⅲ期临床研究,在 2007 年 2 月 22 日至 2011 年 11 月 15 日,1513 例经放化疗后疾病得到控制的不可手术切除的局部晚期非小细胞肺癌患者按 2∶1 比例随机分组,分别接受 Tecemotide 和安慰剂巩固治疗。在修正后的意向治疗人群中,最终 829 例患者接受 Tecemotide 巩固治疗,410 例患者接受安慰剂巩固治疗。主要研究终点为经修正后的意向治疗人群的总生存时间,次要研究终点包括无进展生存时间、症状无进展时间和治疗的安全性等。两组患者的中位随访时间分别为 39.9 个月和 37.7 个月。结果发现,Tecemotide 治疗组患者与安慰剂治疗组患者的中位生存时间分别为 25.6 个月(95%CI 22.5~29.2 个月)和 22.3 个月(95%CI 19.6~25.5 个月),校正后的 HR=0.88,95%CI 0.75~1.03,$P=0.123$,意为相比于安慰剂巩固治疗,局部晚期不可手术切除的非小细胞肺癌患者放化疗(序贯或同步)后应用 Tecemotide 作为巩固治疗使死亡风险降低了 12%,但差异无统计学意义。亚组分析发现,对于接受同步放化疗的患者,Tecemotide 巩固治疗带来了明显的生存获益,Tecemotide 巩固治疗组($n=538$)患者与安慰剂治疗组($n=268$)患者的中位生存时间分别为 30.8 个月和 20.6 个月,校正后的 HR=0.78,95%CI 0.64~0.95,$P=0.016$;但对于接受序贯放化疗的患者,Tecemotide 巩固治疗未能带来显著的生存获益,在接受序贯放化疗的患者中,安慰剂治疗组患者与 Tecemotide 治疗组患者的中位生存时间分别为 19.4 个月和 24.6 个月,校正后的 HR=1.12,95%CI 0.87~1.44,$P=0.38$;放化疗后的局部晚期非小细胞肺癌患者对 Tecemotide 巩固治疗的耐受性良好,36% 的患者 Tecemotide 治疗时间超过 52 周。因此,尽管该研究未达到主要研究终点,但对于经同步放化疗后取得临床获益的局部晚期非小细胞肺癌患者,Tecemotide 巩固治疗能够带来显著的生存获益,这与 PACIFIC 研究结果似乎不谋而合。

START 研究亚组分析结果表明,Tecemotide 巩固治疗能使接受同步放化疗的局部晚期非小细胞肺癌患者取得生存获益,为了进一步明确 Tecemotide 巩固治疗在接受同步放化疗的局部晚期不可手术切除的非小细胞肺癌患者中的价值,目前相关的验证性临床研究正在进行中(START2 研究)。在 2018 年加拿大多伦多举行的世界肺癌大会上,Jyoti 等人报道了一项Ⅱ期临床研究(即 E6508 研究),这项研究的全文最终发表在 2020 年的《临床肺癌杂志》(Clinical Lung Cancer)上。E6508 研究共入组 70 例可接受根治性同步放化疗的局部晚期非小细胞肺癌患者。在第一阶段,患者先接受同步放化疗(放射治疗同步卡铂+紫杉醇每周方案化疗),同步放化疗结束后接受 2 个周期的巩固化疗(卡铂+紫杉醇,3 周方案);经第一阶段治疗后取得临床获益的患者进入第二阶段,即 Tecemotide 联合贝伐珠单抗巩固治疗,主要研究终点为治疗的安全性。结果显示,共 39 例患者完成了既定的同步放化疗及卡铂联合紫杉醇的巩固化疗,其中 33 例患者最终进入 Tecemotide 联合贝伐珠单抗巩固治疗中,Tecemotide 联合贝伐珠单抗巩固治疗的中位周期数为 11 个。结果发现,在接受 Tecemotide 联合贝伐珠单抗巩固治疗的患者中,9 例患者出现了 3 级治疗相关的不良反应,1 例患者出现 4 级治疗相关的不良反应,1 例患者死于贝伐珠单抗治疗相关的食管穿孔。32 例完成全部治疗和可评价的患者中位无进展生存时间达到 14.9 个月（95％CI 11.0～20.9 个月），中位生存时间为 42.7 个月（95％CI 21.7～63.3 个月），其生存结果与 PACIFIC 研究相似，这为局部晚期非小细胞肺癌同步放化疗后取得临床获益的患者接受免疫治疗作为维持治疗提供了新的临床依据，同时也表明免疫治疗与抗血管生成治疗这种联合治疗模式作为局部晚期非小细胞肺癌患者同步放化疗后的维持治疗值得进一步探讨。

除了 Tecemotide 外，其他如卡介苗（Bacillus Calmette-Guérin，BCG）、肿瘤浸润性淋巴细胞（tumour-infiltrating lymphocytes，TIL）、树突状细胞-细胞因子诱导的杀伤细胞（dendritic cell-cytokine induced killer，DC-CIK）、恶性黑色素瘤相关抗原 3（melanoma-associated antigen 3，MAGE-A3）及多种细胞因子等都被尝试用于与放射治疗或其他抗肿瘤治疗的联合治疗，尤其在实体瘤局部根治性治疗后的辅助治疗。为了进一步明确除免疫检查点抑制剂以外的免疫治疗手段作为非小细胞肺癌患者根治术后或根治性放射治疗后辅助治疗的价值，2017 年 Zhu 等人对相关临床研究进行了复习，全部 9 项临床研究共入组 4940 例根治术后或根治性放射治疗后的 Ⅰ—Ⅲ 期非小细胞肺癌患者，分别接受 BCG、TIL、DC-CIK、MAGE-A3、Tecemotide 或安慰剂治疗，对其中 7 项临床研究 4695 例患者进行了荟萃分析，并对其中 3 项高质量的随机对照临床研究共计 3693 例患者的总生存时间和无进展生存时间进行了评估。结果发现，Ⅰ—Ⅲ 期非小细胞肺癌患者根治性手术或根治性放射治疗后，以 BCG、TIL、DC-CIK、MAGE-A3、Tecemotide 等作为辅助治疗确实带来些许生存获益，但相比于安慰剂治疗，其生存获益差异无统计学意义，辅助性免疫治疗使根治术后或根治性放射治疗后的非小细胞肺癌患者的总死亡风险降低了 6％（HR＝0.94，95％CI 0.83～1.06，P＝0.35）；同时，辅助性免疫治疗使根治术后或根治性放射治疗后的非小细胞肺癌患者的疾病进展或死亡风险降低了 7％（HR＝0.93，95％CI 0.81～1.07，P＝0.19）（高质量证据）；但辅助性免疫治疗也没有显著增加不良反应（HR＝1.15，95％CI 0.97～1.37，P＝0.11）和严重不良反应（HR＝1.10，95％CI 0.88～1.39，P＝0.11）的发生风险。

二、放射治疗联合免疫检查点抑制剂在临床上的应用

肿瘤免疫治疗是利用机体自身的免疫系统来识别和攻击肿瘤细胞，其中 CD8[+] 的细胞毒 T 淋巴细胞是抗肿瘤免疫治疗的主力军。幼稚 T 淋巴细胞必须活化后才能发挥抗肿瘤效应，而 T 淋巴细胞的完全活化需要依靠"双信号"系统调控，第一信号来自 T 淋巴细胞受体（T cell receptor，TCR）与抗原提呈细胞的主要组织相容性复合物（MHC）的特异性结合，也就是 T 淋巴细胞对特异抗原的识别。第二信号来自协同刺激分子，为抗原非特异性信号，即抗原提呈细胞表达的协同刺激分子与 T 淋巴细胞表面的相应受体或配体相互作用介导的信号。第二信号包括激活性信号和抑制性信号，T 淋巴细胞的活化程度与质量取决于激活性信号与抑制性信号之间的平衡。激活性信号即所谓的"正性共刺激分子"，犹如汽车的"油门系统"，是能够刺激 T 淋巴细胞激活的分子，包括 OX40、4-1BB等；抑制性信号即所谓的"负性共刺激分子"，就像汽车的"刹车系统"，这类信号是为了防止 T 淋巴细胞被过度激活进而伤及机体自身的正常组织，主要包括 CTLA4-B7 通路和

PD-1/PD-L1 通路等。肿瘤细胞在进化过程中,为了规避 T 淋巴细胞等免疫细胞的追踪,可大量表达 PD-L1,肿瘤细胞表面的 PD-L1 可以与 T 淋巴细胞表面分子 PD-1 特异性结合,PD-1 与 PD-L1 相互作用最终导致 T 淋巴细胞耗竭,并抑制细胞因子和趋化因子释放,降低 T 淋巴细胞对肿瘤细胞的识别和杀伤能力,从而成功逃逸机体的免疫监视。PD-1/PD-L1 轴也是目前研究最多的肿瘤免疫逃逸机制。

但 T 淋巴细胞的耗竭是可逆的,免疫检查点抑制剂犹如松开免疫系统的刹车,通过阻断 PD-1/PD-L1 轴即能解除对 T 淋巴细胞的抑制作用,从而恢复 T 淋巴细胞的抗肿瘤效应。自 2011 年以来,以 PD-1/PD-L1 抑制剂和 CTLA-4 抑制剂为代表的现代免疫治疗在多种肿瘤的治疗中取得了令人瞩目的成功,多种免疫检查点单克隆抗体已被批准用于临床,而 PD-1/PD-L1 小分子抑制剂也已进入临床研究中。目前,免疫检查点抑制剂不仅已成为多种晚期或局部晚期实体瘤患者的标准治疗选择,而且在部分早期实体瘤的新辅助或辅助治疗中也取得了可喜的成功。但即便如此,免疫检查点抑制剂治疗并不是全能的。事实上,单纯免疫检查点抑制剂治疗仅在少数患者的治疗中可以取得持久的疾病缓解,而在不加选择的人群中,单纯免疫检查点抑制剂治疗的客观缓解率仅在 20% 左右,而且尚有 9%~29% 的患者经免疫检查点抑制剂治疗后出现疾病超进展,更为关键的是,目前并无明确的生物标志物可以预测免疫检查点抑制剂的治疗效果,更没有明确的生物标志物可以准确地预测肿瘤超进展。因此,免疫治疗未来的发展之路必然是个体化与联合治疗。而随着对放射治疗联合免疫治疗潜在的生物学机制研究的深入,加之受早期报道的个案病例所取得的显著疗效的鼓舞和启发,免疫检查点抑制剂联合放射治疗的相关临床研究也越来越多。近年来相继报道的多项相关临床研究结果也初步确定了免疫检查点抑制剂治疗与放射治疗互相影响,具有明确的协同效应。临床上,放射治疗联合免疫治疗不仅能为肿瘤患者带来诸多的临床获益,而且患者对这种联合治疗模式的耐受性良好。

(一)放射治疗联合免疫检查点抑制剂在非小细胞肺癌患者中的应用

在过去 20 余年里,非小细胞肺癌的治疗手段越来越丰富,治疗精度越来越高,治疗效果也越来越好,使得非小细胞肺癌患者的总生存时间得到了大幅度提高。总体而言,对于早期非小细胞肺癌患者,其生存率的提高主要得益于低剂量螺旋 CT 对肺癌高危人群的筛查,使得早期肺癌病例在全部肺癌病例中的权重显著提升,而立体定向消融放射治疗技术在早期非小细胞肺癌患者中的广泛应用也大大改善了肺癌患者的总体生存率;对于局部晚期不可手术切除的非小细胞肺癌患者,其生存率的改善则主要得益于多学科综合治疗的应用,尤其是同步放化疗的开展;而对于晚期非小细胞肺癌患者,其生存率的提高主要得益于分子靶向治疗及以免疫检查点抑制剂为代表的现代免疫治疗的临床应用。

放射治疗是非小细胞肺癌患者使用频率最高的局部治疗手段,任何期别的非小细胞肺癌患者都是放射治疗潜在的适应人群;同样的,所有期别的非小细胞肺癌患者都是免疫治疗的潜在获益人群,因为所有肿瘤的发生都是肿瘤细胞成功逃逸机体免疫监视的结果。而放射治疗与免疫检查点抑制剂治疗互为影响,它们之间的协同效应在晚期非小细胞肺癌患者和局部晚期非小细胞肺癌患者中已得到初步的证明,甚至有人认为,放射治疗与免疫治疗在非小细胞肺癌的治疗中正处于"蜜月期"。事实上,在放射治疗联合免疫治疗成百上千项注册临床研究中,以非小细胞肺癌最多;在已报道的放射治疗联合免疫治疗的临床研究中,以非小细胞肺癌放射治疗联合免疫治疗的研究结果最令人兴奋,事实上,放射治疗联合免疫治疗改变了不可手术切除的局部晚期非小细胞肺癌患者的治疗格局。

1. 晚期非小细胞肺癌放射治疗联合免疫治疗

近年来,在晚期非小细胞肺癌治疗领域,除了分子靶向治疗持续带给人们莫大的惊喜外,最大的惊喜毫无疑问就是以免疫检查点抑制剂为代表的现代免疫治疗。尽管整体反应率并不高,但 PD-1/PD-L1 单抗已成为部分晚期非小细胞肺癌患者的标准治疗选择:作为晚期非小细胞肺癌患者的二线治疗,PD-1/PD-L1 单抗治疗优于传统的细胞毒药物治疗;作为晚期非小细胞肺癌患者的一线治疗,对于驱动基因阴性、PD-L1 表达水平＞50％的晚期非小细胞肺癌患者,Pembrolizumab 单药治疗优于传统的细胞毒药物治疗;同样作为一线治疗,对于驱动基因阴性的晚期非小细胞肺癌患者,不论 PD-L1 表达水平高低,传统的细胞毒药物治疗联合 PD-1/PD-L1 单抗治疗优于传统的含铂双药化疗。

除了系统治疗外,大约 65％的晚期非小细胞肺癌患者需要接受放射治疗,而放射治疗在晚期非小细胞肺癌患者中的治疗价值已不再局限于姑息减症。事实上,对于晚期非小细胞肺癌患者,放射治疗不仅能有效缓解晚期非小细胞肺癌患者所伴发的相关临床症状,如咳嗽、咯血、颅内高压、脊髓压迫、疼痛等,而且能改善患者的总生存时间;而对于寡转移性非小细胞肺癌患者,以根治为目的的放射治疗是潜在的治愈性治疗手段。此外,放射治疗还能提高细胞毒药物治疗和免疫检查点抑制剂的抗肿瘤效应。当然,对于晚期非小细胞肺癌患者,免疫治疗也能提高放射治疗的敏感性,并能增强放射治疗的系统抗肿瘤效应。

临床上,免疫检查点抑制剂改善局部放射治疗对非小细胞肺癌患者系统肿瘤的控制第一例个案报道要追溯到 2013 年。2013 年,Encouse 等人报道一位 64 岁的晚期肺腺癌患者,经三线系统化疗和胸部病灶放射治疗后再次出现疾病进展,遂接受试验性治疗,对肝内一个主要转移病灶(位于肝尾状叶)实施放射治疗,30Gy/5f,10 天内完成,在第一次放射治疗后的第 2 天,患者接受 Ipilimumab 治疗,$3mg/kg^2$,每 3 周 1 次,共 3 个周期。治疗结束后,CT 及 PET/CT 检查发现,不仅照射范围内的肿瘤显著消退,照射范围以外的肿瘤病灶也明显消退,包括肝内未照射的转移病灶与骶骨转移病灶、左肺下叶结节及先前接受过放射治疗的右肺上叶结节;在 Ipilimumab 治疗和放射治疗结束后,患者外周血淋巴细胞和嗜酸性粒细胞计数绝对值升高,血清 CEA 浓度从高峰时的 119.6ng/ml 降至正常水平;但尽管血清 CEA 浓度依然保持在正常水平,在放射治疗联合 Ipilimumab 治疗结束后大约半年时间,患者左侧锁骨上淋巴结(非照射范围)再次增大,淋巴结切除病理证实为肿瘤复发,但与 3 年前同一部位的淋巴结病理表现不同,3 年前切除标本中淋巴细胞浸润主要局限于血管周围区,而这次切除标本中淋巴细胞浸润则分布在肿瘤细胞巢中。进一步研究发现,相比于 3 年前的标本,这次标本中肿瘤细胞巢中浸润的淋巴细胞主要以 $CD8^+$ 和 TIA^+ 细胞为主,而 $FOXP3^+$ 的细胞较少,从而导致肿瘤微环境中 $CD8^+$/$FOXP3^+$ 细胞比值更高。左锁骨上淋巴结切除术后,患者再次接受 4 个周期的 Ipilimumab 单药治疗,在放射治疗联合 Ipilimumab 治疗后 1 年,PET/CT 证实该患者依然处于无病状态。

尽管既往的临床研究发现,CTLA-4 抑制剂单独使用对晚期非小细胞肺癌患者无明显的抗肿瘤效应,联合化疗也不增强其疗效,但上述 Encouse 等人报道的病例是在疾病进展时采用局部放射治疗与 Ipilimumab 同步治疗,这并不能完全排除照射范围以外病灶消退是由 Ipilimumab 单独作用所致,而并非 Ipilimumab 增强了局部放射治疗对异位肿瘤的杀伤。2017 年,Yuan 等人也报道了一例类似的病例,而这例患者是在 Nivolumab 治疗进展后接受姑息放射治疗时出现异位肿瘤消退现象。这是一例 48 岁的晚期肺鳞癌患者,初始治疗前肿瘤标本 PD-L1 表达为阴性(22C3 染色 TPS=0),完成 6 个周期紫杉醇联合卡铂治疗(化疗期间联合应用唑来膦酸治疗患者的高钙血症)后 1 个月,患者疾病出现进展。随后患者就接受了 Nivolumab 单药作为二线治疗,在完成 4 个剂量的 Nivolumab 治疗后的第 3 周,患者出现明显的气急症状伴高钙血症,CT 检查提示胸部肿瘤明显进展伴心包积液。在距离最后一次接受 Nivolumab 治疗后的第 6 周,患者接受了左侧肺门和纵隔肿块的姑息性放射治疗,目的是缓解气急症状,放射治疗分割方式是 30Gy/10f,2 周完成,放射治疗技术是前后对穿野照射。姑息性放射治疗后患者未再接受任何形式的系统治疗。待放射治疗结束后的第 2 个月和第 4 个月,CT 检查发现,不仅照射范围内的肿瘤明显消退,照射范围外的病灶,包括左肺尖部结节、左侧胸膜转移病灶及腹膜后转移淋巴结都呈现出明显消退。此外,患者的高钙血症也得到纠正,血清钙恢复至正常水平。这个案例结果表明,即使在免疫检查点抑制剂治疗无效的情况下,既往的免疫治疗也可能激发放射治疗的系统抗肿瘤效应。

放射治疗与免疫治疗的协同效应不局限于个案病例报道,放射治疗增强晚期非小细胞肺癌患者免疫检查点抑制剂抗肿瘤效应的第一个临床证据来自对 KEYNOTE-001 研究中的一个单中心临床病例资料的二次分析结果。KEYNOTE-001 研究是探讨 Pembrolizumab 单药治疗局部晚期或转移性非小细胞肺癌的国际多中心I期临床研究。为了评估既往的放射治疗对后续接受 Pembrolizumab 治疗的晚期非小细胞肺癌患者疾病控制和肺毒性的影响,2017 年 Narek 等人对来自加利福尼亚大学单中心临床研究 98 例患者的相关资料进行了二次分析。在 2012 年 5 月 22 日至 2014 年 7 月 11 日,该中心共入组 98 例局部晚期或晚期非小细胞肺癌患者并接受 Pembrolizumab 治疗。在全部 98 例患者中,42 例患者在接受 Pembrolizumab 治疗前,因非小细胞肺癌接受过放射治疗,71% 的患者接受放射治疗的目的是姑息减症,29% 的患者采用立体定向放射治疗,其中 38 例(38/97)患者接受颅外病灶的放射治疗,24 例(24/97)患者接受颅内病灶的放射治疗,放射治疗实施的时间距离首次 Pembrolizumab 治疗的中位时间为 9.5 个月,胸部病灶放射治疗实施的时间距离第一次接受 Pembrolizumab 治疗的中位时间为 11.5 个月。对存活患者的中位随访时间达到 32.5 个月。结果发现,相比于既往未曾接受放射治疗的患者,在开始 Pembrolizumab 治疗前接受过放射治疗的患者疾病进展或死亡风险降低了 44%(HR=0.56,95%CI 0.34~0.91,P=0.019),既往接受过放射治疗与未曾接受放射治疗的患者中位无进展生存时间分别为 4.4 个月(95%CI 2.1~8.6 个月)和 2.1 个月(95%CI 1.6~2.3 个月);相比于未曾接受颅外病灶放射治疗的患者,在 Pembrolizumab 治疗前接受过颅外病灶放射治疗的患者疾病进展或死亡风险降低了 50%(HR=0.50,95%CI 0.30~0.84,P=0.0084),两组患者的中位无进展生存时间分别为 6.3 个月(95%CI 2.1~10.4 个月)和 2.0 个月(95%CI 1.8~2.1 个月);相比于未曾接受放射治疗的患者,在 Pembrolizumab 治疗前接受过放射治疗的患者死亡风险降低了 42%(HR=0.58,95%CI 0.36~0.94,P=0.026),两组患者的中位生存时间分别为 10.7 个月和 5.3 个月;相比于未曾接受颅外病灶放射治疗的患者,在 Pembrolizumab 治疗前接受过颅外病灶放射治疗的患者死亡风险降低了 41%(HR=0.59,95%CI 0.36~0.96,P=0.034),两组患者的中位生存时间分别为 11.6 个月(95%CI 6.5~20.5 个月)和 5.3 个月(95%CI 3.0~8.5 个月);在 24 例接受过胸部病灶放射治疗的患者中,15 例患者发生了有记录的肺毒性事件;在 73 例未曾接受胸部病灶放射治疗的患者中,29 例患者发生了有记录的肺毒性事件,其中在既往接受过胸部放射治疗的患者中,有 3 例患者发生了治疗相关的肺毒性事件,而在既往未曾接受胸部放射治疗的患者中,有 1 例患者发生了治疗相关的肺毒性事件,但两组患者 3 级及 3 级以上治疗相关的肺毒性事件发生率相似,各有 1 例患者发生了 3 级或 3 级以上治疗相关的肺毒性事件。因此,该研究结果表明,既往的放射治疗能显著改善后续接受免疫检查点抑制剂治疗的晚期非小细胞肺癌患者的无进展生存时间和总生存时间,即使间隔时间很长,放射治疗也对后续的免疫治疗具有增强效应。

　　既往接受的放射治疗增强后续的免疫治疗抗肿瘤效应是在 KEYNOTE-001 研究中通过对单中心病例的二次分析"偶然"发现的,而 2018 年 William 等人的回顾性临床研究原计划主要是为了明确以往的胸部放射治疗是否会增加后续的免疫治疗的毒性反应,尤其是肺毒性,结果"无意"中发现以往的胸部放射治疗不仅不会显著增加免疫治疗相关的毒性反应,而且能改善随后进行的免疫治疗的效果。在 2013—2016 年,美国麻省总医院的 164 例晚期肺癌(158 例为非小细胞肺癌,6 例为小细胞肺癌)患者接受 PD-1/PD-L1 单抗治疗,其中 73 例患者既往接受过胸部放射治疗,开始接受 PD-1/PD-L1 单抗治疗距离胸部放射治疗结束的中位时间为 8.6 个月,91 例患者在接受 PD-1/PD-L1 单抗治疗前未曾接受胸部放射治疗。两组患者的基线资料相似,只是相比于既往未曾接受胸部放射治疗组的患者,既往接受过胸部放射治疗组的患者肺腺癌的比例更低,分别为 75% 和 49%(P=0.001),驱动基因(EGFR/ALK/ROS1)突变率也更低,分别为 16% 和 4%(P=0.01)。结果发现,既往接受过胸部放射治疗组的患者与未曾接受胸部放射治疗组的患者 2 级及 2 级以上免疫相关不良事件的发生率分别为 13.7%(10/73)和 15.4%(14/91)(P=0.83),所有级别的放射性肺炎的发生率分别为 8.2%(6/73)和 5.5%(5/91)(P=0.54),2 级及 2 级以上放射性肺炎的发生率分别为 4.1%(3/73)和 3.3%(3/91)(P>0.99);发生放射性肺炎与未发生放射性肺炎的患者所接受的胸部放射治疗的剂量无显著差异,分别为 52.8Gy 和 50.4Gy(P=0.76);5 例在 PD-1/PD-L1 单抗治疗期间接受胸部放射治疗、5 例在 PD-1/PD-L1 单抗治疗后接受胸部放射治疗、6 例接受过多程胸部放射治疗的患者均未发生有症状的放射性肺炎;全部患者的中位生存时间为 12.1 个月。多因素分析结果显示,发生 2 级及 2 级以上免疫相关不良事件的患者全因死亡风险降低了 55%(HR=0.45,95%CI 0.22~0.93,P=0.03),接受更少化疗的患者全因死亡风险更低(HR=1.21,95%CI 1.05~1.40,P=0.01),而相比于未曾接受胸部放射治疗的患者,既往接受过胸部放射治疗的患者全因死亡风险降低了 34%（HR＝0.66,95%CI 0.42～1.01,P＝0.06),尽管差异无统计学意义,但这组患者驱动基因的突变率更低,从分子靶向治疗中所取得的生存获益也更低。

晚期非小细胞肺癌患者既往的放射治疗影响后续进行的免疫检查点抑制剂治疗疗效的第三项临床依据来自 2018 年 Gishan 等人的回顾性临床研究。在 2015 年 7 月至 2016 年 12 月,85 例经一线或多线治疗无效的晚期非小细胞肺癌患者接受 Nivolumab 治疗,其中 65 例患者在 Nivolumab 治疗前 5 年内或在 Nivolumab 治疗期间因非小细胞肺癌接受放射治疗,另外 20 例患者在接受 Nivolumab 治疗前或 Nivolumab 治疗期间未接受放射治疗。根据放射治疗结束的时间与开始接受 Nivolumab 治疗之间的时间间隔分为三种情形,即仅在接受 Nivolumab 治疗前(至少间隔 1 周)接受过放射治疗、仅在接受放射治疗期间(两者间隔时间在 1 周内)接受 Nivolumab 治疗及在接受 Nivolumab 治疗前或治疗期间均接受过放射治疗,其中 46 例患者仅在接受 Nivolumab 治疗前接受过放射治疗,且距离第一次使用 Nivolumab 治疗的中位时间为 5.5 个月。中位随访时间为 15 个月。结果发现,与未曾接受放射治疗相比,既往接受或在 Nivolumab 治疗期间同步接受放射治疗,使晚期非小细胞肺癌患者的疾病进展或死亡风险降低了 51%,两组患者的中位无进展生存时间分别为 1.3 个月和 2.8 个月(HR＝0.494,95%CI 0.279～0.873,P＝0.02),6 个月疾病无进展生存率分别为 16% 和 29%(HR＝0.485,95%CI 0.27～0.86,P＝0.0013);单因素或多因素分析均显示放射治疗的参与改善了接受 Nivolumab 治疗的晚期非小细胞肺癌患者的无进展生存时间;尽管接受放射治疗未能显著改善接受 Nivolumab 治疗的晚期非小细胞肺癌患者的中位生存时间(两组患者的中位生存时间分别为 4.2 个月和 6.4 个月,P＝0.20),但在 6 个月时,两组患者的生存率分别为 44% 和 65%(P＝0.0017),即放射治疗的参与显著改善了接受 Nivolumab 治疗的非小细胞肺癌患者的半年生存率。

也许单项研究或单个中心的研究结果纯属"偶然",但如果是多项研究、多个中心、多个"偶然"的结果凑在一起,似乎就成为"必然"了。不过也不尽然,如 2017 年 Kataoka 等人报道的多中心回顾性队列研究就未发现 Nivolumab 治疗前 6 个月的放射治疗能够改善接受 Nivolumab 治疗的晚期非小细胞肺癌患者的无进展生存时间(HR＝0.65,95%CI 0.37～1.14)。尽管如此,鉴于多项临床研究结果是一致的,从中我们可以看出一些端倪,即在临床实践中,放射治疗与免疫检查点抑制剂之间确实存在一定程度的协同效应,即使这两种治疗方式并非同步进行。既往的放射治疗增强后续免疫治疗的抗肿瘤效应的机制虽未明确,也缺乏前瞻性随机对照临床研究证实,但鉴于 50% 以上的恶性肿瘤患者在病程中的不同阶段需要接受放射治疗,因此这个结果确实值得深入探究。目前认为,既往的放射治疗之所以能增强后续免疫治疗的效果,是因为既往的放射治疗能够上调肿瘤微环境中 PD-L1 的表达及增加肿瘤相关抗原的释放等。

放射治疗联合免疫检查点抑制剂治疗晚期非小细胞肺癌第一项随机对照临床研究是来自荷兰癌症中心(NKI)的 PEMBRO-RT 研究(注册号 NCT02492568)。2019 年报道的 PEMBRO-RT 研究的目的是明确立体定向放射治疗能否通过提高非照射部位肿瘤的控制来增强免疫检查点抑制剂治疗的效果。这是一项多中心随机对照Ⅱ期临床研究,在

2015 年 7 月 1 日至 2018 年 3 月 31 日,经组织病理学或细胞学证实,至少接受过一种方案的化学药物治疗但未接受免疫治疗的转移性非小细胞肺癌患者,所有患者至少伴有 2 个独立的肿瘤病灶,其中一个病灶可以评估且可接受活检,而其他病灶则可以接受放射治疗。共对 92 例患者进行了筛选,其中 76 例患者符合入组条件,中位年龄为 62 岁,男性 44 例。36 例患者被随机分为研究组,40 例患者被分为对照组。研究组患者其中一个病灶(主要是肺部病灶或转移的淋巴结)先接受立体定向放射治疗,分割方式是 24Gy/3f,隔日 1 次,立体定向放射治疗结束后第 7 天再接受 Pembrolizumab 治疗,每次 200mg,每 3 周 1 次;而对照组患者仅接受 Pembrolizumab 治疗,每次 200mg,每 3 周 1 次。主要研究终点为自随机分组后 12 周时的客观缓解率,次要研究终点包括安全性、无进展生存时间、总生存时间和自随机分组后 12 周时的疾病控制率等。在研究组和对照组患者中,分别有 97% 和 92% 的患者至少接受了一个周期的 Pembrolizumab 治疗。截至 2018 年 7 月 1 日,中位随访时间达到 23.6 个月(0.1~34.4 个月),对照组和研究组分别有 7 例、4 例患者尚在治疗中。在意向治疗人群中,对照组和研究组患者自随机分组后 12 周时客观缓解率分别为 18%(95%CI 7%~33%)、36%(95%CI 21%~54%)($P=0.07$);单个病灶放射治疗的参与显著改善了疾病控制率,对照组和研究组患者自随机后 12 周时的疾病控制率分别为 40%、64%($P=0.04$);两组患者的中位无进展生存时间分别为 1.9 个月(95%CI 1.7~6.9 个月)和 6.6 个月(95%CI 4.0~14.6 个月)($HR=0.71$,95%CI 0.42~1.18,$P=0.19$),中位生存时间分别为 7.6 个月(95%CI 6.0~13.9 个月)和 15.9 个月(95%CI 7.1 个月至未达到)($HR=0.66$,95%CI 0.37~1.18,$P=0.16$);亚组分析结果显示,在 Pembrolizumab 治疗的基础上,对单个肿瘤病灶实施立体定向放射治疗最大的获益人群是 PD-L1 表达阴性的患者。在 PD-L1 表达阴性的患者中,单个肿瘤病灶立体定向放射治疗的参与使晚期非小细胞肺癌患者的疾病进展或死亡风险降低了 51%($HR=0.49$,95%CI 0.26~0.94,$P=0.03$),总死亡风险降低了 52%($HR=0.48$,95%CI 0.24~0.99,$P=0.046$);而在 PD-L1 表达阳性的患者中,单个肿瘤病灶立体定向放射治疗的参与却没有降低疾病进展或死亡风险($HR=1.14$,95%CI 0.45~2.89,$P=0.79$),也未能降低总死亡风险($HR=1.4$,95%CI 0.42~4.66,$P=0.58$);在 Pembrolizumab 治疗的基础上,对单个肿瘤病灶实施立体定向放射治疗的安全性良好,联合治疗未显著增加治疗相关的毒性反应。总之,尽管该研究未达到预设的有统计学意义的临床终点,但对于晚期非小细胞肺癌患者,在免疫检查点抑制剂治疗前,对其中一个病灶进行立体定向放射治疗即可使免疫检查点抑制剂治疗的客观缓解率提高 2 倍,并显著改善疾病控制率;另外,至少在数值上,单个病灶的立体定向放射治疗可使晚期非小细胞肺癌患者的疾病无进展生存时间和总生存时间显著提高。而令人意外的是,免疫检查点抑制剂治疗联合立体定向放射治疗最大的潜在获益人群竟然是 PD-L1 表达阴性的患者。

2020 年 MD 安德森癌症中心报道的注册号为 NCT02444741 研究是一项随机的 Ⅰ/Ⅱ 期临床研究,目的是评估 Pembrolizumab 联合或不联合放射治疗对伴有肺或肝转移的非小细胞肺癌患者的安全性和疗效。在 2015 年 9 月至 2018 年 8 月,共入组 100 例转移性非小细胞肺癌患者,所有患者至少伴有 1~4 个肺或肝转移病灶且适合接受放射治疗,并至少有一个非连续的肿瘤病灶可用于影像学评估野外放射治疗的反应性。对于适合立体定向放射治疗的病灶,给予 50Gy/4f,每日 1 次的放射治疗;对于不适合接受立体定向放射治疗的病灶,给予 45Gy/15f,每日 1 次的传统低分割放射治疗。Ⅰ期临床研究阶段共入组 20 例患者,Pembrolizumab 治疗采用标准的"3＋3"剂量递增方案(剂量分别为 100mg、150mg 和 200mg,每 3 周 1 次),最长治疗周期为 32 次;Ⅱ期临床研究阶段共入组 80 例患者,并随机分为单纯 Pembrolizumab 治疗组或 Pembrolizumab 联合放射治疗组。Ⅰ期临床研究的目的是探索 Pembrolizumab 联合放射治疗的安全性和联合放射治疗时 Pembrolizumab 的最大耐受剂量;Ⅱ期临床研究的主要终点是观察野外病灶最佳的客观缓解率,次要研究终点为无进展生存率。中位随访时间为 20.4 个月,分析截止时间为 2019 年 5 月 19 日。结果显示,在Ⅰ期临床研究队列中,分别有 3 例患者接受 100mg 的 Pembrolizumab 治疗,3 例患者接受 150mg 的 Pembrolizumab 治疗,14 例患者接受 200mg 的 Pembrolizumab 治疗,10 例患者接受立体定向放射治疗,10 例患者接受低分割放射治疗。联合治疗的耐受性良好,多数不良反应是自限性的,无 4—5 级毒性事件发生,6 例患者发生了 3 级不良事件,2 例患者为皮疹,1 例患者为疲劳,1 例患者为恶心,1 例患者为肺部感染,还有 1 例患者为肺炎;有 2 例患者因毒性事件终止治疗。在Ⅱ期临床研究队列中,2 例患者发生了 4 级不良事件,9 例患者发生了 3 级不良事件。共有 72 例患者可评估疗效,如果不区分放射治疗的分割方式,Pembrolizumab 联合放射治疗组患者与 Pembrolizumab 单独治疗组患者的客观缓解率分别为 22％(8/36)和 25％(9/36)($P=$ 0.99),但在 Pembrolizumab 联合放射治疗组患者中,接受立体定向放射治疗组患者与接受传统低分割放射治疗组患者照射野外病灶的客观缓解率分别为 38％和 10％;Pembrolizumab 联合放射治疗组患者与 Pembrolizumab 单独治疗组患者的中位无进展生存时间分别为 9.1 个月(3.6～18.4 个月)和 5.1 个月(3.4～12.7 个月)($P=0.52$);在可以接受立体定向放射治疗的患者中,Pembrolizumab 联合立体定向放射治疗组患者与 Pembrolizumab 单独治疗组患者中位无进展生存时间分别为 20.8 个月(17.7～23.9 个月)和 14.2 个月(12.4～15.8 个月)($P=0.76$);在接受传统低分割放射治疗组患者中,Pembrolizumab 联合传统低分割放射治疗组患者与 Pembrolizumab 单独治疗组患者的中位无进展生存时间分别为 6.8 个月(3.0～10.7 个月)和 4.7 个月(3.1～6.2 个月)($P=$ 0.79)。探索性分析再次发现,PD-L1 低表达的患者更能从 Pembrolizumab 联合放射治疗中获益,在 PD-L1 低表达的患者中,Pembrolizumab 联合放射治疗组患者与 Pembrolizumab 单独治疗组患者的中位无进展生存时间分别为 20.8 个月和 4.6 个月($P=0.004$)。

从上述两项临床研究(NCT02492568 研究与 NCT02444741 研究)结果可以发现,相比于单纯免疫检查点抑制剂治疗,放射治疗联合免疫检查点抑制剂治疗对晚期非小细胞肺癌患者虽然有获益的趋势,但可能源于病例数过少,两项临床研究都没有得出具有统计学效力的结论。基于此,2020 年,Willemijn 等人将上述两项临床研究进行了汇总分析,共计 148 例晚期非小细胞肺癌患者,其中 124 例患者为非鳞非小细胞肺癌,111 例患者既往接受过细胞毒药物治疗,Pembrolizumab 联合放射治疗组患者与单纯接受

Pembrolizumab 治疗组患者基线情况相似,包括 PD-L1 表达状况和转移病灶体积等。其中 76 例患者单纯接受 Pembrolizumab 治疗,74 例患者接受 Pembrolizumab 联合放射治疗,放射治疗部位主要是肺部转移病灶(28/72)、胸内转移淋巴结(15/72)和肺部原发病灶(12/72)。汇总分析的主要研究终点是 12 周时野外病灶最佳反应率(异位效应发生率)、野外病灶最佳疾病控制率、无进展生存率和总生存率等。经中位 33 个月随访后发现,单纯接受 Pembrolizumab 治疗组患者与 Pembrolizumab 联合放射治疗组患者的野外病灶最佳反应率分别为 19.7%(15%～76%)和 41.7%(30%～72%)(HR＝2.96,95%CI 1.42～6.20,P＝0.0039),野外病灶最佳疾病控制率分别为 43.4%(33%～76%)和 65.3%(47%～72%)(HR＝2.51,95%CI 1.28～4.91,P＝0.0071);单纯接受 Pembrolizumab 治疗组患者和 Pembrolizumab 联合放射治疗组患者的中位无进展生存时间分别为 4.4 个月(2.9～5.9 个月)和 9.0 个月(6.8～11.2 个月)(HR＝0.67,95%CI 0.45～0.99,P＝0.045),中位生存时间分别为 8.7(6.4～11.0 个月)和 19.2 个月(14.6～个月 23.8 个月)(HR＝0.67,95%CI 0.54～0.84,P＝0.0004)。总之,基于 NCT02492568 研究和 NCT02444741 研究的汇总分析结果表明,在 Pembrolizumab 治疗的基础上联合应用放射治疗可显著改善晚期非小细胞肺癌患者的临床结局,放射治疗可提高 Pembrolizumab 的抗肿瘤效应;反之,Pembrolizumab 治疗能增强放射治疗对异位肿瘤的控制。

同样在 2019 年,Bauml 等人的研究是一项单臂 II 期临床研究,这项临床研究试图解答的问题是对于寡转移性非小细胞肺癌患者,与历史数据对照,寡转移病灶在局部消融治疗后再接受 Pembrolizumab 治疗,相比于历史数据对照的单纯局部消融治疗,能否带来生存获益。历史数据来自 2013 年 Gwendolyn 等人的一项回顾性临床研究,61 例同时性寡转移(1～3 个寡转移病灶)非小细胞肺癌患者接受根治性局部治疗[根治性外科手术或(和)立体定向放射治疗],全组患者的中位无进展生存时间为 6.6 个月,中位生存时间为 13.5 个月。在 Bauml 等人的研究中,2015 年 2 月 1 日至 2017 年 9 月 30 日,共入组 51 例寡转移性非小细胞肺癌患者(转移病灶数目均不超过 4 个),其中 45 例进入该研究。在接受 Pembrolizumab 治疗前,所有患者的寡转移病灶均先接受局部消融治疗,局部消融治疗手段包括外科手术切除、放化疗联合治疗、立体定向放射治疗或射频消融治疗等。所有患者在局部消融治疗后 4～12 周再接受 Pembrolizumab 治疗,每次 200mg,每 3 周 1 次;如果疾病无进展或未发生不能接受的不良事件,Pembrolizumab 治疗至少 8 个周期,对于完成 8 个周期 Pembrolizumab 治疗后疾病仍无进展的患者,由研究者决定可以再接受 8 个周期的 Pembrolizumab 治疗。最终 28 例患者完成了为期 8 个周期的 Pembrolizumab 治疗,18 例患者完成了为期 16 个周期的 Pembrolizumab 治疗,Pembrolizumab 治疗的中位周期数为 11 个(1～16 个)。经中位 25.0 个月随访后发现,与历史数据对照,局部消融治疗后联合 Pembrolizumab 治疗显著改善了寡转移性非小细胞肺癌患者的无进展生存时间,自局部消融治疗开始至疾病进展或死亡的中位时间为 19.1 个月(95%CI 9.4～28.7 个月)(P＝0.005),自 Pembrolizumab 治疗开始至疾病进展或死亡的中位时间为 18.7 个月(95%CI 10.1～27.1 个月);全组患者的中位生存时间为 41.6 个月(95%CI 27.0～56.2 个月),12 个月生存率为 90.9%,24 个月生存率为 77.5%;随访期间 23 例患者发生疾病进展,其中 2 例患者仅表现为局部复发(局部消融病灶复发),15 例患者仅伴系统疾病复发(局部消融病灶持续控制),其余 6 例患者既有局部复发又伴远处转移;探索性分析发现,PD-L1 表达状况与 CD8$^+$ T 淋巴细胞浸润密度对寡转移性肺癌患者的无进展生存时间的影响都不显著,但与 PEMBRO-RT 研究不同的是,相比于 PD-L1 表达阴性的患者,PD-L1 表达阳性的患者 24 个月时疾病无进展率似乎更高,分别为 38.1％和 69.3％(HR＝3.10,95％CI 0.88～10.93);寡转移性非小细胞肺癌患者经局部消融治疗后再接受 Pembrolizumab 治疗的安全性高,患者对治疗的耐受性良好,仅 5 例患者发生有症状的放射性肺炎,其中只有 1 例患者发生 4 级放射性肺炎,这种联合治疗模式没有给患者的生活质量带来负面影响。

鉴于晚期非小细胞肺癌患者放射治疗联合免疫治疗尚无大宗病例的前瞻性随机对照Ⅲ期临床研究报道,既往的临床研究结果得出的结论也不一致,2019 年 Rodolfo 等人对晚期非小细胞肺癌立体定向消融放射治疗联合免疫治疗的相关临床研究进行了系统综述。共 18 项临床研究 1736 例晚期非小细胞肺癌患者接受免疫检查点抑制剂治疗联合立体定向消融放射治疗。结果发现,晚期非小细胞肺癌患者经立体定向消融放射治疗联合免疫治疗后的局部控制率为 70.7％(64.0％～90.0％),异位(远处)肿瘤控制率为 41.3％(26.0％～67.0％),中位无进展生存时间为 4.6 个月(2.3～7.0 个月),中位总生存时间为 12.4 个月(9.0～24.7 个月);相比于单纯免疫检查点抑制剂治疗,立体定向消融治疗联合免疫检查点抑制剂治疗治疗相关的毒性反应发生风险并不显著增加,抗 PD-1/PD-L1 联合立体定向消融放射治疗 3 级及 3 级以上的毒性反应发生率为 10％～17％,抗 CTLA-4 联合立体定向消融放射治疗 3 级及 3 级以上的毒性反应发生率为 29％～38％。

总之,现有的研究结果表明,对于晚期非小细胞肺癌患者,免疫检查点抑制剂治疗联合立体定向消融放射治疗的安全性良好,并可取得较为理想的局部肿瘤控制;而相比于单纯立体定向消融放射治疗,立体定向消融放射治疗联合免疫检查点抑制剂治疗对异位肿瘤的控制率也更高。

2. 局部晚期非小细胞肺癌放射治疗联合免疫治疗

临床上,局部晚期非小细胞肺癌的治疗往往需要多学科参与。自 20 世纪末到 21 世纪初,一系列的临床研究结果证实,对于不可手术切除的局部晚期非小细胞肺癌患者,单纯放射治疗优于单纯支持对症治疗,较高剂量(常规分割,60Gy)的放射治疗优于较低剂量(常规分割,40Gy)的放射治疗,放化疗联合治疗优于单纯放射治疗,而同步放化疗又优于序贯放化疗。但局部晚期非小细胞肺癌患者根治性同步放化疗的效果不令人满意,总体客观缓解率约为 60％,中位无进展生存时间仅为 6～9 个月,中位生存时间往往不超过 28.7 个月(RTGO0617 研究),仅 15％～25％的患者可获得长期生存。为了进一步改善局部晚期不可手术切除的非小细胞肺癌患者的预后,人们已尝试采取多种策略,如在同步放化疗前实施新辅助化疗、同步放化疗后给予辅助化疗、同步放化疗后采用分子靶向药物作为维持治疗、改变同步放化疗中的化疗方案、在同步放化疗的基础上联合应用 EGFR 单克隆抗体、改变放射治疗的分割方式或提高放射治疗的照射剂量等。遗憾的是,几乎所有措施都是徒劳的,甚至适得其反,如 SWOG0023 研究结果发现,局部晚期非小细胞肺癌患者同步放化疗联合多西他赛巩固化疗后,再以吉非替尼(Gefitinib)作为维持治疗,非但未能带来生存获益,相反还显著缩短了患者的总生存时间,吉非替尼维持治疗组患者与对照组患者的中位无进展生存时间分别为 8 个月和 12 个月,中位生存时间分别为 23 个月和 35 个月($P=0.01$)。总之,对于不可手术切除的局部晚期非小细胞肺癌患者,同步放化疗是目前的标准治疗选择,而在同步放化疗前,不常规推荐新辅助治疗,且同步放化疗后也不推荐任何形式的辅助治疗。

而 2017 年报道的 PACIFIC 研究结果则彻底改变了这一局面,也改变了局部晚期不可手术切除的非小细胞肺癌患者的临床指南和临床实践,当然还改变了接受同步放化疗的局部晚期非小细胞肺癌患者的临床结局。毫无疑问,PACIFIC 研究是放射治疗联合免疫治疗一项里程碑式的临床研究,它将放射治疗联合免疫治疗推向又一个高峰。PACIFIC 研究是一项随机双盲安慰剂对照的多中心 Ⅲ 期临床研究,在 2014 年 5 月至 2016 年 4 月,713 例经同步放化疗后获得疾病控制的局部晚期非小细胞肺癌患者按照 2:1 比例被随机分组,在同步放化疗结束后 1～42 天开始,473 例患者接受 PD-L1 单抗 Durvalumab 巩固治疗,10mg/kg,每 2 周 1 次,最长治疗时间为 12 个月;236 例患者接受安慰剂治疗。共同的主要研究终点为无进展生存时间和总生存时间,次要研究终点包括 12 个月和 18 个月疾病无进展生存率、客观缓解率、缓解持续时间、至死亡或远处转移的中位时间及治疗的安全性等。结果显示,相比于接受安慰剂治疗组的患者,接受 Durvalumab 巩固治疗组患者的疾病进展或死亡风险降低了 48%;Durvalumab 巩固治疗组患者与安慰剂治疗组患者的中位无进展生存时间分别为 16.8 个月(95%CI 13.0～18.1 个月)和 5.6 个月(95%CI 4.6～7.8 个月)(HR=0.52,95%CI 0.42～0.65,$P<$ 0.001),12 个月无进展生存率分别为 55.9%(95%CI 51.0%～60.4%)和 35.3%(95%CI 29.0%～41.7%),18 个月无进展生存率分别为 44.2%(95%CI 37.7%～50.5%)和 27.0%(95%CI 19.9%～34.5%),至死亡或远处转移的中位时间分别为 23.2 个月(95%CI 23.2 个月至未达到)和 14.6 个月(95%CI 10.6～18.6 个月)(HR=0.52,95%CI 0.39～0.69,$P<0.001$);Durvalumab 巩固治疗与安慰剂治疗的客观缓解率分别为 28.4% 和 16.0%($P<0.001$),获得客观缓解的患者在 18 个月时分别有 72.8% 和 46.9% 疾病仍处于缓解中;在随访期间,分别有 16.5% 和 27.7% 的患者出现疾病进展,中位缓解持续时间分别为未达到和 13.8 个月(HR=0.43,95%CI 0.22～0.84);两组患者任何原因、任何级别的不良事件发生率分别为 96.8% 和 94.9%,3—4 级不良事件发生率分别为 29.9% 和 26.1%,最常见的不良事件是肺炎;两组患者 3—4 级肺炎发生率分别为 4.4% 和 3.8%,严重不良事件发生率分别为 28.6% 和 22.6%,分别有 15.4% 和 9.8% 的患者因为不良事件终止使用试验性药物治疗。

2018 年和 2020 年,PACIFIC 研究更新数据结果进一步夯实了局部晚期非小细胞肺癌患者根治性同步放化疗后继以 Durvalumab 巩固治疗的地位。更新数据结果表明,Durvalumab 巩固治疗组患者与安慰剂治疗组患者的中位无进展生存时间分别为 17.2 个月和 5.6 个月,相比于安慰剂治疗,Durvalumab 巩固治疗使局部晚期非小细胞肺癌患者的疾病进展或死亡风险降低了 49%(HR=0.51,95%CI 0.41～0.63);两组患者的 3 年生存率分别为57%和43.5%,4年生存率分别为49.6%和36.3%,中位生存时间绝对值延长了18.4个月,分别为47.5个月和29.1个月;根治性同步放化疗后继行Durvalumab巩固治疗使局部晚期非小细胞肺癌患者的死亡风险降低了29%(HR=0.71,95%CI 0.57~0.88)。总之,PACIFIC研究结果表明,同步放化疗后继行Durvalumab巩固治疗不仅提高了局部晚期非小细胞肺癌患者的局部控制率,而且显著降低了患者的远处转移风险,意味着Durvalumab巩固治疗提高了放射治疗对局部晚期非小细胞肺癌患者异位肿瘤的控制。基于该研究结果,各临床指南纷纷将Durvalumab巩固治疗作为经同步放化疗后疾病无进展的局部晚期非小细胞肺癌患者的标准治疗选择,并作为1类证据,1级推荐。而《中国临床肿瘤学会(CSCO)非小细胞肺癌诊疗指南(2020)》对不可手术切除的局部晚期非小细胞肺癌患者同步放化疗后Durvalumab巩固治疗的推荐级别也从3级推荐上升为1级推荐。

不仅PD-L1单克隆抗体Durvalumab可以作为局部晚期非小细胞肺癌患者同步放化疗后的巩固治疗,而且LUN14-179研究结果表明,PD-1单抗Pembrolizumab作为局部晚期非小细胞肺癌患者同步放化疗后的巩固治疗也取得了理想的治疗效果。这项由美国印第安纳癌症研究网络(The Hoosier Cancer Research Network,HCRN)发起的LUN14-179研究是一项单臂Ⅱ期临床研究,92例(可评估疗效)经同步放化疗后疾病无进展的局部晚期非小细胞肺癌患者接受Pembrolizumab作为巩固治疗,每次200mg,每3周1次,最长治疗周期为12个月。主要研究终点为至疾病发生转移或死亡的中位时间,次要研究终点包括疾病无进展生存时间和总生存时间。经中位32.2个月随访后发现,全组患者至疾病出现转移或死亡的中位时间长达30.7个月(95%CI 18.7个月至未达到),中位疾病无进展生存时间为18.7个月(95%CI 12.4~33.8个月),中位总生存时间为35.8个月(95%CI 24.2个月至未达到),1年、2年和3年生存率分别为81.2%、62.0%和48.5%;患者对Pembrolizumab巩固治疗的耐受性良好,40例(43.5%)患者完成了为期12个月的Pembrolizumab巩固治疗,Pembrolizumab中位治疗周期数达到13.5个,16例(17.2%)患者发生了有症状的放射性肺炎(≥2级),其中分别有3例、1例和1例患者发生3级、4级和5级放射性肺炎。

鉴于并非所有的局部晚期非小细胞肺癌患者同步放化疗后都能从Pembrolizumab巩固治疗中取得临床获益,2020年Anouti等人对美国印第安纳癌症研究网络的LUN14-179研究进行了回顾性分析,结果发现,与至疾病发生转移或死亡的中位时间相关的因素包括肿瘤分期为ⅢA和接受4个或4个以上周期的Pembrolizumab治疗两项因素;与疾病无进展生存时间相关的因素包括接受4个或4个以上周期的Pembrolizumab治疗、肿瘤分期为ⅢA及肺V20<20%三项因素;与总生存时间相关的因素有肿瘤分期为ⅢA和接受4个或4个以上周期的Pembrolizumab治疗两项因素。总之,通过对美国印第安纳癌症研究网络的LUN14-179研究的回顾性分析发现,肿瘤分期为ⅢA及接受4个或4个周期以上的Pembrolizumab治疗的患者从同步放化疗后的Pembrolizumab巩固治疗中获益最大。

局部晚期非小细胞肺癌放射治疗联合免疫治疗尚有诸多问题有待进一步探讨,其他相关临床研究正在进行中,包括 RTOG 3505、PACIFIC-2、AFT-16 等。这些临床研究的目的一是进一步夯实放射治疗联合免疫治疗在局部晚期非小细胞肺癌患者中的临床价值,二是进一步优化放射治疗联合免疫治疗在局部晚期非小细胞肺癌中的应用,如放射治疗联合免疫治疗的理想人群选择、放射治疗联合免疫治疗的最佳时间顺序及放射治疗的照射剂量、照射范围和分割方式等。

　　3.早期非小细胞肺癌放射治疗联合免疫治疗

　　随着低剂量螺旋 CT 对肺癌高危人群的筛查日益普及,使得早期肺癌的诊断率越来越高,肺癌的治愈率也得到了显著提高。外科手术毫无疑问是早期非小细胞肺癌患者最重要的根治性治疗手段,但肺癌患者往往由于高龄、伴发疾病多、体力状况差等而对根治性手术的耐受性差,临床上因医学原因不能手术或拒绝手术的患者不在少数。例如,2012年荷兰癌症登记数据库资料表明,接近 50% 的早期非小细胞肺癌患者由于医学原因或自身原因(拒绝手术)而未能接受根治性手术治疗。在过去 20 多年里,立体定向放射治疗技术的应用不仅使早期非小细胞肺癌患者的治疗选择更为丰富,而且大大改善了早期非小细胞肺癌患者的整体预后。事实上,近年来早期非小细胞肺癌患者治愈率的提高其贡献主要来自立体定向放射治疗,而不是外科手术治疗。在目前的临床指南和临床实践中,对于因医学原因不能手术或拒绝手术的早期非小细胞肺癌患者,立体定向放射治疗(或立体定向消融放射治疗)是标准的替代治疗选择;对于可手术切除的高手术风险患者(指能够耐受亚肺叶切除,但不能耐受标准肺叶切除的患者),推荐选择立体定向放射治疗替代外科手术治疗。对于不能手术切除的早期非小细胞肺癌患者,相比于传统的放射治疗模式,TROG 09.02(CHISEL)研究结果表明,无论是局部控制率还是总体生存率,立体定向放射治疗都是更好的选择,两组患者的 2 年局部控制率分别为 65% 和 89%(HR=0.31,95%CI 0.13~0.77,P=0.008),2 年生存率分别为 59% 和 77%(HR=0.53,95%CI 0.30~0.94,P=0.027);对于可以手术切除的早期非小细胞肺癌患者,基于 ROSEL 和 STARS 研究的汇总分析结果表明,立体定向放射治疗不劣于标准的外科手术治疗,立体定向放射治疗组患者的 3 年生存率甚至更优,3—4 级不良事件发生率也更低,两组患者的 3 年生存率分别为 95% 和 79%(P=0.037),3—4 级不良事件发生率分别为 10% 和 44%。

　　总体而言,对于早期非小细胞肺癌患者,无论是采取外科手术治疗,还是选择立体定向放射治疗,两种治疗手段对肺部原发肿瘤的控制率一般都在 90% 左右。但即便如此,早期非小细胞肺癌患者单纯手术或单纯立体定向放射治疗总体复发风险依然超过 30%,原发肿瘤体积越大,复发风险就越高。与根治性手术复发模式相似,早期非小细胞肺癌根治性立体定向放射治疗后的主要复发模式也是远处脏器转移,立体定向放射治疗后 2 年内远处转移的发生风险为 15%~20%。例如,RTOG 0236 研究长期随访结果发现,对于早期非小细胞肺癌患者,立体定向放射治疗后 5 年局部复发率仅为 7.3%(95%CI 2.3%~16.3%),但远处脏器转移率达到 23.6%(95%CI 13.3%~35.6%),其中初始 T_1 期患者远处脏器转移率为 18.2%(95%CI 8.4%~31.0%),初始 T_2 期患者远处脏器转移率达到 45.5%(95%CI 15.0%~72.1%)。

对于接受根治性手术治疗的早期非小细胞肺癌患者,高级别循证医学证据表明,术后病理分期为Ⅱ—ⅢA及伴有高危因素的ⅠB期非小细胞肺癌患者术后辅助化疗后的5年生存率的绝对值至少提高5.4%,死亡风险降低11%。但临床上因医学原因不能手术而接受立体定向放射治疗的早期非小细胞肺癌患者往往由于体力状况差或伴发疾病严重等而难以安全地接受辅助性细胞毒药物治疗。在既往的临床研究和临床实践中,接受根治性立体定向放射治疗的早期非小细胞肺癌患者鲜有接受辅助治疗的,即使接受辅助化疗也不能从中获益。2019年,Corey等人对来自美国国家癌症数据库的资料进行了分析,其目的就是明确早期非小细胞肺癌根治性立体定向放射治疗后辅助化疗能否带来生存获益。在2004—2014年,24011例$T_{1-3}N_0M_0$期非小细胞肺癌患者接受以根治为目的的立体定向放射治疗,其中322例患者接受辅助化疗。经中位32.5个月随访后发现,相比于未接受辅助化疗的患者,立体定向放射治疗后接受辅助化疗的患者生存率更低,单纯立体定向放射治疗组患者与立体定向放射治疗联合辅助化疗组患者的3年生存率分别为50.6%和41.3%($P=0.001$);多因素分析发现,辅助化疗使接受根治性立体定向放射治疗的早期非小细胞肺癌患者的死亡风险增加了22%($HR=1.22$,95%CI 1.06~1.40,$P=0.005$);相比于单纯接受立体定向放射治疗,即使是肿瘤直径≥4cm的早期非小细胞肺癌患者,立体定向放射治疗后辅助化疗($n=80$)也未能带来明显的生存获益,两组患者的3年生存率分别为38.2%和33.0%($P=0.81$);经倾向性评分匹配分析后发现,辅助化疗依然显著降低了接受根治性立体定向放射治疗后早期非小细胞肺癌患者的总生存时间,单纯立体定向放射治疗组患者和立体定向放射治疗联合辅助化疗组患者的3年生存率分别为60.9%和41.3%($P<0.0001$)。

尽管ADAURA研究结果表明,术后辅助性Osimertinib治疗使EGFR基因敏感突变的ⅠB期非小细胞肺癌患者的疾病复发或死亡风险降低了62%($HR=0.38$,95%CI 0.15~0.88),但到目前,早期非小细胞肺癌患者根治性立体定向放射治疗后辅助性分子靶向治疗尚没有任何依据。既然早期非小细胞肺癌患者根治性立体定向放射治疗后主要失败模式是远处脏器转移,立体定向放射治疗后辅助性化学药物治疗不能带来生存获益,而辅助性分子靶向治疗又没有任何依据,为了降低接受立体定向放射治疗的早期非小细胞肺癌患者远处转移风险,进一步改善早期非小细胞肺癌患者的预后,人们自然而然会想到立体定向放射治疗联合免疫治疗。

相比于传统的细胞毒药物治疗,恶性肿瘤患者对免疫治疗的耐受性更好。KEYNOTE-024研究结果表明,Pembrolizumab作为PD-L1表达阳性的晚期非小细胞肺癌患者的一线治疗,不仅无进展生存时间优于传统的细胞毒药物,而且患者健康相关的生活质量也更高。以免疫检查点抑制剂为代表的现代免疫治疗的抗肿瘤效应是基于其能提高宿主免疫系统对肿瘤细胞的识别能力,从而触发抗肿瘤免疫反应,并最终消灭肿瘤细胞。无论是早期肿瘤还是晚期肿瘤,两者都拥有区别于宿主正常组织的新生抗原,既然免疫检查点抑制剂在晚期肿瘤患者的治疗中可以取得理想的效果,那么理论上免疫检查点抑制剂也能使早期肿瘤患者取得临床获益,甚至免疫治疗对早期肿瘤患者的治疗效果更好,因为早期肿瘤患者通常体力状况更好,宿主的系统免疫能力更健全,而肿瘤负荷也更低。事实上,对于早期可手术的非小细胞肺癌患者,辅助和新辅助免疫治疗已经给我们带来了无限的惊喜。那么,接下来的问题是:在根治性立体定向放射治疗的基础上联合应用免疫检查点抑制剂治疗,能够进一步提高早期非小细胞肺癌患者局部肿瘤的控制,并降低区域淋巴结和远处脏器转移的发生风险,从而改善早期非小细胞肺癌患者的预后吗?

正在开展的一系列临床研究也许能够回答这个问题,包括 NCT03383302 研究(STILE 研究)、NCT03110978 研究、NCT03446911 研究、NCT02444741 研究、NCT04214262 研究(SWOG S1914)、NCT03446547 研究(ASTEROID)和 NCT03833154研究(PACIFIC-4/RTOG 3515)等。尽管目前尚缺乏临床依据,但对于选择立体定向放射治疗的早期非小细胞肺癌患者,辅助性或新辅助性免疫治疗潜在的临床获益十分值得期待。事实上,早在 2016 年,Bernstein 等人就曾撰文探讨免疫治疗与立体定向消融放射治疗联合的可能性,并认为立体定向消融放射治疗联合免疫检查点抑制剂治疗对早期实体瘤患者或寡转移性肿瘤患者是理想的治愈性治疗手段,甚至提议将免疫治疗联合立体定向消融放射治疗(SABR)合称为"ISABR"(immunotherapy and stereotactic ablative radiotherapy)。

(二)放射治疗联合免疫检查点抑制剂在其他实体瘤患者中的应用

放射治疗与免疫治疗之间的协同效应不仅在非小细胞肺癌的治疗中取得了巨大成功,两者联合在其他实体瘤的治疗中也得到了初步证明。

1.既往的放射治疗对免疫检查点抑制剂疗效的影响在肝细胞癌中的证据

既往的放射治疗可以影响非小细胞肺癌患者后续免疫检查点抑制剂的治疗效果,这种现象在肝细胞癌患者中也得到了证实。在 2019 年 Jeong 等人报道的研究中,2017 年 3月至 2018 年 5 月,76 例经局部区域或(和)Sorafenib 治疗无效的晚期肝细胞癌患者接受 Nivolumab 治疗,其中 54 例患者在接受 Nivolumab 治疗前或在接受 Nivolumab 治疗期间接受了根治性或姑息性放射治疗。结果发现,相比于未曾接受放射治疗的晚期肝细胞癌患者,在 Nivolumab 治疗前或 Nivolumab 治疗期间接受过放射治疗的肝细胞癌患者自诊断为肝细胞癌至 Nivolumab 治疗的时间间隔更长($P=0.007$),接受经导管动脉化疗栓塞(transcatheter arterial chemoembolization,TACE)的比例更高($P=0.006$),Sorafenib 使用率也更高($P=0.007$);不论是否接受放射治疗,肝细胞癌患者对 Nivolumab 治疗的耐受性均良好;在随访期间,39 例患者发生死亡事件,54 例患者出现疾病进展,相较于未曾接受放射治疗的患者,接受过放射治疗的患者中位无进展生存时间更长($P=0.008$),总生存时间也更长($P=0.007$);但这一趋势在接受射频消融治疗或接受经肝动脉化疗栓塞治疗的患者中并未发现,P 值均大于 0.05。因此,该研究结果证明,对于接受免疫检查点抑制剂治疗的晚期肝细胞癌患者,放射治疗的干预也能带来显著的生存获益,即使放射治疗先于免疫检查点抑制剂治疗若干长的时间。

2.免疫治疗增强放射治疗的系统抗肿瘤效应

由于放射治疗对肿瘤免疫微环境具有双重调节作用,因此单纯放射治疗往往难以诱发有效的系统抗肿瘤效应,临床上单纯放射治疗所诱发的异位抗肿瘤现象确实罕见。尽管人们普遍认为,放射治疗与免疫治疗互为影响,但无论是基础研究,还是临床实践,人们似乎更关注放射治疗对免疫治疗的增强效应,而往往无视免疫治疗对放射治疗的积极影响。不可否认的是,近年来免疫检查点抑制剂不仅极大地推动了肿瘤治疗学的发展,而且通过激活 T 淋巴细胞来增强放射治疗对局部肿瘤的控制,并能将放射治疗的抗肿瘤效应更高效地扩展到全身,即免疫治疗增强局部放射治疗对系统肿瘤的控制效应。事实上,在免疫治疗时代,放射治疗所诱发的异位抗肿瘤现象并不罕见。

一般而言,在对免疫检查点抑制剂治疗反响良好的肿瘤中,放射治疗所诱发的异位抗肿瘤现象也更常见,如恶性黑色素瘤。2012 年,Michael 等人报道的一例恶性黑色素瘤患者经 Ipilimumab 治疗失败后,姑息性放射治疗诱发的异位肿瘤消退是现代免疫治疗增强放射治疗系统抗肿瘤效应的首个病例报道;其后,免疫检查点抑制剂增强放射治疗系统抗肿瘤效应的报道越来越多。

在 2014 年 Antonio 等人的回顾性临床研究中,21 例经 Ipilimumab 治疗失败的晚期恶性黑色素瘤患者接受姑息放射治疗。全组患者自接受 Ipilimumab 治疗至接受姑息放射治疗的中位时间为 5 个月(3.4～8 个月),13 例患者接受颅内转移病灶的姑息放射治疗,其中 9 例患者接受的是全脑放射治疗,4 例患者接受立体定向放射治疗,另外 8 例患者中有 4 例患者接受骨转移病灶的姑息放射治疗,2 例患者接受淋巴结转移病灶的姑息放射治疗,2 例患者接受胸壁转移病灶的姑息放射治疗。结果发现,在全部接受姑息放射治疗的患者中,13 例患者照射部位的病灶获得了缓解,也就是说,经典的放射治疗的客观反应率为 62%(13/21),其余 8 例患者照射部位的病灶未发生放射反应,放射治疗无反应患者占 38%(8/21);在接受姑息放射治疗的全部 21 例患者中,有 11 例患者照射野以外的肿瘤病灶获得了疾病控制,这 11 例照射野外肿瘤病灶获得控制的患者全部属于照射野内病灶有放射反应的患者(11/13),其中 9 例患者表现为照射野外肿瘤病灶部分缓解(PR),2 例患者照射野外肿瘤病灶表现为病情稳定(SD),且疾病稳定持续时间均超过 3 个月;经中位 11 个月(6～32 个月)随访后发现,全组患者的中位生存时间为 13 个月(95%CI 6～26 个月),11 例发生异位效应(PR+SD)的患者中位生存时间达到 22.4 个月(95%CI 2.5～50.3 个月),未发生异位效应的 10 例患者中位生存时间仅为 8.3 个月(95%CI 7.6～9.0 个月),比较两组患者的中位生存时间,差异有统计学意义($P=0.002$);此外,在文章的讨论部分,研究者还提及同一中心中另外 50 例接受 Ipilimumab 治疗失败后未接受姑息放射治疗的晚期恶性黑色素瘤患者,这 50 例患者的中位生存时间仅为 5.8 个月,与该文献报道的接受姑息放射治疗但未发生异位效应的 10 例恶性黑色素瘤患者的中位生存时间无显著差异($P=0.27$)。

2018 年,Rodolfo 等人对 16 项相关临床研究共计 451 例恶性黑色素瘤患者放射治疗联合 Ipilimumab 治疗所诱导的异位效应情况进行了系统综述,结果发现,晚期恶性黑色素瘤患者经 Ipilimumab 联合放射治疗所导致的异位效应发生率的中位值为 26.5%,Ipilimumab 联合放射治疗组患者的中位生存时间达到 19 个月,相比于仅接受 Ipilimumab 治疗而未接受放射治疗的患者,放射治疗的参与使晚期恶性黑色素瘤患者的中位生存时间延长了 8 个月,放射治疗联合 Ipilimumab 治疗 3 级及 3 级以上不良事件的发生率为 18.3%。

　　免疫治疗增强放射治疗的系统抗肿瘤效应不局限于恶性黑色素瘤患者,可见于多种实体瘤患者,只是缺乏前瞻性随机对照临床研究,多为个案报道。2019 年,Nergiz 等人对放射治疗联合免疫治疗诱发的异位效应的近期文献报道进行了系统综述,1960—2018年,有 52 篇文献共计报道了 94 例放射治疗诱导的异位效应事件,其中单纯放射治疗诱导的异位效应事件数为 47 例,发生在 1969—2018 年;放射治疗联合免疫治疗诱发的异位效应事件数也是 47 例,发生在 2012—2018 年;对其中 24 例符合入组标准的放射治疗联合免疫治疗诱导的异位效应病例进行系统综述,其中有 13 例患者提供了病例特征资料。这13 例患者的年龄介于 24 岁至 74 岁,中位年龄为 57 岁;男性 7 例,女性 6 例;非小细胞肺癌 4 例(3 例腺癌,1 例腺鳞癌)、恶性黑色素瘤 3 例(1 例为黏膜来源的恶性黑色素瘤,2 例为皮肤来源的恶性黑色素瘤)、霍奇金淋巴瘤 1 例、食管癌 1 例、胃癌 1 例、胰腺癌 1 例、宫颈大细胞神经内分泌癌 1 例、肾细胞癌 1 例;另外 11 例未提供病例特征资料的患者均为恶性黑色素瘤患者。在全部 24 例患者中,直接照射部位为 25 个(其中 1 例患者照射了 2个病灶),2 例患者照射原发肿瘤病灶,18 例患者照射远处脏器转移病灶,4 例患者照射转移淋巴结;中位照射剂量为 30Gy(18~58Gy),中位分割次数为 5.5 次(1~25 次),中位分割剂量为 4.5Gy(2~24Gy),中位生物有效剂量(BED10)为 49.65Gy(18~151Gy),其中 3例患者接受常规分割放射治疗(1.8~2.0Gy/f),12 例患者接受 3~6Gy/f 的低分割放射治疗,5 例患者接受 7~10Gy/f 的低分割放射治疗,4 例患者接受消融剂量(>12Gy/f)的放射治疗;仅对 14 例患者报道了所使用的放射治疗技术,其中 13 例患者接受立体定向放射外科或立体定向放射治疗或调强放射治疗,1 例患者接受三维适形放射治疗;自放射治疗开始后至异位效应发生的时间为 1 个月至 12 个月,其中 23 例患者为放射治疗与免疫治疗同步进行或在免疫治疗后立即进行放射治疗,21 例患者因为免疫治疗后疾病进展而需要接受放射治疗,2 例患者在初始免疫治疗时就给予放射治疗,1 例患者在放射治疗时同步接受 GM-CSF 治疗,其他患者接受 BCG 治疗;异位效应疗效评估结果为 7 例患者表现为完全缓解,15 例患者表现为部分缓解,2 例患者表现为疾病稳定。

　　值得注意的是,Nergiz 等人的系统综述所收集的病例包括上述 Antonio 等人的研究,但未包括 Encouse 等人于 2015 年报道的关于异位效应的原理验证试验。在德国人的这项原理验证试验中,2003 年 4 月至 2012 年 4 月,共有 41 例经单药化疗或激素治疗疾病稳定或进展的转移性实体瘤患者,至少有 3 个可评价的病灶,先对其中一个转移病灶进行放射治疗(35Gy/10f,2 周),在放射治疗的第 2 周联合应用 GM-CSF $125\mu g/m^2$ 治疗,每日 1次,持续 2 周,第一个病灶放射治疗结束后,再对第二个病灶进行上述处理。主要研究终点为异位效应的发生率(就是未被直接照射病灶的客观缓解率,定义为未被直接照射的靶肿瘤病灶最大直径缩小至少 30%),次要研究终点为治疗的安全性和生存时间。该研究采用西蒙两阶段设计,由于在第一阶段的 10 例患者中有 4 例患者发生了异位效应,便进行了第二阶段的研究;第二阶段先纳入 19 例患者,由于方案的修订,再次纳入 12 例患者,最终共入组 41 例患者。结果显示,在前 29 例患者中,共有 8 例(8/29,95%CI 12.7%~47.2%)患者发生了异位效应;在全部 41 例患者中,共有 11 例(11/41,95%CI 14.2%~42.9%)患者发生了异位效应,发生异位效应的分别是 4 例非小细胞肺癌患者、5 例乳腺癌患者和2例胸腺癌患者,其中2例患者表现为完全缓解,9例患者表现为部分缓解;所有患者对放射治疗联合GM-CSF治疗的耐受性良好,最常见的3—4级不良事件主要包括疲劳(6例患者)和血液学毒性(10例患者),另有1例患者发生了4级肺栓塞事件;经中位随访5.62年后发现,经放射治疗联合GM-CSF治疗后发生异位效应的患者中位生存时间达到20.98个月(95%CI 11.05~30.96个月),未曾发生异位效应的患者中位生存时间仅为8.33个月(95%CI 5.03~13.29个月)(HR=2.06,95%CI 1.04~4.11)。因此,该原理验证试验结果表明,即使联合应用GM-CSF,放射治疗在转移性非恶性黑色素瘤的实体瘤患者中也可成功诱发异位抗肿瘤效应。

经典的放射治疗诱发的异位效应的定义认为,异位效应是远离辐照范围的肿瘤出现退缩现象。2003年,Kevin等人的临床前研究结果认为,异位效应的发生与散射线无关。但2019年James等人报道的临床研究却发现,在接受Ipilimumab治疗的晚期非恶性黑色素瘤患者中,受到低剂量辐照(受邻近靶病灶照射的影响,而非直接受到照射)的肿瘤病灶相比于未受到任何剂量辐照的肿瘤病灶更易发生异位效应。这是一项由5个非随机病例组组成的单中心Ⅱ期并行治疗的"篮子"试验("Basket" Trial),既往经标准治疗失败后伴有肺或肝或肾上腺转移的非恶性黑色素瘤的实体瘤患者,根据转移瘤的部位和大小,非随机分为5个治疗组,所有患者均接受Ipilimumab治疗,3mg/kg,21天为一个周期,共4个周期。第1组或第2组患者在接受Ipilimumab时同步或序贯接受一个肝内转移病灶的立体定向放射治疗,分割方式为50Gy/4f;第3组或第4组患者在接受Ipilimumab时同步或序贯接受一个肺部转移病灶的立体定向放射治疗,分割方式为50Gy/4f;第5组患者由于转移病灶大小或部位不适合接受50Gy/4f分割方式的放射治疗,遂接受Ipilimumab序贯一个肺或肝或肾上腺转移病灶的立体定向放射治疗,分割方式是60Gy/10f。首次Ipilimumab治疗后1天内即接受立体定向放射治疗被定义为Ipilimumab同步立体定向放射治疗,第二次Ipilimumab治疗后7~10天内接受立体定向放射治疗被定义为Ipilimumab序贯立体定向放射治疗。在2014年9月至2017年3月,共纳入119例患者,其中106例患者至少接受了1个周期的Ipilimumab治疗,60例患者接受了全部4个周期的Ipilimumab治疗,98例患者完成了既定方案的立体定向放射治疗。可供分析的106例患者中位年龄为60岁(20~82岁),男性50例,57例患者为腺癌,13例患者为鳞癌,最常见的原发肿瘤为肺癌(30例),另外胃肠道恶性肿瘤20例,头颈部鳞癌19例;97例患者既往接受过系统治疗,66例患者既往接受过转移病灶的放射治疗,17例患者既往接受过免疫治疗。经中位10.5个月随访后发现,全组患者虽然中位无进展生存时间仅为2.93个月(95%CI 2.45~3.40个月),但中位总生存时间尚未达到,1年、2年和3年生存率分别为76%(95%CI 67.4%~87.1%)、73%(95%CI 64.3%~85.6%)、73%(95%CI 64.3%~85.6%);全组患者非照射部位肿瘤的临床获益率(定义为完全缓解+部分缓解+疾病稳定)为26%,Ipilimumab序贯立体定向放射治疗组患者与Ipilimumab同步立体定向放射治疗组患者非照射部位肿瘤的临床获益率分别为28%和20%(P=0.250),接受肺转移病灶立体定向放射治疗组患者与接受肝转移病灶立体定向放射治疗组患者非照射部位肿瘤的临床获益率分别为31%和14%(P=0.061),其中Ipilimumab序贯一个肺部转移病灶

50Gy/4f 的立体定向放射治疗组患者非照射部位肿瘤的临床获益率最高,达到 42%(95% CI 20.3%~66.5%),而 Ipilimumab 同步一个肝内转移病灶 50Gy/4f 的立体定向放射治疗组患者非照射部位肿瘤的临床获益率最低,仅为 5%;探索性分析发现,非直接辐照但受到邻近靶区照射的影响而接受低剂量照射(5~10Gy)的转移病灶比未受到任何剂量照射的转移病灶的反应率更高,分别为 31% 和 5%(P=0.0091)。尽管这一探索性分析结果与经典的异位效应概念相悖,却也不难理解,因为低剂量照射虽然难以直接杀伤肿瘤细胞,但却可以重塑免疫抑制的肿瘤微环境,从而有利于效应淋巴细胞向肿瘤微环境中浸润,提高放射治疗对异位肿瘤的杀伤效应。

鉴于转移是恶性肿瘤的十大标志性特征之一,转移能力也是恶性肿瘤之所以为恶性的最主要的生物学标志,临床上 70%~90% 的肿瘤相关死亡源于肿瘤转移,而非局部区域复发或未控。无论是传统的细胞毒药物治疗,还是现代的分子靶向药物治疗,抑或是以免疫检查点抑制剂为代表的现代免疫治疗,均不可避免地存在生物抵抗性,原发或获得性耐药在所避免。因此,放射治疗或放射治疗联合免疫治疗所诱发的异位肿瘤杀伤效应在转移性实体瘤的治疗中具有十分重要的临床意义。这是因为对转移性实体瘤患者而言,局部放射治疗不仅能够有效缓解转移病灶所伴发的相应临床症状,改善晚期患者的生活质量,而且放射治疗尤其是放射治疗联合免疫治疗所诱发的异位抗肿瘤免疫反应还可能杀灭对传统系统治疗抗拒的异位肿瘤,从而提高转移性肿瘤患者的整体治疗效果,而现代放射治疗技术与免疫治疗联合也不至于带来不可接受的不良事件。当然,对于早期或局部晚期实体瘤患者,放射治疗尤其是放射治疗联合免疫治疗所诱发的异位抗肿瘤效应同样具有重要的临床意义,因为放射治疗或放射治疗联合免疫治疗所诱发的异位抗肿瘤效应是控制异位微小残留肿瘤病灶(minimal residual disease,MRD),降低早期或局部晚期实体瘤患者远处转移风险的重要策略。

3.放射治疗联合免疫检查点抑制剂治疗脑转移性肿瘤

10%~30% 的恶性肿瘤患者在病程中伴发脑转移,脑转移是恶性肿瘤患者的灾难性事件,未经治疗的脑转移性肿瘤患者自然寿命仅为 4~6 周,糖皮质激素类药物治疗可以使脑转移性肿瘤患者的中位生存时间延长 1 个月左右,传统的全脑姑息性放射治疗可以使脑转移性肿瘤患者的中位生存时间延长至 4~6 个月,有限转移的脑转移性肿瘤患者经立体定向放射外科或外科手术治疗后的中位生存时间达到 10 个月左右;传统的细胞毒药物治疗对脑转移性肿瘤患者的治疗价值有限,分子靶向治疗也仅能使部分经高度选择的患者获益。

传统观念认为,由内皮细胞和星形胶质细胞组成的血脑屏障是高选择性的渗透屏障;中枢神经系统中缺乏淋巴引流系统,从而阻碍了颈部淋巴结中的 T 淋巴细胞接触暴露在中枢神经系统中的抗原;另外,由于中枢神经系统中 MHC 分子和共刺激分子表达有限,从而使得中枢神经系统中的巨噬细胞是无效的抗原提呈细胞。因此,中枢神经系统被认为是免疫豁免器官。但事实并非如此,近年来的研究发现,神经系统炎症反应能够改变血脑屏障中的血管系统,以便使免疫细胞穿过血脑屏障;小胶质细胞在协调与其他免疫细胞的相互作用中起关键作用,外周活化的 T 淋巴细胞可以检测到位于中枢神经系统中的抗原,活化的 T 淋巴细胞表达极晚抗原-4(very late antigen-4,VLA-4)和淋巴细胞功能相关抗原-1(leukocyte-function-associated antigen-1,LFA-1),可以协助 T 淋巴细胞透过血脑屏障;另外,已经发现从中枢神经系统向颈部淋巴结的淋巴引流系统,外周 T 淋巴细胞可以被中枢神经系统来源的抗原激活;此外,新近的研究还发现,T 淋巴细胞进入中枢神经系统可以独立于血脑屏障,而是经血液通过脑室的脉络丛迁移至脑脊液中。

正因如此,免疫检查点抑制剂在多种脑转移性肿瘤的治疗中显示出明显的生存获益,尤其对恶性黑色素瘤和非小细胞肺癌脑转移患者。相比于传统治疗时代的恶性黑色素瘤脑转移患者 4～5 个月的中位生存时间,免疫检查点抑制剂治疗可显著改善恶性黑色素瘤脑转移患者颅内肿瘤控制和总生存时间。在 2018 年 Georgina 等人报道的多中心开放标签随机 Ⅱ 期临床研究中,2014 年 11 月至 2017 年 4 月,共入组 79 例既往未曾接受免疫治疗的恶性黑色素瘤脑转移患者,36 例颅内无症状且未曾接受颅脑局部治疗的患者随机接受 Nivolumab 联合 Ipilimumab 治疗(队列 A),27 例颅内无症状且未曾接受颅脑局部治疗的患者随机接受 Nivolumab 治疗(队列 B),16 例颅内转移病灶经局部治疗失败后或伴有神经症状或脑膜转移的患者接受 Nivolumab 治疗(队列 C)。主要研究终点为 12 周时颅内病灶反应率。中位随访 17 个月后发现,队列 A、队列 B 和队列 C 患者的颅内病灶反应率分别为 46%(16/35,95%CI 29%～63%)、20%(5/25,95%CI 7%～41%)、6%(1/16,95%CI 0～30%),颅内病灶完全反应率分别为 17%、12%、0;接受 Nivolumab 联合 Ipilimumab 治疗组患者 6 个月颅内无进展生存率为 53%,6 个月生存率为 78%;接受 Nivolumab 治疗组患者 6 个月颅内无进展生存率为 35%,6 个月生存率为 68%。根据该研究结果,研究者认为,对于未经治疗且无症状的恶性黑色素瘤脑转移患者,Nivolumab 联合 Ipilimumab 可作为一线治疗选择。而在 2018 年另一项开放标签多中心 Ⅱ 期临床研究中,Hussein 等人报道了 94 例至少伴有一个可评估病灶未曾接受颅脑放射治疗的恶性黑色素瘤脑转移患者接受 Nivolumab 联合 Ipilimumab 治疗,中位随访 14 个月后发现,颅内病灶客观缓解率为 55%(95%CI 47%～68%),其中颅内病灶完全缓解率为 26%,部分缓解率为 30%,另有 2% 的患者颅内病灶稳定至少 6 个月;9 个月颅内病灶无进展生存率为 70.4%,9 个月总生存率为 59.5%。

即便如此,单纯免疫检查点抑制剂治疗脑转移性肿瘤的效果并不令人满意,尤其是对免疫原性相对较弱的肿瘤患者,如非小细胞肺癌脑转移患者。在 2019 年 Hendriks 等人报道的大型临床研究中,共有 1025 例晚期非小细胞肺癌患者接受免疫检查点抑制剂治疗,初始伴有脑转移的 100 例患者经免疫治疗后,颅内病灶的客观缓解率为 27.3%,颅内病灶的控制率为 60.3%。相比于不伴脑转移的肺癌患者,伴有脑转移的肺癌患者中位生存时间更短,不伴脑转移的患者经免疫治疗后的中位生存时间达到 11.4 个月(95%CI 8.6～13.8 个月),伴有脑转移的患者经免疫治疗后的中位生存时间仅为 8.6 个月(95%CI 6.8～12.0 个月)(P=0.035),与脑转移性肿瘤传统的治疗结果相似。同时,该研究结果还提示我们,基线时颅内转移病灶处于活动状态、在免疫检查点抑制剂治疗期间联合应用糖皮质激素类药物及 DS-GPA 评分低的肺癌脑转移患者,单纯接受免疫检查点抑制剂治疗的效果欠佳,这类患者在免疫检查点抑制剂治疗的基础上更需要联合应用颅脑局部治疗。

　　尽管缺乏前瞻性随机对照临床研究结果证实,但现有的资料表明,对于肺癌脑转移患者,在颅脑放射治疗的基础上联合应用免疫检查点抑制剂治疗可以带来额外的生存获益。事实上,在 2019 年 ASCO 年会上,Sunita 等人对美国国家癌症数据库(NCDB)中的 13998例非小细胞肺癌脑转移患者进行了分析。所有患者均接受颅脑放射治疗,其中 545 例患者还接受了免疫治疗,13545 例患者未接受免疫治疗。单因素分析结果显示,颅脑放射治疗联合免疫治疗组的患者与未接受免疫治疗组的患者中位生存时间分别为 13.1 个月(95%CI 11.8~15.0 个月)和 9.7 个月(95%CI 9.5~9.9 个月)($P < 0.0001$),两组患者的 3 年生存率分别为 17% 和 12%(HR=0.77,95%CI 0.71~0.84,$P < 0.0001$);更多区域淋巴结分期为 N_3 期的患者与在 2012—2014 年确诊的肺癌脑转移患者接受了免疫治疗;在倾向性评分匹配的多因素比较中,接受免疫治疗仍然是肺癌脑转移患者生存率提高的独立预测因素($P=0.0002$)。这项研究结果表明,对于非小细胞肺癌脑转移患者,在颅脑放射治疗的基础上联合应用免疫治疗能带来生存获益,但需要前瞻性随机对照临床研究进一步证实。

　　为了探讨立体定向放射外科治疗联合免疫检查点抑制剂治疗恶性黑色素瘤脑转移的效果和安全性,2019 年 Giuseppe 等人对 80 例连续收治的恶性黑色素瘤脑转移患者进行了回顾性分析。在 2012 年 9 月至 2017 年 12 月,连续收治的 112 例伴 1~10 个颅内转移病灶的恶性黑色素瘤患者接受立体定向放射外科治疗联合 Ipilimumab 或 Nivolumab 治疗。最终 80 例患者可供分析,共计 326 个颅内转移病灶接受立体定向放射外科治疗,其中 45 例患者同步 Ipilimumab 治疗,35 例患者联合 Nivolumab 治疗,立体定向放射外科治疗与免疫治疗的中位间隔时间为 3 天(2~7 天)。主要研究终点为颅内病灶无进展生存率,次要研究终点包括颅外病灶无进展生存率、总生存率和神经系统毒性反应等。经中位15 个月随访后发现,相比于立体定向放射外科治疗同步 Ipilimumab 治疗,立体定向放射外科治疗联合 Nivolumab 治疗对颅内病灶的控制更理想,立体定向放射外科治疗联合Nivolumab 治疗组患者 6 个月、12 个月颅内病灶无进展生存率分别为 69%(95%CI 54%~87%)和 42%(95%CI 24%~65%),接受立体定向放射外科治疗同步 Ipilimumab 治疗组患者 6 个月、12 个月颅内病灶无进展生存率分别为 48%(95%CI 34%~64%)和 17%(95%CI 5%~31%)($P=0.02$);两组患者 12 个月时颅外病灶无进展生存率分别为 37%和 17%,12 个月生存率分别为 78%和 68%;亚组分析发现,相比于接受单分次立体定向放射外科治疗的患者,接受多分次(3 次×9Gy)立体定向放射外科治疗的患者颅内肿瘤的控制率更理想,尤其在立体定向放射外科治疗联合 Nivolumab 治疗组患者中,接受多分次立体定向放射治疗与接受单分次立体定向放射治疗的患者 6 个月时颅内肿瘤无进展生存率分别为 70%和 46%($P=0.01$);立体定向放射治疗联合 Nivolumab 治疗组患者与立体定向放射治疗同步 Ipilimumab 治疗组患者的治疗相关 3 级不良事件发生率分别为 11%和 24%,放射性脑坏死发生率为 15%。

　　对于恶性肿瘤脑转移患者,尽管有多项关于放射治疗联合免疫治疗的临床研究报道,但由于缺乏前瞻性随机对照临床研究证据,因此目前对脑转移性肿瘤患者放射治疗联合免疫治疗的效果与安全性及对脑转移性肿瘤患者颅脑放射治疗与免疫治疗的最佳时间顺序等并不明确。基于此,2019 年,Eric 等人对来自美国、澳大利亚和法国共 15 个研究中心、发表于 2013—2018 年的共 17 项相关临床研究进行了基于个体病例资料的荟萃分析,共纳入 534 例脑转移性肿瘤患者,共计 1570 个颅内转移病灶,大部分临床研究仅纳入恶性黑色素瘤脑转移患者,有 2 项临床研究纳入非小细胞肺癌脑转移患者,1 项临床研究还纳入肾细胞癌脑转移患者;绝大多数脑转移患者接受颅内病灶立体定向放射外科治疗联合免疫检查点抑制剂治疗(同步或序贯),17 例患者接受全脑放射治疗联合免疫检查点抑制剂治疗,每例患者至少有一个病灶(原发病灶或继发病灶)可用于疗效评估;14 项临床研究中的患者接受 Ipilimumab 治疗,9 项临床研究中的患者接受 Pembrolizumab 或 Nivolumab 治疗,立体定向放射外科治疗的肿瘤边缘剂量为 20Gy(18～24Gy)。主要研究终点为 1 年生存率,次要研究终点包括 1 年颅内局部控制率、1 年颅内远处控制率及放射性脑坏死发生率等。经中位 9.1 个月随访后发现,有 16 项临床研究共计 488 例脑转移性肿瘤患者报道了 1 年生存率数据,1 年生存率为 56.7%;有 8 项临床研究共计 300 例脑转移性肿瘤患者接受放射治疗同步免疫治疗,或接受放射治疗序贯免疫治疗,颅脑放射治疗与免疫检查点抑制剂同步治疗组患者的 1 年生存率为 64.6%,而颅脑放射治疗与免疫检查点抑制剂序贯治疗组患者的 1 年生存率为 51.6%,同步治疗组患者与序贯治疗组患者的 1 年生存率的差异具有统计学意义($P=0.00027$);有 7 项临床研究共计 218 例患者分别接受免疫治疗序贯立体定向放射外科治疗、免疫治疗同步立体定向放射外科治疗或立体定向放射外科治疗序贯免疫治疗,三组患者的 1 年生存率分别为 40.7%、65.0% 和 56.0%,相比于免疫治疗序贯立体定向放射外科治疗组的患者或立体定向放射外科治疗序贯免疫治疗组的患者,立体定向放射外科治疗同步免疫检查点抑制剂治疗组的患者均具有显著的生存优势,P 值分别为 0.00055 和 0.0027;有 10 项临床研究共计 919 个颅内转移病灶可用于评估颅内转移病灶的局部控制情况,总体颅内病灶 1 年局部控制率为 81.2%(95%CI 66.8%～90.2%),立体定向放射外科治疗同步免疫治疗组患者与立体定向放射外科治疗序贯免疫治疗组患者 1 年颅内病灶的局部控制率分别为 89.2%(95%CI 79.9%～94.5%)和 67.8%(95%CI 40.2%～86.8%),但差异无统计学意义($P=0.09$);有 9 项临床研究共计 241 例患者报道了颅内远处控制情况,1 年颅内远处控制率为 36.8%(95%CI 22.7%～53.5%),免疫治疗序贯立体定向放射外科治疗组患者与免疫治疗同步立体定向放射外科治疗组患者的 1 年颅内远处复发率分别为 38.1%(95%CI 20.1%～60.1%)和 12.3%(95%CI 4.0%～31.9%)($P=0.049$);有 5 项临床研究共计 335 个颅内转移病灶可用于评估放射性脑坏死的发生情况,结果发现,放射性脑坏死的发生率为 5.3%(95%CI 0.3%～15.7%)。总之,该荟萃分析结果表明,对于恶性肿瘤脑转移患者,相比于放射治疗序贯免疫检查点抑制剂治疗的患者,放射治疗同步免疫检查点抑制剂治疗的患者 1 年生存率更高,颅内远处肿瘤控制率更好,且这种联合治疗方案的安全性良好。

2020 年 9 月,Veronika 等人发表的系统回顾和基于"Study-Level"的荟萃分析与 Eric 等人的基于个体病例资料的荟萃分析结果颇为相似。Veronika 等人的荟萃分析纳入 40

项相关临床研究共计 4359 例脑转移性肿瘤患者,目的是量化评估各种相关因素对接受放射治疗或放射治疗联合免疫治疗的脑转移性肿瘤患者生存时间的影响。在 40 项临床研究中,有 33 项临床研究纳入恶性黑色素瘤脑转移患者,2 项临床研究纳入非小细胞肺癌脑转移患者,另外 5 项临床研究纳入各种类型实体瘤脑转移患者,这也反映了临床实际情况,因为恶性黑色素瘤与非小细胞肺癌不仅脑转移发生率高,而且免疫治疗的使用率也更高。29 项临床研究颅脑放射治疗采取的是立体定向放射治疗技术,另外 11 项临床研究颅内转移病灶也可采取常规放射治疗技术,分别有 13 项、13 项和 14 项临床研究中的患者接受 CTLA-4 单抗治疗、PD-1/PD-L1 单抗治疗和 CTLA-4 单抗联合 PD-1/PD-L1 单抗治疗;有 14 项临床研究共 20 个组报道了颅脑放射治疗与免疫治疗的时间顺序,其中 10 个组患者接受颅脑放射治疗同步免疫治疗。结果显示,相比于单纯接受颅脑放射治疗的脑转移性肿瘤患者,颅脑放射治疗联合免疫治疗的患者 1 年生存率更高,两组患者 1 年生存率分别为 32%(95%CI 25%～39%)和 59%(95%CI 54%～63%)($P<0.0001$);但放射治疗联合免疫治疗并不显著改善颅内肿瘤的局部控制率,两组患者 1 年颅内肿瘤局部控制率分别为 68%(95%CI 40%～90%)和 72%(95%CI 63%～80%)($P=0.73$);影响脑转移性肿瘤患者 1 年生存率的关键因素是颅脑放射治疗与免疫治疗的使用顺序,单纯放射治疗组患者、颅脑放射治疗序贯免疫治疗组患者、颅脑放射治疗同步免疫治疗组患者及颅脑放射与免疫治疗顺序混合或不明组患者的 1 年生存率分别为 32%(95%CI 25%～39%)、54%(95%CI 47%～61%)、68%(95%CI 60%～75%)、58%(95%CI 52%～64%);相比于颅脑放射治疗序贯免疫治疗组患者,颅脑放射治疗同步免疫治疗组患者的 1 年生存率更高,两组患者的 1 年生存率分别为 54%(95%CI 47%～61%)和 68%(95%CI 60%～75%);相比于单纯颅脑放射治疗组患者,颅脑放射治疗联合免疫治疗组患者放射性脑坏死的发生风险并无显著增加,两组患者放射性脑坏死的发生率分别为 6%(95%CI 5%～14%)和 9%(95%CI 2%～13%)($P=0.37$)。

　　总之,近年来,放射治疗联合免疫治疗是肿瘤治疗领域的热门课题之一,数百项相关的临床研究正在进行中。从已报道的临床研究结果可以发现,放射治疗与免疫治疗之间确实存在明确的协同抗肿瘤效应:一方面,放射治疗能够激发机体抗肿瘤免疫反应,从而增强现代免疫治疗的抗肿瘤作用;另一方面,以免疫检查点抑制剂为代表的现代免疫治疗作为放射治疗的佐剂,不仅能够提高肿瘤对放射治疗的敏感性,而且能增强放射治疗对系统肿瘤的杀伤效应。放射治疗与免疫治疗无论是序贯还是同步使用,安全性均良好,联合应用并不显著增加治疗相关的毒副作用。

第 4 节　放射治疗联合免疫治疗所面临的挑战

　　临床前研究结果证实,放射治疗与免疫治疗互为影响,具有明确的协同效应;现有的临床研究结果也表明,放射治疗可增强免疫治疗的抗肿瘤效应,而免疫治疗也可提高肿瘤对放射治疗的敏感性,并能增强放射治疗的异位抗肿瘤效应。但无论是在基础研究中,还是在临床实践中,放射治疗联合免疫治疗的效果均难言盖棺定论;相反,放射治疗联合免疫治疗依然面临着巨大的挑战,存在诸多疑问有待进一步探明。总体而言,笔者认为,放射治疗联合免疫治疗至少在以下六个方面需要进一步阐明:①放射治疗联合免疫治疗的理想人群选择。毫无疑问,不是所有的恶性肿瘤患者均能从放射治疗联合免疫治疗的治疗模式中取得临床获益,但问题是目前并不清楚哪些肿瘤患者从这种联合治疗模式中获益最大,哪些肿瘤患者根本就不适合这种联合治疗模式。我们不清楚是免疫原性强的肿瘤适合放射治疗联合免疫治疗,还是免疫原性弱的肿瘤更适合;我们也不知道有没有一种或几种生物标志物可用于指导临床选择何种免疫治疗手段联合放射治疗,或者是利用生物标志物预测放射治疗联合免疫治疗的效果。②当与免疫治疗联合应用时,放射治疗最理想的照射剂量与分割方式。放射治疗的效应离不开放射治疗的时间-剂量-分割方式,放射治疗的免疫增强效应也必然依赖放射治疗的照射剂量和分割方式,但当与免疫治疗联合应用时,多大的照射剂量、何种分割方式的放射治疗最能发挥免疫治疗的抗肿瘤效应我们尚不得而知。③放射治疗联合免疫治疗的最佳时间顺序。尽管有研究表明,既往的放射治疗都会对后续的免疫治疗带来影响,但在临床上,当放射治疗联合免疫治疗时,究竟是何种时间顺序最能发挥放射治疗与免疫治疗之间的协同效应,还需要进一步探讨。是同步,还是序贯? 如果是序贯,是放射治疗序贯免疫治疗,还是免疫治疗序贯放射治疗?都有待进一步明确。④放射治疗联合免疫治疗时,放射治疗的理想照射范围和照射部位。既然放射治疗具有脱靶效应,那么当放射治疗联合免疫治疗时,经典的靶区定义是否还需要遵循,尤其当用于晚期转移性肿瘤患者时,是不是每一个转移病灶都需要接受放射治疗;对于大肿块肿瘤病灶,是不是仅给予局部肿瘤照射而不需要照射整个肿块,特别在将放射治疗作为免疫治疗的佐剂时。⑤放射治疗联合免疫治疗时最佳的照射技术。近 30 年来,放射治疗技术取得了革命性进步,当联合免疫治疗时,不同的放射治疗技术是否影响免疫治疗的效果,采用非 X 线放射治疗技术联合免疫治疗是否更具优势也无从所知。⑥放射治疗联合免疫治疗的安全性。无论是放射治疗还是免疫治疗,均是损伤性的治疗手段,当两种损伤性的治疗手段联合应用时,毒副作用是否叠加,患者的安全性能否得到保障,也有待进一步明确。

一、放射治疗联合免疫治疗的理想人群选择

在目前有关放射治疗联合免疫治疗的临床研究中,放射治疗联合免疫治疗被试用于几乎所有类型的恶性肿瘤及任何期别的恶性肿瘤患者。这些临床研究所入组的恶性肿瘤患者与入组的恶性肿瘤类型的异质性明显,不论结果如何,有一点是可以肯定的,那就是不是所有的恶性肿瘤患者均能从放射治疗与免疫治疗这种联合治疗模式中获益。问题是,我们并不知道放射治疗联合免疫治疗是更适用于早期肿瘤患者,还是局部晚期肿瘤患者,抑或是晚期肿瘤患者,如果是更适用于晚期肿瘤患者,那么是更适用于广泛转移的患者,还是寡转移性肿瘤患者,也不得而知;我们尚不清楚是哪些类型或哪些亚型的恶性肿瘤患者更可能从放射治疗联合免疫治疗中获益,是免疫原性强的肿瘤适合放射治疗联合免疫治疗,还是免疫原性弱的肿瘤更适合放射治疗联合免疫治疗,目前临床上并没有结

论;更为关键的是,可用于预测免疫检查点抑制剂治疗疗效的生物标志物是不是也可以用于预测放射治疗联合免疫治疗的效果,或者有没有一种或一类生物标志物可用于预测放射治疗联合免疫治疗的效果,从而避免过度治疗或治疗不足;另外,我们也不知道有没有哪种生物标志物可以用于预测恶性肿瘤患者放射治疗联合免疫治疗的效果。令人欣慰的是,目前有大量基础与临床研究正在从细胞水平和分子水平探索可用于预测放射治疗联合免疫治疗疗效的生物标志物。

(一)肿瘤微环境中 PD-L1 表达水平

相同类型的疾病对同一治疗手段反应的差异性强烈提示识别预测性生物标志物的重要性,遗憾的是,目前无论是在基础研究中,还是在临床实践中,均没有一个公认的生物标志物可被用于预测肿瘤对放射治疗的敏感性或预测免疫治疗的效果;而即使是能够用于预测免疫治疗疗效的生物标志物或能够用于预测放射治疗敏感性的生物标志物,也未必能用于预测放射治疗联合免疫治疗的效果。尽管如此,临床上被用于预测免疫检查点抑制剂治疗疗效的生物标志物也会被用于选择免疫治疗联合放射治疗患者的参考依据,如肿瘤微环境中的 PD-L1 的表达水平。尽管尚存在争议和相互矛盾的结果,但一般而言,肿瘤微环境中 PD-L1 的表达水平可以用于预测 PD-1/PD-L1 抑制剂的疗效,检测肿瘤微环境中 PD-L1 的表达水平甚至是临床上选择 Pembrolizumab 治疗的伴随诊断;此外,PD-L1 检测也被作为选择其他 PD-1/PD-L1 单抗治疗的补充诊断。总体而言,肿瘤微环境中 PD-L1 表达水平越高的恶性肿瘤患者,PD-1/PD-L1 抑制剂的治疗效果就越好。因此,理论上,免疫治疗联合放射治疗最理想的人群应该是 PD-L1 阴性或低表达的患者。原因很简单,肿瘤的放射敏感性与肿瘤微环境中 PD-L1 表达水平呈负相关,而放射治疗能够上调肿瘤微环境中 PD-L1 的表达,PD-L1 表达水平与 PD-1/PD-L1 抑制剂的治疗效果呈正相关,放射治疗联合免疫检查点抑制剂治疗可预防或逆转因放射治疗诱导的 PD-L1 表达上调所继发的放射抗拒。

PEMBRO-RT 研究的亚组分析结果发现,相比于单纯接受 Pembrolizumab 治疗,接受 Pembrolizumab 联合立体定向放射治疗虽然在总体人群中并未显示有统计学意义的生存获益,而且在 PD-L1 表达阳性的亚组人群中,Pembrolizumab 联合立体定向放射治疗并不降低晚期非小细胞肺癌患者的疾病进展或死亡风险(HR=1.14,95%CI 0.45～2.89,P=0.79),也不能降低总死亡风险(HR=1.4,95%CI 0.42～4.66,P=0.58);但在 PD-L1 表达阴性的亚组人群中,相比于单纯接受 Pembrolizumab 治疗,Pembrolizumab 联合立体定向放射治疗使晚期非小细胞肺癌患者的疾病进展或死亡风险降低了 51%(HR=0.49,95%CI 0.26～0.94,P=0.03),总死亡风险降低了 52%(HR=0.48,95%CI 0.24～0.99,P=0.046)。无独有偶,对 MD 安德森癌症中心的 NCT02444741 研究的探索性分析也发现,PD-L1 低表达的晚期非小细胞肺癌患者从 Pembrolizumab 联合放射治疗中获益最大,在 PD-L1 低表达的患者中,Pembrolizumab 联合放射治疗组患者与单独采用 Pembrolizumab 治疗组患者的中位无进展生存时间分别为 20.8 个月和 4.6 个月(P=0.004),而在全体患者中,Pembrolizumab 联合放射治疗组患者与单独接受 Pembrolizumab 治疗组患者的中位无进展生存时间分别为 9.1 个月(3.6～18.4 个月)和

5.1 个月（3.4～12.7 个月）（$P=0.52$）。

但与 PEMBRO-RT 研究和 NCT02444741 研究结果相悖的是，Bauml 等人的研究和 PACIFIC 研究亚组分析结果表明，从放射治疗联合免疫治疗中获益最大的是 PD-L1 阳性表达的患者。Bauml 等人的单臂Ⅱ期临床研究共入组 46.7％的 PD-L1 表达阴性的患者，尽管探索性分析结果表明，肿瘤微环境中 CD8$^+$ T 淋巴细胞浸润与 PD-L1 表达状况不显著影响接受 Pembrlizumab 联合局部消融治疗的晚期非小细胞肺癌患者的无进展生存时间，但相比于 PD-L1 表达阴性的患者，PD-L1 表达阳性的患者经局部消融治疗联合 Pembrlizumab 治疗后 24 个月时疾病无进展生存率更高，PD-L1 表达阳性的患者与 PD-L1 表达阴性的患者 24 个月时疾病无进展生存率分别为 69.3％和 38.1％（HR＝3.10，95％CI 0.88～10.93）。而 PACIFIC 研究结果表明，同步放化疗前肿瘤微环境中 PD-L1 表达阴性的局部晚期非小细胞肺癌患者不能从 Durvalumab 巩固治疗中获益。根据 PD-L1 表达状态进行的预设分析表明，不论 PD-L1 表达水平是在 25％及 25％以上，还是低于 25％，抑或 PD-L1 表达状况未知，同步放化疗后 Durvalumab 巩固治疗均能显著改善局部晚期非小细胞肺癌患者的无进展生存时间；此外，同步放化疗后 Durvalumab 巩固治疗也显著改善 PD-L1 表达水平≥25％和 PD-L1 表达状况未知的局部晚期非小细胞肺癌患者的总生存时间，但未能改善 PD-L1 表达水平＜25％的患者的总生存时间；以 PD-L1 表达水平 1％作为截断值（cut-off value）进行事后分析发现，同步放化疗后采用 Durvalumab 巩固治疗仅改善 PD-L1 表达水平≥1％的患者无进展生存时间和总生存时间，而对于 PD-L1 表达水平＜1％的患者，Durvalumab 巩固治疗既不改善无进展生存时间，也不延长总生存时间。

需要说明的是，PACIFIC 研究并不要求所有患者必须检测 PD-L1 的表达，事实上，该研究中 37％的患者 PD-L1 表达状况不明；检测 PD-L1 表达水平所使用的标本是放化疗前的标本，并不代表放化疗结束后开始使用 Durvalumab 治疗时的 PD-L1 表达状况；另外，在计划外的事后分析中，使用 1％的截断值是根据欧洲药品管理局（European Medicines Agency，EMA）的相关要求设定的，并不是研究设计时预先确定的分层因素。因此，综上所述，尽管肿瘤微环境中的 PD-L1 表达水平可能是临床上选择 PD-1/PD-L1 抑制剂治疗重要的疗效预测因子，但肿瘤微环境中 PD-L1 的表达水平并不能很好地用于预测放射治疗联合 PD-1/PD-L1 抑制剂治疗的效果。部分原因可能是 PD-L1 的表达是动态的，放射治疗可以改变肿瘤微环境中 PD-L1 的表达水平，而在实施放射治疗联合免疫治疗时，PD-L1 的检测通常在初始诊断时就已完成，缺乏对 PD-L1 的动态检测。

（二）肿瘤突变负荷

与肿瘤微环境中 PD-L1 的表达一样，肿瘤突变负荷（tumor mutational burden，TMB）高低也是一个颇具争议的免疫检查点抑制剂治疗的疗效预测因子。一般而言，肿瘤突变负荷高往往意味着肿瘤相关抗原尤其是新生抗原数目多，肿瘤的免疫原性强，免疫治疗的效果应该更好。事实上，基于 KEYNOTE-158 研究结果，美国 FDA 于 2020 年 6 月批准了 Pembrolizumab 单药用于标准治疗后疾病进展的晚期 TMB-H（≥10mut/Mb）的患者，并正在开发评估 TMB 的血液检测方法，由此 TMB 也正式成为继高度微卫星不稳定(microsatellite instability high,MSI-H)/错配修复基因缺失(mismatch repair-deficient,dMMR)后第二个泛癌种免疫检查点抑制剂治疗相关的生物标志物。但在临床实践中,超过 50% 的高水平 TMB 患者对免疫检查点抑制剂治疗无反应,而大约有 5% 的低水平 TMB 患者对免疫检查点抑制剂反应良好。尽管放射治疗可以增加 TMB,但 TMB 能否作为免疫治疗联合放射治疗的疗效预测指标目前尚无相关临床研究证实。除了 PD-L1 和 TMB 外,TGF-β、IFN-γ、Ⅰ型干扰素、NKG2D 配体、淋巴细胞减少症、淋巴细胞/中性粒细胞比值、肿瘤浸润性 T 淋巴细胞(tumor-infiltrating B lymphocyte,TIL)、髓系来源的抑制细胞和嗜酸性粒细胞等能否作为放射治疗联合免疫治疗的疗效预测指标目前也不得而知。

(三)B 淋巴细胞基因标签

值得关注的是,2020 年,我国学者 Han 等人的研究结果显示,B 淋巴细胞基因标签可用于预测肺腺癌患者放射治疗联合免疫治疗的效果。肿瘤浸润性免疫细胞是肿瘤微环境的重要组成成分,其中细胞毒 T 淋巴细胞与 NK 细胞在抗肿瘤免疫反应中发挥着至关重要的作用;除此以外,肿瘤微环境中的肿瘤浸润性 B 淋巴细胞和成熟的三级淋巴结构(tertiary lymphoid structures,TLS)也是肿瘤免疫治疗的重要组成部分。肿瘤微环境中浸润性 B 淋巴细胞对肿瘤的发生发展具有正向和负向双重调控作用:一方面,B 淋巴细胞可以产生抗体和抗肿瘤细胞因子(如 IFN-γ),呈递肿瘤相关抗原,从而增强 T 淋巴细胞和 NK 细胞的抗肿瘤免疫反应;另外,B 淋巴细胞也能在肿瘤微环境中直接杀伤肿瘤细胞。另一方面,B 淋巴细胞能通过促进肿瘤微环境中新生血管生成,从而有利于肿瘤生长,并抑制抗肿瘤免疫反应。因此,肿瘤微环境中浸润性 B 淋巴细胞是肿瘤患者潜在的预后预测因子。事实上,研究发现,相比于仅伴有高比例 CD8+ T 淋巴细胞浸润的肺癌或卵巢癌患者,肿瘤微环境中拥有高比例的 B 淋巴细胞、成熟的树突状细胞和 CD8+ T 淋巴细胞的肺癌或卵巢癌患者的预后更好。不仅如此,Han 等人的研究还发现,肿瘤微环境中浸润性 B 淋巴细胞还与肿瘤患者放射治疗的敏感性密切相关,并能用于预测免疫治疗的效果。

在 Han 等人的研究中,他们根据癌症基因图谱(Cancer Genome Atlas,TCGA),采用一致聚类法将肺腺癌患者分为放射敏感组和放射抗拒组,分析其临床特征发现,性别和肿瘤分期与放射敏感性显著相关,女性患者与分期低的肺腺癌患者的放射敏感性更高。另外,在放射敏感组患者和放射抗拒组患者中,肿瘤浸润性 B 淋巴细胞显著不同,提示肿瘤微环境中浸润性 B 淋巴细胞是影响肺腺癌患者放射治疗敏感性的重要因子。通过整合分析放射治疗、免疫作用、mRNA 和临床特征等因素,他们基于 308 个肿瘤浸润性 B 淋巴细胞特异基因,采用机器学习方法构建了 6 个肿瘤浸润性 B 淋巴细胞特异基因标签(tumor-infiltrating B lymphocyte -specific genes,TILBSig)。结果发现,TILBSig 在肺腺癌患者中具有重要的临床意义:①在 6 个 B 淋巴细胞特异基因标签中,*PARP15*、*FADS3* 和 *RUBCNL* 这 3 个 B 淋巴细胞特异性基因提示肺腺癌患者的预后良好,而*BIRC3*、*SP110* 和*TLE1* 这 3 个 B 淋巴细胞特异性基因提示肺腺癌患者的预后不良。根据 TILBSig 中每一个基因中位危险评分之和,可以将肺腺癌患者分为低风险组和高风险组。相比于高风险组患者,低风险组患者肿瘤微环境中往往伴有更多免疫细胞浸润,尤其是 B 细胞系,而癌症干细胞分布较低;无论是单因素分析还是多因素分析,均发现 TILBSig 是影响肺腺癌患者中位生存时间的独立预后预测因子,P 值分别为 0.031 和 0.043。②基于 TILBSig,可以将 TCGA 中的肺腺癌患者分为高风险放射抗拒组、高风险放射敏感组、低风险放射抗拒组和低风险放射敏感组。结果发现,相比于其他三组患者,低风险放射敏感组患者的预后最好,高风险放射抗拒组患者的预后最差;与其相一致的是,放射抗拒组患者比放射敏感组患者的风险评分更高,风险评分低的患者放射敏感性高于风险评分高的患者,其放射敏感比分别为 83% 和 73%($P=0.014$);低风险组患者放射治疗的完全反应率高达 85%,而高风险组患者放射治疗的完全反应率仅为 55%($P=0.046$);另外,相比于疾病稳定或疾病进展的患者,经放射治疗后疾病完全缓解的患者 TILBSig 风险评分更低($P=0.031$)。③尽管在 TILBSig 高风险组患者和 TILBSig 低风险组患者中并未发现 PD-1 和 PD-L1 表达存在差异,但却发现另一免疫检查点分子 CTLA-4 与 TILBSig 风险高低存在负相关性($P<0.05$),TILBSig 低风险且 CTLA-4 高表达的肺腺癌患者生存时间更长,TILBSig 高风险且 CTLA-4 低表达的患者预后最差($P<0.0001$);由于缺乏 CTLA-4 抑制剂治疗肺腺癌的数据,研究者选择恶性黑色素瘤免疫治疗数据集(SSE78220)来证实 TILBSig 对免疫治疗疗效的预测价值,结果发现,TILBSig 低风险的转移性恶性黑色素瘤患者经 CTLA-4 抑制剂治疗后预后更佳,在 TILBSig 低风险组患者中,CTLA-4 抑制剂治疗的缓解率为 61%,而在 TILBSig 高风险组患者中,CTLA-4 抑制剂治疗的缓解率仅为 33%($P=0.005$)。总之,研究者认为,TILBSig 能够预测肺腺癌患者免疫治疗的效果和放射治疗的敏感性,而 TILBSig 低风险组患者更能从放射治疗联合免疫治疗中获益。

至于何种类型或何种亚型的恶性肿瘤患者更适合接受放射治疗联合免疫治疗,目前也不得而知,也许是免疫原性弱的实体瘤患者更能从放射治疗联合免疫治疗中获益,因为放射治疗可通过释放新抗原来增加肿瘤的免疫原性,又或许相反;何种期别的恶性肿瘤患者更能从放射治疗联合免疫治疗中获益也没有明确结论,只是在目前的临床研究中,放射治疗联合免疫治疗更多地被试用于晚期实体瘤患者,而最能从这种联合治疗模式中获益的也许是早期实体瘤患者,因为早期实体瘤患者往往体力状况更好,系统免疫能力更强,肿瘤负荷也更低。在目前多个临床指南中,局部晚期非小细胞肺癌放射治疗联合免疫治疗的证据级别最高;基于 PACIFIC 研究结果,局部晚期非小细胞肺癌经同步放化疗后取得疾病控制的患者以 Durvalumab 作为巩固治疗被多个临床指南作为 1 类证据,1 级推荐。

二、放射治疗联合免疫治疗的时间顺序

在传统的细胞毒药物治疗时代,放射治疗联合化学药物治疗也是临床上常采用的联合抗肿瘤治疗模式之一,而放射治疗同步化学药物治疗在多种局部晚期实体瘤患者中被证明是最理想的联合治疗模式。例如,对于不可手术切除的局部晚期非小细胞肺癌患者,高级别循证医学证据表明,同步放化疗是不可手术切除的局部晚期非小细胞肺癌患者最理想的治疗模式,相比于序贯放化疗,荟萃分析结果表明,同步放化疗使局部晚期非小细胞肺癌患者的死亡风险降低了 16%,3 年生存率提高了 5.7%,5 年生存率提高了 4.5%

（HR＝0.84,95％CI 0.74～0.95,P＝0.004）。此外,对于局部晚期头颈部鳞癌、进展期食管癌、局限期小细胞肺癌、局部晚期宫颈癌等,根治性同步放化疗（而非序贯放化疗）是目前的标准治疗选择。但当两种治疗手段联合应用时,并非同步进行才是最理想的选择,如乳腺癌患者化疗与内分泌治疗一般不主张同步进行,且在术后辅助化疗期间也不推荐同步辅助放射治疗,而是在辅助化疗结束后再序贯辅助放射治疗。

当放射治疗联合免疫治疗时,放射治疗与免疫治疗之间的时间顺序也必然会影响这种联合治疗的效果。因此,为了最大限度发挥放射治疗与免疫治疗之间的协同效应,合理安排放射治疗与免疫治疗的时间顺序将具有重要的临床意义。与放化疗联合治疗模式一样,放射治疗与免疫治疗可以同步进行,也可以序贯进行,而后者又可分为放射治疗序贯免疫治疗（先放射治疗后免疫治疗）与免疫治疗序贯放射治疗（先免疫治疗后放射治疗）。当然,接受序贯治疗的患者在放射治疗期间也可以同步接受免疫治疗。放射治疗联合免疫治疗理想的时间顺序取决于特定形式的免疫治疗的作用机制,或取决于特定形式的免疫治疗与放射治疗独特的协同机制,由于放射治疗与免疫治疗协同作用的机制不同于放射治疗与细胞毒药物治疗,因此放射治疗联合免疫治疗最理想的时间顺序也可能与放化疗联合治疗最理想的时间顺序不完全相同。尽管已有初步的临床研究结果表明,放射治疗与免疫治疗互为影响,但放射治疗与免疫治疗联合应用究竟何种时间顺序最为理想,目前并无定论。

（一）放射治疗序贯免疫治疗

放射治疗序贯免疫治疗（即先行放射治疗,再予免疫治疗）似乎是临床最易接受的时间顺序。理论上,多数人类肿瘤属于"冷肿瘤",而冷肿瘤微环境不利于免疫治疗疗效的发挥,先行放射治疗可使肿瘤细胞免疫原性死亡增加,释放肿瘤抗原尤其是新抗原,肿瘤相关抗原的释放有利于树突状细胞等抗原提呈细胞增殖和功能成熟,激发肿瘤特异性 T 淋巴细胞的活化,并促进肿瘤特异性 T 淋巴细胞向肿瘤微环境中归巢,将"冷肿瘤"微环境转变为"热肿瘤"微环境,从而便于抗肿瘤免疫治疗疗效的发挥;并非所有的恶性肿瘤患者均能从免疫治疗中获益,原发耐药并不少见,甚至接受免疫治疗的患者面临 9％～29％的疾病超进展风险,而放射治疗先行可以控制对免疫治疗原发耐药或超进展的肿瘤;此外,放射治疗序贯免疫治疗也可避免放射治疗与免疫治疗的毒性反应叠加,提高肿瘤患者对放射治疗联合免疫治疗的依从性。

在临床实践中,PEMBRO-RT 研究中的研究组患者是在立体定向放射治疗结束后 7天再接受 Pembrolizumab 治疗;PACIFIC 研究也是在局部晚期非小细胞肺癌同步放化疗结束后 1～42 天,再以 Durvalumab 作为维持（巩固）治疗,并取得了理想的效果;在 2019年 Bauml 等人报道的 Ⅱ 期临床研究中,寡转移性肺癌患者也是在寡转移性肿瘤病灶局部消融治疗（包括外科手术、放化疗联合治疗、立体定向消融放射治疗或射频消融治疗等）后4～12 周才接受 Pembrolizumab 治疗,这种联合治疗模式使得寡转移性肺癌患者的中位无进展生存时间达到 19.1 个月,远高于单纯局部消融治疗的历史对照组患者的 6.6 个月;此外,对 Keynote001 研究亚组病例资料的二次分析结果及其他几项回顾性临床研究结果均表明,既往接受的放射治疗（即使是 1 年前实施的放射治疗）会显著增强晚期非小细胞肺癌患者后续免疫治疗的抗肿瘤效应,而且这一现象在晚期肝细胞癌患者中也得到了证实。

(二)免疫治疗序贯放射治疗

也有研究结果表明,免疫治疗序贯放射治疗的治疗模式同样可取得理想的治疗效果。理论上,放射治疗可诱导免疫抑制性配体(如 PD-L1)或抑制性受体(如 PD-1)的表达上调,PD-L1 表达水平与放射治疗的敏感性呈负相关,而在放射治疗前就使用免疫检查点抑制剂可以提前阻断放射治疗诱导的免疫抑制性配体或免疫抑制性受体的表达上调所继发的放射抗拒,维持或增强放射治疗的敏感性,免疫检查点抑制剂的生物半衰期往往长达 $12\sim23$ 天;当然,免疫治疗先行还可通过 IFN-γ 途径改善肿瘤血供,降低瘤内乏氧状况,提高肿瘤的放射敏感性。

在 2016 年 Rosie 等人的研究中,88 例连续收治的不可手术切除的恶性黑色素瘤患者接受 Ipilimumab 治疗,其中 44 例患者在此基础上还接受了放射治疗,尽管接受 Ipilimumab 联合放射治疗的患者比单纯接受 Ipilimumab 治疗的患者基线特征更差,但两组患者的总生存时间、无进展生存时间和不良反应均无显著差异;在 Ipilimumab 联合放射治疗组患者中,相比于先接受放射治疗再接受 Ipilimumab 治疗的患者,先接受 Ipilimumab 治疗再接受放射治疗的患者放射治疗反应的持续时间更长,两组患者 12 个月时放射治疗反应率分别为 44.8% 和 74.7%($P=0.01$)。另外,2017 年,美国纪念斯隆·凯特琳癌症中心对 758 例至少接受过一次免疫检查点抑制剂(Atezolizumab、Avelumab、Durvalumab、Nivolumab 或 Pembrolizumab 等)治疗,并在免疫检查点抑制剂治疗前 30 天以上或 30 天以内接受过放射治疗的不同类型的转移性实体瘤患者进行了回顾性分析,目的是探明免疫治疗联合放射治疗的最佳时间顺序和放射治疗最理想的分割方式。758 例患者共计 1798 个病变部位接受了放射治疗,放射治疗部位主要包括颅脑($n=693$)、胸部($n=238$)、脊柱($n=321$)、腹盆腔($n=236$)、四肢($n=125$)和头颈部($n=63$)等。经中位 17 个月随访后发现,全组患者的中位生存时间为 9 个月,在免疫治疗与放射治疗非同步进行的患者中,免疫治疗序贯放射治疗组患者($n=178$)的中位生存时间为 6 个月,放射治疗序贯免疫治疗组患者($n=174$)的中位生存时间为 7 个月;在免疫治疗与放射治疗同步进行的患者中,在开始放射治疗前至少 1 个月接受免疫治疗且在放射治疗期间继续接受免疫治疗的患者($n=128$)中位生存时间达到 20 个月,在开始放射治疗前不到 30 天内接受免疫治疗且在放射治疗期间继续接受免疫治疗的患者($n=172$)中位生存时间为 11 个月,两者之间的差异具有统计学意义($P=0.01$)。因此,该回顾性临床研究结果表明,在开始免疫治疗后至少 30 天再接受放射治疗,且在放射治疗期间继续接受免疫治疗的患者最能从免疫治疗联合放射治疗中获益,这意味着放射治疗前的诱导性免疫治疗值得进一步研究。

(三)放射治疗同步免疫治疗

相比于放射治疗序贯免疫治疗或免疫治疗序贯放射治疗,放射治疗与免疫治疗同步实施的临床依据似乎更为充分。理论上,放射治疗虽可诱导肿瘤微环境中 CD8$^+$/CD4$^+$ T

淋巴细胞表面 PD-1/PD-L1 表达上调,但放射治疗诱导的 PD-1/PD-L1 表达上调所维持的时间相当短暂,一般仅发生在放射治疗后 24 小时内。因此,只有当放射治疗与免疫治疗同步进行时,才有可能发挥两者之间的协同效应;此外,放射治疗与免疫治疗同步进行的另一潜在优势是放射治疗所具有的局部细胞毒效应,接受免疫治疗的患者在免疫治疗期间可能存在肿瘤超进展的发生风险,其发生率甚至与免疫检查点抑制剂治疗的客观缓解率相当,为 9%~29%。在免疫治疗期间早期给予放射治疗,可阻止免疫治疗潜在的肿瘤超进展,并避免肿瘤超进展所带来的不良后果。

2019 年 Eric 等人基于个体病例资料的荟萃分析和 2020 年 Veronika 等人的系统回顾与基于"Study-Level"的荟萃分析结果表明,对于脑转移性肿瘤患者,颅脑放射治疗与免疫检查点抑制剂同步治疗的患者生存时间更长,颅内远处病灶的控制率也更高。此外,PACIFIC 研究虽是典型的放射治疗序贯免疫治疗的临床研究,经同步放化疗后取得临床获益的局部晚期非小细胞肺癌患者在放射治疗结束后 1~42 天内接受 Durvalumab 维持治疗,亚组分析结果表明,相比于接受安慰剂治疗的患者,同步放化疗后接受 Durvalumab 维持治疗显著改善了局部晚期非小细胞肺癌患者的无进展生存时间和无远处转移生存时间,同步放化疗结束后 14 天内就接受 Durvalumab 维持治疗也显著改善了局部晚期非小细胞肺癌患者的总生存时间;但相比于接受安慰剂治疗的患者,在完成同步放化疗 14 天以后再接受 Durvalumab 维持治疗并未带来显著的生存获益(HR=0.81,95%CI 0.62~1.06),这意味着放射治疗与免疫治疗之间的时间间隔显著影响它们之间的协同效应。

放射治疗联合免疫治疗的不同时间顺序安排各有优缺点,在临床实践中应个体化对待,除了综合考虑患者的体力状况、既往治疗情况、肿瘤的病理类型、肿瘤微环境的免疫分型、全身肿瘤负荷、病变部位和分布外,还应结合治疗的目的,甚至要考虑生物周期节律(生物钟)的影响,因为生物周期节律显著影响固有免疫与适应性免疫反应细胞的产生、迁移和功能。就治疗目的而言,如果是以控制局部肿瘤为主要目的,那么应免疫治疗先行,将免疫治疗作为放射治疗的新辅助治疗手段,以提高肿瘤的放射敏感性;如果是以控制系统性疾病为主要目的,那么应放射治疗先行,在这种情形下,放射治疗应作为免疫治疗的佐剂,以利用放射治疗诱发更强的系统抗肿瘤效应。

除此以外,在实施放射治疗联合免疫治疗时,还应考虑所采用的免疫治疗手段,因为不同的免疫治疗药物的作用靶点、分子结构、生物半衰期及作用机制也不同。目前临床上广泛应用的免疫治疗药物一般特指免疫检查点抑制剂,包括 PD-1/PD-L1 抑制剂和 CTLA-4 抑制剂,前者作用于新激活的 T 淋巴细胞或耗竭的 T 淋巴细胞(T 淋巴细胞耗竭是可逆的),后者则主要是活化幼稚 T 淋巴细胞,并下调肿瘤微环境中的调节性 T 细胞。因此,PD-1/PD-L1 抑制剂和 CTLA-4 抑制剂与放射治疗联合的最佳时间顺序可能不相同。事实上,2014 年 Simon 等人的临床前研究发现,相比于单纯接受放射治疗,PD-L1 抑制剂与放射治疗同步使用可显著延长荷 CT26 肿瘤小鼠的生存时间,而将 PD-L1 抑制剂与放射治疗序贯使用,则不能延长荷 CT26 肿瘤小鼠的生存时间。2019 年 Nora 等人报道的 Ⅰ 期临床研究发现,对于转移性泌尿上皮癌患者,接受 Pembrolizumab 同步立体定向放射治疗组的患者客观缓解率达到 44.4%,而接受 Pembrolizumab 序贯立体定向放射治疗组的患者客观缓解率为 0。另外,2016 年 Kristina 等人的临床前研究还发现,当 CTLA-4 抑制剂在放射治疗前 7 天使用时,其与放射治疗的协同效应最强;而抗 OX40 受体激动剂抗体则是通过增加抗原特异性 T 淋巴细胞数量发挥功能的,OX40 拮抗剂的功能依赖辐射诱导的抗原释放,因此 OX40 拮抗剂在放射治疗开始后使用更理想。

三、放射治疗的照射剂量和分割方式

经典的放射生物学理论认为,放射治疗的生物效应就是局部的细胞毒效应,是通过辐射对肿瘤细胞 DNA 分子的损伤来实现的,主要包括 DNA 双链或单链断裂,最终使肿瘤细胞分裂死亡。而受辐射组织的生物效应则主要取决于细胞损伤后的再修复、存活细胞的再增殖、细胞周期的再分布及肿瘤内乏氧细胞的再氧合等因素的相互作用,其中细胞损伤后的再修复和存活细胞的再增殖是影响辐射生物效应最重要的因素。细胞受到辐射后所产生的损伤主要分为两大类:一类细胞的损伤与照射剂量呈线性关系,称为 α 损伤;另一类细胞的损伤与照射剂量的平方呈比例关系,称为 β 损伤。这两种类型细胞的损伤就构成了单次照射后的细胞存活率,α 损伤与 β 损伤之间的数量关系就构成了线性-平方模型(L-Q 模型)。采用 L-Q 模型可以预测肿瘤对分次照射的放射敏感性,定义为生物有效剂量。根据生物有效剂量的定义,要达到特定的生物效应,分割照射所需要的总剂量大于单次照射所需要的照射剂量,这意味着放射治疗效应依赖放射治疗的时间-剂量-分割方式。

分割放射治疗应用于临床已近百年,而在过去几十年中,常规分割放射治疗(即标准条件下,每日照射 1 次,每次 1.8~2.0Gy,每周 5 次,总治疗周期 3~8 周,总照射剂量 30~80Gy)一直都是放射治疗的主要模式,尤其在实体瘤的根治性放射治疗中。数十年的临床经验与大量临床试验为特定肿瘤推荐不同的标准照射剂量提供了依据,如常规分割放射治疗,头颈部鳞癌根治性放射治疗的总剂量为 70Gy,局部晚期非小细胞肺癌根治性放射治疗的总剂量为 66~74Gy,局限性前列腺癌根治性放射治疗的总剂量则为 74~80Gy 等。但常规分割放射治疗不是万全之策,也不是所有恶性肿瘤的最佳分割方式,因为每日 1 次的放射治疗可能杀伤更多循环淋巴细胞,而放射治疗导致的淋巴细胞减少需要 48 小时才能完成补充。因此,从放射治疗的免疫学角度看,隔日 1 次的放射治疗可能是更好的选择。正因如此,人们在临床上尝试了数以百计的分割放射治疗模式,尤其是低分割放射治疗,据统计,仅对骨转移病灶的姑息放射治疗就试用过约 100 种分割方式。随着放射治疗技术的发展和放射治疗设备的改进,不仅低分割放射治疗的安全性大大提高,而且单次 20Gy 甚至更高单次剂量的照射也成为可能,这种分割方式在早期非小细胞肺癌及寡转移性肿瘤患者的治疗中已得到了充分的证明。

传统观念认为,放射治疗唯一的目的就是获得局部肿瘤控制,而根据经典的放射生物学理论,生物有效剂量越高,肿瘤的局部控制也就越好。因此,为了获得理想的局部肿瘤控制,照射剂量应尽可能达到邻近照射部位的正常组织器官所能耐受的阈值剂量。另外,就局部肿瘤控制而言,只要生物有效剂量相当,不同分割方式的放射治疗对局部肿瘤的控制率是十分相似的,如对于接受根治性立体定向放射治疗的早期非小细胞肺癌患者,当生

物有效剂量＞100Gy 时,不论采用何种分割方式的立体定向放射治疗,都可使局部肿瘤的控制率保持在 90％以上。但近年来的基础与临床研究结果表明,放射治疗效应绝不仅仅是局部的细胞毒效应,其价值也绝不局限于对局部肿瘤的控制。除了对局部区域肿瘤的控制外,放射治疗还能够调节肿瘤微环境,尤其是肿瘤的免疫微环境。放射治疗对肿瘤免疫微环境的调节作用既能提高对局部肿瘤的控制,又使得放射治疗具有系统抗肿瘤效应。无论是在基础研究中,还是在临床实践中,不同照射剂量与不同分割方式的放射治疗均可产生免疫调节效应,如在相当于常规 CT 全身扫描的极低剂量照射下即可见到强烈的免疫刺激效应;在单次 0.5～1.0Gy,每周 2～3 次,总剂量 3.0～6.0Gy 的照射中可以见到对巨噬细胞的免疫抑制效应;采用常规分割方式,较低的累积剂量(10Gy)照射也可产生对巨噬细胞的增强效应;而单次 20Gy 的立体定向放射外科治疗也能增强对巨噬细胞的激活,并促进其功能成熟。但目前的问题是,当与免疫治疗联合应用时,我们并不清楚放射治疗的免疫增强效应是否也存在对照射剂量的依赖性,也不清楚何种时间-剂量-分割方式的放射治疗能发挥放射治疗与免疫治疗最佳的协同效应。当然,我们也不清楚相同的生物有效剂量、不同分割方式的放射治疗是否可以诱发相似的免疫效应。

实施放射治疗,尤其当与免疫治疗联合应用时,理想的放射治疗剂量与放射治疗的时间-剂量-分割方式不仅能够诱导照射范围内肿瘤细胞分裂出现障碍,促使肿瘤细胞分裂死亡,以控制局部肿瘤,而且能高效地释放新抗原、内源性趋化因子与细胞因子,促进抗原提呈细胞分化和成熟,增强其抗原呈递能力,促进 $CD8^+$ T 淋巴细胞增殖并向瘤内浸润。总之,当与免疫治疗联合应用时,理想的照射剂量与分割方式是既能发挥局部的细胞毒效应以控制局部肿瘤,又能作为细胞毒 T 淋巴细胞的发生器,同时能重塑肿瘤免疫微环境,以增强免疫治疗的抗肿瘤免疫效应并有利于对异位肿瘤的控制。尽管目前缺乏足够的依据,但总体而言,当与免疫治疗联合应用时,为了最大限度发挥放射治疗与免疫治疗之间的协同效应,同时避免发生不可接受的不良事件,放射治疗的照射剂量与分割方式的选择应依据治疗的目的,并结合放射治疗技术、病变范围、病灶数目、病灶部位、肿瘤内在的放射敏感性、肿瘤的免疫原性、患者的系统免疫状况及所联合应用的免疫治疗手段等因素综合考虑。

此外,尽管放射治疗与免疫治疗互为影响,但鉴于治疗目的不同,放射治疗与免疫治疗之间也有主次之分:当免疫治疗作为放射治疗的辅助治疗手段时,免疫治疗的参与目的是提高局部肿瘤对放射治疗的敏感性,或增强放射治疗对异位肿瘤的杀伤效应;当放射治疗作为免疫治疗的佐剂时,放射治疗的参与旨在消除导致免疫抑制或免疫排斥的肿瘤屏障,使"冷肿瘤"转化为"热肿瘤",从而提高免疫治疗的抗肿瘤效应。在上述两种情形下,无论是放射治疗的照射剂量,还是放射治疗的分割方式,都应有所不同。

尽管缺乏依据,但笔者认为:①对于以根治为目的的早期实体瘤(如早期非小细胞肺癌)或寡转移性肿瘤患者,局部肿瘤控制是关键,联合应用免疫治疗的目的是提高局部肿瘤控制,并增强放射治疗对异位微转移病灶或循环肿瘤细胞的控制。尽管免疫治疗对肿瘤放射治疗具有增敏作用,从而提高放射治疗比,但当对早期实体瘤实施根治性立体定向放射治疗联合免疫治疗时,是否可以给予较低的生物有效剂量的照射,目前尚缺乏基础与临床研究证实。至于放射治疗的分割方式,多数情况下以分次的立体定向放射治疗为宜,对于靶区较大的病灶,也可采用常规分割或低分割方式的放射治疗。②局部晚期实体瘤(如局部晚期非小细胞肺癌)患者依然存在潜在治愈的可能,但相比于早期实体瘤患者,这类患者的局部肿瘤控制难度更大,远处转移风险也更高。对局部晚期实体瘤患者而言,其潜在治愈的前提是既要获得持久的局部肿瘤控制,又要降低远处转移风险。对于局部晚期实体瘤患者,由于免疫治疗对放射治疗具有增敏作用,当与免疫治疗联合应用时,是否可以因此而降低放射治疗的生物有效剂量也缺乏依据。由于局部晚期实体瘤患者的照射范围较大,一般不适合采用分次的立体定向放射治疗,三维适形或调强放射治疗技术也许更合适。尽管既往的局部晚期实体瘤根治性放射治疗多采用常规分割放射治疗或超分割放射治疗,但当与免疫治疗联合应用时,每日 1 次或每日多次的放射治疗方式可能不利于淋巴细胞的修复,隔日 1 次的放射治疗也许是更理想的选择。不过,目前放射治疗联合免疫治疗最高级别的循证医学证据来自 PACIFIC 研究,而 PACIFIC 研究所入组的患者就是局部晚期非小细胞肺癌患者,所接受的正是常规分割方式、根治剂量的放射治疗。③对于预计不可治愈或难以治愈的广泛转移性实体瘤患者,当与免疫治疗联合应用时,放射治疗的目的一是姑息减症,二是将放射治疗作为免疫治疗的佐剂,利用放射治疗的免疫增强效应来提高免疫治疗的抗肿瘤效应,而不是获得持久的局部肿瘤控制。既然不是为了控制局部肿瘤,那就无须使用过高剂量的放射治疗。在对晚期实体瘤实施立体定向放射治疗联合免疫治疗时,确实发现较低生物有效剂量的放射治疗也可取得理想的局部肿瘤控制。但也不尽然,2019 年,Foster 等人对美国国家癌症数据库的资料进行回顾性分析后发现,接受高生物有效剂量(BED>60Gy)立体定向放射外科治疗联合免疫治疗的晚期非小细胞肺癌患者的中位生存时间达到 32.1 个月,而接受低生物有效剂量(BED<60Gy)立体定向放射外科治疗联合免疫治疗的晚期非小细胞肺癌患者的中位生存时间仅为 15.3 个月,两者之间的差异具有统计学意义($P<0.0001$);多因素分析结果显示,生物有效剂量>60Gy 的立体定向放射外科治疗是晚期非小细胞肺癌患者独立的预后良好因子。因此,对于广泛转移性实体瘤患者,在实施放射治疗联合免疫治疗时,究竟多大的照射剂量及采取何种分割方式的放射治疗最为理想,尚需更多的基础与临床研究加以证实。

2019 年,Mathieu 等人报道的基础研究就是为了优化与抗 PD-L1 和抗 TIGIT 联合应用时放射治疗的分割方式。对于皮下荷 CT26 结肠肿瘤的小鼠,给予相同生物有效剂量、不同分割方式的放射治疗,并联合或不联合应用抗 PD-L1 和抗 TIGIT 治疗,监测小鼠皮下肿瘤的生长情况,并在不同的时间节点采用流式细胞仪监测放射治疗的免疫反应,包括淋巴细胞、髓细胞、淋巴细胞因子和免疫检查点靶点的表达等,然后通过 RNA 测序分析。研究结果发现:①在不联合应用抗 PD-L1 和抗 TIGIT 治疗时,相比于接受 16.4Gy×1 次照射组的小鼠,接受 2Gy×18 次与 8Gy×3 次照射组的小鼠肿瘤体积增长到 1500mm³ 时所需的时间更长(P 值分别为 0.001 和 0.002);应用流式细胞仪进行免疫监测,第一次放射治疗后第 7 天,相比于接受 2Gy×18 次照射组的小鼠,接受 16.4Gy×1 次与 8Gy×3 次照射组的小鼠总的 T 淋巴细胞聚集数量更多,分别为 5.9%±0.8%、24%±2.5% 和 17.6%±2.4%($P<0.001$),总的 T 淋巴细胞数量的变化与 $CD8^+$ T 淋巴细胞数量的变化

相似;第一次放射治疗后第 7 天,相比于接受 16.4Gy×1 次和 2Gy×18 次照射组的小鼠,接受 8Gy×3 次照射组的小鼠 CD8$^+$/Tregs 比值更低,分别为 11.2±1.6、121±2.9、4.9±1.8(P=0.03);相比于对照组小鼠,不论采用何种分割方式的放射治疗,均会显著增加功能性 CD8$^+$ T 淋巴细胞分泌颗粒酶 B,且颗粒酶 B 分泌增加从放射治疗开始后第 1 周维持到放射治疗结束后 2 周;放射治疗开始后第 7 天,相比于接受 16.4Gy×1 次和 2Gy×18 次照射组的小鼠,接受 8Gy×3 次照射组的小鼠 CD8$^+$ T 淋巴细胞分泌的颗粒酶 B 比例最高,分别为 70.3%±5.2%、76.6%±4.9%、92.8%±2.0%(P 值分别为 0.04 和 0.005);接受常规分割放射治疗(2Gy×18 次)组小鼠放射治疗开始后第 14 天和第 30 天,免疫抑制髓细胞所占比例分别为 17.9%±5.3%、26.9%±5.7%,远高于接受低分割放射治疗(16.4Gy×1 次和 8Gy×3 次)组小鼠(P=0.04),也显著高于对照组小鼠的 2.6%±0.8%(P<0.001),相似的结果也见于髓系来源的抑制细胞(MDSCs)和 M$_2$ 型巨噬细胞(TAM2),而与对照组小鼠相比,接受 8Gy×3 次照射组小鼠在放射治疗开始后第 7 天和第 14 天,M$_1$ 型巨噬细胞(TAM1)比例显著增加,分别达到 4.1%±0.5%、3.4%±0.5%(P 值均小于 0.001)。放射治疗开始后第 7 天和放射治疗结束后 7 天 RNA 测序分析发现,与接受常规分割放射治疗(2Gy×18 次)组小鼠相比,大部分基因在接受低分割放射治疗(16.4Gy ×1 次和 8Gy×3 次)组小鼠中过表达,且能明显观察到基因表达增加与 CD8$^+$ T 淋巴细胞活化和分化、IFN-γ 产生和反应通路相关;相反,在接受常规分割放射治疗(2Gy×18 次)组小鼠中,c-GAS STING 信号通路显著上调;与对照组小鼠相比,不论接受何种分割方式的放射治疗,RNA 测序分析和流式细胞仪检测均发现,放射治疗开始后第 7 天,肿瘤细胞表面的 PD-L1 表达均显著上调,在接受常规分割放射治疗(2Gy×18 次)组小鼠肿瘤细胞表面的 PD-L1 表达更持久,与对照组和接受常规分割放射治疗(2Gy×18 次)组小鼠相比,放射治疗开始后第 7 天,接受 8Gy×3 次照射组的小鼠 CD8$^+$ T 淋巴细胞表面 TIGIT 的表达显著上调,分别为 16.1%±2.5%、8.6%±2.9%、25.3%±2.2%(P 值分别为 0.02 和 0.009);第 14 天时,接受 8Gy×3 次照射组的小鼠与接受常规分割放射治疗(2Gy×18 次)组小鼠 CD8$^+$ T 淋巴细胞表面 TIGIT 的表达分别为 13.3%±1.2%、2.0%±0.5%(P=0.002),与对照组小鼠相比,接受常规分割放射治疗组小鼠肿瘤细胞表面的 TIGIT 的表达在第 7 天、14 天和 30 天(2.4%±0.6%)时进行性下降(P<0.001)。②抗 PD-L1 和抗 TIGIT 单独使用时均无明显抗肿瘤效应;相比于免疫球蛋白(IgG)联合放射治疗,抗 PD-L1 联合放射治疗的抗肿瘤效应更强,尤其是接受常规分割方式放射治疗联合抗 PD-L1 治疗的抗肿瘤效应最强;但相比于免疫球蛋白联合放射治疗,抗 TIGIT 联合放射治疗并不显著增强抗肿瘤效应,在治疗后第 39 天时,相比于单纯接受常规分割放射治疗组小鼠,常规分割放射治疗联合抗 PD-L1 治疗组小鼠与常规分割放射治疗联合抗 PD-L1 和抗 TIGIT 治疗组小鼠的平均肿瘤体积更小(P 值分别为 0.01 和 0.04);接受 8Gy×3 次照射联合抗 PD-L1 和抗 TIGIT 治疗组小鼠的肿瘤完全缓解率达到 90%(9/10),优于接受 8Gy×3 次照射联合抗 PD-L1 治疗组小鼠的 30%(3/10)和接受 8Gy×3 次照射联合抗 TIGIT 治疗组小鼠的 20%(2/10);在第 39 天时,接受 8Gy×3 次照射联合抗 PD-L1 和抗 TIGIT 治疗组小鼠的肿瘤平均体积也最小(P<0.05),接受常规

分割放射治疗联合双免疫治疗(抗 PD-L1 和抗 TIGIT)并不优于接受常规分割放射治疗联合抗 PD-L1 治疗,两组小鼠的肿瘤完全缓解率分别为 58.3％(7/12) 和 66.7％(8/12);抗 TIGIT 治疗仅与抗 PD-L1 治疗联合 8Gy×3 次照射时才显示明显的抗肿瘤效应,抗 TIGIT 治疗联合常规分割放射治疗未显示明显的抗肿瘤效应,甚至抗 TIGIT 治疗联合抗 PD-L1 治疗和常规分割放射治疗也不显示明显的抗肿瘤效应;此外,在 B16-F10 小鼠模型中发现,相比于单纯抗 TIGIT 治疗、单纯抗 PD-L1 治疗或单纯接受免疫球蛋白治疗,8Gy×3 次照射联合抗 PD-L1 和抗 TIGIT 治疗的抗肿瘤效应更为明显($P = 0.06$)。总之,该研究结果表明,不同分割方式的放射治疗可诱导不同的淋巴细胞系和髓细胞系反应;同样的,不同分割方式的放射治疗所导致的 PD-L1 和 TIGIT 表达也不相同;8Gy×3 次照射联合双免疫治疗(抗 PD-L1 和抗 TIGIT)的抗肿瘤效应最强。

不可否认,放射治疗对异位肿瘤具有杀伤效应,尤其当与免疫治疗联合应用时。尽管既往的基础与临床观察性研究发现,不同照射剂量、不同分割方式的放射治疗均可诱发对异位肿瘤的杀伤效应,但目前较为认可的是,无论是单纯放射治疗还是放射治疗联合免疫治疗,(8～10)Gy×(1～3)次分割方式的放射治疗最能发挥放射治疗的抗肿瘤免疫效应。较低的分次剂量(0.5～2.0Gy)照射虽然更能使肿瘤微环境中的巨噬细胞极化为抗肿瘤的 M_1 型巨噬细胞,还能使肿瘤微环境的血管有序化,并能增加更多的细胞黏附分子(如细胞间黏附分子-1 和 E 选择素等)的表达,有利于效应淋巴细胞在肿瘤微环境中浸润,但较低的分次剂量照射所导致的免疫原性细胞死亡数量较低,不足以激发有效的抗肿瘤免疫效应,尤其是系统抗肿瘤免疫效应。放射治疗的异位效应依赖免疫细胞(主要是抗肿瘤T 淋巴细胞)的动态激活及肿瘤微环境对免疫细胞的招募,包括 BATF3 依赖的树突状细胞等免疫细胞的激活及在肿瘤微环境中的招募均需要局部分泌Ⅰ型干扰素,而Ⅰ型干扰素的分泌则主要依赖下游信号通路 TMEM173(即 cGAS-STING 信号通路)的激活。cGAS-STING 信号通路在放射反应与肿瘤细胞免疫原性死亡过程中占有重要地位。研究发现,在野生型小鼠中,抗 PD-L1 治疗展现出肿瘤抑制作用,但在 cGAS 或 STING 缺陷的小鼠中,抗 PD-L1 治疗缺乏抗肿瘤效应。放射治疗诱导肿瘤细胞 DNA 分子损伤,这些病理性 DNA 分子在受辐照细胞的胞质中积聚,积聚在胞质中的 DNA 分子可激活肿瘤细胞和宿主免疫细胞中的 cGAS-STING 信号通路,从而分泌Ⅰ型干扰素,重塑先天性免疫,并促进适应性抗肿瘤免疫应答。但放射治疗能否诱导 cGAS-STING 信号通路激活则依赖放射治疗诱导的肿瘤细胞免疫原性死亡,而放射治疗诱导的肿瘤细胞免疫原性死亡又与照射剂量呈依赖性关系,较低的分次剂量照射所诱导的胞质内 DNA 分子积聚不足以激活 cGAS-STING 信号通路。但 2017 年 Claire 等人的研究发现,过高的分次照射剂量又会对 cGAS-STING 信号通路产生负反馈作用,即上调 DNA 传感通路中的负性调控因子核酸外切酶 TREX1。TREX1 表达依赖放射治疗的剂量,在不同的肿瘤类型中,导致 TREX1 表达上调的单次照射的阈剂量介于 12Gy 至 18Gy。TREX1 是放射诱导的免疫原性死亡的关键调节因子,能降解胞质中的 DNA 分子,削弱肿瘤细胞的免疫原性,从而抑制 cGAS-STING 信号通路的激活,降低放射治疗与免疫治疗之间的协同效应;此外,单次过高剂量(如剂量≥20Gy)的照射可能损坏肿瘤微环境中的血管系统,从而影响效应淋巴细胞在肿瘤微环境中浸润,也不利于放射治疗免疫效应的发挥。

早在 2009 年,Dewan 等人的基础研究就证实,当与抗 CTLA-4 联合治疗时,成功诱导免疫介导的异位效应是低分次分割方式的放射治疗而不是单次大剂量照射。他们将 TSA 乳腺癌小鼠或 MCA38 结肠癌小鼠分为 8 个组,分别为对照组、单纯抗 CTLA-4 治疗组、单纯放射治疗组(20Gy×1 次或 8Gy×3 次或 6Gy×5 次)、放射治疗(20Gy×1 次或 8Gy×3 次或 6Gy×5 次)联合抗 CTLA-4 治疗组。结果发现,无论是 TSA 乳腺癌小鼠模型,还是 MCA38 结肠癌小鼠模型,单纯接受抗 CTLA-4(9H10)治疗均未显示明显的抗肿瘤效应;三种分割方式的放射治疗单独使用时对原发肿瘤的控制没有显著差异,对继发肿瘤(异位肿瘤)均无明显的控制效应;相比于单纯放射治疗,三种分割方式的放射治疗联合抗 CTLA-4 治疗均能使受照射部位的肿瘤控制更好($P<0.0001$),但仅在采用分次照射(8Gy×3 次或 6Gy×5 次)联合抗 CTLA-4 治疗组的小鼠中见到了异位效应(定义为照射野外肿瘤生长显著抑制),且仅在 8Gy×3 次照射联合抗 CTLA-4 治疗组小鼠中,有两只小鼠照射野外的肿瘤发生了完全退缩,而在单次照射(20Gy×1 次)联合抗 CTLA-4 治疗组小鼠中未见到异位效应($P<0.01$)。该研究结果表明,不同分割方式的放射治疗对照射部位的肿瘤具有相似的控制作用,但当与免疫治疗联合应用时,不同分割方式的放射治疗对异位肿瘤的控制不尽相同。

当与免疫治疗联合应用时,不仅基础研究结果支持低分割放射治疗联合免疫治疗,临床研究结果也支持低分割放射治疗联合免疫治疗。在 2018 年 Silvia 等人的前瞻性临床研究中,2014 年 6 月至 2015 年 4 月,39 例经至少一线系统治疗后疾病进展的晚期非小细胞肺癌患者(其中 41% 的患者存在脑转移,在入组前已接受颅脑转移病灶放射治疗或手术治疗),对其中一个病灶实施姑息性放射治疗(6Gy×5 次或 9Gy×3 次),并同步接受 Ipilimumab 治疗。既往的临床研究发现,无论是单纯使用,还是联合化学药物治疗,抗 CTLA-4 治疗对晚期非小细胞肺癌均不具有抗肿瘤效应。但在该研究中,21 例患者完成了至少 4 个周期的 Ipilimumab 治疗并在第 88 天可评估疗效,结果发现,影像学显示的客观缓解率(包括照射野内和照射野外病灶)为 18%(7/39),可评价的患者客观缓解率为 33%(7/21),其中 2 例患者表现为完全缓解,5 例患者表现为部分缓解,另有 5 例患者表现为疾病稳定,疾病控制率达到 31%(12/39);对存活患者中位随访 43 个月后发现,全组患者的中位生存时间为 7.4 个月(95%CI 4.4～12.6 个月),完成治疗的患者中位生存时间为 13.0 个月(95%CI 10.6～25.2 个月),未完成治疗的患者中位生存时间为 3.0 个月(95%CI 2.5～3.5 个月)($P<0.001$);获得疾病控制的患者中位生存时间为 20.4 个月(95%CI 12.9 个月至未达到),未获得疾病控制的患者中位生存时间为 3.5 个月(95%CI 3.1～7.4 个月)($P<0.001$)。此外,探索性研究还发现,放射治疗后血清 IFN-β 水平升高和血液中 T 淋巴细胞克隆早期动态变化是肿瘤获得客观缓解最强的预测因子,证实了临床前机制研究;对其中一例获得缓解的患者进行功能分析,证实是辐射上调的基因所编码的新抗原导致了体内 CD8$^+$ T 淋巴细胞快速扩增,从而再次证实放射治疗诱导的异位效应是辐射引起的免疫原性突变暴露于免疫系统所致。

四、放射治疗的照射部位与照射病灶数目

对于早期或局部晚期可根治的实体瘤患者,局部肿瘤控制是关键,不论是联合还是不联合免疫治疗,照射部位与照射病灶数目都是确定的,理所当然也是唯一的。按照国际辐射单位和测量委员会(International Commission on Radiation Units and Measurements, ICRU)认可的标准,一般而言,原发肿瘤及其区域转移淋巴结就是需要根治的靶区,通常应给予根治剂量的照射(常规分割方式,60~70Gy,不同类型的原发肿瘤所需的根治性生物有效剂量不同);此外,对临床未发现有淋巴结转移的淋巴引流区通常给予预防性照射(即选择性淋巴结照射,通常给予 45~50Gy),目的是控制引流淋巴结内的亚临床病灶。在现代放射治疗中,为了避免肿瘤边缘剂量的不足,除了对肿瘤范围进行仔细识别和勾画外,往往还需要适当外放,以确保肿瘤边缘得到预定剂量的照射。ICRU 和各临床指南均给予了明确的靶区定义和靶区勾画标准,通常包括大体肿瘤体积(GTV)、临床靶体积(CTV)、内靶体积(inter target volume,ITV)及计划靶体积(PTV)等。但不得不承认的是,对于可根治的早期或局部晚期实体瘤患者,传统的靶区定义和靶区勾画标准是建立在经典的放射生物学理论之上的,并未考虑放射治疗所固有的脱靶效应。

正是因为放射治疗所固有的队列效应、旁观者效应和异位效应,因此在免疫治疗时代,对于可根治的早期或局部晚期实体瘤患者,尽管照射部位和照射病灶数目都是确定的,但传统的靶区定义和靶区勾画标准却需要重新审视,如还需要一如既往、按部就班地勾画 GTV、CTV、ITV 或者 PTV 吗? 对明确没有淋巴结转移的淋巴引流区域是否必须实施预防性照射吗? 对于不可根治伴多发转移的晚期实体瘤患者,是选择部分肿瘤病灶照射还是照射所有转移的肿瘤病灶呢? 对大肿块肿瘤病灶是否可以仅照射大肿块肿瘤的局部,而不是一如既往照射整个肿瘤病灶呢? 等等。

(一)局部肿瘤照射

2019 年,Ela 等人的基础研究发现,不照射整个肿瘤体积而仅照射肿瘤的局部不仅能使整个肿瘤体积缩小,而且会使异位的肿瘤发生退缩。在他们的研究中,分别对免疫活性与免疫缺失(裸鼠)的小鼠原位乳腺肿瘤实施局部肿瘤区域(50%的肿瘤体积)或全部肿瘤(100%的肿瘤体积)10Gy、15Gy 或 20Gy 的单次放射治疗,对于接受局部肿瘤区域照射的小鼠,保证照射野外的肿瘤部位所接受的照射剂量低于照射野内照射剂量的 5%。结果发现,在免疫活性小鼠中,50%的肿瘤体积接受照射的小鼠与 100%的肿瘤体积接受照射的小鼠整体肿瘤体积退缩情况没有显著差异,三次重复试验所得出的结果一致,但在免疫缺失的小鼠中未观察到类似现象;研究还发现,在 50%的肿瘤体积接受单次 10Gy 照射的小鼠中,照射野外的肿瘤微环境中观察到了 $CD8^+$ T 淋巴细胞的浸润并伴细胞间黏附分子(ICAM)表达增加,而联合应用抗 CD8 抗体或抗 ICAM 抗体治疗,在 50%的肿瘤体积接受照射的小鼠中未能观察到整个肿瘤退缩现象;在免疫原性较弱的 LLC 小鼠模型中,50%的肿瘤体积接受单次 15Gy 的照射也见到了整个肿瘤体积退缩的现象,联合应用FTY720 以阻断引流淋巴结内的 $CD8^+$ T 淋巴细胞进入肿瘤微环境中,在未接受直接照射的另一半肿瘤微环境中依然可见到 $CD8^+$ T 淋巴细胞的浸润,这意味着未受到直接照射

的肿瘤部位中的 CD8$^+$T 淋巴细胞主要来自受到直接照射部位的肿瘤微环境,而不是来自循环中的 CD8$^+$T 淋巴细胞;另外,在局部肿瘤接受单次 10Gy 照射的 67NR 小鼠模型中还见到了明显的异位肿瘤退缩现象。总之,该临床前研究结果再次证明,放射治疗之所以能控制肿瘤源于两个方面:一是放射线的直接杀伤,二是通过激活免疫系统间接杀伤。

尽管在目前的临床实践中,对可根治的早期或局部晚期实体瘤患者仅实施部分肿瘤体积照射不仅违背 ICRU 与各临床指南的相关规定和标准,伦理上也不允许,但在晚期实体瘤患者的姑息治疗中,确实发现仅照射肿瘤的局部而不是整个肿瘤病灶不仅可使整个肿瘤病灶退缩,而且能诱发对异位肿瘤的控制。例如,在 2018 年 Jason 等人的 I 期临床研究中,经标准治疗失败后的晚期肿瘤患者,对每例患者体内的 2～4 个病灶实施立体定向放射治疗(不是所有的转移病灶均接受立体定向放射治疗),放射治疗结束后 7 天接受 Pembrolizumab 治疗。在可评估疗效的 65 例患者中,有 17 例患者部分转移病灶体积过大(>65ml),体积过大的转移病灶仅部分体积的肿瘤接受立体定向放射治疗,部分体积肿瘤接受立体定向放射治疗的转移病灶中位 GTV 为 116.6ml(IQR 90.7～219.7ml),整个体积肿瘤接受立体定向放射治疗的转移病灶中位 GTV 为 7.2ml(IQR 2.6～14.8ml)(P=0.0001)。结果发现,可评估疗效的 65 例患者中位生存时间为 9.6 个月,中位无进展生存时间为 3.1 个月;至少有一个转移病灶接受部分体积肿瘤立体定向放射治疗组的 17 例患者与整个体积肿瘤均接受立体定向放射治疗组的 48 例患者 3 个月时肿瘤控制率无显著差异,分别为 88% 和 95%(P=0.108)。

另外,在 2019 年 Slavisa 等人的回顾性临床研究中,23 例伴有大肿块的晚期实体瘤患者,采用 PET/CT 和增强 CT 定义出大肿块的乏氧区域,并将其定义为旁观者肿瘤体积(BTV)。基于肿瘤所在的部位及大小,对 BTV 给予 1～3 次、每次 10～12Gy(70% 的等剂量线作为处方剂量线)的立体定向放射治疗,65% 的 BTV 接受单次 10Gy 的放射治疗,BTV 以外的肿瘤部位、病理证实转移的引流淋巴结及远处转移病灶均不给予直接照射,而大肿块除 BTV 以外的肿瘤部位、病理证实转移的区域淋巴结作为危及器官接受尽可能低的剂量照射。所有患者均不接受任何形式的系统治疗,目的是观察大肿块肿瘤局部照射所带来的旁观者效应和远距离旁观者效应(即异位效应)。经中位 9.4 个月(4～20 个月)随访后发现,87% 的患者依然保持疾病无进展状态,照射部位肿瘤的有效率达到96%,尽管仅照射了大肿块病灶的肿瘤乏氧区,但却使大肿块的中位体积缩小了 70%(95% CI 30%～100%),意味着旁观者效应强度达到 70%。另外,远离照射部位的转移病灶中位体积缩小了 50%(95% CI 30%～100%),即大肿块肿瘤局部照射诱发的异位效应强度达到了 50%。其中一例同时性肺鳞癌和肺腺癌患者,这例患者肺鳞癌的乏氧部位的肿瘤接受 10Gy×3 次的立体定向放射治疗,纵隔内转移的淋巴结与肺腺癌病灶均不在照射范围内。其后两个肺部原发肿瘤病灶与转移淋巴结均接受了手术切除,病理证实转移淋巴结已达到完全缓解,不在照射范围内的肺腺癌病灶 80% 表现为坏死病灶,虽然肿瘤微环境中并不伴有大量肿瘤浸润性淋巴细胞,但凋亡诱导因子的表达却显著上调。

从上述基础与临床研究可以得出初步结论,即对于伴有大肿块的晚期不可治愈的实体瘤患者,无论是单纯放射治疗还是放射治疗联合免疫治疗,照射整个肿瘤病灶既不安全,也无必要。这里需要提及一个新的名词,就是三级淋巴结构。三级淋巴结构(tertiary lymphoid structures,TLS)是指在慢性炎症部位(如肿瘤)附近产生的淋巴结构,又称免疫相关淋巴组织,包括黏膜相关淋巴组织、皮肤相关淋巴组织等。三级淋巴结构主要包含 B 细胞、滤泡树突状细胞、T 细胞、成纤维网状细胞、基质细胞、树突状细胞、中性粒细胞、巨噬细胞及内皮细胞等。尽管在某些环境下三级淋巴结构可以高表达一些耗竭分子和 PD-L1,其内部可能富集较多的调节性 T 细胞和髓系来源的抑制细胞,但总体而言,三级淋巴结构在抵抗肿瘤方面起着积极的作用。研究表明,三级淋巴结构可能通过赋予不同的 T 淋巴细胞表型,从而提高免疫检查点抑制剂的抗肿瘤效应。而在缺乏三级淋巴结构的肿瘤中,T 淋巴细胞往往拥有功能失调的分子表型。事实上,三级淋巴结构在启动和维持肿瘤免疫应答方面具有重要作用,拥有成熟三级淋巴结构的肿瘤,肿瘤凋亡指数更高,CD3 细胞的放射敏感性更高,免疫检查点抑制剂的治疗效果也更好。选择局部肿瘤照射(往往是仅照射肿瘤中央乏氧区域)而使位于肿瘤周围的三级淋巴结构免受高剂量照射,有利于保留三级淋巴结构功能的完整,从而充分发挥三级淋巴结构的抗肿瘤免疫效应,这可能是选择局部肿瘤照射重要的理论基础所在。

(二)引流淋巴结照射

肿瘤相关的引流淋巴结(DLN)是抗肿瘤 T 淋巴细胞活化和聚集的重要场所,当然也是肿瘤早期转移的滤过器。对早期或局部晚期实体瘤患者实施根治性放射治疗,临床上常常会给予选择性淋巴结照射(elective nodal irradiation,ENI),其目的是控制引流淋巴结内可能存在的亚临床肿瘤病灶。但选择性淋巴结照射会影响抗原提呈细胞的抗原呈递能力,妨碍细胞毒 T 淋巴细胞的活化,从而削弱肿瘤患者的适应性免疫反应,降低放射治疗对局部和异位肿瘤的控制率及治疗效果。因此,至少从免疫学角度考虑,在放射治疗尤其是放射治疗联合免疫治疗时,应尽可能避免对引流淋巴结进行预防性照射。

避免对引流淋巴结进行预防性照射的原因很简单,一是选择性淋巴结照射会影响抗肿瘤 T 淋巴细胞的活化与聚集,二是选择性淋巴结照射必然会扩大躯体受照射范围,而躯体受照射范围越大,放射治疗相关的淋巴细胞减少程度就越明显。2010 年,Tsuguhide 等人的基础研究发现,采用外科手术切除小鼠的引流淋巴结或遗传性引流淋巴结缺失的小鼠接受放射治疗,由于肿瘤特异性 CD8[+] 肿瘤浸润性淋巴细胞数量显著减少,导致放射治疗对肿瘤的局部控制率大大降低。在 2018 年 Ariel 等人报道的基础研究结果也证实,相比于单纯接受立体定向放射治疗,立体定向放射治疗联合选择性淋巴结照射,尤其是再联合应用免疫检查点抑制剂治疗,可显著改变肿瘤微环境中趋化因子的表达和 CD8[+] T 淋巴细胞在肿瘤微环境中的浸润,从而抑制小鼠的适应性免疫反应。

临床上,对于早期非小细胞肺癌患者,单纯对原发肿瘤病灶实施立体定向放射治疗,而忽视对区域淋巴结进行预防性照射,可取得与根治性手术相似的局部区域控制和长期生存,而非小细胞肺癌根治术后辅助放射治疗之所以未能带来显著的临床获益,甚至影响患者的长期生存,其中原因之一就是在既往的临床实践中,对引流淋巴结区域进行了过多的预防性照射。与其相反的是,Chen 等人的研究发现,对于 I_b 区无淋巴结转移的鼻咽癌患者,未对 I_b 区行预防性照射的患者鲜有区域淋巴结复发现象。尽管目前尚缺乏早期或局部晚期实体瘤放射免疫治疗联合引流淋巴结照射的相关临床研究报道,但撇开其他因素,引流淋巴结预防性照射势必会增大照射体积。而研究表明,照射体积越大,放射治疗相关的淋巴细胞减少程度就越明显,淋巴细胞减少程度又与肿瘤患者的临床结局呈负相关。事实上,Bhanu 等人的系统综述结果表明,放射治疗诱导的淋巴细胞减少是恶性实体瘤患者独立的不良预后因子。另有多项研究结果表明,心脏、肺、躯体平均照射剂量和免疫细胞估计的辐照剂量与放射治疗诱导的淋巴细胞减少程度密切相关。因此,有人认为,为了尽可能降低躯体受照射的剂量,将放射治疗诱导的淋巴细胞减少程度降低到最低水平,除了尽可能缩小照射体积并避免不必要的预防性照射(选择性淋巴结照射)外,还可考虑选择立体定向放射治疗或质子重离子治疗技术。

(三)不同脏器照射

由于不同脏器的微环境不同,当与免疫治疗联合应用时,即使是同一原发肿瘤患者,不同脏器的转移病灶接受放射治疗,所产生的免疫效应也不同。2018 年,Heather 等人的前瞻性临床研究发现,体内不同解剖部位的转移病灶经立体定向放射治疗后所诱导的系统免疫改变不尽相同,肝或肺等实质性脏器内转移病灶立体定向放射治疗与骨骼或颅内转移病灶立体定向放射治疗所诱导的系统免疫改变不同,肝或肺等实质性脏器内转移病灶经立体定向放射治疗后,外周血总的 NK 细胞与细胞毒性 NK 细胞($CD56_{dim}$/$CD16^+$)数目明显降低($P=0.02$),而 $TIM3^+NK$ 细胞数目显著上升($P=0.04$),但骨骼或颅内转移病灶经立体定向放射治疗后未能见到类似现象发生;肝或肺等实质性脏器内转移病灶经立体定向放射治疗后,外周血总的 $CD4^+$ 记忆 T 细胞、激活的 $ICOS^+$ 和 $CD25^+CD4^+$ 记忆 T 细胞、激活的 $CD25^+CD8^+$ 记忆 T 细胞显著增加,但骨骼或颅内转移病灶经立体定向放射治疗后也未能见到上述现象;肝或肺等实质性脏器内转移病灶经立体定向放射治疗后,外周血液循环中 TNF-α 及多种趋化因子(包括 RANTES)的表达显著降低($P=0.04$),但骨骼或颅内转移病灶经立体定向放射治疗后还是未见到这种现象发生。

2017 年 Chad 等人的注册 Ⅰ 期临床研究(NCT02239900)发现,相比于肺内转移病灶立体定向放射治疗联合 Ipilimumab 治疗,肝内转移病灶立体定向放射治疗联合 Ipilimumab 治疗所导致的 T 淋巴细胞活化更为明显。35 例伴肝或肺转移的恶性肿瘤患者接受肝内转移病灶或肺部转移病灶立体定向放射治疗同步或序贯 Ipilimumab 治疗,在31 例照射野外病灶可供评估的患者中,有 3 例患者照射野外病灶表现为部分缓解,另有4 例患者照射野外病灶表现为稳定,照射野外病灶临床获益率(定义为部分缓解和疾病稳定至少 6 个月)为 23%,临床获益与外周血 $CD8^+$T 淋巴细胞计数、$CD8^+$/$CD4^+$ 淋巴细胞比值、表达 4-1BB 和 PD-1 的 $CD8^+$T 淋巴细胞比例密切相关;相比于接受肺部转移病灶立体定向放射治疗的患者,肝内转移病灶接受立体定向放射治疗的患者外周血中表达 ICOS、GITR 和 TIM-3 的 $CD8^+$ T 淋巴细胞的比例更高,分别为 15% 和 25%、1.6% 和6.0%、6% 和 16%(P 值均小于 0.05)。

另外,2014 年,Eugene 等人报道的 CA184-043 研究还发现,对于转移性前列腺癌患者,相比于骨转移病灶单纯放射治疗,骨转移病灶放射治疗联合 Ipilimumab 治疗未能带来明显的临床获益。在这项注册的多中心、随机双盲Ⅲ期临床研究中,2009 年 5 月至

2012年2月,799例去势抵抗经多西他赛化疗后至少一处骨转移病灶发生进展的前列腺癌患者被随机分为治疗组和对照组,治疗组患者(n=399)至少一个(最多5个,由研究者决定)骨转移病灶接受放射治疗(8Gy/1f),并序贯每3周1次的Ipilimumab治疗,共4个周期,其后每3个月接受一次Ipilimumab维持治疗,直到疾病进展或死亡或不能耐受的毒性反应发生;对照组患者(n=400)至少一个(最多5个,由研究者决定)骨转移病灶接受放射治疗(8Gy/1f),并序贯安慰剂治疗。主要研究终点为治疗意向人群的总生存时间。结果发现,治疗组患者与对照组患者的中位生存时间分别为11.2个月(95%CI 9.5~12.7个月)和10.0个月(95%CI 8.3~11.0个月)(HR=0.85,95%CI 0.72~1.00,P=0.053);治疗组与对照组患者3—4级不良反应发生率分别为26%和3%,治疗组有4例患者死于Ipilimumab治疗相关的毒性事件。

与CA184-043研究结果不同的是,2020年,Francesco等人通过对意大利19个中心305例恶性黑色素瘤骨转移患者进行回顾性分析后发现,恶性黑色素瘤骨转移患者可以从骨转移病灶姑息放射治疗联合免疫治疗中取得生存获益。全组患者的中位生存时间为10.7个月。多因素分析发现,骨转移病灶数目、转移脏器数目、基线时乳酸脱氢酶水平、接受靶向或免疫治疗等均是影响恶性黑色素瘤骨转移患者生存时间的独立预后因素;亚组分析发现,既接受免疫治疗又接受骨转移病灶姑息放射治疗的恶性黑色素瘤骨转移患者生存时间最长,达到16.5个月,提示对于恶性黑色素瘤骨转移患者,骨转移病灶姑息性放射治疗与免疫治疗联合同样具有协同效应。

(四)脾照射

当与免疫治疗联合应用时,除了要考虑受到直接照射的肿瘤病灶外,还应关注与受到直接照射的肿瘤病灶邻近的正常组织器官,也就是靶区周围受到低剂量或高剂量辐射的正常组织器官,尤其是脾和胃肠道。脾不仅具有储血、造血和清除衰老红细胞的作用,而且是铁代谢和维持红细胞稳态的重要器官。而作为人体最大的周围性免疫器官(二级淋巴结构),脾是经血液传播的病原体和抗原的主要过滤器,更是肿瘤相关巨噬细胞和中性粒细胞的重要来源地。由于脾血流丰富、输入淋巴管少,因此无论是原发性还是继发性脾肿瘤,临床上均少见,而接受放射治疗的脾肿瘤就更少见。但由于脾邻近胃、下段食管、左下肺、肝脏、胰腺和左侧肠管等脏器,这些部位的肿瘤在接受放射治疗时,不可避免导致脾接受低剂量甚至较高剂量的照射。

令人遗憾的是,历年来,临床上对接受额外照射的脾并未给予足够的重视,甚至QUANTEC(临床正常组织效应的定量分析)与RTOG对脾接受放射治疗的限制剂量均无明确推荐。已有证据表明,接受脾切除的患者败血症的发生风险显著增高,而接受高剂量放射治疗也可导致脾萎缩,从而增加败血症的发生风险。越来越多的证据提醒我们,即使脾受到较低剂量的照射,也可能给实体瘤患者的预后带来负面影响,尤其在免疫治疗时代。研究发现,在胃癌、肺癌、下段食管癌和胰腺癌患者接受放射治疗时,即使脾仅受到较低剂量的照射,也会导致淋巴细胞数量减少,而淋巴细胞数量减少与接受放射治疗的实体瘤患者的预后呈负相关。但即便如此,脾受到高剂量照射或低剂量照射对接受免疫治疗或放射治疗联合免疫治疗的患者的预后有何影响,目前尚不得而知,但是,是时候关注脾照射对免疫治疗尤其是免疫治疗联合放射治疗的效果和安全性的影响了。

(五)人体微生物群照射

除脾外,在放射治疗联合免疫治疗时,尤其在腹部肿瘤接受放射治疗联合免疫治疗时,还应着重关注肠道内微生物群(microbiome)。人体肠道内存在上千种微生物,包括细菌、病毒、真菌、古细菌和小型原生生物等,肠道是人体微生物群的主要栖息场所。此外,口腔、皮肤、阴道等部位也是人体微生物群重要的栖息之地。据估算,人体内有超过 10^{14} 个微生物菌体,是人体细胞数量的 10 倍。除此以外,人体内还拥有千万亿个病毒。人体内微生物群不仅与机体热量平衡、营养、代谢、认知功能、昼夜节律、上皮与黏膜结构及功能完整性、炎症、先天性和适应性免疫反应密切相关,而且与多种人类肿瘤的发生、发展、浸润和转移等密切相关,并显著影响诸如外科手术、化学药物治疗、分子靶向药物治疗、免疫治疗和放射治疗的效果与毒性反应。因此,人体内微生物群又被称为人体"被遗忘的器官"。

肠道菌群是恶性肿瘤免疫微环境的重要调节因子,早在 2015 年,一项临床前研究就发现,CTLA-4 抑制剂的抗肿瘤效应依赖于肠道内共生的拟杆菌族的存在,而 PD-1 抑制剂的抗肿瘤效应依赖于肠道内共生的双歧杆菌族的存在。抗菌药物尤其是广谱抗菌药物的使用显著影响肠道内的菌群,从而影响抗肿瘤免疫治疗的效果。2018 年,Bertrand 等人的研究发现,免疫检查点抑制剂原发性耐药与肠道菌群显著相关。研究者先是对恶性肿瘤患者接受 PD-1/PD-L1 单抗治疗前后抗菌药物的使用是否影响患者的预后进行了回顾性分析。该研究共入组 249 例晚期恶性肿瘤患者,包括 140 例晚期非小细胞肺癌、67 例肾细胞癌和 42 例尿路上皮癌患者,其中 69 例患者在首次接受 PD-1/PD-L1 单抗治疗前 2 个月或治疗后 1 个月内因各种因素(如牙源性、尿道或肺部感染等)接受抗菌药物治疗,接受与未接受抗菌药物治疗的患者基线特征无显著差异。结果发现,在接受 PD-1/PD-L1 单抗治疗期间,接受抗菌药物治疗显著降低了恶性肿瘤患者的无进展生存时间和总生存时间,在接受 PD-1/PD-L1 单抗治疗期间接受抗菌药物治疗组患者与未接受抗菌药物治疗组患者的中位无进展生存时间分别为 3.5 个月和 4.1 个月($P=0.017$),中位生存时间分别为 11.5 个月和 20.6 个月($P<0.001$)。研究者认为是抗菌药物的使用改变了患者肠道内的微生物群,从而显著降低了 PD-1/PD-L1 抑制剂的治疗效果。为了进一步明确是何种肠道菌群影响了晚期肿瘤患者接受 PD-1/PD-L1 抑制剂治疗的效果,他们对比了 PD-1/PD-L1 抑制剂治疗有效与无效患者的肠道菌群,并对患者的粪便标本进行宏基因组学分析。结果发现,PD-1/PD-L1 单抗治疗的效果与粪便中一种名为艾克曼菌(*Akkermansia Muciniphila*)的嗜黏蛋白菌的含量密切相关,在 PD-1/PD-L1 单抗治疗有效的患者体内,艾克曼菌含量更高,而在 PD-1/PD-L1 单抗治疗无效的患者体内,艾克曼菌含量稀少;将 PD-1/PD-L1 单抗治疗有效的患者的粪便移植给无菌或经抗菌药物治疗的小鼠,可显著增强小鼠 PD-1/PD-L1 单抗治疗的效果,将 PD-1/PD-L1 单抗治疗无效的患者的粪便移植给无菌或经抗菌药物治疗的小鼠,则不能增强小鼠 PD-1/PD-L1 单抗治疗的效果;而给 PD-1/PD-L1 单抗治疗无效的小鼠服用含有艾克曼菌的添加剂,可恢复小鼠对 PD-1/PD-L1 单抗治疗的效果,这种效应是以 IL-12 依赖的方式通过增加小鼠瘤床

对 CCR9＋CXCR3＋CD4$^+$T 淋巴细胞的招募来实现的。

尽管目前对放射治疗与肠道微生物群之间的关系所知有限,但一般认为,放射治疗与肠道微生物群互为影响:一方面,放射治疗会破坏肠道微生物群,导致肠道微生物群失调,从而影响放射治疗的效果;另一方面,放射治疗诱发肠道微生物群改变并破坏肠壁结构的完整性,使肠道微生物易位和失调,导致或加重放射性肠病的发生。总体而言,腹盆腔放射治疗后,肠道内拟杆菌类、肠杆菌类增加,而柔嫩梭菌群和梭状芽孢杆菌族ⅩⅣa减少。例如,2013 年 Young-Do 等人的前瞻性观察性研究发现,盆腔放射治疗可重塑肠道微生物群,放射治疗后肠道内微生物群的多样性大大降低($P<0.045$),放射治疗后肠道内厚壁菌减少了 10％,而梭菌属类群增加了 3％。与免疫治疗相似,研究显示,广谱抗菌药物的使用也会显著影响接受根治性放射治疗的恶性肿瘤患者的预后。2020 年,Pablo 等人回顾性分析了 272 例接受以根治为目的的局部晚期头颈部鳞癌患者,其中 245 例患者接受诱导化疗后同步放化疗,17 例患者接受术后辅助性放化疗,6 例患者接受同步放化疗,3 例患者接受单纯放射治疗,1 例患者接受放射治疗同步西妥昔单抗(Cetuximab)治疗。在全部 272 例患者中,124 例患者在放射治疗前 1 周或放射治疗后 2 周接受抗菌药物治疗。单因素分析结果显示,相比于未曾接受抗菌药物治疗组的患者,接受抗菌药物治疗组的患者预后更差,两组患者的中位无进展生存时间分别为 147.8 个月和未达到($HR=1.98$,95％CI 1.32～2.98,$P=0.008$),中位生存时间分别为 71.9 个月和 132.8 个月($HR=1.84$,95％CI 1.31～2.61,$P=0.0007$),2 年疾病特异生存率分别为 85％和 68％,5 年疾病特异生存率分别为 77.5％和 61.8％($P=0.0026$);多因素分析(排除年龄、性别、肿瘤分期、原发灶部位、淋巴结转移、抗肿瘤治疗手段等混杂因素的影响后)显示,抗菌药物的使用依然是接受根治性放射治疗的局部晚期头颈部鳞癌患者独立的不良预后因素,无进展生存时间的 $HR=1.87$,95％CI 1.2～2.9,$P=0.005$,总生存时间的 $HR=1.7$,95％CI 1.19～2.47,$P=0.005$,疾病特异生存时间的 $HR=2.06$,95％CI 1.26～3.37,$P=0.004$;事后亚组分析结果表明,抗菌药物使用疗程越多,对患者预后的负面影响就越大,未接受抗菌药物治疗的患者、接受一个疗程抗菌药物治疗的患者与接受两个或两个以上疗程抗菌药物治疗的患者 2 年无进展生存率分别为 78.7％、69.8％和 50％($P=0.0043$),2 年总生存率分别为 78.3％、70.8％和 46.8％($P=0.0007$),2 年疾病特异性生存率分别为 84.8％、75％和 50.5％($P=0.0009$)。

肠道微生物群既影响免疫治疗的效果,又影响放射治疗的效果,并影响免疫治疗与放射治疗的毒性反应发生风险和严重程度。因此,临床上对拟接受放射治疗联合免疫治疗的患者,应关注肠道菌群对放射治疗联合免疫治疗疗效和安全性的影响。尽管临床依据不多,但有证据表明,肠道接受 4～5Gy 的放射治疗可使肠道内共生的双歧杆菌数量显著增多,并破坏肠道结构的完整性,导致阴沟肠杆菌、大肠杆菌和双歧杆菌进入肠系膜淋巴结,脂多糖进入血清,其后果是导致树突状细胞数量增加和功能增强,从而增强树突状细胞启动的 CD8$^+$T 淋巴细胞增殖,并增加全身炎症因子释放,从而增强免疫治疗的效果。例如,上述提及的 Chad 等人的Ⅰ期临床研究发现,相比于肺部转移病灶立体定向放射治疗联合 Ipilimumab 治疗,肝内转移病灶立体定向放射治疗联合 Ipilimumab 治疗所导致的

T 淋巴细胞活化更为明显,其中缘由虽尚未阐明,但部分原因可能是肝内转移病灶在接受立体定向放射治疗时,部分肠道也接受了低剂量的放射治疗。

鉴于抗菌药物尤其是广谱抗菌药物的使用显著影响肠道微生物群,进而影响放射治疗与免疫治疗的效果和毒性反应,目前认为在放射治疗联合免疫治疗期间,非必要时应尽可能避免使用抗菌药物。当然,研究发现,并非所有抗菌药物都会给接受放射治疗或(和)免疫治疗的患者带来负面影响,如万古霉素。肠道内的革兰氏阳性菌可产生大量丁酸盐,2019 年 Mireia 等人的研究发现,丁酸盐可损害放射治疗诱导的树突状细胞的抗原呈递能力,进而妨碍对 $CD8^+$ T 淋巴细胞的激发。联合应用万古霉素可有效控制肠道内的革兰氏阳性菌,进而减少丁酸盐的产生,从而协同放射治疗对免疫治疗的增强效应,不过这有待于临床研究进一步证实。

(六)照射病灶数目

对于转移性肿瘤患者,尤其是转移病灶数目较少的寡转移性肿瘤患者,当与免疫治疗联合应用时,人们曾经寄希望于通过对其中一个病灶实施照射,其他转移病灶发生异位效应,以达到控制全部肿瘤的目的。但总体而言,这种想法过于理想化,绝大多数情况下并不可行。例如,荷兰的 PEMBRO-RT 研究就选择对其中一个转移病灶进行立体定向放射治疗,结果发现,相比于单纯实施 Pembrolizumab 治疗,对单个病灶实施立体定向放射治疗联合 Pembrolizumab 治疗并未显著改善晚期非小细胞肺癌患者的客观缓解率,也不延长患者的无进展生存时间和总生存时间,单个病灶立体定向放射治疗联合 Pembrolizumab 治疗组患者的客观缓解率为 36%,中位无进展生存时间仅为 6.6 个月,中位总生存时间为 15.9 个月。而在 Bauml 等人的研究中,同样入组的是寡转移性非小细胞肺癌患者,但与 PEMBRO-RT 研究不同的是,这些患者在接受 Pembrolizumab 治疗前,所有转移病灶均先接受局部消融治疗(包括立体定向放射治疗、外科手术切除等),结果这组患者的中位无进展生存时间长达 19.1 个月,1 年生存率超过 90%。这提示我们,单个病灶放射治疗联合免疫治疗确实可以诱发异位抗肿瘤效应,而对多部位肿瘤病灶实施放射治疗联合免疫治疗能带来更明显的临床获益。

基于此,2019 年,Eric 等人撰文认为,是时候放弃对单个病灶实施放射治疗以诱发异位抗肿瘤效应了,理由如下:①恶性肿瘤是高度异质性疾病,肿瘤的异质性不仅表现在时间上,也体现在空间上,原发肿瘤的遗传学特征可能不同于转移瘤的遗传学特征,并且不同部位的转移瘤遗传学特征与所处的微环境也不尽相同。放射治疗增强免疫检查点抑制剂的抗肿瘤免疫反应的前提条件是放射治疗诱导肿瘤细胞免疫原性死亡增加,释放大量肿瘤相关抗原(tumour-associated antigen,TAA),从而激活抗原提呈细胞的抗原呈递能力,触发效应 T 淋巴细胞的产生和功能成熟。不同部位的转移病灶遗传背景可能不同,肿瘤相关抗原也就不同。因此,相比于单个部位肿瘤的放射治疗,多个部位肿瘤的放射治疗会导致更多种类的肿瘤相关抗原的产生并呈递给抗原提呈细胞,从而诱发出可识别更为广泛的肿瘤相关抗原的免疫效应细胞。②为了发挥免疫检查点抑制剂的抗肿瘤效应,往往需要突破两大障碍,一是有效触发针对肿瘤相关抗原的 T 淋巴细胞,二是促使效应 T 淋巴细胞在肿瘤微环境中浸润。不同的转移病灶,即使具有相同的肿瘤相关抗原,单个病灶的放射治疗可以触发针对肿瘤相关抗原的效应 T 淋巴细胞的产生,但未经处理的肿瘤微环境往往不利于效应 T 淋巴细胞的浸润。除了可以释放大量肿瘤相关抗原以触发效应 T 淋巴细胞增殖和功能成熟外,放射治疗还通过释放多种细胞因子和趋化因子,重塑肿瘤微环境,并有利于效应 T 淋巴细胞向肿瘤微环境中归巢。③一般而言,免疫治疗的效果与肿瘤负荷呈负相关,肿瘤负荷越大,免疫治疗的效果就越差。放射治疗尤其是高生物有效剂量的立体定向放射治疗是理想的肿瘤局部治疗手段,对临床可见的肿瘤病灶实施放射治疗,可以借助放射治疗的杀细胞毒效应在短时间内快速缩小肿瘤,从而利于效应 T 淋巴细胞在肿瘤微环境中转运并克服免疫抑制效应。尽管 CA184-043 研究在全体人群中未能证实骨转移病灶放射治疗联合 Ipilimumab 治疗优于骨转移病灶单纯放射治疗,但非计划的亚组分析结果发现,无内脏转移(预后良好)或肿瘤负荷小(寡转移)的前列腺患者还是能够从骨转移病灶放射治疗联合 Ipilimumab 治疗中取得生存获益。此外,多病灶或所有病灶的放射治疗还能克服对免疫治疗原发耐药的肿瘤细胞亚群,尤其是放射治疗可以规避免疫治疗所伴发的肿瘤超进展。

五、放射治疗技术

先进的放射治疗技术不仅能保证躯体正常组织器官免受高剂量照射,而且能使单次高剂量甚至单次超高剂量的射线准确投射到靶区内。尽管目前尚存在争议,但一般而言,当与免疫治疗联合应用时,多分次高剂量(如 8Gy×3 次)的立体定向放射治疗更有利于激发系统抗肿瘤免疫反应。另外,质子或重离子具有优越的物理学特性和更高的生物学效应,当与免疫治疗联合应用时,是否优于传统的光子射线,也着实令人期待。

(一)立体定向放射治疗

当放射治疗与免疫治疗联合应用时,尽管最佳的照射剂量与理想的分割方式目前仍存在争议,但一般而言,单次 8Gy,1～3 次的照射最有利于发挥两者的协同效应。但是,如果采用常规放射治疗技术,那么多数情况下,单次 8Gy 的照射往往难以安全地实施。近年来,由于放射治疗设备的改进与放射治疗技术的提高,使得高度适形、高分次剂量、低分割次数和超高生物有效剂量的放射治疗成为可能。因此,放射治疗联合免疫治疗的基础与临床研究多采用立体定向放射治疗技术。相比于常规放射治疗技术,立体定向放射治疗技术不仅可以使单次高剂量的照射能够安全实施,而且有利于触发肿瘤细胞免疫原性死亡,增强放射治疗的抗肿瘤免疫效应,还能最大限度降低放射治疗相关的淋巴细胞减少症的发生风险和严重程度,减轻放射治疗的免疫抑制作用。研究表明,放射治疗诱导的淋巴细胞减少与实体瘤患者放射治疗后局部复发风险增加和总体生存率降低密切相关。而 2014 年 Chad 等人的研究发现,对于接受根治性放射治疗的局部晚期非小细胞肺癌患者,放射治疗期间淋巴细胞计数最低值与大体肿瘤体积(GTV)及肺的 V5 大小呈正相关,而放射治疗期间淋巴细胞计数最低值越低,患者预后就越差。

为了评价接受免疫治疗联合放射治疗的转移性肺癌患者放射治疗剂量学参数(如肺/心脏 V5)、放射治疗技术(传统放射治疗技术与立体定向放射治疗技术)、淋巴细胞减少与预后之间的关系,2020 年 Dawei 等人对三项前瞻性 Ⅰ/Ⅱ期临床研究(NCT02239900、

NCT02402920 和 NCT02444741)进行了汇总分析。三项研究共入组 165 例接受免疫治疗联合肺部病灶放射治疗的肺部转移性肿瘤患者,其中 49 例患者接受每日 1 次传统的低分割放射治疗(45Gy/15f),39 例患者接受每日 2 次传统的低分割放射治疗(45Gy/15f),66 例患者接受 50Gy/4f 的立体定向放射治疗,11 例患者接受 60Gy/10f 的立体定向放射治疗。采用多变量线性回归分析确定导致淋巴细胞计数绝对值下降的预测因子,结果发现,与立体定向放射治疗技术相比,传统放射治疗技术是导致淋巴细胞计数绝对值降低的唯一预测因子($P<0.001$);进一步对接受传统放射治疗技术与接受立体定向放射治疗技术的患者进行线性回归分析,结果发现仅接受传统放射治疗技术的患者肺 V5 大小与淋巴细胞计数绝对值降低显著相关($P<0.0001$),而未发现接受立体定向放射治疗技术的患者肺 V5 大小与淋巴细胞计数绝对值降低存在相关性($P=0.12$),即放射治疗后淋巴细胞计数绝对值降低仅见于接受传统放射治疗技术的患者,而接受立体定向放射治疗技术的患者放射治疗结束后淋巴细胞计数绝对值降低不明显;另外,接受传统放射治疗技术的患者心脏的 V5 大小与淋巴细胞计数绝对值下降也存在一定的相关性($P=0.07$);进一步分析发现,无论是接受传统放射治疗技术还是接受立体定向放射治疗技术,放射治疗前淋巴细胞计数绝对值高低均与患者的疾病无进展生存时间长短显著相关(P 值均为 0.007);但在接受立体定向放射治疗技术的患者中,放射治疗结束后淋巴细胞计数绝对值与患者的疾病无进展生存时间无显著相关性($P=0.63$);而在接受传统放射治疗技术的患者中,放射治疗结束后淋巴细胞计数绝对值与患者的疾病无进展生存时间显著相关($P=0.049$);采用 Cox 多因素分析也证实上述发现,即放射治疗前淋巴细胞计数绝对值高低显著影响患者的无进展生存时间,传统放射治疗组患者 $P=0.017$,立体定向放射治疗组患者 $P=0.047$,但仅在接受传统放射治疗技术的患者中发现,放射治疗结束后淋巴细胞计数绝对值高低显著影响患者的无进展生存时间($P=0.048$);而在接受立体定向放射治疗技术的患者中,放射治疗结束后淋巴细胞计数绝对值高低不影响患者的无进展生存时间($P=0.90$)。此外,相比于接受传统放射治疗技术的患者,接受立体定向放射治疗技术的患者异位效应发生率更高($P<0.0001$),疾病无进展生存时间也更长($P=0.03$),但不论采用何种放射治疗技术,肺和心脏的 V5 大小均不影响患者的无进展生存时间和总生存时间。总之,该研究结果表明,当与免疫治疗联合应用时,相比于传统的放射治疗技术,立体定向放射治疗技术能更好地保护淋巴细胞免受损伤,从而改善接受放射治疗联合免疫治疗的患者的效果。

(二)非传统的光子射线照射技术

相比于传统的光子射线(主要是 X 射线)治疗,高通量带电粒子(densely ionizing particles)(包括质子和重离子)治疗拥有更优越的剂量分布。而相比于传统的光子射线治疗,质子治疗的相对生物效应相当或略高,重离子(如碳离子)治疗的相对生物效应则显著优于传统的光子射线治疗。尽管目前质子或重离子治疗联合免疫治疗的基础与临床研究并不多,但正是得益于质子和重离子治疗更优越的剂量分布,当与免疫治疗联合应用时,质子和重离子治疗对正常组织的损伤更小,而质子尤其是重离子更高的相对生物效应可能更能发挥对免疫治疗的增效作用。2016 年,Sofia 等人的研究结果表明,质子治疗与传统的光子治疗所诱导的免疫效应相似。该研究首次证实：质子治疗和光子治疗诱导的肿瘤细胞表面免疫识别分子的表达水平相当，包括 HLA、ICAM-1 及肿瘤相关抗原 CEA 和 MUC-1 等；质子治疗可介导肿瘤细胞表面钙网蛋白表达，从而增强细胞毒 T 淋巴细胞杀伤肿瘤细胞的效能；尽管肿瘤干细胞对质子治疗的直接溶细胞效应表现为抗拒，但经质子治疗后，也能像非肿瘤干细胞一样，使钙网蛋白在肿瘤干细胞表面的表达上调。因此，该研究结果为质子治疗联合免疫治疗提供了初步的理论基础。2021 年 Cihang 等人的研究发现，碳离子治疗能够诱导鼻咽癌细胞系坏死性凋亡，尤其对传统光子线治疗抗拒的鼻咽癌细胞系，其机制涉及碳离子治疗可诱导 P-MKL 表达，并下调 BCL-x 表达，增加 GM-CSF 的释放，并重塑肿瘤免疫微环境。尽管如此，相比于传统的光子射线治疗，质子或重离子治疗联合免疫治疗是否更具优势，尚有待基础与临床研究进一步证实。

六、放射治疗联合免疫治疗的安全性

正常组织放射性损伤是放射治疗的剂量限制性毒性，除了放射线对正常组织细胞的直接细胞毒作用外，放射治疗释放的损伤相关分子模式（DAMPs）、大量细胞因子和趋化因子导致免疫细胞聚集到损伤部位，在急性期（通常在放射治疗开始后的数周内），促炎性免疫细胞伴发的过度炎症反应导致局部萎缩和炎症形成，表现为急性放射性损伤，如放射性肺炎、放射性口腔黏膜炎等；在慢性期（通常在放射治疗结束后 3 个月），继发于放射治疗诱发的血管改变、持续的氧化应激、慢性缺氧、成纤维细胞的激活等因素，导致正常组织慢性损伤，主要表现为组织纤维化，如放射性肺纤维化、放射性食管狭窄等，在此基础上可能伴发永久性的功能丧失。免疫检查点抑制剂治疗能够增强免疫系统，克服免疫抑制和免疫逃逸，在杀伤肿瘤细胞的同时，在正常组织中可能触发不平衡的免疫激活，从而加重对正常组织的急性或慢性损伤。因此，至少在理论上，放射治疗联合免疫治疗犹如一把双刃剑，不仅对肿瘤组织具有协同杀伤效应，而且对正常组织也可能具有潜在的协同毒性。换言之，免疫检查点抑制剂抑制重要的免疫检查点，可能加重由免疫细胞介导的对放射部位正常组织的损伤；反之，放射治疗也可直接损伤正常组织或通过作用于免疫途径来加重由免疫介导的免疫治疗相关的不良事件。

免疫检查点抑制剂治疗相关的不良反应谱不同于传统的细胞毒药物，且耐受性更好，多数免疫相关的不良反应往往是自限的。常见的免疫检查点抑制剂治疗相关的不良反应主要包括疲倦、皮炎、肌炎、关节炎、内分泌功能低下、肠炎和肺炎等。相比于 CTLA-4 抑制剂，PD-1/PD-L1 抑制剂治疗相关的毒性反应无论是发生频率还是严重程度都更低，两者的毒性反应谱也不尽相同，接受 CTLA-4 抑制剂治疗的患者肠炎、垂体炎和皮疹发生率更高，而接受 PD-1/PD-L1 抑制剂治疗的患者肺炎、甲状腺功能减退、关节痛和白癜风等更常见。尽管缺乏前瞻性随机对照临床研究证实，但在已报道的临床研究中，恶性肿瘤患者对放射治疗联合免疫治疗的耐受性良好，并未发现存在不可接受的治疗相关的不良事件。而且当与放射治疗联合应用时，其治疗相关的毒性反应发生率（尤其是严重的毒性反应发生率）与免疫检查点抑制剂单独使用时相似，也就是说，放射治疗的参与并不增加免疫检查点抑制剂治疗相关的毒性反应发生风险和严重程度。综合文献资料表明，放射治疗联合

CTLA-4 抑制剂治疗 3—5 级毒性反应的发生率为 14％～34％,放射治疗联合 PD-1/PD-L1 抑制剂治疗 3—5 级毒性反应的发生率为 5％～10％。

为了更全面地分析接受放射治疗联合免疫治疗的恶性肿瘤患者治疗相关的不良事件的发生情况,2017 年 Andrew 等人对 133 例接受免疫检查点抑制剂治疗联合放射治疗的非小细胞肺癌、恶性黑色素瘤和肾细胞癌患者进行了回顾性研究,其中 28 例患者接受 CTLA-4 抑制剂治疗,88 例患者接受 PD-1 抑制剂治疗,17 例患者既接受 CTLA-4 抑制剂治疗又接受 PD-1 抑制剂治疗(13 例患者双免疫制剂序贯治疗,4 例患者双免疫制剂同步治疗);所有患者至少接受一个周期的免疫检查点抑制剂治疗和放射治疗,其中 65 例患者在接受免疫检查点抑制剂治疗后 14 天内接受放射治疗。结果发现,66 例患者至少发生了一起免疫相关的不良事件,相比于仅接受一种免疫检查点抑制剂治疗的患者,接受双免疫治疗的患者任何级别的免疫相关不良事件的发生率更高,分别为 29％和 71％($P=0.0008$);在接受免疫治疗后 14 天内接受放射治疗的患者任何级别的免疫相关不良事件的发生率为 39％,未在免疫治疗后 14 天内接受放射治疗的患者任何级别的免疫相关不良事件的发生率为 23％($P=0.06$);另外,放射治疗生物有效剂量越高的患者,其免疫相关的不良事件的发生率也更高($P=0.01$),但生物有效剂量高低不影响严重的免疫相关不良事件的发生风险,而且放射治疗的照射部位与特殊的免疫相关不良事件的发生风险不相关,如胸部放射治疗不显著增加免疫相关肺炎的发生风险,腹部放射治疗不显著增加免疫相关肠炎的发生风险等。

另外,2018 年 Jason 等人的研究结果表明,即使同时接受多部位病灶的放射治疗联合免疫治疗,也是安全的。在他们的研究中,94.5％的患者接受 2 个病灶的立体定向放射治疗联合 Pembrolizumab 治疗。主要研究终点为治疗相关的剂量限制性毒性,尽管有 6 例患者出现了严重的治疗相关的毒性反应,其中 3 例患者表现为 3 级放射性肺炎,2 例患者表现为 3 级结肠炎,1 例患者表现为 3 级肝脏毒性,但所有患者均未因放射性损伤而调整放射治疗强度;62 例患者至少随访 3 个月,治疗相关的剂量限制性毒性发生率为 9.7％,所有发生剂量限制性毒性的患者均接受了 2 个病灶的立体定向放射治疗。

临床上,对胸部肿瘤尤其是肺癌实施放射治疗联合免疫治疗,最担心的治疗相关的毒性反应是放射性肺炎或免疫相关性肺炎。放射性肺炎与免疫相关性肺炎两者的发生机制有相似之处,临床表现与临床治疗策略也类似,因此在临床研究和临床实践中对放射性肺炎和免疫相关性肺炎有时不做特殊区分。2013 年,David 等人的荟萃分析结果表明,局部晚期非小细胞肺癌单纯同步放化疗后有症状的放射性肺炎的发生率为 29.8％,致命性放射性肺炎的发生率为 1.9％。放射性肺炎的预测因素包括紫杉醇/卡铂同步放射治疗、肺 V20 大小和年龄(年龄＞65 岁)等。与 Andrew 等人的回顾性研究结果相一致,现有的临床研究结果表明,当与免疫治疗联合应用时,胸部放射治疗并不额外增加免疫相关性肺炎的发生风险或严重程度。如在 PACIFIC 研究中,局部晚期非小细胞肺癌根治性同步放化疗后 Durvalumab 维持治疗与安慰剂治疗相比,全因不良事件的发生率分别为 96.8％和 94.9％,3—4 级不良事件的发生率分别为 30.5％和 26.1％,严重不良事件的发生率分别为 29.1％和 23.1％,任何级别的肺炎/放射性肺炎的发生率分别为 33.9％和 24.8％,3—

4 级肺炎/放射性肺炎的发生率分别为 3.6% 和 3.0%，均无显著差异。在 LUN14-179 研究中，局部晚期非小细胞肺癌同步放化疗后以 Pembrolizumab 作为巩固治疗，结果 17.2% 的患者发生了 2 级及 2 级以上的肺炎，其中 2 级、3 级和 4/5 级肺炎的发生率分别为 10.8%、4.3% 和 1.1%。

有严格入排标准的随机对照临床研究发现，胸部放射治疗联合免疫治疗不显著增加肺炎的发生风险，PACIFIC 研究之后的一系列真实世界研究得出的结论亦是如此，尤其在西方人群中。在 2020 年德国人报道的真实世界研究中（EAP 研究），Martin 等对来自德国 56 个中心的 126 例肺癌患者进行了分析，所入组的患者比 PACIFIC 研究中的患者更为晚期，甚至包括小部分处于寡转移状态的晚期非小细胞肺癌患者，也不排除伴有自身免疫疾病的患者。所有患者均接受胸部病灶的放射治疗并联合至少一个周期的 Durvalumab 治疗，结果全组患者的无进展生存时间达到 20.1 个月，总生存时间尚未达到，42.9% 的患者完成了既定 12 个月的 Durvalumab 治疗且在随访期间尚存活，寡转移患者（$n=7$）随访到 27 个月时中位生存时间依然未达到，是否伴有自身免疫性疾病不影响患者的总生存时间；71 例患者共发生了 99 起不良事件，绝大多数不良事件为轻到中度，严重和致命性不良事件的发生率分别为 19%、2.4%，呼吸系统不良事件的发生率为 24%，肺炎是最常见的呼吸系统并发症，发生率为 15%。此外，肺炎也是最常见的严重不良事件，发生率为 8%，其中 1 例患者死于肺炎。

在 2020 年美国人报道的真实世界研究中，Comron 等人对 34 例同步放化疗后接受 Durvalumab 维持治疗的局部晚期非小细胞肺癌患者进行了分析，中位随访时间为 12 个月。结果发现，2 级及 2 级以上肺炎的发生率为 26.5%，2 例患者发生 3 级肺炎，无 4—5 级肺炎事件发生，放射治疗后至肺炎发生的中位时间为 2.4 个月，发生肺炎的患者经激素治疗后 70% 的患者再次接受了 Durvalumab 治疗。在再次接受 Durvalumab 治疗的患者中，14% 的患者又再一次发生了肺炎，3 个月、6 个月无肺炎生存率分别为 76.9%、73.6%，而且是否发生肺炎并不影响肺癌患者的无进展生存时间和总生存时间（$P>0.05$）。

既往的研究表明，放射性肺炎的发生与人种相关，相比于西方人种，亚洲人种更易发生放射性肺炎。对亚洲人群进行的类似 PACIFIC 研究的真实世界研究结果也发现，局部晚期非小细胞肺癌同步放化疗后继以 Durvlumab 巩固治疗可能增加亚洲人群放射性肺炎的发生风险，但总体而言还是能够耐受的。在 2020 年韩国人报道的单中心真实世界研究中，有 55.3% 的患者不符合 PACIFIC 研究的入组标准，但依然接受 Durvalumab 巩固治疗，尽管不符合 PACIFIC 研究入组标准的患者也能从 Durvalumab 巩固治疗中取得无进展生存时间的获益，但放射性肺炎的发生风险更高。在接受 Durvalumab 治疗的患者中，81.0% 的患者发生了放射性肺炎；未接受 Durvalumab 治疗的患者放射性肺炎的发生率也高达 37.5%，其中 2 级及 2 级以上放射性肺炎的发生率分别为 42.9% 和 20%，3 级放射性肺炎的发生率分别为 14.3% 和 2.5%。

同样在 2020 年，在我国学者 Tao 等人的前瞻性队列研究中，20 例中国局部晚期非小细胞肺癌患者在同步放化疗后接受了 Durvalumab 巩固治疗，尽管这组患者是在同步放化疗结束后中位 40.5 天(1~85 天)后才接受 Durvalumab 巩固治疗,但依然有 80％的患者发生了肺炎,其中 35％的患者发生了 1 级肺炎,45％的患者发生了 2 级肺炎,无 3 级及 3 级以上肺炎事件发生;进一步分析发现,肺 V20 大小与 2 级肺炎的发生风险显著相关,肺 V20≥20％的患者 2 级肺炎的发生率为 77.8％,肺 V20＜20％的患者 2 级肺炎的发生率为 18.2％(P=0.027)。

参考文献

[1] Wennerberg E，Lhuillier C，Vanpouille-Box C，et al．Barriers to radiation-induced in situ tumor vaccination[J]．Frontiers in Immunology，2017，8：229．

[2] Barcellos-Hoff M H，Derynck R，Tsang M L，et al．Transforming growth factor-beta activation in irradiated murine mammary gland．[J]．Journal of Clinical Investigation，1994，93(2)：892-899．

[3] Shull M M，Ormsby I，Kier A B，et al．Targeted disruption of the mouse transforming growth factor-β_1 gene results in multifocal inflammatory disease[J]．Nature，1992，359 (6397)：693-699．

[4] Thomas D A，Massagué J．TGF-β directly targets cytotoxic T cell functions during tumor evasion of immune surveillance[J]．Cancer Cell，2005，8(5)：369-380．

[5] Xu J，Escamilla J，Mok S，et al．CSF1R signaling blockade Stanches tumor-infiltrating myeloid cells and improves the efficacy of radiotherapy in prostate cancer[J]．Cancer Research，2013，73(9)：2782-2794．

[6] Kalbasi A，Komar C，Tooker G M，et al．Tumor-derived CCL2 mediates resistance to radiotherapy in pancreatic ductal adenocarcinoma[J]．Clinical Cancer Research，2017，23(1)：137-148．

[7] Dovedi S J，Adlard A L，Lipowska-Bhalla G，et al．Acquired resistance to fractionated radiotherapy can be overcome by concurrent PD-L1 blockade[J]．Cancer Research，2014，74(19)：5458-5468．

[8] Yoneda K，Kuwata T，Kanayama M，et al．Alteration in tumoural PD-L1 expression and stromal CD8-positive tumour-infiltrating lymphocytes after concurrent chemo-radiotherapy for non-small cell lung cancer[J]．British Journal of Cancer，2019，121(6)：490-496．

[9] Moeller B J，Cao Y，Li C Y，et al．Radiation activates HIF-1 to regulate vascular radiosensitivity in tumors[J]．Cancer Cell，2004，5(5)：429-441．

[10] Lund E L，Høg A，Olsen M W B，et al．Differential regulation of VEGF，HIF-1α and angiopoietin-1，-2 and -4 by hypoxia and ionizing radiation in human glioblastoma：VEGF，HIF，ANG under hypoxia and irradiation[J]．International Journal of Cancer，2004，108(6)：833-838．

[11] Zhang L, Conejo-Garcia J R, Katsaros D, et al. Intratumoral T cells, recurrence, and survival in epithelial ovarian cancer[J]. New England Journal of Medicine, 2003, 348(3): 203-213.

[12] Ohm J E, Gabrilovich D I, Sempowski G D, et al. VEGF inhibits T-cell development and may contribute to tumor-induced immune suppression[J]. Blood, 2003, 101(12): 4878-4886.

[13] Ziogas A C, Gavalas N G, Tsiatas M, et al. VEGF directly suppresses activation of T cells from ovarian cancer patients and healthy individuals via VEGF receptor type 2[J]. International Journal of Cancer, 2012, 130(4): 857-864.

[14] Motz G T, Santoro S P, Wang LP, et al. Tumor endothelium FasL establishes a selective immune barrier promoting tolerance in tumors[J]. Nature Medicine, 2014, 20(6): 607-615.

[15] Suzuki H, Onishi H, Wada J, et al. VEGFR2 is selectively expressed by FOXP3high CD4$^+$ Treg[J]. European Journal of Immunology, 2009, 40(1): 197-203.

[16] Adotevi O, Pere H, Ravel P, et al. A decrease of regulatory T cells correlates with overall survival after Sunitinib-based antiangiogenic therapy in metastatic renal cancer patients[J]. Journal of Immunotherapy, 2010, 33(9): 991-998.

[17] Nefedova Y, Huang M, Kusmartsev S, et al. Hyperactivation of STAT3 is involved in abnormal differentiation of dendritic cells in cancer[J]. The Journal of Immunology, 2004, 172(1): 464-474.

[18] Ko J S, Zea A H, Rini B I, et al. Sunitinib mediates reversal of myeloid-derived suppressor cell accumulation in renal cell carcinoma patients[J]. Clinical Cancer Research, 2009, 15(6): 2148-2157.

[19] Su JL, Yen CJ, Chen PS, et al. The role of the VEGF-C/VEGFR-3 axis in cancer progression[J]. British Journal of Cancer, 2007, 96(4): 541-545.

[20] Li C, Liu B, Dai Z, et al. Knockdown of VEGF receptor-1 (VEGFR-1) impairs macrophage infiltration, angiogenesis and growth of clear cell renal cell carcinoma (CRCC)[J]. Cancer Biology & Therapy, 2011, 12(10): 872-880.

[21] Golden E B, Frances D, Pellicciotta I, et al. Radiation fosters dose-dependent and chemotherapy-induced immunogenic cell death[J]. OncoImmunology, 2014, 3(4): e28518.

[22] Bastid J, Regairaz A, Bonnefoy N, et al. Inhibition of CD39 enzymatic function at the surface of tumor cells alleviates their immunosuppressive activity[J]. Cancer Immunology Research, 2015, 3(3): 254-265.

[23] Daguenet E, Louati S, Wozny AS, et al. Radiation-induced bystander and abscopal effects: important lessons from preclinical models[J]. British Journal of Cancer, 2020, 123(3): 339-348.

［24］ Nagasawa H，Little J B. Induction of sister chromatid exchanges by extremely low doses of alpha-particles［J］. Cancer Research，1992，52(22)：6394-6396.

［25］ Zhou H，Randers-Pehrson G，Waldren C A，et al. Induction of a bystander mutagenic effect of alpha particles in mammalian cells［J］. Proceedings of the National Academy of Sciences of the United States of America，2000，97(5)：2099-2104.

［26］ Belyakov O V，Mitchell S A，Parikh D，et al. Biological effects in unirradiated human tissue induced by radiation damage up to 1 mm away［J］. Proceedings of the National Academy of Sciences of the United States of America，2005，102(40)：14203-14208.

［27］ Peng Y，Zhang M，Zheng L，et al. Cysteine protease cathepsin B mediates radiation-induced bystander effects［J］. Nature，2017，547(7664)：458-462.

［28］ Wan C，Sun Y，Tian Y，et al. Irradiated tumor cell-derived microparticles mediate tumor eradication via cell killing and immune reprogramming［J］. Science Advances，2020，6(13)：eaay9789.

［29］ Formenti S C，Demaria S. Systemic effects of local radiotherapy［J］. The Lancet Oncology，2009，10(7)：718-726.

［30］ Luke J J，Lemons J M，Karrison T G，et al. Safety and clinical activity of Pembrolizumab and multisite stereotactic body radiotherapy in patients with advanced solid tumors［J］. Journal of Clinical Oncology，2018，36(16)：1611-1618.

［31］ Abuodeh Y，Venkat P，Kim S. Systematic review of case reports on the abscopal effect［J］. Current Problems in Cancer，2016，40(1)：25-37.

［32］ Grimaldi A M，Simeone E，Giannarelli D，et al. Abscopal effects of radiotherapy on advanced melanoma patients who progressed after Ipilimumab immunotherapy［J］. OncoImmunology，2014，3(5)：e28780.

［33］ Camphausen K，Moses M A，Ménard C，et al. Radiation abscopal antitumor effect is mediated through *p53* ［J］. Cancer Research，2003，63(8)：1990-1993.

［34］ Demaria S，Ng B，Devitt M L，et al. Ionizing radiation inhibition of distant untreated tumors (abscopal effect) is immune mediated［J］. International Journal of Radiation Oncology，Biology，Physics，2004，58(3)：862-870.

［35］ Postow M A，Callahan M K，Barker C A，et al. Immunologic correlates of the abscopal effect in a patient with melanoma［J］. The New England Journal of Medicine，2012，366(10)：925-931.

［36］ Marciscano A E，Ghasemzadeh A，Nirschl T R，et al. Elective nodal irradiation attenuates the combinatorial efficacy of stereotactic radiation therapy and immunotherapy［J］. Clinical Cancer Research，2018，24(20)：5058-5071.

［37］ Jatoi I，Benson J R，Kunkler I. Hypothesis：can the abscopal effect explain the impact of adjuvant radiotherapy on breast cancer mortality? ［J］. NPJ Breast

Cancer，2018，4(1)：8.

[38] McMahon S J，Butterworth K T，Trainor C，et al. A kinetic-based model of radiation-induced intercellular signalling[J]. PLoS ONE，2013，8(1)：e54526.

[39] Tubin S，Popper H H，Brcic L. Novel stereotactic body radiation therapy (SBRT)-based partial tumor irradiation targeting hypoxic segment of bulky tumors (SBRT-PATHY)：improvement of the radiotherapy outcome by exploiting the bystander and abscopal effects[J]. Radiation Oncology，2019，14(1)：21.

[40] Demaria S，Coleman C N，Formenti S C. Radiotherapy：changing the game in immunotherapy[J]. Trends in Cancer，2016，2(6)：286-294.

[41] Reits E A，Hodge J W，Herberts C A，et al. Radiation modulates the peptide repertoire，enhances MHC class I expression，and induces successful antitumor immunotherapy[J]. Journal of Experimental Medicine，2006，203(5)：1259-1271.

[42] Durante M，Formenti S C. Radiation-induced chromosomal aberrations and immunotherapy：micronuclei，cytosolic DNA，and interferon-production pathway[J]. Frontiers in Oncology，2018，8：192.

[43] Li T，Chen Z J. The cGAS-cGAMP-STING pathway connects DNA damage to inflammation，senescence，and cancer[J]. Journal of Experimental Medicine，2018，215(5)：1287-1299.

[44] Gerber S A，Sedlacek A L，Cron K R，et al. IFN-γ mediates the antitumor effects of radiation therapy in a murine colon tumor[J]. The American Journal of Pathology，2013，182(6)：2345-2354.

[45] Znati C A，Rosenstein M，Boucher Y，et al. Effect of radiation on interstitial fluid pressure and oxygenation in a human tumor xenograft[J]. Cancer Research，1996，56(5)：964-968.

[46] Ganss R，Ryschich E，Klar E，et al. Combination of T-cell therapy and trigger of inflammation induces remodeling of the vasculature and tumor eradication[J]. Cancer Research，2002，62(5)：1462-1470.

[47] Hallahan D，Kuchibhotla J，Wyble C. Cell adhesion molecules mediate radiation-induced leukocyte adhesion to the vascular endothelium[J]. Cancer Research，1996，56(22)：5150-5155.

[48] Rodriguez-Ruiz M E，Garasa S，Rodriguez I，et al. Intercellular adhesion molecule-1 and vascular cell adhesion molecule are induced by ionizing radiation on lymphatic endothelium [J]. International Journal of Radiation Oncology，Biology，Physics，2017，97(2)：389-400.

[49] Harlin H，Meng Y，Peterson A C，et al. Chemokine expression in melanoma metastases associated with CD8[+] T-Cell recruitment[J]. Cancer Research，2009，69(7)：3077-3085.

［50］Deng L，Liang H，Burnette B，et al. Irradiation and anti-PD-L1 treatment synergistically promote antitumor immunity in mice［J］. Journal of Clinical Investigation，2014，124 (2)：687-695.

［51］Matsumura S，Wang B，Kawashima N，et al. Radiation-induced CXCL16 release by breast cancer cells attracts effector T cells［J］. The Journal of Immunology，2008，181(5)：3099-3107.

［52］Dovedi S J，Adlard A L，Lipowska-Bhalla G，et al. Acquired resistance to fractionated radiotherapy can be overcome by concurrent PD-L1 blockade［J］. Cancer Research，2014，74(19)：5458-5468.

［53］Yoneda K，Kuwata T，Kanayama M，et al. Alteration in tumoural PD-L1 expression and stromal CD8-positive tumour-infiltrating lymphocytes after concurrent chemo-radiotherapy for non-small cell lung cancer［J］. British Journal of Cancer，2019，121(6)：490-496.

［54］Derer A，Spiljar M，Bäumler M，et al. Chemoradiation increases PD-L1 expression in certain melanoma and glioblastoma cells［J］. Frontiers in Immunology，2016，7：610.

［55］Spranger S，Spaapen R M，Zha Y，et al. Up-regulation of PD-L1，IDO，and T regs in the melanoma tumor microenvironment is driven by $CD8^+$ T cells［J］. Science Translational Medicine，2013，5：200.

［56］Nadella V，Singh S，Jain A，et al. Low dose radiation primed iNOS＋ M1macrophages modulate angiogenic programming of tumor derived endothelium［J］. Molecular Carcinogenesis，2018，57(11)：1664-1671.

［57］Filatenkov A，Baker J，Mueller A M S，et al. Ablative tumor radiation can change the tumor immune cell microenvironment to induce durable complete remissions［J］. Clinical Cancer Research：An Official Journal of the American Association for Cancer Research，2015，21(16)：3727-3739.

［58］Liu R，Xiong S，Zhang L，et al. Enhancement of antitumor immunity by low-dose total body irradiationis associated with selectively decreasing the proportion and number of T regulatory cells［J］. Cellular & Molecular Immunology，2010，7(2)：157-162.

［59］Sato H，Niimi A，Yasuhara T，et al. DNA double-strand break repair pathway regulates PD-L1 expression in cancer cells［J］. Nature Communications，2017，8(1)：1751.

［60］Stone H B，Peters L J，Milas L. Effect of host immune capability on radiocurability and subsequent transplantability of a murine fibrosarcoma［J］. Journal of the National Cancer Institute，1979，63(5)：1229-1235.

［61］Lee Y，Auh S L，Wang Y，et al. Therapeutic effects of ablative radiation on local tumor require CD8$^+$ T cells: changing strategies for cancer treatment[J]. Blood, 2009, 114(3): 589-595.

[62] Zheng X, Fang Z, Liu X, et al. Increased vessel perfusion predicts the efficacy of immune checkpoint blockade[J]. The Journal of Clinical Investigation, 2018, 128 (5): 2104-2115.

[63] Tian L, Goldstein A, Wang H, et al. Mutual regulation of tumour vessel normalization and immunostimulatory reprogramming[J]. Nature, 2017, 544(7649): 250-254.

[64] Müller T, Braun M, Dietrich D, et al. PD-L1: a novel prognostic biomarker in head and neck squamous cell carcinoma [J]. Oncotarget, 2017, 8 (32): 52889-52900.

[65] Cui P, Jing P, Liu X, et al. Prognostic significance of PD-L1 expression and its tumor-intrinsic functions in hypopharyngeal squamous cell carcinoma[J]. Cancer Management and Research, 2020, 12: 5893-5902.

[66] Zeng J, See A P, Phallen J, et al. Anti-PD-1 blockade and stereotactic radiation produce long-term survival in mice with intracranial gliomas [J]. International Journal of Radiation Oncology, Biology, Physics, 2013, 86(2): 343-349.

[67] Vanneste B G L, Van Limbergen E J, Dubois L, et al. Immunotherapy as sensitizer for local radiotherapy[J]. OncoImmunology, 2020, 9(1): 1832760.

[68] Germano G, Lamba S, Rospo G, et al. Inactivation of DNA repair triggers neoantigen generation and impairs tumour growth[J]. Nature, 2017, 552(7683): 116-120.

[69] Andre T, Amonkar M, Norquist J M, et al. Health-related quality of life in patients with microsatellite instability-high or mismatch repair deficient metastatic colorectal cancer treated with first-line Pembrolizumab versus chemotherapy (KEYNOTE-177): an open-label, randomised, phase 3 trial [J]. The Lancet Oncology, 2021, 22(5): 665-677.

[70] Alotaibi M, Sharma K, Saleh T, et al. Radiosensitization by PARP inhibition in DNA repair proficient and deficient tumor cells: proliferative recovery in senescent cells[J]. Radiation Research, 2016, 185(3): 229-245.

[71] Gulley J L, Arlen P M, Bastian A, et al. Combining a recombinant cancer vaccine with standard definitive radiotherapy in patients with localized prostate cancer[J]. Clinical Cancer Research: An Official Journal of the American Association for Cancer Research, 2005, 11(9): 3353-3362.

[72] Butts C, Murray R N, Smith C J, et al. A multicenter open-label study to assess the safety of a new formulation of BLP25 liposome vaccine in patients with unresectable stage Ⅲ non-small-cell lung cancer[J]. Clinical Lung Cancer, 2010, 11(6): 391-395.

[73] Butts C, Socinski M A, Mitchell P L, et al. Tecemotide (L-BLP25) versus placebo

after chemoradiotherapy for stage Ⅲ non-small-cell lung cancer（START）：a randomised，double-blind，phase 3 trial［J］．The Lancet Oncology，2014，15（1）：59-68.

［74］Patel J D，Lee J W，Carbone D P，et al．Phase Ⅱ study of immunotherapy with Tecemotide and Bevacizumab after chemoradiation in patients with unresectable stage Ⅲ non-squamous non-small-cell lung cancer（NS-NSCLC）：A Trial of the ECOG-ACRIN Cancer Research Group（E6508）［J］．Clinical Lung Cancer，2020，21（6）：520-526.

［75］Zhu J，Li R，Tiselius E，et al．Immunotherapy（excluding checkpoint inhibitors）for stage Ⅰ to Ⅲ non-small cell lung cancer treated with surgery or radiotherapy with curative intent［J］．Cochrane Database of Systematic Reviews，2017，12（12）：Cd011300.

［76］Golden E B，Demaria S，Schiff P B，et al．An abscopal response to radiation and Ipilimumab in a patient with metastatic non-small cell lung cancer［J］．Cancer Immunology Research，2013，1（6）：365-372.

［77］Zatloukal P，Heo D S，Park K，et al．Randomized phase Ⅱ clinical trial comparing Tremelimumab（CP-675,206）with best supportive care（BSC）following first-line platinum-based therapy in patients（pts）with advanced non-small cell lung cancer（NSCLC）［J］．J Clin Oncol，2009，27（15）：2.

［78］Lynch T J，Bondarenko I，Luft A，et al．Ipilimumab in combination with paclitaxel and carboplatin as first-line treatment in stage ⅢB/Ⅳ non-small-cell lung cancer：results from a randomized，double-blind，multicenter phase Ⅱ study［J］．Journal of Clinical Oncology，2012，30（17）：2046-2054.

［79］Yuan Z，Fromm A，Ahmed K A，et al．Radiotherapy rescue of a Nivolumab-refractory immune response in a patient with PD-L1-negative metastatic squamous cell carcinoma of the lung［J］．Journal of Thoracic Oncology，2017，12（9）：e135-e136.

［80］Shaverdian N，Lisberg A E，Bornazyan K，et al．Previous radiotherapy and the clinical activity and toxicity of Pembrolizumab in the treatment of non-small-cell lung cancer：a secondary analysis of the KEYNOTE-001 phase 1 trial［J］．The Lancet Oncology，2017，18（7）：895-903.

［81］Hwang W L，Niemierko A，Hwang K L，et al．Clinical outcomes in patients with metastatic lung cancer treated with PD-1/PD-L1 inhibitors and thoracic radiotherapy［J］．JAMA Oncology，2018，4（2）：253-255.

［82］Ratnayake G，Shanker M，Roberts K，et al．Prior or concurrent radiotherapy and Nivolumab immunotherapy in non-small cell lung cancer［J］．Asia-Pacific Journal of Clinical Oncology，2020，16（1）：56-62.

[83] Kataoka Y, Ebi N, Fujimoto D, et al. Prior radiotherapy does not predict Nivolumab response in non-small-cell lung cancer: a retrospective cohort study[J]. Annals of Oncology, 2017, 28(6): 1402.

[84] Theelen W S M E, Peulen H M U, Lalezari F, et al. Effect of Pembrolizumab after stereotactic body radiotherapy vs Pembrolizumab alone on tumor response in patients with advanced non-small cell lung cancer: results of the PEMBRO-RT phase 2 randomized clinical trial[J]. JAMA Oncology, 2019, 5(9): 1276.

[85] Welsh J, Menon H, Chen D, et al. Pembrolizumab with or without radiation therapy for metastatic non-small cell lung cancer: a randomized phase I/II trial [J]. Journal for Immunotherapy of Cancer, 2020, 8(2): e001001.

[86] Theelen W S M E, Chen D, Verma V, et al. Pembrolizumab with or without radiotherapy for metastatic non-small-cell lung cancer: a pooled analysis of two randomised trials[J]. The Lancet. Respiratory Medicine, 2021, 9(5): 467-475.

[87] Griffioen G H M J, Toguri D, Dahele M, et al. Radical treatment of synchronous oligometastatic non-small cell lung carcinoma (NSCLC): patient outcomes and prognostic factors[J]. Lung Cancer (Amsterdam, Netherlands), 2013, 82(1): 95-102.

[88] Bauml J M, Mick R, Ciunci C, et al. Pembrolizumab after completion of locally ablative therapy for oligometastatic non-small cell lung cancer: a phase 2 trial[J]. JAMA Oncology, 2019, 5(9): 1283-1290.

[89] Chicas-Sett R, Morales-Orue I, Castilla-Martinez J, et al. Stereotactic ablative radiotherapy combined with immune checkpoint inhibitors reboots the immune response assisted by immunotherapy in metastatic lung cancer: a systematic review [J]. International Journal of Molecular Sciences, 2019, 20(9): E2173.

[90] Antonia S J, Villegas A, Daniel D, et al. Durvalumab after chemoradiotherapy in stage III non-small-cell lung cancer[J]. New England Journal of Medicine, 2017, 377(20): 1919-1929.

[91] Durm G A, Jabbour S K, Althouse S K, et al. A phase 2 trial of consolidation Pembrolizumab following concurrent chemoradiation for patients with unresectable stage III non-small cell lung cancer: Hoosier Cancer Research Network LUN 14-179[J]. Cancer, 2020, 126(19): 4353-4361.

[92] Anouti B, Althouse S, Durm G, et al. Prognostic variables associated with improved outcomes in patients with stage III NSCLC treated with chemoradiation followed by consolidation Pembrolizumab: a subset analysis of a phase II study from the Hoosier Cancer Research Network LUN 14-179 [J]. Clinical Lung Cancer, 2020, 21 (3): 288-293.

[93] Ball D, Mai G T, Vinod S, et al. Stereotactic ablative radiotherapy versus standard

radiotherapy in stage 1 non-small-cell lung cancer（TROG 09. 02 CHISEL）：a phase 3, open-label, randomised controlled trial［J］. The Lancet Oncology, 2019, 20（4）: 494-503.

［94］ Chang J Y, Senan S, Paul M A, et al. Stereotactic ablative radiotherapy versus lobectomy for operable stage Ⅰ non-small-cell lung cancer: a pooled analysis of two randomised trials［J］. The Lancet Oncology, 2015, 16（6）: 630-637.

［95］ Timmerman R D, Hu C, Michalski J M, et al. Long-term results of stereotactic body radiation therapy in medically inoperable stage i non-small cell lung cancer ［J］. JAMA Oncology, 2018, 4（9）: 1287.

［96］ Pignon JP, Tribodet H, Scagliotti G V, et al. Lung adjuvant Cisplatin evaluation: a pooled analysis by the LACE Collaborative Group［J］. Journal of Clinical Oncology, 2008, 26（21）: 3552-3559.

［97］ Foster C C, Rusthoven C G, Sher D J, et al. Adjuvant chemotherapy following stereotactic body radiotherapy for early stage non-small-cell lung cancer is associated with lower overall: A National Cancer Database Analysis［J］. Lung Cancer, 2019, 130: 162-168.

［98］ Brahmer J R, Rodríguez-Abreu D, Robinson A G, et al. Health-related qualityoflife results for Pembrolizumab versus chemotherapy in advanced, PD-L1-positive NSCLC （KEYNOTE-024）: a multicentre, international, randomised, open-label phase 3 trial ［J］. The Lancet Oncology, 2017, 18（12）: 1600-1609.

［99］ Yu J I, Lee S J, Lee J, et al. Clinical significance of radiotherapy before and/or during nivolumab treatment in hepatocellular carcinoma［J］. Cancer Medicine, 2019, 8（16）: 6986-6994.

［100］ Chicas-Sett R, Morales-Orue I, Rodriguez-Abreu D, et al. Combining radiotherapy and Ipilimumab induces clinically relevant radiation-induced abscopal effects in metastatic melanoma patients: a systematic review［J］. Clinical and Translational Radiation Oncology, 2018, 9: 5-11.

［101］ Dagoglu N, Karaman S, Caglar H B, et al. Abscopal effect of radiotherapy in the immunotherapy era: systematic review of reported cases［J］. Cureus, 2019.

［102］ Golden E B, Chhabra A, Chachoua A, et al. Local radiotherapy and granulocyte-macrophage colony-stimulating factor to generate abscopal responses in patients with metastatic solid tumours: a proofofprinciple trial［J］. The Lancet Oncology, 2015, 16（7）: 795-803.

［103］ Welsh J W, Tang C, De Groot P, et al. Phase Ⅱ trial of Ipilimumab with stereotactic radiation therapy for metastatic disease: outcomes, toxicities, and low-dose radiation-related abscopal responses［J］. Cancer Immunology Research, 2019, 7（12）: 1903-1909.

［104］ Long G V, Atkinson V, Lo S, et al. Combination Nivolumab and Ipilimumab or

Nivolumab alone in melanoma brain metastases: a multicentre randomised phase 2 study[J]. The Lancet Oncology, 2018, 19(5): 672-681.

[105] Patruni S, Khattab A, Abel S, et al. A comparative analysis of survival in patients with non-small cell lung cancer with brain metastases receiving intracranial radiation with and without immunotherapy [J]. J Clin Oncol, 2019, 37(15): 2.

[106] Lehrer E J, Peterson J, Brown P D, et al. Treatment of brain metastases with stereotactic radiosurgery and immune checkpoint inhibitors: an international meta-analysis of individual patient data[J]. Radiotherapy and Oncology, 2019, 130: 104-112.

[107] Minniti G, Anzellini D, Reverberi C, et al. Stereotactic radiosurgery combined with Nivolumab or Ipilimumab for patients with melanoma brain metastases: evaluation of brain control and toxicity [J]. Journal for ImmunoTherapy of Cancer, 2019, 7(1): 102.

[108] Qin R, Olson A, Singh B, et al. Safety and efficacy of radiation therapy in advanced melanoma patients treated with Ipilimumab[J]. International Journal of Radiation Oncology, Biology, Physics, 2016, 96(1): 72-77.

[109] Han L, Shi H, Luo Y, et al. Gene signature based on B cell predicts clinical outcome of radiotherapy and immunotherapy for patients with lung adenocarcinoma[J]. Cancer Medicine, 2020, 9(24): 9581-9594.

[110] Samstein R, Rimner A, Barker C A, et al. Combined immune checkpoint blockade and radiation therapy: timing and dose fractionation associated with greatest survival duration among over 750 treated patients [J]. Int J Radiat Oncol Biol Phys, 2017, 99 (2): S129-S130.

[111] Sundahl N, Vandekerkhove G, Decaestecker K, et al. Randomized phase 1 trial of Pembrolizumab with sequential versus concomitant stereotactic body radiotherapy in metastatic urothelial carcinoma[J]. European Urology, 2019, 75 (5): 707-711.

[112] Young K H, Baird J R, Savage T, et al. Optimizing timing of immunotherapy improves control of tumors by hypofractionated radiation therapy[J]. PLoS One, 2016, 11(6): e0157164.

[113] Buchwald Z S, Wynne J, Nasti T H, et al. Radiation, immune checkpoint blockade and the abscopal effect: a critical review on timing, dose and fractionation[J]. Frontiers in Oncology, 2018, 8: 612.

[114] Grapin M, Richard C, Limagne E, et al. Optimized fractionated radiotherapy with anti-PD-L1 and anti-TIGIT: a promising new combination[J]. Journal for Immunotherapy of Cancer, 2019, 7(1): 160.

[115] Vanpouille-Box C, Alard A, Aryankalayil M J, et al. DNA exonuclease Trex1

regulates radiotherapy-induced tumour immunogenicity [J]. Nature Communications，2017，8：15618.

[116] Dewan M Z，Galloway A E，Kawashima N，et al. Fractionated but not single-dose radiotherapy induces an immune-mediated abscopal effect when combined with anti-CTLA-4 antibody [J]. Clinical Cancer Research，2009，15（17）：5379-5388.

[117] Formenti S C，Rudqvist NP，Golden E，et al. Radiotherapy induces responses of lung cancer to CTLA-4 blockade[J]. Nature Medicine，2018，24(12)：1845-1851.

[118] Chen J，Ou D，He X，et al. Sparing level Ib lymph nodes by intensity-modulated radiotherapy in the treatment of nasopharyngeal carcinoma[J]. International Journal of Clinical Oncology，2014，19(6)：998-1004.

[119] Markovsky E，Budhu S，Samstein R M，et al. An antitumor immune response is evoked by partial-volume single-dose radiation in 2 murine models [J]. International Journal of Radiation Oncology，Biology，Physics，2019，103(3)：697-708.

[120] Tang C，Welsh J W，De Groot P，et al. Ipilimumab with stereotactic ablative radiation therapy：phase I results and immunologic correlates from peripheral T cells[J]. Clinical Cancer Research，2017，23(6)：1388-1396.

[121] Kwon E D，Drake C G，Scher H I，et al. Ipilimumab versus placebo after radiotherapy in patients with metastatic castration-resistant prostate cancer that had progressed after docetaxel chemotherapy（CA184-043）：a multicentre，randomised，double-blind，phase 3 trial[J]. The Lancet Oncology，2014，15(7)：700-712.

[122] Mannavola F，Mandala M，Todisco A，et al. An Italian retrospective survey on bone metastasis in melanoma：impact of immunotherapy and radiotherapy on survival[J]. Frontiers in Oncology，2020，10：1652.

[123] Brooks E D，Chang J Y. Time to abandon single-site irradiation for inducing abscopal effects[J]. Nature Reviews Clinical Oncology，2019，16(2)：123-135.

[124] Routy B，Le Chatelier E，Derosa L，et al. Gut microbiome influences efficacy of PD-1-based immunotherapy against epithelial tumors[J]. Science（New York），2018，359(6371)：91-97.

[125] Nam YD，Kim H J，Seo JG，et al. Impact of pelvic radiotherapy on gut microbiota of gynecological cancer patients revealed by massive pyrosequencing[J]. PLoS ONE，2013，8(12)：e82659.

[126] Nenclares P，Bhide S A，Sandoval-Insausti H，et al. Impact of antibiotic use during curative treatment of locally advanced head and neck cancers with chemotherapy and radiotherapy[J]. European Journal of Cancer（Oxford），2020，

131：9-15.

[127] Uribe-Herranz M, Rafail S, Beghi S, et al. Gut microbiota modulate dendritic cell antigen presentation and radiotherapy-induced antitumor immune response [J]. Journal of Clinical Investigation, 2019, 130(1)：466-479.

[128] Chen D, Patel R R, Verma V, et al. Interaction between lymphopenia, radiotherapy technique, dosimetry, and survival outcomes in lung cancer patients receiving combined immunotherapy and radiotherapy[J]. Radiotherapy and Oncology：Journal of the European Society for Therapeutic Radiology and Oncology, 2020, 150：114-120.

[129] Gameiro S R, Malamas A S, Bernstein M B, et al. Tumor cells surviving exposure to proton or photon radiation share a common immunogenic modulation signature, rendering them more sensitive to T cell-mediated killing[J]. Int J Radiat Oncol Biol Phys, 2016, 95(1)：120-130.

[130] Bao C, Sun Y, Dwarakanath B, et al. Carbon ion triggered immunogenic necroptosis of nasopharyngeal carcinoma cells involving necroptotic inhibitor BCL-x[J]. Journal of Cancer, 2021, 12(5)：1520-1530.

[131] Bang A, Wilhite T J, Pike L R G, et al. Multicenter evaluation of the tolerability of combined treatment with PD-1 and CTLA-4 immune checkpoint inhibitors and palliative radiation therapy[J]. International Journal of Radiation Oncology, Biology, Physics, 2017, 98(2)：344-351.

[132] Palma D A, Senan S, Tsujino K, et al. Predicting radiation pneumonitis after chemoradiation therapy for lung cancer：an international individual patient data meta-analysis[J]. International Journal of Radiation Oncology, Biology, Physics, 2013, 85(2)：444-450.

[133] Durm G A, Althouse S K, Sadiq A A, et al. Phase Ⅱ trial of concurrent chemoradiation with consolidation Pembrolizumab in patients with unresectable stage Ⅲ non-small cell lung cancer：Hoosier Cancer Research Network LUN 14-179 [J]. J Clin Oncol, 2018, 36(15)：8500.

[134] Faehling M, Schumann C, Christopoulos P, et al. Durvalumab after definitive chemoradiotherapy in locally advanced unresectable non-small cell lung cancer (NSCLC)：real-world data on survival and safety from the German expanded-access program (EAP)[J]. Lung Cancer (Amsterdam, Netherlands), 2020, 150：114-122.

[135] Hassanzadeh C, Sita T, Savoor R, et al. Implications of pneumonitis after chemoradiation and Durvalumab for locally advanced non-small cell lung cancer[J]. Journal of Thoracic Disease, 2020, 12(11)：6690-6700.

[136] Jung H A, Noh J M, Sun JM, et al. Real world data of Durvalumab consolidation after chemoradiotherapy in stage Ⅲ non-small-cell lung cancer[J]. Lung Cancer

（Amsterdam，Netherlands），2020，146：23-29.

［137］Zhang T，Xu K，Bi N，et al. Efficacy and safety of immune checkpoint inhibitor consolidation after chemoradiation in patients of Asian ethnicity with unresectable stage Ⅲ non-small cell lung cancer：Chinese multicenter report and literature review［J］. Thoracic Cancer，2020，11(10)：2916-2923.

缩写词表

（按英文字母顺序排列）

缩写词	英文全称	中文全称
5-FU	5-fluorouracil	5-氟尿嘧啶
AAN	American Academy of Neurology	美国神经病学学会
AAOMS	American Association of Oral and Maxillofacial Surgeons	美国口腔颌面外科医师协会
ACR	American College of Radiology	美国放射学会
ADP	adenosine diphosphate	腺苷二磷酸
AJCC	American Joint Committee on Cancer	美国癌症联合委员会
AKT	protein kinase B(PKB)	蛋白激酶 B
ALK	anaplastic lymphoma kinase	间变性淋巴瘤激酶
ALP	alkaline phosphatase	碱性磷酸酶
AMP	adenosine monophosphate	腺苷一磷酸
ANT	adenine nucleotide transferase	腺嘌呤核苷酸转移酶
APPL	Adaptor protein containing PH domain	衔接因子蛋白含 PH 域蛋白
ara-C	cytosine arabinoside	阿糖胞苷
ARS	American Radium Society	美国镭学会
ASC	apoptosis-associated granular like proteins	凋亡相关颗粒样蛋白
ASCO	American Society of Clinical Oncology	美国临床肿瘤学会
ASIA	American Spinal Injury Association	美国脊髓损伤学会
ASTRO	American Society for Radiation Oncology	美国放射肿瘤学会
ATM	ataxia telangiectasia-mutated	毛细血管扩张性共济失调突变
ATP	adenosine triphosphate	三磷酸腺苷
ATR	ataxia telangiectasia mutated-Rad3 related	ATM-Rad3 相关基因
AUC	area under the curve	曲线下面积
BALP	bone alkaline phosphatase	骨特异性碱性磷酸酶
BCG	Bacillus Calmette-Guérin	卡介苗
BED	biologically effective dose	生物有效剂量
BMPs	Bone morphogenetic proteins	骨形态发生蛋白
BPONJ	bisphosphonate-related osteonecrosis of jaw	双膦酸盐治疗相关的颌骨骨坏死

缩写词	英文全称	中文全称
BRAF	V-RAF murine sarcoma viral oncogene homolog B1	V-RAF 小鼠肉瘤病毒癌基因同源 B1
BRCA	breast cancer-related gene	乳腺癌相关基因
BRGs	bone-related genes	骨相关基因
BSBM	Basic Score for Brain Metastases	脑转移瘤基本评分
BSP	bone sialic acid glycoprotein	骨唾液酸糖蛋白
BTB	blood-tumor barrier	血肿瘤屏障
BTM	bone turnover markers	骨转换标志物
BTV	bystander tumor volume	旁观者肿瘤体积
C/EBPβ	CCAAT enhancer binding proteins	CCAAT 增强子结合蛋白 β
CA	cryoablation	冷冻消融
cAMP	cyclic adenosine monophosphate	环磷酸腺苷
caspase-1	cysteinyl aspartate specific proteinase-1	半胱氨酸天冬氨酸特异性蛋白酶-1
CAT	cancer-associated thrombosis	癌性相关的血栓
CCL	CC-chemokine ligand	诱导性趋化因子
CEA	carcinoembryonic antigen	癌胚抗原
cGAMP	cyclic guanosine monophosphate-adenosine monophosphate	环鸟苷酸-腺苷酸
cGAS	cyclic GMP-AMP synthase	环鸟苷酸-腺苷酸合成酶
CHK1	checkpoint kinase 1	检查点激酶 1
CITV	cumulative intracranial tumor volume	颅内转移病灶的累计体积
CNS	Congress of Neurological Surgeons	神经外科医师大会
COWA	Controlled Oral Word Association Test	受控口头词汇联想测试
CPR-4	cysteine protease 4	半胱氨酸蛋白酶 4
CR	complete response	完全缓解
CRS	Clinical Risk Score	临床复发风险评分
CRT	calreticulin	钙网蛋白
CSCO	Chinese Society of Clinical Oncology	中国临床肿瘤学会
CSDR	causespecific death rate	死因别死亡率
CSF1	colony stimulating factor 1	集落刺激因子 1
CSRO	Canadian Society for Radiation Oncology	加拿大放射肿瘤学会

续表

缩写词	英文全称	中文全称
CTLA-4	cytotoxicity T lymphocyte-associated antigen-4	细胞毒性 T 淋巴细胞相关抗原-4
CT	computer tomography	计算机断层扫描
CTC	circulating tumor cell	循环肿瘤细胞
CTGF	connective tissue growth factor	结缔组织生长因子
CTV	clinical target volume	临床靶体积
CTX	cyclophosphamide	环磷酰胺
CUGBP	CUG-binding protein	胞苷尿苷鸟苷结合蛋白
CXCL	CXC chemokine ligand	CXC 趋化因子配体
CXCR	CXC motif chemokine receptor	CXC 基序趋化因子受体
DAF-2	dauer formation 2	胰岛素样生长因子受体 2
DAMPs	damage-associated molecular patterns	损伤相关分子模式
DC-CIK	dendritic cell-cytokine induced killer	树突状细胞、细胞因子诱导的杀伤细胞
DCs	dendritic cells	树突状细胞
dMMR	mismatch repair-deficient	错配修复缺陷
EANO	European Association of Neuro-oncology	欧洲神经肿瘤学会
ECOG	Eastern Cooperative Oncology Group	美国东部肿瘤协作组
EDTMP	ethylenediamine tetramethylene phosphonic	乙二胺四亚甲基膦酸
EGF	epidermal growth factor	表皮生长因子
EGFR	epidermal growth factor receptor	表皮生长因子受体
EGFR-TKIs	epidermal growth factor receptor yrosine kinase inhibitors	表皮生长因子受体酪氨酸激酶抑制剂
EML4	echinoderm microtubule-associated protein-like 4	棘皮动物微管相关类蛋白 4
ENI	elective nodal irradiation	选择性淋巴结照射
EORTC	European Organization for Research and Treatment of Cancer	欧洲癌症研究与治疗组织
EQ-5D	European Quality of Life 5-Dimensions	欧洲五维健康量表
EQD	equivalent dose	当量剂量
ER	estrogen receptor	雌激素受体
ESMO	European Society for Medical Oncology	欧洲肿瘤内科学会
ESTRO	European Society for Radiotherapy and Oncology	欧洲放射治疗与肿瘤学学会
FCD	Swedish Family-Cancer Database	瑞典家庭癌症数据库

续表

缩写词	英文全称	中文全称
FDA	Food and Drug Administration	美国食品药品监督管理局
FGFs	fibroblast growth factors	成纤维细胞生长因子
FIS	factor for inversion stimulation	转化刺激因子
FLAIR	fluid-attenuated inversion recovery	液体反转恢复序列
Flt-1	fms-like tyrosine kinase-1	fms 样酪氨酸激酶-1
Flt3-L	fms-related tyrosine kinase 3 ligand	fms 相关酪氨酸激酶 3 配体
FOXP3	the forkhead lineage-transcription factor	叉头谱系转录因子
FPP	farnesyl pyrophosphate	法烯基焦磷酸
FSRT	fractionated stereotactic radiotherapy	分次立体定向放疗
GGS	golden grading system	评分金标准
GITR	glucocorticoid-induced tumor necrosis factor receptor-related protein	糖皮质激素诱导肿瘤坏死因子受体相关蛋白
GJIC	gap junctional intercellular communication	间隙连接细胞间通
GM-CSF	granulocyte-macrophage colony-stimulating factor	粒细胞-巨噬细胞集落刺激因子
GPA	granulomatosis with polyangiitis	肉芽肿性多血管炎
GTV	gross tumor volume	大体肿瘤体积
HA-WBRT	hippocampal avoidance whole brain radiation therapy	海马规避全脑放疗
HCRN	The Hoosier Cancer Research Network	美国印第安纳癌症研究网络
HEDP	hydroxyethylidene-1,1-diphosphonic acid	羟基亚乙基二膦酸
HER2	human epidermal growth factor receptor 2	人类表皮生长因子受体 2
HHM	humoral hypercalcemia ofmalignancy	恶性体液性高钙血症
HIF-1	hypoxia-inducible factor-1	低氧诱导因子 1
HIF-1α	hypoxia-inducible factor-1α	低氧诱导因子 1α
HMGB1	high mobility group box1	高迁移率族蛋白 B_1
HR	hazard radio	风险比
HSP	heat shock protein	热激蛋白
HT-P	hypothalamic-pituitary	下丘脑-垂体轴
HVLT	Hopkins Verbal Learning Test-Revised	霍普金斯词汇测验
ICAM	intercelular adhesion molecule	细胞间黏附分子
ICD	immunogenic cell death	免疫原性细胞凋亡

续表

缩写词	英文全称	中文全称
ICH	intracranial hemorhage	颅内出血
ICRU	International Commission on Radiation Units and Measurements	国际辐射单位和测量委员会
IFI16	gamma-interferon-inducible protein 16	γ-干扰素诱导蛋白 16
IFN	interferon	干扰素
IgG	immunoglobulin G	免疫球蛋白 G
IGFBP-3	insulin-like growth factor bindingprotein-3	胰岛素样生长因子结合蛋白-3
IGFs	insulin-like growth factor 2	胰岛素样生长因子 2
IKK	IκB kinase	IκB 激酶
IMD	intracranial metastatic disease	颅内转移性肿瘤
IMN	intramedulary nailing	髓内钉技术
IMRT	intensity-modulated radiationtherapy	调强放射治疗
iNOS	inducible nitric oxide synthase	诱导型一氧化氮合酶
INR	indeterminate response	不确
IQR	interquartile range	四分位距
IRF3	interferon regulatory factor 3	干扰素调节因子 3
ISABR	immunotherapy and stereotactic ablative radiotherapy	免疫治疗联合立体定向消融放射治疗
ISD	intracranial secondary disease	颅内继发性恶性肿瘤
ITT	intention-to-treat analysis	意向性治疗分析
ITV	inter tumor volume	内靶体积
JACC	Journal of the American College of Cardiology	美国心脏病学会杂志
JAK-STAT	Janus tyrosine kinase-signal transducer and activator of transcription	Janus 激酶-信号传导与转录因子
JAMA	Journal of the American Medical Association	美国医学会杂志
JCOG	Japanese Society of Clinical Oncology	日本临床肿瘤学会
JLGK	Japanese Leksell Gamma Knife Association	日本 Leksell 伽玛刀协会
JROSG	Japanese Radiation Oncology Research Group	日本放射肿瘤学研究组
KPS	Karnofsky Performance Status	卡式评分
KRAS	kirsten rat sarcoma viral oncogene	鼠类肉瘤病毒癌基因
LA	laser ablation	激光消融
LAG-3	lymphocyte activation gene-3	淋巴细胞激活基因-3

缩写词	英文全称	中文全称
LAPs	latency asociated proteins	潜伏期相关蛋白
LAT	local ablative treatment	局部毁损治疗
LDH	lactate dehydrogenase	乳酸脱氢酶
LET	linear energy transfer	高线性能量传递
LFA-1	leukocyte-function-asociatedantigen-1	淋巴细胞功能相关抗原-1
LIP	liver inhibitory protein	肝脏抑制蛋白
LM	leptomeningeal metastasis	脑膜转移
LUNG-MOLGPA	The Graded Prognostic Asesment for Lung Cancer Using Molecular Markers	基于分子标志物的肺癌预后评估系统
M_2-TAM	M_2-like tumor-associated macrophages	M_2型肿瘤相关巨噬细胞
MAFF	mechanical action of fluid flow	液体流动的机械作用
MAGE-A3	melanoma-associated antigen 3	黑色素瘤相关抗原 3
MAPK	mitogen-activated protein kinase	促分裂原活化蛋白激酶
MCN	micronucleus	微核
MCP-1	monocyte chemoattractant protein-1	单核细胞趋化蛋白-1
MDCT	multi-detector spiral CT	多排螺旋 CT
MDSCs	myeloid-derived suppressor cells	髓系来源的抑制细胞
MDT	multidisiplinary team	多学科协作团队
MELANOMA-GPA	MELANOMA-Graded Prognostic Assessmen	黑色素瘤脑转移评估预后分级
MESCC	epidural spinal cord compression	硬膜外脊髓压迫症
MET	MNNG HOS transforming gene	间质-上皮细胞转化因子
MET-PET	methionine-PET	脑蛋氨酸 PET
MGMT	O6- methylguanine-DNA methyltransferase	O6-甲基鸟嘌呤-DNA 甲基转移酶
MHC	major histocompatibility complex	主要组织相容性复合体
MHC-Ⅰ	major histocompatibility complex class Ⅰ	主要组织相容性复合物Ⅰ类分子
miRNA	microRNA	微核糖核酸
MIM	miliary metastasis	粟粒性脑转移
MMSE	Mini Mental Status Examination	简易精神状态检查
MRD	minimal residual disease	微小残留肿瘤病灶
MR-FUS	MRI-guided focused ultrasound	磁共振引导的聚焦超声

续表

缩写词	英文全称	中文全称
MR-HIFU	magnetic resonance guided high intensity focused ultrasound	磁共振引导高强度聚焦超声
mRNA	messenger RNA	信使核糖核酸
MRONJ	medication-related osteonecrosis of the jaw	药物治疗相关的颌骨骨坏死
MSI-H	microsatellite instability high	高度微卫星不稳定
mTOR	mammalian target of rapamycin	哺乳动物雷帕霉素靶蛋白
MTX	methotrexate	甲氨蝶呤
MUC1	tumor associated antigen mucin-1	肿瘤相关抗原蛋白-1
MWA	microwave ablation	微波消融
NADPH	nicotinamide adenine dinucleotide phosphate	还原型烟酰胺腺嘌呤二核苷酸磷酸
NCCN	National Comprehensive Cancer Network	美国国立综合癌症网络
NCCTG	North Central Cancer Treatment Group	北部中心癌症治疗组
NCDB	National Cancer Database	美国国立癌症数据库
NE	nuclear envelope	核被膜
NED	noevidence of disease	无瘤状态
NF-κB	nuclear factor kappa-B	核因子 κB
NK1.1	natural killer cell 1.1	自然杀伤细胞 1.1
NKG2D	natural killer cell activating receptor	自然杀伤细胞活化受体
NKI	Netherlands Cancer Institute	荷兰癌症中心
NK	natural killer	自然杀伤
NLRP3	nucleotide binding oligomerization domain like receptor family Pyrin domain protein 3	核苷酸结合寡聚化结构域样受体蛋白 3
NMDA	the *N*-methyl-D-aspartate	*N*-甲基-D-天冬氨酸
NNT	number needed to treat	需要治疗的人数
NO	nitric oxide	一氧化氮
NOS	nitric oxide synthase	一氧化氮合酶
NPR	net pain relief	净疼痛缓解
NTX	*N*-terminal cross-linked telopeptide of type Ⅰ collagen	Ⅰ型胶原氮端肽
NVALT	Nederlandse Vereniging van Artsen voor Longziekten en Tuberculose	荷兰肺病和肺结核医生协会
NY-ESO-1	New York esophageal squamous cell carcinoma 1	纽约-食管癌-1

续表

缩写词	英文全称	中文全称
OFS	ovarian function suppression	卵巢功能抑制
OMD	oligometastatic disease	肿瘤寡转移
OPG	osteoprotegerin	骨保护蛋白
ORIF	open reduction internal fxation	开放复位内固定术
OSC	optimal supportive care	最佳支持对症治疗
P2RX7	purinergic receptor P2X, ligand-gated ion channel 7	嘌呤受体 P2X 配体门控性离子通道 7
PARP	poly-ADP-ribose polymerase	聚腺苷二磷酸核糖聚合酶
PCI	prophylactic cranial irradiation	预防性全脑放射治疗
PD-1	programmed cell death protein 1	程序性细胞死亡蛋白 1
PDGFs	platelet-derived growth factor receptor	血小板衍生生长因子受体
PD-L1	programmed death ligand 1	程序性死亡配体 1
PGF	placental growth factor	胎盘生长因子
PHQ	Patient Health Questionnaire	患者健康问卷
PI3K	phosphoinositide 3-kinase	磷脂酰肌醇 3-激酶
PICO	Population Intervention Comparison and Outcomes	人口、干预、比较和结果
PICP	type Ⅰ procollagen C-terminal propeptide	Ⅰ型前胶原碳端前肽
PINP	type Ⅰ procollagen N-terminal propeptide	Ⅰ型前胶原氮端前肽
PKA	phosphokinase A	磷酸激酶 A
PMMA	polymethylmethacrylate	聚甲基丙烯酸甲酯
PO$_2$	appenheimer O$_2$	氧分压
POMS	Profile of Mood States	简明心境状态量表
FOXP3	forkhead box protein 3	叉头样转录因子
PP	pain progression	疼痛进展
PR	partial response	部分缓解
PR	progesterne receptor	孕激素受体
PRV	planning risk volume	计划危及体积
PS	phosphatidylserine	膜脂质磷脂酰丝氨酸
PSA	prostate-specific antigen	前列腺特异性抗原
PTHrP	parathyroid hormone-related protein	甲状旁腺激素相关蛋白
PTV	planning target volume	计划靶体积

续表

缩写词	英文全称	中文全称
PWI	perfusion weighted imaging	灌注加权成像
PYD	pyridinoline cross links of type Ⅰ collagen	Ⅰ型胶原的吡啶交联
QALYS	quality-adjusted life-years	质量调整寿命年
RANK	nuclear factor kappa B receptor activator	核转录因子 κB 受体活化因子
RANKL	nuclear factor kappa B receptor activator ligand	核转录因子 κB 受体活化因子配体
RECIST	The Response Evaluation Criteria in Solid Tumours	实体肿瘤反应评分标准
REF	radiation enhancement factor	放疗增敏效应
RFA	radiofrequency ablation	射频消融
RIBE	radiation-induced bystander effect	放射治疗诱导的旁观者效应
RNA	ribonucleic acid	核糖核酸
ROC	receiver operating characteristic	接收者操作特征
ROS	reactive oxygen species	活性氧
RPA	the replication protein A	复制蛋白 A
RPPA	reverse phase protein array	反向蛋白芯片浅析
RR	relative risk	相对危险度
RT-MPS	irradiated tumor cell-released microparticles	辐照的肿瘤细胞释放的微粒
RTOG	Radiation Therapy Oncology Group	放射治疗肿瘤学组
RT-PCR	reverse transcription-polymerase chain reaction	逆转录聚合酶链反应
RUNX2	Runt-related transcription factor 2	Runt 相关转录因子 2
SABR	stereotactic ablative radiotherapy	立体定向消融放疗
SBRT	stereotactic body radiotherapy	立体定向放射治疗
SD	stable disease	病情稳定
SEER	Surveillance，Epidemiology，and End Results	监测、流行病学和最终结果
SINS	Spine Instability Neoplastic Score	脊柱肿瘤不稳定评分
SIR	Score Index for Radiosurgery	放射外科评分指数
SNO	Society of Neuro-Oncology	美国神经肿瘤学会
SOSG	The Spinal Oncology Study Group	国际脊柱肿瘤研究组
SPECT	single photon emision computed tomography	单光子发射计算机断层扫描
SrC	sarcoma gene	鸡肉瘤病毒基因
SREs	skeletal related events	骨相关事件

缩写词	英文全称	中文全称
SRS	stereotactic radiosurgery	立体定向放射外科治疗
STING	stimulator of interferon genes	干扰素基因刺激因子
SWOG	Southwest Oncology Group	美国西南肿瘤协作组
TAAs	tumour-asociated antigens	肿瘤相关抗原
TACE	transcatheter arterial chemoembolization	经导管动脉化疗栓塞
TAMs	tumor-associated macrophages	肿瘤相关巨噬细胞
TBK1	TANK-binding kinase 1	TANK 结合激酶 1
TCGA	Cancer Genome Atlas	癌症基因图谱
TCR	T cell receptor	T 细胞受体
TD	TomoDirect	断层径照
Thio-TEPA	thiotepa	塞替派冻干粉注射剂
TGF-β	transforming growth factor β	转化生长因子 β
TIGIT	T cell immunoglobulin and ITIM domain	T 细胞免疫球蛋白和 ITM 结构域蛋白
TIL	tumour-infiltrating lymphocytes	肿瘤浸润性淋巴细胞
TILBSig	tumor-infiltrating B lymphocyte-specific genes	浸润性 B 淋巴细胞特异基因标签
TIM-3	T cell immunoglobulin domain and mucin domain-3	T 淋巴细胞免疫球蛋白黏蛋白 3
TKIs	tyrosine kinase inhibitors	酪氨酸激酶抑制剂
TLR-4	Toll-like receptor-4	Toll 样受体-4
TLS	tertiary lymphoid structures	成熟的三级淋巴结构
TMB	tumor mutational burden	肿瘤突变负荷
TMT	Trial Making Test	连线测验
TMZ	temozolomide	替莫唑胺
TNFR	tumor necrosis factor receptor	肿瘤坏死因子受体超家族
TNM	tumor node metastases	肿瘤 TNM 分期
TOMO	helical tomotherapy	螺旋断层放射治疗
TPS	Tumour Proportion Score	肿瘤比例评分
Tregs	regulatory T cells	调节性 T 细胞
Trexl	three prime repair exonuclease 1	DNA 3′ 修复核酸外切酶 1
TSP1	thrombospondin-1	血小板反应蛋白 1

续表

缩写词	英文全称	中文全称
TTF	tumor treating fields	肿瘤电场治疗
UICC	Union for International Cancer Control	国际抗癌联盟
UNSOCEAR	United Nations Scientific Committee on the Effects of Atomic Radiation	联合国原子辐射效应科学委员会
VAS	Visual Analogue Scale/Score	视觉模拟评分法
VCAM	vascular cell adhesion protein	血管细胞黏附蛋白
VCAM-1	vascular cell adhesion protein-1	血管细胞黏附蛋白-1
VEGF	vascular endothelial growth factor	血管内皮生长因子
VEGFR	vascular endothelial growth factor receptor	血管内皮生长因子受体
VLA-4	very late antigen-4	极迟抗原-4
VMAT	volumetric modulated arc therapy	容积调强放射治疗
VTE	deep venous thrombosis	深静脉血栓
WBI	whole body imaging	全身骨显像
WCLC	World Conference on Lung Cancer	世界肺癌大会
WSP	widespread progression	广泛进展
XCXR4	recombinant chemokine C-X-C-motif receptor 4	趋化因子 C-X-C-基元受体 4